**Kontrazeption mit
Hormonen**

Überreicht
von Schering

Kontrazeption mit Hormonen

Ein Leitfaden für die Praxis

Von Hans-Dieter Taubert und Herbert Kuhl

66 Abbildungen, 32 Tabellen

1981
Georg Thieme Verlag Stuttgart · New York

Kuhl, H., Prof. Dr., Abteilung für gynäkologische Endokrinologie, Zentrum der Frauenheilkunde und Geburtshilfe, Johann-Wolfgang-Goethe-Universität, Theodor-Stern-Kai 7, 6000 Frankfurt

Taubert, H.-D., Prof. Dr., Leiter der Abteilung für gynäkologische Endokrinologie, Zentrum der Frauenheilkunde und Geburtshilfe, Johann-Wolfgang-Goethe-Universität, Theodor-Stern-Kai 7, 6000 Frankfurt/M.

CIP-Kurztitelaufnahme der Deutschen Bibliothek

Taubert, Hans-Dieter:
Kontrazeption mit Hormonen : e. Leitf. für d.
Praxis / von Hans-Dieter Taubert u. Herbert Kuhl.
– Stuttgart ; New York : Thieme, 1981.

NE: Kuhl, Herbert:

Wichtiger Hinweis: Medizin als Wissenschaft ist ständig im Fluß. Forschung und klinische Erfahrung erweitern unsere Kenntnisse, insbesondere was Behandlung und medikamentöse Therapie anbelangt. Soweit in diesem Werk eine Dosierung oder eine Applikation erwähnt wird, darf der Leser zwar darauf vertrauen, daß die Autoren und der Verlag größte Mühe darauf verwandt haben, daß diese Angabe genau dem Wissensstand bei Fertigstellung des Werkes entspricht. Dennoch ist jeder Benutzer aufgefordert, die Beipackzettel der verwendeten Präparate zu prüfen, um in eigener Verantwortung festzustellen, ob die dort gegebene Empfehlung für Dosierungen oder die Beachtung von Kontraindikationen gegenüber der Angabe in diesem Buch abweicht. Eine solche Prüfung ist besonders wichtig bei selten verwendeten Präparaten oder solchen, die neu auf den Markt gebracht worden sind.

Geschützte Warennamen (Warenzeichen) werden *nicht* besonders kenntlich gemacht. Aus dem Fehlen eines solchen Hinweises kann also nicht geschlossen werden, daß es sich um einen freien Warennamen handele.
Alle Rechte, insbesondere das Recht der Vervielfältigung und Verbreitung sowie der Übersetzung, vorbehalten. Kein Teil des Werkes darf in irgendeiner Form (durch Photokopie, Mikrofilm oder ein anderes Verfahren) ohne schriftliche Genehmigung des Verlages reproduziert oder unter Verwendung elektronischer Systeme verarbeitet, vervielfältigt oder verbreitet werden.
© 1981 Georg Thieme Verlag, Herdweg 63, Postfach 732, D-7000 Stuttgart 1
– Printed in Germany –
Satz: acomp Lichtsatz KG, Wemding; gesetzt auf Linotron 303
Druck: aprinta, Wemding
ISBN 3-13-608801-8

Vorwort

Der Schwerpunkt dieses Buches, das als ein Leitfaden für die Praxis gedacht ist, liegt bei der Beschreibung der Verordnung hormonaler Kontrazeptiva und der Bewertung der Nebenwirkungen. Da hierbei oft die Belange anderer Fachgebiete der Medizin angesprochen werden, wendet sich das Buch nicht nur an den Gynäkologen, sondern auch an den Internisten, den Pädiater, den Dermatologen und besonders an den Allgemeinarzt.
Es erschien uns sinnvoll, bei der Besprechung der Nebenwirkungen der hormonalen Kontrazeptiva nach Möglichkeit eine Beziehung zu den physiologischen Gegebenheiten herzustellen. Aus diesem Grund wurde in den einleitenden Kapiteln nicht nur die Physiologie der Fortpflanzung, sondern auch die Pharmakologie der Sexualsteroide sowie deren Wirkungen auf die Genitalorgane behandelt.
Dabei sollte nicht verschwiegen werden, daß die enorme Zahl der auf dem Markt befindlichen Präparate es außerordentlich erschwert, die Wirkungen und Nebenwirkungen der einzelnen Präparate auch nur annähernd zu übersehen. Um diesem Mißstand künftig abzuhelfen, wäre die Erstellung eines international anerkannten Katalogs standardisierter Parameter zur Erfassung von Wirkungen auf den Zyklusablauf, den Kreislauf, Laborwerte usw. (d. h. die Zahl der Probandinnen, die Zusammensetzung des Untersuchungskollektivs, die Einnahmedauer u. a.) wünschenswert. Nur auf diese Weise ließen sich echte Vergleiche zwischen den verschiedenen Präparaten anstellen.
Um den Umfang des Buches in vertretbaren Grenzen zu halten, mußte die Zahl der zitierten wissenschaftlichen Arbeiten begrenzt werden, wobei eine gewisse Willkür bei der Auswahl unvermeidlich war. Für bibliographische Zwecke möchten wir auf die umfangreichen Übersichten in *Population Reports* (Population Information Program, The Johns-Hopkins-University, 624 North Broadway, Baltimore, MD 21205, USA) verweisen.
Während der Abfassung des Manuskripts wurde uns sehr bald bewußt, daß ein Buch über *Kontrazeption mit Hormonen* im eigentlichen Sinne nie beendet sein kann, sondern stets nur als eine Art Zwischenbericht über den jeweiligen Entwicklungsstand angesehen werden sollte. Wir sind deshalb für alle Anregungen und Hinweise, vor allem aber auch für die Überlassung von Sonderdrucken neuerer Veröffentlichungen sehr dankbar.
Dem Georg Thieme Verlag danken wir für die stets willige Unterstützung und die außerordentliche Geduld bei Terminüberschreitungen. Besonderer Dank gilt unseren Familien, die die zeitraubende Abfassung des Manuskripts mit bewundernswertem Langmut ertrugen. Herr Prof. Dr. H. Usadel, Frankfurt am Main, beriet uns freundlicherweise bei der Abfassung des Abschnitts über internistische Nebenwirkungen. Frau Elke Kuhl leistete uns bei der Reinschrift des Manuskripts unentbehrliche Hilfe.
Wir hoffen, daß dieser Leitfaden dem praktizierenden Arzt die Information vermitteln kann, die zum rationalen und optimalen Einsatz hormonaler Kontrazeptiva erforderlich ist.

Dreieichenhain und Aschaffenburg,   Hans-Dieter Taubert und
im Frühjahr 1981   Herbert Kuhl

Inhaltsverzeichnis

Einleitung 1

Die Einstellung der Kirchen zur Frage der Kontrazeption 1
Kontrazeption und Moral 2
Begriffsbestimmungen 3
Das Problem des Bevölkerungswachstums 5
Geschichtliche Entwicklung der Kontrazeption 6
Das Spektrum schwangerschaftsverhütender Methoden 11
Verbreitung und Bekanntheitsgrad verschiedener kontrazeptiver Methoden 12
Motivation zur Kontrazeption 14
Schwangerschaftsabbruch: Eine Alternative zur Kontrazeption? 17

Physiologische Grundlagen der Fortpflanzung 19

Reifung der Eizellen 19
    Oogenese 19
    Primärfollikel 20
    Sekundärfollikel 20
    Graaf-Follikel (Tertiärfollikel) 22
    Sprungreifer Follikel 22
    Ovulation 23
    Corpus luteum 24

Endokrinologie des Ovars 25
    Hormonales Mikroklima im Follikel 25
    Hormonelle Steuerung des Follikelwachstums 26
    Steroidbiosynthese in der Follikelphase 27
    Steroidbiosynthese in der Ovulationsphase 28
    Steroidbiosynthese in der Lutealphase 28
    Inhibitoren in der Follikelflüssigkeit 29
    Angriffspunkte für die Kontrazeption bei der Ovarialfunktion 29

Funktion des Eileiters 30
    Eiaufnahme 30
    Eitransport 31
    Befruchtung 32

Passage der Zygote in den Uterus 33
Wirkung der Sexualhormone auf das Endometrium 34
Implantation 37

Angriffspunkte für die Kontrazeption beim Eitransport und der Implantation . . . 38
Aszension der Spermatozoen durch den weiblichen Genitaltrakt 39
    Vaginale Faktoren 39
    Penetration des Zervikalsekrets 40
    Aszension der Spermatozoen durch Uterus und Tube 42
    Hormonelle Parameter der Spermienaszension 42
Kapazitation 43
Hormonelle Steuerung der Ovarialfunktion 43

Sexualhormone 46

Sexualsteroide 46
    Östrogene 46
    Gestagene 47
    Androgene 47
    Wirkungsmechanismus der Sexualsteroide 48
Hypophysäre Hormone 49
    Gonadotropine 49
    Prolaktin (PRL) 49
    Wirkungsmechanismus der Gonadotropine 50
Inhibin 50
Neurohormone 50
    LH-Releasing-Hormon (LH-RH) 51
    Prolaktin-Releasing-Faktor (PRF) und Thyreotropin-Releasing-Hormon
    (TRH) 53
    Prolaktin-Inhibiting-Faktor (PIF) 53

Ovarieller Regelkreis 54

Ovulationsphase 56
    Kontrazeptive Angriffspunkte im ovariellen Regelkreis 57
Regulation der Prolaktinfreisetzung 57
Regulation der Gonadotropinfreisetzung 58
    Steuerungsvorgänge im Hypothalamus 58
Beeinflussung der Psyche und des Verhaltens durch Sexualsteroide 60
Steuerungsvorgänge in der Hypophyse 61
Zyklisches Profil der Sexualhormone im Zyklus 62
Serumspiegel anderer Hormone im Zyklus 64

Beeinflussung reproduktiver Funktionen durch synthetische Sexualhormone 66

Chemie und Pharmakologie 66
    Synthetische Östrogene 66
    Synthetische Gestagene 70
Einfluß der synthetischen Sexualsteroide auf die Sekretion der endogenen Sexualhormone 86
    Wirkung der Kombinationspräparate 86
    Wirkung der Sequentialpräparate 88
    Wirkung der Minipillen 88
    Wirkung der Depotgestagene 89
Einfluß synthetischer Sexualsteroide auf Hypothalamus und Hypophyse 89
Wirkung synthetischer Sexualsteroide auf Ovar, Eireifung und Ovulation 93
Wirkung synthetischer Sexualsteroide auf Tubenmotilität, Eitransport und Befruchtung 95
Wirkung synthetischer Sexualsteroide auf die Reifung des Endometriums und die Nidation 96
Wirkung synthetischer Sexualsteroide auf die Zervix und das Vaginalmilieu 99
Wirkung synthetischer Sexualsteroide auf Zentralnervensystem und Psyche 100

Hormonale Kontrazeptiva 104

Zusammensetzung und Dosierung 104
    Verabreichungsformen 106
    Chemische Eigenschaften und Wirkungsstärke 106
Östrogen-Gestagen-Präparate 106
    Kombinationspräparate (Einphasenpräparate) 106
    Abgestufte Kombinationspräparate 109
    Sequentialpräparate (Zweiphasenpräparate) 110
    Normophasische Sequentialpräparate 110
    Wochenpille 111
Wirkungsweise von Ovulationshemmern 112
    Wirkungsweise von Kombinationspräparaten 112
    Wirkungsweise von Sequentialpräparaten 114
Zuverlässigkeit von Ovulationshemmern 115
    Zuverlässigkeit von Kombinationspräparaten 115
    Zuverlässigkeit von Sequentialpräparaten 115
Begleiterscheinungen bei Einnahme von Ovulationshemmern 116
    Auswirkungen von Ovulationshemmern auf das Endometrium 116
    Auswirkungen von Ovulationshemmern auf den Menstruationszyklus 118
    Menstruationshemmung durch Ovulationshemmer 120
    Zwischenblutungen bei Einnahme von Ovulationshemmern 122
    Auswirkungen von Ovulationshemmern auf das Myometrium 124

X Inhaltsverzeichnis

    Auswirkungen von Ovulationshemmern auf die Zervix 125
    Auswirkungen von Ovulationshemmern auf die Vagina 126
    Beeinflussung zyklusgebundener Beschwerden durch Ovulationshemmer 127
    Häufige Gründe für das Absetzen von Ovulationshemmern 129

Reine Gestagenpräparate 129
    Minipille 130
    Depotgestagene 134
    Andere Applikationsformen langwirksamer Gestagene 140

Postkoitalpille 142
    Präparate für die postkoitale Interzeption 143
    Wirksamkeit der Postkoitalpille 144
    Wirkungsweise der Postkoitalpille 145
    Nebenwirkungen der Postkoitalpille 145
    Indikationen und Kontraindikationen für die Postkoitalpille 146

Anwendung der hormonalen Kontrazeptiva 148

Erhebung der Anamnese 148
Untersuchung 151
Auswahl des Kontrazeptivums 152
Dosierung und Wahl der Gestagenkomponente 155
Verordnung 157
    Einnahmemodus bei Langstreckenflügen 158
    Empfehlungen beim Vergessen der Einnahme 159
    Präparatewechsel 162
    Ist eine „Pillenpause empfehlenswert? 163
    Abweichungen vom üblichen Einnahmemodus 164
    Absetzen vor Operationen 166

Zulässige Einnahmedauer von Ovulationshemmern 167
Anwendung hormonaler Kontrazeptiva durch Jugendliche 169
    Kontrazeptive Beratung Jugendlicher 171

Anwendung von hormonalen Kontrazeptiva in der Perimenopause 176
    Wahl des Kontrazeptivums in der Perimenopause 178

Verordnung von hormonalen Kontrazeptiva post partum oder post abortum 179
Hormonale Kontrazeption in der Laktationsperiode 180
Einnahme von hormonalen Kontrazeptiva durch Kinder 181

Therapeutische Indikationen für Ovulationshemmer 182

Androgenisierungserscheinungen an der Haut 182
    Diagnostik bei Androgenisierungserscheinungen 183
    Therapie bei Androgenisierungserscheinungen 185

Menstruationsbezogene Beschwerden 188
    Dysmenorrhö 188
    Mittelschmerz 189
    Prämenstruelles Syndrom 189
    Zyklusabhängige Migräne 190
    Menstruationsverschiebung 190
    Endometriose 190
    Zyklusabhängige Porphyrie 191

Funktionelle Zysten des Ovars 191
Benigne Erkrankungen der Mamma 191
Klimakterische Ausfallerscheinungen 191
Weitere Indikationen für den therapeutischen Einsatz von Ovulationshemmern .. 192
    Behandlung junger Mädchen mit Hochwuchs 192
    Ovulationshemmer und funktionelle Sterilität 192

Zuverlässigkeit von hormonalen Kontrazeptiva 193
    Bewertung durch den Pearl-Index 193
    Bewertung durch die Life-Table-Methode 195

Beeinträchtigung der Wirksamkeit durch Pharmaka 916
    Wirkung von Tuberkulostatika 197
    Wirkung von Antikonvulsiva 197
    Wirkung von Antibiotika 198

Einfluß gastrointestinaler Störungen auf die Sicherheit von Ovulationshemmern .. 199

Beeinflussung der späteren Fertilität durch hormonale Kontrazeptiva ... 200

Wiederherstellung der Fertilität nach dem Absetzen von Ovulationshemmern ... 200
Nachwirkungen der Ovulationshemmer auf spätere Schwangerschaften 202
    Nachwirkungen bei Konzeption nach dem Absetzen 202
    Auswirkungen bei Konzeption während der Einnahme 203
    Mißbildungen nach der Behandlung mit Diäthylstilböstrol 204

Unerwünschte Nebenwirkungen und Komplikationen der hormonalen Kontrazeption 206

Aussagekraft verschiedener Untersuchungskonzepte 207
    Prospektive Studien (Kohortenstudien) 209
    Retrospektive Studien 209

Nebenwirkungen, allgemeines 212
Mortalität bei Anwendung von Ovulationshemmern 214
Nebenwirkungen an der Hypophyse 217
Nebenwirkungen am Ovar 219
Nebenwirkungen an der Nebennierenrinde 220

XII Inhaltsverzeichnis

Nebenwirkungen an der Schilddrüse 220
Nebenwirkungen auf das Genitale 221
    Nebenwirkungen am Uterus 221
    Nebenwirkungen auf die Vagina 224
    Nebenwirkungen auf die Zervix 225
Ovulationshemmeramenorrhö 226
Nebenwirkungen auf die Brustdrüse 229
    Beeinflussung der Laktation durch Ovulationshemmer 229
    Mastodynie 230
    Galaktorrhö bei Einnahme von Ovulationshemmern 230
    Benigne und maligne Brusterkrankungen und die Anwendung von Ovulationshemmern 231
Erkrankungen des Kreislaufsystems 234
    Hypertonus bei Einnahme von Ovulationshemmern 235
    Koronare Durchblutungsstörungen und Myokardinfarkt 244
    Zerebrale Durchblutungsstörungen und Apoplexien 249
    Thromboembolische Erkrankungen 251
    Regulation der Blutgerinnung 252
    Rolle von Ovulationshemmern bei peripheren Durchblutungsstörungen und anderen Kreislauferkrankungen 258
Einfluß von Ovulationshemmern auf laboranalytische Parameter 260
    Vitamine bei Einnahme von Ovulationshemmern 265
    Hormone bei Einnahme von Ovulationshemmern 267
Ovulationshemmer und Erkrankungen der Leber 268
    Erkrankungen der Gallenblase 272
    Ikterus 272
    Porphyrie 273
    Pruritus 273
    Budd-Chiari-Syndrom 273
    Andere Lebererkrankungen und -tumoren 273
Gastrointestinale Störungen bei Einnahme von Ovulationshemmern 276
Diabetes mellitus und hormonale Kontrazeption 276
Harnwegserkrankungen bei hormonaler Kontrazeption 279
Einwirkungen von Ovulationshemmern auf das Immunsystem, Allergien und Infektionen 280
Auswirkungen der Ovulationshemmern auf den Respirationstrakt 281
Auswirkungen von Ovulationshemmern auf Arthritis und rheumatische Erkrankungen 282
Beeinflussung ophthalmologischer Erkrankungen durch Ovulationshemmer 283
Einfluß von Ovulationshemmern auf otologische Erkrankungen 284
Ovulationshemmer und Erkrankungen der Mundhöhle 284
Einfluß von Ovulationshemmern auf Hauterkrankungen 285
    Östrogene bei Hauterkrankungen 285
    Androgenetische Hauterkrankungen 287
Nikotinabusus und hormonale Kontrazeption 290

Alkoholabusus und hormonale Kontrazeption ... 291
Einwirkungen von Ovulationshemmern auf das Zentralnervensystem ... 292
    Kopfschmerzen ... 292
    Migräne ... 292
    Andere neurologische Erkrankungen ... 293
Psychische Effekte der Ovulationshemmer ... 294
Beeinflussung des körperlichen Zustandsbildes durch Ovulationshemmer ... 297
    Ernährung und Körpergewicht ... 297
    Körperliche Leistungsfähigkeit ... 298

Interferenz von Ovulationshemmern mit der Wirkung von Pharmaka ... 300

Hormonale Kontrazeptiva und Tumorbildung ... 302

Versuche an Beagle-Hündinnen ... 302
Rolle von Ovulationshemmern bei der Entstehung von Mammatumoren ... 303
Rolle von Ovulationshemmern bei der Entstehung von Endometriumsneoplasien . 305
    Einfluß von hormonalen Kontrazeptiva auf das Endometriumkarzinom ... 306
    Auswirkungen hormonaler Kontrazeptiva auf andere Tumoren des Uterus ... 307
Rolle von Ovulationshemmern bei der Entstehung von Neoplasien der Zervix ... 307
Ovulationshemmer und Ovarialtumoren ... 308
Hypophysenvorderlappenadenome und Ovulationshemmung ... 308
Benigne Tumoren der Leber und hormonale Kontrazeptiva ... 308
Empfehlungen für die hormonale Kontrazeption bei benignen Tumoren und verwandten Krankheitsbildern ... 309
Hormontherapie gynäkologischer Tumoren ... 310
    Hormontherapie bei Neoplasien der Mamma ... 310
    Hormontherapie bei Tumoren des Uterus ... 311
    Hormontherapie bei Ovarialtumoren ... 311

Hormonale Kontrazeption beim Mann ... 312

Physiologie der Fortpflanzung des Mannes ... 313
    Spermatogenese ... 313

Hemmung der Spermatogenese ... 315
    Fertilitätshemmung durch Androgene ... 316
    Fertilitätshemmung durch Gestagene ... 318
    Fertilitätshemmung durch Androgene in Kombination mit anderen Steroiden .. 319
    Fertilitätshemmung durch Antiandrogene ... 320
    Fertilitätshemmung durch andere hormonale und nicht-hormonale Substanzen . 320
Hemmung der Spermatozoenreifung im Nebenhoden ... 322
Zusammenfassung ... 322

Inhaltsverzeichnis

Ausblick 324

„Papierpille" 324
Verwendung natürlicher Östrogene 325
Wochenpille 325
Monatspille 325
Periovulatorische Pille 326
Andere Applikationsformen langwirksamer Steroide 326
    Gestagenhaltige Silastic-Kapseln zur subkutanen Implantation 327
    Resorbierbare Depotträger 327
    Gestagenhaltige Vaginalringe 328
    Andere parenterale Applikationsformen 329
Kontrazeption mit nicht-steroidalen Hormonen 329
    Kontrazeption mit Prostaglandinen 330

Immunisierung gegen HCG 331
Chemische und mechanische Barrieremethoden, Weiterentwicklung von Methoden
der Volksmedizin 332

Schlußwort 333

Anhang 336

Liste der in der Bundesrepublik Deutschland, der Schweiz und Österreich vertriebenen hormonalen Kontrazeptiva 338

Literatur 342

Sachverzeichnis 369

Einleitung

Auf seiner Reise durch die Vereinigten Staaten im Jahre 1979 bekräftigte Papst Johannes Paul II. den altbekannten Standpunkt der katholischen Kirche zur Frage der Empfängnisverhütung, daß die Anwendung von Ovulationshemmern wie auch anderer kontrazeptiver Praktiken mit Ausnahme der periodischen Abstinenz mit der Lehre der Kirche nicht vereinbar sei. Wenn heute etwa ein Drittel aller Frauen im gebärfähigen Alter in den USA, unter ihnen zahlreiche praktizierende Katholiken, die „Pille" als Kontrazeptivum benutzt, so betont dies den krassen Widerspruch zwischen einer mit universellem Anspruch verkündeten Lehrmeinung und der tatsächlichen Überzeugung vieler – auch gläubiger – Menschen, daß die Sexualität heute nicht mehr nur der Fortpflanzung, sondern auch der Vertiefung zwischenmenschlicher Bindungen dient. Wir sind Zeugen der geradezu einzigartigen Situation, daß ein pharmazeutisches Präparat innerhalb von 20 Jahren zu einem ethischen, sozial- und gesundheitspolitischen sowie wirtschaftlichen Faktor ersten Ranges geworden ist und wesentlich zur Veränderung unserer Welt und unseres Weltbildes beigetragen hat.
Als der amerikanische Endokrinologe GREGORY PINCUS im Jahre 1959 den ersten Erfahrungsbericht (632) über die Anwendung eines Ovulationshemmers bei einem größeren Kollektiv von Frauen veröffentlichte, war nicht vorauszusehen, daß nur 16 Jahre später weltweit etwa 54 Millionen Frauen Ovulationshemmer gebrauchen würden. Ebenso wenig war zu erwarten, daß die Wertschätzung der „Pille" innerhalb weniger Jahre sowohl in der Fachwelt als auch in der Öffentlichkeit solch extremen Schwankungen ausgesetzt sein würde, als man erkannte, daß bei der Anwendung von Ovulationshemmern *ganz erhebliche Nebenwirkungen* auftreten können. Dieses Wechselbad der öffentlichen Meinung dürfte aber wesentlich dazu beigetragen haben, daß es heute kaum eine Klasse von Pharmaka gibt, die hinsichtlich ihrer Nebenwirkungen ähnlich *intensiv untersucht,* beobachtet und statistisch verfolgt worden ist. Heute stellt sich nicht mehr die Frage, ob man für oder gegen die Pille ist, sondern wie man hormonale Kontrazeptiva und andere Methoden der Empfängnis- und Schwangerschaftsverhütung vernünftig und verantwortungsbewußt einsetzt.

Die Einstellung der Kirchen zur Frage der Kontrazeption

Die meisten Religionsgemeinschaften billigen dem Menschen – wenn auch in unterschiedlichem Maße – *das Recht auf sexuelle Erfüllung ohne das ausgesprochene Ziel der Fortpflanzung zu.* Die extremen Positionen werden einerseits von der katholischen Kirche, die nach wie vor nur die Zeitwahlmethode anerkennt, und auf der anderen Seite von politischen Gruppierungen und Interessenverbänden eingenommen, die die uneingeschränkte Entscheidungsfreiheit der Frau über die Schwangerschaftsunterbrechung fordern. Es würde den Rahmen dieser Darstellung sprengen, wenn man auf die widersprüchliche Argumentation zu der Streitfrage eingehen wollte, in welchem Stadium der

2 Einleitung

Individualentwicklung das Menschsein beginnt. Die Diskussion erstreckt sich hier vom Augenblick der Vereinigung von Eizelle und Spermatozoon über das Stadium der Embryogenese, in dem eine Teilung in zwei Individuen (identische Zwillinge) nicht mehr möglich ist, bis zur Nidation.

Ohne auf das Pro und Kontra der verschiedenen Standpunkte eingehen zu wollen, sei festgestellt, daß es der Würde des Menschen und der Ehrfurcht vor dem Leben mehr entspräche, eine Schwangerschaft zu verhüten, als in eine bereits bestehende einzugreifen. Eine wesentlich gemäßigtere Position als die katholische nehmen die protestantischen Kirchen ein. Ihr ursprünglicher Widerstand gegen die Kontrazeption dürfte weniger in der Sache selbst ihren Ursprung gehabt haben als in einer gewissen puritanischen Abneigung, sexuelle Fragen zu diskutieren – gewiß eine Position, die sich von der Luthers unterschied. Die vor allem in den angelsächsischen Ländern im frühen 19. Jahrhundert an Bedeutung gewinnende Bewegung für Geburtenkontrolle wurde jedenfalls fast nur von Protestanten und Freidenkern getragen. Die erste zustimmende Stellungnahme einer Kirche erfolgte auf der Lambeth-Konferenz der Anglikanischen Kirche (1931), allerdings mit dem Zusatz *„when done in the light of ... Christian Principles"*. Ähnliche Entscheidungen wurden in den folgenden Jahren und Jahrzehnten dann von zahlreichen anderen Kirchen getroffen. Beispielsweise nahm eine Kommission der Evangelischen Kirche in Deutschland zur Frage der Kontrazeption folgendermaßen Stellung:

„Zur Empfängnisregelung stehen verschiedene Mittel und Methoden zur Verfügung. Sie wirken auf den Menschen als Gesamtpersönlichkeit und beeinflussen das Miteinanderleben. Darum erfordert ihre Anwendung das andauernde freie Einverständnis beider Partner". In dieser „Denkschrift zu Fragen der Sexualethik" (1971) wird eine Unterscheidung zwischen natürlichen Maßnahmen zur Empfängnisverhütung, die erlaubt sein sollen, und künstlichen Methoden, die verboten sein sollen, als unsachgemäß abgelehnt.

Wie eingangs erwähnt wurde, zeichnet sich in der Stellung der katholischen Hierarchie keine Änderung ab. Papst Pius XII. bestätigte 1951 die im Jahre 1932 getroffene Entscheidung, nur die Zeitwahlmethode als kontrazeptive Maßnahme zuzulassen. Unter Papst Johannes XXIII. wurde von einer vatikanischen Kommission eine Empfehlung ausgearbeitet, die dessen Nachfolger, Papst Paul VI., schließlich 1967 zugeleitet wurde. Dieser folgte offenbar nicht der Mehrheitsmeinung, sondern bekräftigte den von der Minderheit vertretenen herkömmlichen Standpunkt in der Enzyklika Humanae Vitae.

Kontrazeption und Moral

Auch wenn die christlichen Kirchen, insbesondere die römisch-katholische Kirche, eine mehr oder weniger konservative Einstellung zu den Fragen der Kontrazeption offenbaren, so ist ihr Einfluß auf die öffentliche Meinung, vor allem in den westlichen Industrieländern, immer mehr zurückgegangen.

Der „moderne und mündige Bürger" – um eine strapazierte Phrase zu gebrauchen – sieht heute den Sinn der Ehe nicht in der Fortpflanzung, sondern primär in dem Lebensvollzug mit dem Partner bzw. der Familie. Da er dementsprechend auch das uneingeschränkte Recht beansprucht, gemeinsam mit dem Partner über die Zahl der Kinder zu entscheiden, ist er zur Erfüllung seiner Lebensvorstellungen auf eine zuverlässige Kontrazeption angewiesen.

Die Diskussion um die ethische und moralische Seite der Kontrazeption besitzt gegenwärtig nicht mehr die gleiche Aktualität wie vor einigen Jahren. In einer pluralistischen Gesellschaft wird es nie eine einheitliche moralische Norm geben, weil die Wertskala des Einzelnen subjektiv geprägt ist und von den Zwängen seiner sozioökonomischen Situation abhängt. Aus diesem Grund ist es wenig sinnvoll, im Zusammenhang mit der aktiven Kontrazeption von einem sittlichen Verfall zu sprechen, wenn die heutige Generation die Vorstellungen ihrer Eltern nicht mehr akzeptieren kann und, zumindest teilweise, den Lebensstandard dem Kind vorzieht. Noch vor vierzig Jahren waren Treue, Pflichterfüllung und Gehorsam als Tugenden gefragt, heute fordert man die Freiheit des Individuums und die „Selbstverwirklichung" der Persönlichkeit. Allerdings wird immer deutlicher, daß auch diese neuen Zielvorstellungen nur einem Teil der Bürger zusagen, und Strömungen, die Gemeinschaftsbewußtsein, soziales Verhalten und Pflichtgefühl betonen, wieder an Boden gewinnen.

Ein anderer wichtiger Aspekt besteht darin, daß Kontrazeptiva wohl erheblich in die normalen physiologischen Abläufe des menschlichen Organismus eingreifen, sich aber – im Gegensatz zu anderen medizinischen Maßnahmen – nicht mit der Behandlung von Krankheiten befassen.

Von verschiedener Seite wird die etwas spitzfindige Ansicht vertreten, daß die Unterdrückung der Ovulation durch Ovulationshemmer zu einer Erhöhung der Hormonspiegel im Blut führe, die den Verhältnissen bei der Schwangerschaft entspricht und daher als eine natürliche oder naturnahe Form der Kontrazeption anzusehen sei. Vom biologischen Standpunkt her mag die Unterdrückung des Zyklusgeschehens für einen längeren Zeitraum natürlicher erscheinen als jahrzehntelang wiederkehrende Menstruationen. Unter bei Naturvölkern gegebenen Umständen ist damit zu rechnen, daß eine gesunde Frau etwa 10 Schwangerschaften durchmachen würde, so daß sie die meiste Zeit ihres fertilen Lebensabschnittes in einem Stadium der Laktationsamenorrhoe (2–3 Jahre Stillzeit) oder der Schwangerschaft verbrächte.

Nur bei oberflächlicher Betrachtung läßt sich der hormonale Status einer Frau, die Ovulationshemmer einnimmt, mit den Verhältnissen bei der Schwangerschaft oder der Laktationsperiode vergleichen; denn es handelt sich dabei um synthetische Substanzen, die in gleichförmiger Dosierung verabreicht werden und die typischen Schwankungen im hormonellen Profil einer Schwangerschaft nicht nachvollziehen.

Begriffsbestimmungen

Geburtenzahl und Familiengröße lassen sich auf sehr unterschiedliche Weise begrenzen. Da bei den verschiedenen Methoden das Ausmaß des Eingriffs in die biologische Sphäre der Frau, die Beeinträchtigung des Sexualaktes wie auch etwaige Folgen gesundheitlicher und psychischer Art in starkem Maße variieren, ist eine sorgfältige Definition der verwendeten Termini technici unerläßlich.

Grundsätzlich kann man einer unerwünschten Schwangerschaft oder Geburt durch *Antikonzeption, Antinidation* oder *Antigestation* begegnen (Tab. 1).

Bei der **Antikonzeption,** d. h. der Empfängnisverhütung im engeren Sinne, wird die Vereinigung des weiblichen und des männlichen Gameten verhindert. Dies ist möglich durch eine Hemmung der Ovulation (Ovulationshemmer, Depot-Gestagene), eine Verhinderung der Spermienaszension durch chemische und mechanische Barrieremethoden (Kondom, Scheidenpessar, Vaginalcremes und -ovula) als auch durch eine Unterbre-

4 Einleitung

Tabelle 1   Möglichkeiten der Schwangerschaftsverhütung bzw. Geburtenkontrolle

Prinzip	Wirkungsweise	Methode	Sicherheit	Reversibilität	Komplikationen
Antikonzeption	Ovulationshemmung	Ovulationshemmer	sehr hoch	ja	möglich
		Depotgestagen	sehr hoch	ja	gering
	Hemmung der Ei- bzw. Spermienwanderung (hormonal)	Minipille	hoch	ja	gering
		Depotgestagen	sehr hoch	ja	gering
	Hemmung der Ei- bzw. Spermienwanderung (mechanisch)	Sterilisation	sehr hoch	bedingt	gering
	Hemmung der Spermienaszension (mechanisch)	Kondom	gut	ja	keine
		Diaphragma, Portiokappe	gut	ja	gering
		lokal-chemisch	mäßig	ja	gering
		Coitus interruptus	mäßig	ja	gering
	Abstinenz	Rhythmusmethode	mäßig	ja	keine
Antinidation	Implantationshemmung	Intrauterinpessar	hoch	ja	möglich
		Minipille	hoch	ja	gering
		Postkoitalpille	hoch	ja	gering
Antigestation	Entfernung des implantierten Embryos	Absaugmethode, Curettage etc.	hoch	ja	möglich
		Prostaglandine (in der Entwicklung)			

chung des Sexualaktes vor der Ejakulation (Coitus interruptus) bzw. deren Vermeidung (Coitus reservatus) oder durch zeitweilige Abstinenz (Rhythmusmethode).
Hiervon zu unterscheiden ist die **Antinidation,** bei welcher nicht die Bildung der Zygote, sondern die Keimwanderung und die Einnistung in das Endometrium verhindert wird. Auf diesem Wirkungsprinzip beruht die Effektivität der Postkoitalpille und der Intrauterinpessare, die allerdings auch die Spermienaszension zu behindern vermögen. Im Gegensatz zur Antinidation, bei der diese Frage weder aus biologischer noch moraltheologischer Sicht endgültig entschieden ist, wird bei der **Antigestation** eindeutig menschliches Leben vernichtet, denn die Schwangerschaftsunterbrechung betrifft einen implantierten Embryo auch dann, wenn in einem sehr frühen Schwangerschaftsstadium die Karman-Methode des Absaugens („menstrual regulation") Anwendung findet.
Der Einsatz dieser Maßnahmen im öffentlichen Leben, sei es in Form einer ärztlichen Beratung oder Behandlung, oder im Sinne von Erziehung, Aufklärung, sozialer Hilfeleistung oder einer Konfliktberatung, wird als **Familienplanung** bezeichnet. Hierbei sollte beachtet werden, daß mit diesem Begriff nicht nur die Anwendung schwangerschaftsverhütender Maßnahmen zur Befreiung des Sexualaktes aus dem Rahmen einer uner-

wünschten Schwangerschaft umrissen wird. Die Familienplanung soll auch der Wohlfahrt bereits geborener Kinder und deren Eltern dienen, wobei die Begrenzung der Familiengröße und die Einhaltung vernünftiger Intervalle zwischen aufeinanderfolgenden Geburten nur ein Aspekt ist. Schließlich ist die Familienplanung ein öffentliches Anliegen zur Begrenzung des Bevölkerungswachstums schlechthin.

Wenn Familienplanungsprogramme durch staatliche oder internationale Institutionen gefördert oder gesteuert werden, so sprechen wir von **Bevölkerungskontrolle.** Die zur Durchführung und Durchsetzung bevölkerungspolitischer Programme erforderlichen Maßnahmen können durchaus den Interessen des Einzelnen oder einer Gemeinschaft zuwiderlaufen. Es sei hier an die bekannte Situation in Indien und anderen Entwicklungsländern erinnert, in denen der Geburtenüberschuß die Hauptursache von Elend und niedrigem Lebensstandard ist, Kinder aber mangels anderer Altersversicherung oft die einzige Gewähr für eine gewisse Versorgung bei Krankheit und im Alter darstellen.

Das Problem des Bevölkerungswachstums

Das größte Problem, das die Menschheit im letzten Fünftel des 20. Jahrhunderts zu bewältigen haben wird, ist die Eindämmung des seit etwa 150 Jahren nahezu *ungehemmten Bevölkerungszuwachses*. Bis in das frühe 19. Jahrhundert hinein blieb die Weltbevölkerung über Jahrtausende hin recht stabil. Diese ursprüngliche *erste Phase* einer Bevölkerungsentwicklung war dadurch gekennzeichnet, daß die Geburtenrate im wesentlichen nur durch die physiologischen Grenzen der Fruchtbarkeit der Frau begrenzt wurde.
Es bestand ein Gleichgewicht zwischen einer hohen Sterberate, bedingt durch eine hohe Säuglingssterblichkeit und eine sehr geringe Lebenserwartung, und der hohen Fruchtbarkeit des Menschen.
Die *zweite Phase* war durch ein Absinken der Säuglingssterblichkeit und eine höhere Lebenserwartung gekennzeichnet. Diese beruhten auf einer Verbesserung der medizinischen Versorgung, vor allem der Ausschaltung epidemischer und endemischer Erkrankungen, der Einführung hygienischer Maßnahmen und der Verbesserung der Ernährungslage. In den Industrieländern begann diese Entwicklung im frühen 19. Jahrhundert als Folgeerscheinung der industriellen Revolution. So nahm z. B. in Deutschland die Bevölkerungszahl von 25 Millionen im Jahre 1816 auf 56 Millionen im Jahre 1900 zu. Da die Anpassung an die veränderten Lebensverhältnisse der 2. Phase mit einer gewissen Verzögerung erfolgte, blieb die Geburtenrate zunächst noch hoch, so daß der Geburtenüberschuß weiter zunahm.
In den Industrieländern erfolgte innerhalb weniger Generationen der Übergang in die *dritte Phase* der Bevölkerungsentwicklung, in der erstmals die Geburtenrate abnahm, aber wegen des gleichzeitigen Rückgangs der Sterberate ein Geburtenüberschuß bestehen blieb. Dieser Zustand wurde in Mitteleuropa etwa um das Jahr 1900 erreicht.
In den vergangenen 20 Jahren trat die Entwicklung in Deutschland in die *vierte Phase* ein, in der nun die Geburtenrate so deutlich abzufallen beginnt, daß die Verluste durch eine weitere Reduzierung der Sterbefälle nicht mehr ausgeglichen werden können. So verminderte sich in der Bundesrepublik Deutschland die Geburtenzahl von 164,2 pro 1000 Frauen im gebärfähigen Alter im Jahre 1965 auf 95,9 im Jahre 1973, und blieb seitdem ziemlich unverändert. Zur Erhaltung des jetzigen Bevölkerungszahl wäre pro Familie im Durchschnitt die Zahl von 2,2 Kindern erforderlich. Im Jahre 1974 gab es

jedoch in der Bundesrepublik Deutschland 200 000 mehr Sterbefälle als Geburten. Zum Vergleich sei angeführt, daß um 1890 noch pro Familie mit 5 bis 6 Lebendgeborenen gerechnet werden konnte. Diese Zahl hatte sich bereits 1921 auf 2,3 vermindert! Diese Entwicklung wird in den kommenden Jahrzehnten erhebliche Auswirkungen auf den Arbeitsmarkt und damit auch auf das Wirtschaftswachstum, auf das Bruttosozialprodukt und das Sozialversicherungssystem haben. Der Rückgang in der Bevölkerungszahl sollte jedoch nicht als Folge, sondern höchstens als Begleiterscheinung der Einführung der Ovulationshemmer gewertet werden. Die Motivation für eine so einschneidende Begrenzung der Familiengröße entstammt dem soziologischen Bereich und dürfte in erster Linie mit der veränderten Lage und Struktur der Familie in einer Wohlstandsgesellschaft und mit der Tatsache zusammenhängen, daß das Kind als Kosten- und Freizeitfaktor mit dem Wunsch nach Aufrechterhaltung oder Erhöhung des Lebensstandards in Konkurrenz tritt.

Weltweit gesehen ist der Bevölkerungsrückgang in Deutschland und einigen Industrieländern ohne Belang. In vielen Ländern der dritten Welt muß man auch heute noch mit einer jährlichen Bevölkerungszunahme von 3% bis 4% rechnen, auch wenn der World Fertility Survey 1979 ein kleines Zeichen der Hoffnung signalisierte, nachdem sich in einigen Entwicklungsländern eine gewisse Abnahme der Fertilität abzuzeichnen beginnt. Ein Bevölkerungszuwachs von jährlich 3% bis 4% entspricht einer Geburtenziffer von 40 bis 55 auf 1000 Einwohner, oder einer Verdopplung der Bevölkerung innerhalb eines Zeitraums von 18 bis 25 Jahren. Im Jahre 1850 lebten auf der Erde etwa eine Milliarde Menschen und es dauerte dann 80 Jahre, bis sich die Zahl verdoppelte. In den Jahren zwischen 1930 und 1971, d. h. innerhalb eines Zeitraums von nur 40 Jahren verdoppelte sich die Bevölkerung erneut und erreichte im Jahre 1971 die Zahl von 3,7 Milliarden.

Da sich alle bisherigen Versuche, dieser explosionsartigen Vermehrung Herr zu werden, als erfolglos erwiesen haben, muß bis zum Jahre 2000 mit einem Anstieg auf 7,5 Milliarden gerechnet werden. Angesichts der Tatsache, daß im Laufe dieser unheilvollen Entwicklung die Zahl der Jugendlichen schnell zunimmt – zur Zeit sind etwa 50% aller Menschen jünger als 15 Jahre! – wird die Sterberate im nächsten Jahrzehnt auf weniger als 10 pro 1000 Einwohner zurückgehen, während die Zahl der Menschen im fortpflanzungsfähigen Alter ansteigt.

Es muß also die pessimistische Feststellung getroffen werden, daß in der bisherigen Menschheitsgeschichte nur dann stabile Bevölkerungszahlen erreicht wurden, wenn die Sterberate extrem hoch war, oder die Aussichten auf einen gesicherten und hohen Lebensstandard einen Anreiz zur Begrenzung der Familiengröße gab. Der Verlauf der Bevölkerungsentwicklung in Westeuropa belegt dies eindeutig.

Geschichtliche Entwicklung der Kontrazeption

Die Kenntnis schwangerschaftsverhütender Maßnahmen ist uralt und über alle Kulturkreise verbreitet: *„The desire for (conception) control is neither time nor space bound. It is a universal characteristic of social life"* (314). In primitiven und frühen Gesellschaftsformen dürften kontrazeptive Praktiken allerdings keine allzu große Bedeutung besessen haben, denn die Kindersterblichkeit war hoch und die Zahl der Schwangerschaften wurde bereits durch lange Stillzeiten, Begrenzung des Heiratsalters und sexuelle Tabus

vermindert. Unerwünschten Nachwuchs beseitigte man vielfach, selbst noch im klassischen Griechenland, durch Abtreibung, Kindesaussetzung oder -tötung.
Eine bereits im Buche Genesis (Kap. 38, V. 9) erwähnte Methode der Empfängnisverhütung, der Coitus interruptus (bzw. eine Variante, der Coitus reservatus) blieb über Jahrhunderte hinweg die einzige verbreitete und einigermaßen wirksame Methode der Empfängnisverhütung, die keine besonderen Handhabungen erforderte, wie z. B. das Einführen eines Vaginaltampons. Um 1930 erkannte man (405), daß der Kontakt zwischen dem Ejakulat und dem Zervikalsekret nur während der Ovulationsphase des Zyklus verhindert werden muß. Dies kann sowohl durch periodische Abstinenz („Zeitwahl-" oder Rhythmusmethode) als auch durch Verwendung einer mechanischen (Kondom, Scheidendiaphragma) oder chemischen (Vaginalcremes, -ovula) „Barriere" erreicht werden. Wenn der Coitus interruptus im Einzelfall auch keine allzu hohe Sicherheit bietet, so trug die weite Verbreitung dieser Praxis sicher erheblich dazu bei, daß sich die Bevölkerungszahl in Mitteleuropa nicht noch schneller vermehrte als es tatsächlich der Fall war.
Bereits im pharaonischen Ägypten, später auch im römischen Kulturkreis, war das Verfahren bekannt, intravaginal Tampons als Sperre gegen den Kontakt des Muttermundes mit dem Ejakulat zu verwenden (die Existenz der Spermien wurde ja erst durch ANTONIE VAN LEEUWENHOECK im 17. Jahrhundert nachgewiesen). Die früheste Rezeptur dieser Art entstammt dem Papyrus Petri (1959 v. Chr.). Für die Effektivität mancher Verfahren dieser Art spricht die Beobachtung, daß sich in honiggetränkten Tampons aus Akazienblättern, wie sie in Ägypten gebraucht wurden, durch Fermentation Milchsäure, ein wirksames Spermizid, bilden kann. In der Neuzeit dürfte es der Engländer JEREMY BENTHAM gewesen sein, der als erster schon im Jahre 1797 den Vaginalschwamm zur Kontrazeption propagierte.
Während des Mittelalters galt in Europa uneingeschränkt das augustinische Konzept, nach dem der Sexualakt nur der Kindeszeugung dienen solle und nicht Selbstzweck zur Befriedigung der Sensualität sein darf. Bei der ungemein hohen Säuglingssterblichkeit und allgemein niedrigen Lebenserwartung dürfte die Möglichkeit der Empfängnisverhütung bei den Menschen dieser Zeit auf relativ wenig Interesse gestoßen sein. Über die gesundheitlichen Folgen zahlreicher Schwangerschaften für die betroffenen Frauen machte man sich wohl auf Grund des damaligen Weltbildes und mangels medizinischer Kenntnisse ohnehin kaum Gedanken.
Wenn auch seit dem 15. bis 16. Jahrhundert das Kondom (angefertigt aus Fischblase oder Seide) Verbreitung fand – allerdings wohl in erster Linie zur Verhütung von Geschlechtskrankheiten – so ist festzustellen, daß bis in das 20. Jahrhundert hinein außer dem Coitus interruptus und der Abtreibung keine *wirksame, akzeptable, zumutbare* und *ungefährliche Methode für die Empfängnisverhütung* zur Verfügung stand.
Im frühen 19. Jahrhundert zeichnete sich ein tiefgreifender Wandel ab. Durch Verbesserung der allgemeinen und auch medizinischen Technologie, dem höheren Bildungsgrad weiter Kreise und dem bereits jetzt unübersehbaren Bevölkerungsdruck, wurde nicht nur die Voraussetzung für die Entwicklung neuartiger Kontrazeptiva geschaffen (z. B. Vulkanisierung 1843), sondern auch der Anstoß gegeben, diese neuen Errungenschaften den Massen nahe zu bringen. In seinem „Essay on Population", der noch vor der Jahrhundertwende im Jahre 1798 erschien, empfahl der anglikanische Geistliche ROBERT MALTHUS (1766–1830), nicht die Empfängnisverhütung, sondern die späte Heirat oder Abstinenz („moral restraint") als geeignete Möglichkeiten der Verhinderung der dro-

henden Übervölkerung. Wirklichkeitsnaher dürften die Empfehlungen des englischen Reformpolitikers FRANCIS PLACE (1771–1854) gewesen sein, der sich im Jahre 1822 in seiner Schrift „Illustration and Proof of the Principle of Population" für den Gebrauch von empfängnisverhütenden Mitteln zur Bekämpfung von Armut, Elend, Prostitution und anderer sozialer Übel aussprach und diese Meinung auch durch Flugblätter unter das Volk brachte. Obwohl in England und in den USA die Verbreitung von Informationen und Literatur über Empfängnisverhütung noch jahrzehntelang bekämpft und oft durch Gerichtsverfahren gehemmt wurde, begannen doch in der Mitte des 19. Jahrhunderts in zunehmendem Maße Bücher zu erscheinen, durch welche praktische Informationen über antikonzeptionelle Techniken vermittelt wurden. Hierzu zählten zu dieser Zeit der Coitus interruptus, der Coitus reservatus, das Kondom, die Vaginalspülung sowie intrauterine und intrazervikale (Okklusiv-)Pessare.

Es spricht für den Impetus, mit dem diese Entwicklung vorangetrieben wurde, daß in den USA im Jahre 1866 nicht weniger als 123 verschiedene Typen von Okklusivpessaren erhältlich waren.

Obwohl zahlreiche Kontrazeptiva hergestellt und propagiert wurden, und die Notwendigkeit, bessere Verfahren zu entwickeln, unübersehbar war, blieb das Thema Empfängnisverhütung bis in das 20. Jahrhundert hinein aus den medizinischen Hörsälen verbannt. In den USA führte der Widerstand gegen die Propagierung der Geburtenkontrolle zu einer restriktiven Gesetzgebung in 46 Bundesstaaten, die zum Teil erst in der Mitte des 20. Jahrhunderts aufgehoben wurde, und dem berüchtigten Bundesgesetz von 1873, dem sogenannten Comstock-Law, das die Information über Empfängnisverhütung als obszön klassifizierte und die Verbreitung entsprechender Druckschriften auf dem Postwege unter Strafe stellte.

Unter derartigen Voraussetzungen muß es als Pioniertat ersten Ranges bezeichnet werden, als MARGARET SANGER 1916 in Brooklyn/N. Y. die erste Beratungsstelle für Empfängnisverhütung eröffnete, die jedoch bald wieder polizeilich geschlossen wurde. Zu diesem Zeitpunkt war ihr schon wegen einiger Veröffentlichungen zur Frage der Kontrazeption in „The Woman Rebel" der Prozeß gemacht worden, der jedoch nicht zu einer Verurteilung führte. Bereits im Jahre 1914 hatte sie die National Birth Control League gegründet, unter deren tätiger Mithilfe ab dem Jahre 1923 in verschiedenen Städten der USA trotz vielfältiger Hemmnisse Beratungsstellen zu arbeiten begannen. Um den ratsuchenden Frauen eine bei richtiger Anwendung wirksame Methode der Empfängnisverhütung in die Hand geben zu können, die sie auch vom Mann unabhängig machte (Kondom), konzentrierte man sich auf die Verbreitung des Scheidenpessars und der Portiokappe. Die gleichfalls von MARGARET SANGER gegründete International Planned Parenthood Federation bzw. deren nationale Mitgliederorganisationen (in der Bundesrepublik Deutschland die Pro Familia) verfügten im Jahre 1966 in 88 Ländern der Welt über Familienplanungsberatungsstellen. Wenn also die Idee der Geburtenkontrolle in der ersten Hälfte unseres Jahrhunderts auch weithin Anerkennung und Unterstützung fand, so fehlte es immer noch an einer Methode zur Empfängnisverhütung, die sich zum Masseneinsatz eignete.

Erst als vor etwa 100 Jahren die Aufklärung der Zusammenhänge bei der Fortpflanzung ihren Anfang nahm und sich ein eigenes Forschungsgebiet, die **Endokrinologie der Reproduktion,** entwickelte und neue Erkenntnisse über die Steuerung der Ovulation vermittelte, konnte man daran gehen, Sexualhormone zur Empfängnisverhütung zu verwenden.

Obwohl bereits REINIER DE GRAAF (168) beobachtet hatte, daß in Gegenwart von Corpora lutea graviditatis beim Tier keine Follikel heranreifen, vermuteten als erste der Engländer JOHN BEARD (1897) und der Franzose AUGUST PRENAT (1898), daß die Ovulation während der Schwangerschaft durch Sekretionsprodukte des Corpus luteum unterdrückt wird. Als eigentliche *Geburtsstunde der Kontrazeption mit Hormonen* könnte man jedoch den 1. März 1919 ansehen, als es LUDWIG HABERLANDT gelang, durch Transplantation der Ovarien trächtiger Tiere auf fertile Tiere zeitweilige Unfruchtbarkeit zu erzeugen (751). Schon bei seinem Bericht über diese Entdeckung am 18. November 1921 vor der Innsbrucker Medizinischen Gesellschaft forderte Haberlandt, man sollte diese Form der „hormonellen Sterilisierung" mit Hilfe von parenteralen Injektionen oder oraler Gabe von Ovarialextrakten bei Frauen versuchen. Die Anerkennung für diese grundlegenden Erkenntnisse blieb HABERLANDT versagt, obwohl OTFRIED FELLNER im Jahre 1922 die Richtigkeit des Haberlandtschen Konzepts durch Tierexperimente mit Ovarial- und Plazentarextrakten bestätigte. Dabei stellte Fellner die später in gewissem Sinn als richtig erkannte These auf (siehe Postkoitalpille), daß das „Feminin", wie er die östrogenen Substanzen nannte, in hohen Dosen durch Zerstörung der Eizellen kontrazeptiv wirken kann (752).

Nachdem die Isolierung und Strukturaufklärung der Östrogene durch BUTENANDT und MARRIAN (1932) und des Progesterons durch ALLEN, BUTENANDT und WETTSTEIN (1934) gelungen war, konnte bald bewiesen werden, daß die ovariellen Steroidhormone wie auch ihre synthetischen Derivate *die Ovulation über eine Beeinflussung der Hypophysenfunktion zu hemmen vermögen.*

Die **Ovulationshemmung** durch Progesteron wurde u. a. von MAKEPIECE (1937) und ASTWOOD u. FEVOLD (1939) nachgewiesen. Wenige Jahre später gelang es BICKENBACH u. PAULIKOVICS (1944), bei einer Frau die Ovulation durch die tägliche Injektion von Progesteron in einer Dosis von 20 mg zu unterdrücken. Da Progesteron bei oraler Verabreichung sehr wenig wirksam ist, ergaben sich aus diesem bedeutsamen Experiment zunächst keine Konsequenzen.

Im Jahre 1951 nahm dann GREGORY PINCUS mit zahlreichen Kollegen die Suche nach einem wirksamen, leicht anwendbaren und gut verträglichen hormonalen Kontrazeptivum auf. In einer groß angelegten Studie befaßten sich PINCUS u. CHANG (629) zunächst mit der ovulationshemmenden Wirkung von Progesteron und verschiedenen synthetischen Gestagenen beim Kaninchen. Da die Ergebnisse ermutigend waren, folgte als nächstes ein klinischer Versuch mit Progesteron, welches – oral eingenommen – in einer Tagesdosis von 300 mg tatsächlich die Ovulation hemmte, aber auf Grund der enormen Dosis und erheblicher Nebenwirkungen für die praktische Anwendung außer Betracht fiel.

Folgerichtig wandten sich PINCUS und seine Mitarbeiter der Erprobung neuartiger synthetischer Gestagene, der Nortestosteronderivate, zu. Vor allem zwei Derivate des erstmals 1938 von INHOFFEN u. HOHLWEG (330) in Deutschland synthetisierten Ethisterons (Äthinyltestosteron), das Norethisteron und das Norethynodrel, erwiesen sich bei der Verabreichung von 10 mg pro Tag als außerordentlich wirksame Ovulationshemmer. Da es bei der Einnahme dieser reinen Gestagenpräparate vom 5. bis 25. Zyklustag, nicht ganz unerwartet, zu Zwischenblutungen kam, gab man dem Gestagen noch ein Östrogen bei. Das erste Präparat dieses Typs, das Enovid, welches zuerst in Puerto Rico in größerem Umfange eingesetzt wurde, enthielt die nach heutigen Vorstellungen außerordentlich hohe Dosis von 9,85 mg Norethynodrel und 0,15 mg Mestranol (632).

Damit hatten PINCUS und seine Mitarbeiter das Prinzip des *Kombinations-* oder *Einphasenpräparates* entdeckt, das auch heute noch das verbreiteste und zuverlässigste hormonale Kontrazeptivum ist. Für die Bedeutung der Kombinationspräparate spricht, daß die Verbindung von Norethisteron mit Äthinylöstradiol in die Liste der 200 essentiellen Medikamente der Weltgesundheitsorganisation aufgenommen worden ist (876). Spätere Verbesserungen der „Pincus-Pille" betrafen vor allem die Dosierung, da man bald erkannte, daß eine sichere kontrazeptive Wirkung auch bei Anwendung viel geringerer Dosen von Sexualhormonen gewährleistet ist, aber durch die Dosisverminderung die Zahl der gefährlichen Nebenwirkungen verringert werden kann.

Da das Kombinationspräparat vom Prinzip her den normalen Zyklusablauf stört – in seiner Wirkung entspricht es etwa der einer in die Proliferationsphase des Zyklus vorgezogenen Corpus-Luteum-Phase –, entwickelten GREENBLATT (272) und GOLDZIEHER (263) in den Jahren 1961 bzw. 1963 Präparate vom sogenannten *Zweiphasen-* oder *Sequentialtyp.* Um den natürlichen Zyklusablauf so gut wie möglich zu imitieren, wird bei diesem Typ von Ovulationshemmern in der 1. Zyklusphase nur ein Östrogen, in der 2. Phase eine Verbindung von Östrogen und Gestagen eingenommen. Obwohl diese Form der hormonalen Kontrazeption vom Prinzip her attraktiv erscheint, erfüllte sie in der Praxis nicht die in sie gesetzten Erwartungen. Auf Grund ihrer im Vergleich zum Kombinationspräparat geringeren Zuverlässigkeit und wegen der nicht unerheblichen Nebenwirkungen werden die typischen Zweiphasenpräparate (zu unterscheiden von normophasischen) in Deutschland nur noch als Therapeutika bei Zyklusstörungen und bei dermatologischen Indikationen eingesetzt.

Die auch heute noch im Fluß befindliche Diskussion um die Nebenwirkungen der hormonalen Kontrazeptiva führte zu einer vor 20 Jahren nicht für möglich gehaltenen Verringerung der Hormondosen, ohne die kontrazeptive Wirksamkeit zu beeinträchtigen. Den vorläufigen Endpunkt dieser Entwicklung stellt die sogenannte *Minipille* dar, die nur ein Gestagen enthält und zwar in einer Dosierung, die die der meisten Kombinationspräparate unterschreitet. Da diese Präparate die Ovulation nicht oder nicht regelmäßig hemmen, kann man sie nicht als eigentliche Ovulationshemmer bezeichnen. Ihre Wirkung beruht nämlich nicht auf einer Störung der Ovarialfunktion, sondern auf einer Veränderung der Homöostase im Bereich der Zervikaldrüsen, des Endometriums und der Eileiter.

In den letzten Jahren konzentrierten sich die Bemühungen der Wissenschaftler vor allem auf die Entwicklung von Präparaten mit Langzeitwirkung, um die lästige tägliche Einnahme der „Pille", von der ja deren kontrazeptive Wirkung abhängt, zu vermeiden. Kontrazeptiva dieses Typs und entsprechende Präparate für den Mann wären speziell für die Entwicklungsländer von großer Bedeutung. Inzwischen stehen verschiedene Präparate zur Verfügung, doch sind sie auf Grund ihrer Nebenwirkungen und Begleiterscheinungen (z. B. unregelmäßige Zwischenblutungen) noch nicht als ideal anzusehen.

In Fortsetzung der zahlreichen Versuche, die im 19. Jahrhundert zur Konstruktion mechanischer Kontrazeptiva unternommen wurden, gelang dem deutschen Gynäkologen GRÄFENBERG 1931 mit der Entwicklung eines aus Silberdraht gewickelten Ringes zur intrauterinen Einlage eine beachtliche Verbesserung. GRÄFENBERG mußte im Dritten Reich emigrieren und konnte in den USA nicht an seine früheren Erfolge anschließen. Der endgültige Durchbruch bei der Entwicklung von *Intrauterinpessaren* erfolgte in den fünfziger Jahren, als es gelang, aus gewebefreundlichem Plastikmaterial eine Vielzahl von Modellen zu entwickeln, deren Prototyp die auch heute noch weithin verwendete Sförmige Lippes-Loop darstellt. Als man entdeckte, daß gewisse Metallionen spermizid wirken können, versah man den vertikalen Arm gewisser Intrauterinpessare (Kupfer-T, Kupfer-7, Multiload 250) mit einer Wicklung feinen Kupferdrahtes. Bei diesen Intrauterinpessaren der zweiten Generation („medicated IUDs") beruht die schwangerschaftsverhütende Wirkung offenbar in erster Linie auf den an das umgebende Milieu abgegebenen Kupferionen, die Zink und andere prosthetische Schwermetallionen aus Endometriumsenzymen verdrängen. Die bisherigen Erfahrungen mit Intrauterinpessaren lassen die pauschale Feststellung zu, daß ihre Anwendung zur Zeit die einzige echte Alternative zur hormonalen Kontrazeption darstellt, die weite Verbreitung gefunden hat und reversibel ist. Allerdings ist ihre Zuverlässigkeit als geringer einzustufen als die der Ovulationshemmer. Eine interessante Verbindung beider Methoden ist in progesteronhaltigen Intrauterinpessaren gegeben, deren Wirkung auf der Abgabe kleiner Mengen von Progesteron aus der Trägersubstanz an das Endometrium beruht.

Das Spektrum schwangerschaftsverhütender Methoden

Aus dem geschichtlichen Abriß ergibt sich, daß wir noch lange nicht das ideale Kontrazeptivum gefunden haben; doch ist das Spektrum der möglichen Methoden zur Verhütung ungewollter Schwangerschaften weit genug, um bei sachgerechter und vernünftiger Beratung und Anwendung nahezu für jede Situation und jede Frau bzw. für jede Partnerschaft eine geeignete Lösung zu ermöglichen. Dabei muß *das Verhältnis von Nutzen und Risiko* in jedem Falle sorgfältig gegeneinander abgewogen werden. Der Idealfall einer Kombination von höchstmöglicher Sicherheit und geringstmöglichem Risiko wird wohl kaum erreicht werden.
Bei den Kontrazeptiva unterscheidet man solche, die dauernden Schutz gewähren (Ovulationshemmer, IUD, Depotgestagene) und deshalb permanent eingenommen oder getragen werden müssen, und solche, die nur im Zusammenhang mit der Kohabitation angewandt werden (Coitus interruptus, Postkoitalpille, Scheidenpessar, Kondom, Vaginalcremes, Spermizide), aber den Sexualakt beeinträchtigen können. Zur letzteren Gruppe könnte man im weiteren Sinne auch die periodische Abstinenz zählen.
Auch hinsichtlich ihrer Zuverlässigkeit unterscheiden sich die verschiedenen Methoden der Empfängnisverhütung erheblich (s. Tab. 1), und das gleiche gilt für unerwünschte Nebenwirkungen. Bei der Beurteilung derartiger Symptome sollte man sorgfältig unterscheiden, ob es sich um lästige, aber letzlich harmlose Erscheinungen oder um gefährliche Komplikationen handelt, die möglicherweise sogar das Leben der Frau gefährden können. Bei der Auswahl (s. Tab. 1) einer geeigneten Methode spielen Lebensalter, Gesundheitszustand, der eventuelle spätere Wunsch nach Kindern oder weiteren Kindern sowie die Sexualerfahrung und die Vita sexualis eine Rolle. Der durch hormonale Kontrazeption gewählte Empfängnisschutz ist im Vergleich zu den meisten Alternativmethoden außerordentlich hoch (s. Tab. 21) und wird – wenn man von der Sterilisation absieht – nur noch durch die Intrauterinpessare annähernd erreicht.
Demgegenüber steht außer Zweifel, daß es unter der Einnahme von hormonalen Kontrazeptiva und bei einer gewissen individuellen Disposition vermehrt zu thromboembolischen und vaskulären Erkrankungen, zu Erkrankungen der Gallenwege und vielem anderen kommen kann. Zur Vermeidung derartiger Komplikationen ist es ungemein wichtig, im Einzelfall besondere Risikofaktoren zu erkennen, denn das kollektive Risiko

12 Einleitung

eines Todesfalles durch Nebenwirkungen des Ovulationshemmers und durch auf Versagen der Methode beruhende Schwangerschaften ist geringer als bei Frauen, die keine Empfängnisverhütung betreiben (s. Tab. 19). Bei der Entscheidung, einer Patientin ein hormonales Kontrazeptivum zu empfehlen und zu verschreiben, wird man sich von den folgenden Erwägungen leiten lassen:
- Ist ein hoher Sicherheitsfaktor erforderlich?
- Liegen Risikofaktoren vor?
- Liegt eine zusätzliche therapeutische Indikation für einen Ovulationshemmer vor?
- Sind die Voraussetzungen für eine sachgerechte Anwendung gegeben?
- Wäre die Empfehlung einer Alternativmethode vertretbar?
- Wären die Voraussetzungen für die Sterilisation eines Partners erfüllt?

Verbreitung und Bekanntheitsgrad verschiedener kontrazeptiver Methoden

Die Motivation für die Wahl einer bestimmten kontrazeptiven Methode wird zum guten Teil durch deren Verbreitung und Bekanntheitsgrad bedingt. Eine im Auftrag des Bundesministeriums für Forschung und Technologie durchgeführte Befragung von 639 Frauen und Mädchen im Alter zwischen 12 und 45 Jahren ergab, daß 94% der 12- bis 17jährigen noch keine persönliche Erfahrung mit der „Pille" gemacht hatten, obwohl ein erheblicher Anteil der Mädchen dieser Altersklasse Geschlechtsverkehr gehabt haben dürfte. Dieser Prozentsatz sinkt bei 18- bis 25jährigen auf 12% ab. Von den befragten 26- bis 30jährigen hatten nur 8,5% selbst keine Ovulationshemmer gebraucht. Bei den unter 30jährigen Frauen war das Kondom als kontrazeptive Methode am meisten bekannt (58,9%), das IUD (38%) und spermizide Vaginalcremes und -ovula (33,4%) dagegen weniger. Der Bekanntheitsgrad aller anderen Methoden war dagegen gering. Von der Rhythmusmethode hatten 12,3%, der Sterilisation des Mannes 10%, dem Scheidenpessar 9,7%, dem Coitus interruptus 9,1%, der Vaginalspülung nur 2,6% und der Depotinjektion 1,7% gehört.

Man kann davon ausgehen, daß bis auf einige wenige Länder in der Welt etwa 80% aller Frauen die Möglichkeit der Anwendung empfängnisverhütender Mittel bekannt ist. Dabei kommt den Ovulationshemmern der höchste Bekanntheitsgrad zu. In diesem Zusammenhang gibt die Tatsache zu denken, daß in der Bundesrepublik Deutschland Jugendliche ihre Informationen über Empfängnisverhütung vorwiegend den Medien entnehmen, während die Aufklärung durch das Elternhaus oder den Arzt nur eine untergeordnete Rolle spielt. Daraus ergibt sich, daß z. B. Presseberichte oder Fernsehsendungen, die von den Ovulationshemmern ein negatives Bild vermitteln, durchaus zu einem Wechsel auf unerprobte oder *unsichere Methoden* oder einem Fehlverhalten ermutigen können.

In der Bundesrepublik Deutschland verwenden etwa 3 Millionen Frauen hormonale Kontrazeptiva, was etwa einem Prozentsatz von 25% aller fertilen Frauen entspricht. Dabei kommt den Ovulationshemmern bei weitem die größte Rolle zu, denn die Minipille spielt mit etwa 1% Marktanteil eine ebenso untergeordnete Rolle wie die Depotgestagene.

Die Anwendung von Ovulationshemmern stagniert nicht nur seit einigen Jahren, sondern nimmt sogar ab, wie die sinkenden Verkaufszahlen bezeugen, obwohl der *Zufriedenheitsgrad* bei der Anwendung der Ovulationshemmer am höchsten ist. Eine ähnliche

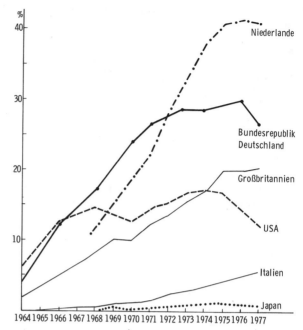

Abb. 1 Anteil der Frauen verschiedener Länder, im Alter zwischen 15 und 44 Jahren, die orale Kontrazeptiva benutzen (639).

Tendenz zeichnet sich auch in anderen Industrieländern ab (Abb. 1), während in den Entwicklungsländern die Verbreitung der Ovulationshemmer noch zunimmt. Die Gründe für diesen unter dem Schlagwort „Pillenmüdigkeit" bekanntgewordenen Rückgang sind – abgesehen von der anhaltenden Diskussion über eine mögliche Gefährdung der Gesundheit – wohl überwiegend psychologischer Natur. Denn die teils politisch motivierte einseitige Beeinflussung der Frauen durch die Medien, die lückenhafte Information und die oft negative Mundpropaganda in Verbindung mit einer undefinierbaren Angst vor unbekannten Folgen dürften mehr zur Abkehr von der Pille beigetragen haben als wirkliche gesundheitliche Beschwerden. Dieses Unbehagen dürfte auch zum Teil auf solche schwer faßbaren Faktoren wie Ehemüdigkeit, Verlust an Selbstwertgefühl und einen individuell-passiven Widerstand gegen die Manipulation durch eine nahezu perfekte, „moderne" Gesellschaft zurückzuführen sein. Aus diesem Blickwinkel läßt sich die zunehmende Popularität der Intrauterinpessare und der Sterilisation verstehen; denn die psychologischen und gesundheitlichen Risiken dieser Methoden dürften wohl erst in das Bewußtsein der Öffentlichkeit treten, wenn sie in einer der Pille vergleichbaren Größenordnung zur Anwendung kommen.

In der Welt lag die Zahl der Frauen, die hormonale Kontrazeptiva benutzten, in den Jahren zwischen 1974 und 1977 bei 50 bis 54 Millionen (639). Aus Tab. 2 ist ersichtlich, daß Ovulationshemmer 3,5 mal häufiger verwendet wurden als Intrauterinpessare. Dabei ist recht bemerkenswert, daß nicht etwa eine der reversiblen Methoden zur Empfängnisverhütung die Spitzenposition einnahm, sondern die Sterilisierung.

Tabelle 2 Weltweite Verbreitung schwangerschaftsverhütender Methoden im Jahre 1977 (645).

Methode	Millionen Frauen
Sterilisierung	80
Ovulationshemmer	54
Kondom	35
IUD	15
andere Methoden	65
Aborte (induziert)	30–55

Tabelle 3 Unterschiede in der geographischen Verbreitung wichtiger kontrazeptiver Methoden (645).

Land		„Pille"	IUD	Sterilisation	Kondom
USA	(1967)	33,0%	9,0%	28,5%	10,6%
Japan	(1977)	3,3%	9,1%	4,3%	79,0%
England	(1973)	45,7%	6,4%	7,4%	24,5%
Niederlande	(1966)	66,0%	6,0%	6,0%	14,0%

Die Unterschiede in der Beliebtheit verschiedener Kontrazeptiva sind dabei allerdings außerordentlich groß. Aus Tab. 3 geht hervor, daß z. B. in Japan die Ovulationshemmer keine Rolle spielen, während sie in Holland von 66% der Frauen, die Empfängnisverhütung betreiben, bevorzugt werden (vermutlich deswegen, weil Ovulationshemmer dort von der Krankenkasse bezahlt werden). In den USA wiederum erreicht die Sterilisation des Mannes (14%) und der Frau (14%) nahezu die Anwendungsrate der hormonalen Kontrazeptiva (Abb. 2).

Motivation zur Kontrazeption

Es ist eine Lebenserfahrung, daß sich Menschen oft eine größere Zahl von Kindern wünschen, als für die Erhaltung des Bevölkerungsgleichgewichts erforderlich wäre. Denn die meisten Menschen mögen Kinder und können mit der Vorstellung, daß für große Familien heute keine ökonomische Notwendigkeit mehr besteht wie z. B. in einer frühen Agrargesellschaft, nicht viel anfangen. In den USA herrscht beispielsweise immer noch weithin die Vorstellung vor, daß zu einer idealen Familie 3 bis 4 Kinder gehören – eine Zahl, die genügen würde, um die Bevölkerung in 30 bis 40 Jahren zu verdoppeln. Diese positive Einstellung zum Kind wird offenbar durch demographische Erkenntnisse über die Bevölkerungsentwicklung und die Tatsache, daß in den USA Kontrazeptiva allgemein zugänglich sind, wenig beeinflußt. Die in den letzten Jahren in der Bundesrepublik Deutschland völlig anders verlaufende Entwicklung zeigt dagegen, daß sich auch in einem ähnlich strukturierten Land eine radikal andere Einstellung durchsetzen kann: Kinderzahlen von 5 bis 6 erwecken heute in unserem Land häufig Assoziationen wie „asozial" oder „skurril".

Motivation zur Kontrazeption 15

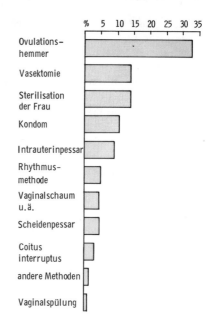

Abb. 2 Verbreitung empfängnisverhütender Methoden bei verheirateten Frauen im Alter zwischen 15 und 44 Jahren (USA, 1976);(641).

Die Motivation für oder gegen eine Begrenzung der Geburtenzahl wird von der persönlichen Einstellung zum Kind, seiner Rolle in der ehelichen Gemeinschaft und Familie, sowie von den Lebensumständen geprägt, wobei der Erziehung, den sozialen Umständen und der religiösen Bindung eine wichtige Rolle zukommt. Wenige Menschen dürften sich allein von der idealistischen Einstellung leiten lassen, durch einen persönlichen Verzicht auf Nachwuchs oder eine Begrenzung der Kinderzahl ihren Beitrag zur Bewältigung des brennendsten Problems der Menschheit zu leisten. Zur Gegenprobe kann man die gegenwärtige Entwicklung in Deutschland heranziehen, wo die Bevölkerungszahl mit größter Sicherheit weiter absinken wird – im Jahre 1990 wird mit einer um 4% verminderten Bevölkerung gerechnet! – obwohl es ja gerade die kinderarmen oder kinderlosen Eltern von heute sein werden, die die Folgen dieses Rückgangs zu tragen haben werden, wenn sie in das Rentenalter eintreten.

Man sollte den Sachverhalt nüchtern und ohne Beschönigung sehen: Die Erfahrungen in den Industrieländern haben gezeigt, daß nicht Idealvorstellungen und die Sorge um das Wohl der Gesellschaft oder der Menschheit die stärksten Motive für die Bevorzugung der Kleinfamilie (oder der kinderlosen Familie) liefern, sondern die aus Lebensstil, Lebensauffassung, Lebensverhältnissen und Lebensstandard erwachsenden Wünsche und Zwänge. Hierbei scheint es sich nicht unbedingt um ein Phänomen zu handeln, das für unsere Zeit charakteristisch ist. Archäologische Ausgrabungen der letzten Jahre führen zu dem Schluß, daß in vorgeschichtlicher Zeit in den fruchtbaren Lößgebieten Süddeutschlands relativ kleine Familienverbände von 4 bis 6 Personen die Regel waren, nicht bäuerliche Großfamilien mit 8 bis 10 Kindern, wie sie auch in weniger ertragreichen Landstrichen bis in die jüngste Vergangenheit zu finden waren.

In unserem Jahrhundert machten die Einstellung zur Familie als auch deren Struktur einen tiefgreifenden Wandel durch. Die früher übliche, selbstverständliche Einbeziehung in eine große Familie oder Sippe ist weitgehend verloren gegangen. Heute fühlen sich viele junge Eltern mit gutem Grund ratlos und verlassen, wenn sie die Erziehung der Kinder in oft fremder Umgebung, etwa in einem kommunikations- oder kinderfeindlich gestalteten Neubaugebiet, ohne den Rückhalt durch gewohnte Umstände oder vertraute Menschen bewältigen sollen. Es wundert niemanden, daß sich heute viele Frauen – nicht nur berufstätige – bereits bald nach der Geburt eines Kindes nicht nur seelisch, sondern auch nervlich und kräftemäßig nicht mehr in der Lage sehen, die Pflege und Erziehung weiterer Kinder zu verkraften.

Es überraschte deshalb nicht, als der World Fertility Survey 1979 berichtete – und ähnliche Zahlenangaben liegen auch für den Bereich der Bundesrepublik Deutschland vor –, daß etwa jede zweite Frau im fertilen Alter keinen weiteren Nachwuchs wünscht, zumindestens nicht zum angegebenen Zeitpunkt. Demgegenüber steht die ernüchternde Erkenntnis, daß, weltweit gesehen, wiederum die Hälfte dieser Frauen keine empfängnisverhütenden Maßnahmen anwendet. Man sollte es aber nicht nur als einen Mangel an eigener oder partnerschaftlicher Verantwortung ansehen, wenn eine Frau wohl nicht mehr schwanger werden will, aber daraus keine Konsequenzen zieht. Die Gründe für ein solch widersprüchliches Verhalten sind vielfältiger Natur. Beispielsweise wollen manche Frauen kein Kind empfangen, bestehen aber darauf, daß die potentielle Möglichkeit dazu vorhanden bleibt, damit sie sich als vollwertige Frau fühlen können.

Einen Mangel an Informationsmöglichkeiten wird man schwerlich als Ursache für die Nichtanwendung der Kontrazeption anführen können, denn selbst in den meisten Entwicklungsländern besitzen etwa 80% aller fertilen Frauen die Kenntnis wenigstens einer empfängnisverhütenden Methode (wobei die „Pille" am besten bekannt ist), während in unserem eigenen Bereich das Thema Sexualität der Öffentlichkeit durch Sexualkundeunterricht, Presseberichte, Fernsehsendungen, einschlägige Bücher, durch Theater und andere Informationsmöglichkeiten in geradezu abstumpfender Weise nahe gebracht wird. Wenn heute weithin anerkannt wird, daß sich der Sinn der menschlichen Sexualität nicht nur in der Kindeszeugung erschöpft, sondern ein Teil des Lebensvollzugs der Partner ist, sollte man gerade im Hinblick auf die Frage der Geburtenkontrolle die Mitverantwortung des Mannes stärker in den Vordergrund stellen als dies bisher meist der Fall gewesen ist. Heute werden hormonale Kontrazeptiva vor allem von den Ehepaaren abgelehnt, die noch Kinderwunsch haben oder zumindest im Falle einer Schwangerschaft das Kind akzeptieren würden. Auch wollen viele Frauen ein Kind zu einem späteren Zeitpunkt, so daß bei ihnen die Angst vor bleibenden Nebenwirkungen zu einer negativen Einstellung gegenüber den hormonalen Kontrazeptiva führt. Auf der anderen Seite zeigen gerade Frauen aus der sozial unterprivilegierten Schicht ein mangelndes Sicherheitsbedürfnis bei der Wahl der kontrazeptiven Methode. Dies dürfte auf einer gewissen Resignation beruhen. In Übereinstimmung mit den gängigen Vorstellungen bilden Beamte und Angestellte die Gruppe, für welche die Sicherheit der wichtigste Aspekt ist. Die oberen Schichten legen, wohl wegen ihrer finanziellen Unabhängigkeit, weniger Wert auf die Zuverlässigkeit der kontrazeptiven Methode. Daraus geht eindeutig hervor, daß Bildung und finanzielle Lage eine erhebliche Rolle bei der Entscheidung über kontrazeptive Maßnahmen spielen.

Schwangerschaftsabbruch: Eine Alternative zur Kontrazeption?

Ausgehend von Japan und einigen osteuropäischen Ländern entwickelte sich in den letzten Jahren eine mächtige Bewegung zur Liberalisierung und Legalisierung des Schwangerschaftsabbruches, die inzwischen auch die USA, Westeuropa und schließlich auch die Bundesrepublik Deutschland umfaßte. Wenn eine solche Reform vom Grundsatz her zu bejahen ist, vor allen Dingen angesichts des Anspruchs, damit nicht nur die Frau, sondern auch das ungeborene Leben schützen zu wollen, so liegt es bei einem so problematischen Unterfangen wie einer Neufassung des § 218 StGB in der Natur der Sache, daß soziale, soziologische und vor allem politische Gesichtspunkte bei der praktischen Anwendung eine größere Rolle spielen als medizinische und ethische. Es ist unbestritten, daß die Anwendung und Verbreitung empfängnisverhütender Maßnahmen weder durch diese Gesetzreform noch durch eine andere Rechtsverordnung zur Pflicht gemacht werden kann. Doch stellt sich – unabhängig von der moralischen Problematik – die Sachlage so dar, daß im Jahre 1979 etwa 80 000 Frauen in der Bundesrepublik Deutschland und ca. 40 000 weitere Frauen im Ausland eine legale Schwangerschaftsunterbrechung durchführen ließen.

Wenn sich diese unheilvolle Tendenz fortsetzen sollte, dann dürfte ein Leitprinzip der modernen Medizin und Gesundheitsfürsorge, daß nämlich *Vorbeugen besser als Heilen* ist, in Frage gestellt werden. An diesen Zahlen erschreckt nicht nur, daß in etwa 5% bis 10% der Schwangerschaftsabbrüche mit Spätfolgen verschiedener Art, z. B. Unfruchtbarkeit oder psychischen Alterationen und vor der 13. Schwangerschaftswoche mit 3, nach der 13. mit ca. 10 Todesfällen pro 100 000 Abbrüchen gerechnet werden muß (451), sondern vor allem die Tatsache, daß es sich in der Mehrzahl der Fälle nicht um junge Mädchen oder unverheiratete Frauen, sondern um Ehefrauen handelte. Die Feststellung, daß etwa 80% dieser ungewollt schwanger gewordenen Frauen keine empfängnisverhütenden Mittel benutzten, ist schlechthin deprimierend. Man darf mit gutem Grund die Frage stellen, in wievielen dieser Fälle die Verantwortung für die Kontrazeption und später für den Entschluß zum Abbruch vom Ehemann oder Partner mitgetragen worden ist. Eine häufige und unerfreuliche Erfahrung an Beratungsstellen ist die Tatsache, daß die Last der Konfliktberatung und der sonstigen Probleme beim Wunsch nach einem Schwangerschaftsabbruch oft von der Frau allein übernommen werden muß. Es dürfte kaum die Hälfte dieser hilfesuchenden Frauen vom Partner auf diesen unerfreulichen Gängen begleitet werden, wobei nicht selten nur sichergestellt werden soll, daß die Frau in ihrem Entschluß nicht wankend wird.

Auch der Arzt wird sich in diesem Zusammenhang oft fragen lassen müssen, ob z. B. bei der heute als überholt geltenden Empfehlung, ab und zu eine „Pillenpause" einzulegen, unmißverständlich auf die Gefahr einer Schwangerschaft hingewiesen und eine geeignete Methode zur Überbrückung empfohlen wurde.

Von besonderer Aktualität ist das Problem der mangelnden Motivation für die Anwendung von Kontrazeptiva bei Jugendlichen. Eine Untersuchung des Allensbacher Instituts ergab kürzlich, daß 22% der erfaßten 13- bis 15jährigen Jungen und 12% der gleichaltrigen Mädchen bereits sexuelle Erfahrungen hatten. Im 18. Lebensjahr betrug der Prozentsatz für beide Geschlechter über 70%. Wenn bei den heutigen Jugendlichen auch ein neues Konzept der Sexualität verbreitet ist, das den Beziehungsaspekt in den Vordergrund rückt und z. B. Treue, Aufrichtigkeit und Vertrauen beim Partner wesentlich höher bewertet als etwa Unberührtheit, so steht dieser vom Standpunkt der älteren Generation her als revolutionär anmutenden Auffassung ein geradezu katastrophales Unwissen bezüglich der biologischen Aspekte der Sexualität gegenüber.

So benutzt in den USA nicht einmal ein Drittel der sexuell aktiven Jugendlichen Kontrazeptiva. Dadurch erklärt sich, daß jährlich in den USA etwa 1,1 Millionen Mädchen unter 20 Jahren schwanger werden. Die wenigsten dieser Schwangerschaften sind erwünscht, so daß die Zahlen von 314000 legalen Abbrüchen und 152000 Fehl- oder Totgeburten bei Mädchen unter 20 Jahren für das Jahr 1976 nicht überraschen.

Nach einer Schwangerschaft steigt der Prozentsatz, der antikonzeptive Maßnahmen ergreift, auf über 80% an – ein sicheres Indiz für einen mangelnden Informationsstand der Jugendlichen.

Für viele ist die Sexualität nicht Selbstzweck, sondern ein Mittel, Zuneigung zu erlangen und die Beziehung als Heilmittel gegen vielerlei Ängste einzusetzen. Die Kluft zwischen dem theoretischen Wissen um die Möglichkeiten der Empfängnisverhütung und der Anwendung wird aus der oft resignierten Grundstimmung des Jugendlichen verständlich, der sich einer Welt gegenüber sieht, die zwar mit vielem lockt, aber schwer zu bewältigen ist, und der nur selten einen Partner findet, mit dem er über diese Dinge sprechen kann. Wenn Ängste bewältigt werden sollen, plant man nicht (235).

Man wird die hohe Zahl der Schwangerschaftsunterbrechungen ebensowenig durch Verschärfung der Bestimmungen vermindern können, wie durch vermehrte Information und Zugangsmöglichkeit zu Kontrazeptiva. Ein Neubeginn kann hier nur auf dem Wege erfolgen, *die psychosozialen und ethischen Zusammenhänge der Sexualität neu zu überdenken*. Dabei sollte das Axiom, daß die Verhütung einer Schwangerschaft der Würde des Menschen und der Ehrfurcht vor dem Leben mehr entspricht als die Tötung ungeborenen Lebens, zur Grundlage aller Überlegungen werden.

Physiologische Grundlagen der Fortpflanzung

Reifung der Eizellen

Oogenese

Im Gegensatz zum Mann, bei dem nach einmal erreichter Fertilität die Spermatogenese praktisch bis ans Lebensende aufrechterhalten bleibt, werden bei der Frau nach der Geburt keine neuen Eizellen mehr gebildet.
Schon während der frühen Embryonalentwicklung entstehen im weiblichen Feten durch Mitose zahlreiche Oogonien, aus denen sich von der 7. Schwangerschaftswoche an die ersten primären Oozyten bilden. Nach der 17. Woche finden sich im Ovar des weiblichen Feten bereits Primärfollikel und in der 24. Woche sogar Sekundärfollikel, die aber nicht zur Sprungreife kommen, sondern allmählich wieder resorbiert werden. Diese pränatale Entwicklung der Ovarien dürfte überwiegend vom fetalen FSH, das zwischen der 16. und 24. Woche in erheblichem Maße vom Hypophysenvorderlappen des Kindes gebildet und sezerniert wird, gesteuert werden.
Mit dem Übergang der Oogonien in primäre Oozyten treten diese in die Meiose ein, die erst viele Jahre später, im Organismus der erwachsenen Frau, im Moment der Befruchtung des Ovum durch ein Spermatozoon abgeschlossen wird.
Bei diesem Vorgang verharren die Oozyten im Stadium der Prophase der ersten Reifungsteilung, welche bereits während der Fetalentwicklung begonnen hat, sich aber erst viele Jahre später – nämlich kurz vor der Ovulation des jeweiligen Ovums – fortsetzt.
Bei der Geburt des Mädchens ist also die Oogenese bis zu diesem Stadium nahezu abgeschlossen. Damit beginnt aber bereits ein Alterungsprozeß der Ovarien, denn von nun an nimmt die Zahl der Eizellen, die bei der Geburt insgesamt etwa 400 000 betrug, stetig ab. Sie vermindert sich bis zum 12. Lebensjahr auf ca. 150 000, von denen bis zum 24. Lebensjahr wiederum ca. $^2/_3$ verloren gehen. Im Alter von 45 Jahren findet sich nur noch ein Restbestand von ca. 1000 Follikeln, der dann bis zur Postmenopause praktisch völlig verschwindet.
Somit kommen während der gesamten fruchtbaren Lebensphase einer Frau nur etwa 400 Eizellen zur Ovulation, während alle übrigen der Atresie verfallen.
Schon während der Kindheit beginnen einzelne Follikel zu wachsen, wobei sie das Stadium des Tertiärfollikels erreichen können. Allerdings gelangen solche vorzeitig gereiften Follikel vor der Pubertät nicht zur Sprungreife, sondern werden nach und nach atretisch.
Mit dem Beginn der Pubertät setzt dann jener zyklische Prozeß ein, bei dem sich in stetem Wechsel aus Primärfollikeln eine Reihe von Sekundär- und Tertiärfollikeln entwickeln, von denen dann in jedem Zyklus im allgemeinen nur einer – nämlich der in seiner Entwicklung am weitesten fortgeschrittene – zur Sprungreife gelangt, während die anderen wiederum der Atresie verfallen.

20 Physiologische Grundlagen der Fortpflanzung

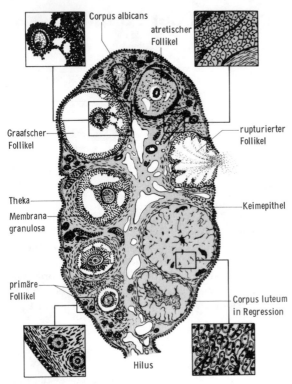

Abb. 3 Schematische Darstellung der zur Ovulation und Corpus luteum-Bildung führenden Vorgänge im Ovar (aus: *C. D. Turner, J. T. Bagnara:* General Endocrinology, 5th ed. Saunders, Philadelphia 1971 [p. 400]).

Primärfollikel

Die *primären Follikel* bestehen aus einer kleinen Oozyte, die von einer dünnen, geschlossenen Schicht von Granulosazellen umgeben ist (Abb. 3). In diesem Stadium, in dem noch keine Thekazellen vorhanden sind, liegen die kleinen Follikel nahe der Hülle des Ovars (Tunica albuginea) und stellen bei jungen Frauen rund 97% aller vorhandenen Follikel dar. Ihr Durchmesser beträgt bis zu 0,05 mm.

Sekundärfollikel

Das erste Stadium der Follikelentwicklung ist unabhängig von der Wirkung der Gonadotropine. Zunächst wächst die Oozyte schnell zu ihrer endgültigen Größe heran, während durch mitotische Teilung der Granulosazellen langsam eine mehrschichtige Hülle entsteht. Gleichzeitig bildet sich um die Eizelle die Zona pellucida. Von diesem Zeitpunkt an ist der Follikel, den man jetzt als *sekundären oder präantralen Follikel* bezeichnet, in seiner weiteren Entwicklung von der Wirkung der Sexualhormone abhängig (Abb. 4).
An der Basalmembran, die die Granulosazellschicht umgibt, hat sich aus Stromazellen

Reifung der Eizellen

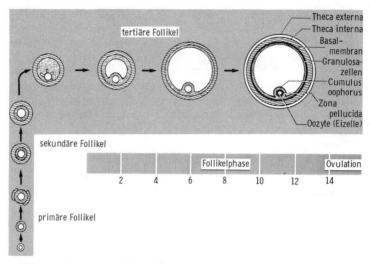

Abb. 4   Schematische Darstellung der Follikelreifung.

eine Schicht von Thekazellen ausdifferenziert. In diese wachsen Blutgefäße ein, wodurch die Versorgung des Follikels sichergestellt wird.

Die Granulosazellen beginnen nun, eine Flüssigkeit zu sezernieren, die sich in interzellulären Zwischenräumen sammelt. In diesem Stadium erreicht der Sekundärfollikel einen Durchmesser von 0,2 mm.

Die ersten Stadien der Follikelentwicklung, deren Endpunkt der *Graaf'-Follikel* darstellt, verlaufen über mehrere Zyklen. Zunächst ohne Bindung an die Phasen des Menstruationszyklus, wachsen laufend Follikel verschiedener Entwicklungsstadien heran und werden auch unabhängig vom Zyklus atretisch. *Erst nach Erreichen des Tertiärstadiums erfolgt während der sogenannten Follikelphase des Zyklus die weitere Entwicklung des Follikels bis zur Sprungreife,* und zwar in strenger Synchronie zu den hormonabhängigen Veränderungen im Endometrium (Abb. 4).

Mit **Menstruationszyklus** bezeichnet man einen Zeitraum von normalerweise 28 Tagen, der vom 1. Tag einer Menstruationsblutung bis zum 1. Tag der folgenden reicht. Als Zyklusbeginn betrachtet man willkürlich den ersten Tag der monatlichen Blutung, obwohl dies von der Funktion her nicht richtig ist (Abb. 5).

Den ersten Teil des Zyklus bezeichnet man als *Follikelphase,* die von einem merklichen Anstieg des Östradiolspiegels im Serum gekennzeichnet ist. Während dieser ca. 14 Tage dauernden Phase reift der dominante Tertiärfollikel zur Sprungreife heran. Im Anschluß an die *Ovulation,* die etwa am 14. Tag erfolgt, bildet sich aus der Wand des kollabierten Follikels das *Corpus luteum,* das innerhalb weniger Tage große Mengen von Progesteron produziert. Wenn der Progesteronspiegel im Serum den Wert von 3 ng/ml übersteigt, kommt es zu einer Zunahme der basalen Körpertemperatur (Aufwachtemperatur) um 0,4 °C–0,5 °C (Abb. 5). Im Gegensatz zu der relativ variablen Follikelphase, die um einige Tage verkürzt oder verlängert sein kann, ist die Dauer der *Lutealphase* mit ca. 14 Tagen recht konstant.

22 Physiologische Grundlagen der Fortpflanzung

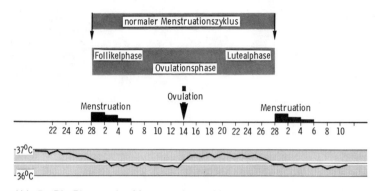

Abb. 5 Die Phasen des Menstruationszyklus und der Verlauf der Basaltemperatur.

Graaf-Follikel (Tertiärfollikel)

Unter dem Einfluß der Gonadotropine, vor allem des FSH, vermehren sich im Sekundärfollikel die Granulosazellen schnell. Gleichzeitig bildet sich in Gewebespalten das *Antrum* aus, ein mit Flüssigkeit gefüllter Hohlraum, der sich in der Folgezeit stark ausdehnt. Dabei wandert die Eizelle von der Mitte an den Rand des Antrums, wo sie – umgeben vom Cumulus oophorus – in die Flüssigkeit hineinragt. In diesem Stadium bezeichnet man den Follikel, der nun einen Durchmesser von 0,5 cm erreicht hat und für das unbewaffnete Auge sichtbar ist, nach seinem Entdecker als *Graaf-* oder auch *Tertiärfollikel*.
In den 10 bis 14 Tagen der Follikelphase des Menstruationszyklus nehmen die Tertiärfollikel weiter an Größe zu, wobei sich das Antrum enorm vergrößert und auch die Granulosa- und Thekazellen weiter proliferieren. Normalerweise gelangt aber von diesen Graaf-Follikeln nur der größte und am weitesten entwickelte bis zur Sprungreife, wobei er einen Durchmesser von 25 mm erreichen kann.

Sprungreifer Follikel

Die äußere Hülle des Follikels wird als die Theca externa bezeichnet. Sie besteht im wesentlichen aus bindegewebigen Fibrillen und Stromazellen. Die nach innen anschließende Theca interna, die in diesem Stadium stark vaskularisiert ist, versorgt auch die Zellen der gefäßlosen Granulosaschicht, wobei die beide Schichten trennende Basalmembran eine Art *Blut-Follikel-Barriere* darstellen dürfte.
Die wie die Theca interna metabolisch sehr aktive Granulosazellschicht versorgt ihrerseits über die Follikelflüssigkeit die Eizelle, die sich unmittelbar vor der Ovulation von der Granulosaschicht ablöst und – umgeben vom Cumulus oophorus – frei in der Follikelflüssigkeit schwebt. Das Einsprossen von Blutgefäßen in die Granulosaschicht, welches erst kurz vor der Ovulation von der Theka her ihren Ausgang nimmt, ist eine Voraussetzung für die spätere Umwandlung in das Corpus luteum. Zu diesem Zeitpunkt enthält die Follikelflüssigkeit neben Proteinen und anderen Substanzen auch große Mengen an LH, FSH, Prolaktin, Östradiol, Progesteron und Androgenen, sowie mehrere Inhibitoren, die aus den Granulosazellen stammen und die Wirkung der Gonadotropine lokal regulieren. Wichtig ist hierbei besonders der Oozyten-Reifungs-Inhibitor, ein klei-

nes Oligopeptid, das für das „Einfrieren" der Meiose im Stadium der Prophase der ersten Reifungsteilung verantwortlich ist.
Unter der Wirkung des präovulatorisch steil ansteigenden LH-Spiegels im Serum dehnt sich der Graaf-Follikel in den letzten beiden Tagen vor der Ovulation noch weiter aus, wobei die Follikelflüssigkeit ein Volumen von 6,5 ml erreichen kann. Der nun sprungreife Follikel wölbt jetzt die Oberfläche des Ovars kegelförmig vor. Die Proliferation der Granulosazellen ist beendet. Zwar wachsen andere Graaf-Follikel auch nach der Ovulation noch weiter und können ihre maximale Größe sogar erst in der späten Lutealphase erreichen. Sie werden aber ohne Ausnahme atretisch, d. h., der Gewebeverband löst sich auf und wird durch Bindegewebe ersetzt.

Wiederaufnahme der Meiose
Durch die Wirkung des präovulatorischen LH-Gipfels wird die *Inhibition der Meiose* aufgehoben. Damit kann die erste Reifungsteilung, eine Äquationsteilung, ihren Abschluß finden. Dieser Vorgang findet im allgemeinen 36 bis 48 Stunden vor der Ovulation statt. Es entstehen dabei neben einer Oozyte 2. Ordnung noch ein Polkörperchen, die beide noch den diploiden Satz von 46 Chromosomen enthalten. Anschließend tritt der Zellkern der Eizelle in die zweite Reifungsteilung ein, einer Reduktionsteilung, die aber eine Stunde vor der Ovulation in der Metaphase stehen bleibt.
Die zweite Reifungsteilung wird erst nach Ovulation vollendet, und zwar in dem Moment, in dem im Eileiter ein Spermium die Zona pellucida des Ovums durchdringt. Dabei entsteht eine reife Eizelle mit dem haploiden Satz von 23 Chromosomen (22 Autosomen und 1 X-Chromosom) sowie ein weiteres Polkörperchen mit ebenfalls 23 Chromosomen.
Dieser Vorgang, durch den die Oogenese abgeschlossen wird, stellt die Voraussetzung für die Befruchtung, d. h. für die Entstehung eines neuen Individuums dar.

Ovulation

Mit *Ovulation* bezeichnet man jenen komplexen Vorgang, der zur Freisetzung einer Eizelle aus einem Follikel des Ovars und zur anschließenden Umwandlung der Granulosaschicht in das Corpus luteum führt. Sie ist das Ergebnis einer Reihe von biochemischen und morphologischen Veränderungen, die von den Gonadotropinen und Sexualsteroiden gesteuert werden. Der Ovulationsvorgang wird durch einen steilen Anstieg des Serum-LH eingeleitet, der 16 bis 20 Stunden vor dem Eisprung seinen Gipfel erreicht. Ausgelöst wird dieser sog. *LH-Gipfel* durch einen vorausgehenden markanten Anstieg bzw. den anschließenden abrupten Wiederabfall des Serumöstradiols, das vorwiegend aus dem sprungreifen Follikel selbst stammt. Daraus folgt, daß die Gonadotropine wohl die Ovulation steuern, der sprungreife Follikel aber *das eigentliche Signal* gibt. Die Gonadotropine sind an der Ruptur nicht direkt, sondern über eine Stimulation der Sexualsteroidproduktion beteiligt. Bei Blockierung der Steroidsynthese können nämlich auch große Gonadotropindosen keine Ovulation auslösen.
Entgegen früherer Ansichten ist die Ruptur mit der nachfolgenden Ausschwemmung des Eies aus dem Ovar nicht die Folge einer Erhöhung des hydrostatischen Druckes innerhalb des Follikels. Obwohl bei diesem Vorgang hormonabhängige Kontraktionen glatter Muskelfasern in der Wand des Follikels (844), die erhöhte Kapillarpermeabilität der Thekaschicht und die Vaskularisierung der Granulosaschicht beteiligt sind, so kann doch

angenommen werden, daß der – wahrscheinlich von Progesteron gesteuerte – enzymatische Abbau der Follikelwand durch Proteasen den entscheidenden Faktor darstellt. Unter dem Einfluß des vor der Ovulation deutlich ansteigenden FSH bilden die Granulosazellen vermehrt einen Plasminogenaktivator, der an die Follikelflüssigkeit abgegeben wird und das dort vorhandene Plasminogen in Plasmin umwandelt. Dieses proteolytische Enzym, vermutlich auch andere Proteasen, bewirken Abbau und Schwächung der Follikelwand im Bereich des Stigma, d. h. der Stelle, an welcher die Eizelle den Follikel verläßt. In welchem Maße hier ein Synergismus mit Progesteron besteht, ist noch nicht bekannt. Vermutlich wird auch schon das Loslösen des Eies von der Granulosaschicht vor dem Eisprung vom Plasmin verursacht. Gleichzeitig löst sich der Verband der Granulosazellen auf, und die Thekaschicht wird abgebaut. Die immer dünner werdende Follikelwand rupturiert schließlich und entläßt das Ei in die Bauchhöhle, wo es vom fimbrienbesetzten Trichter des ampullären Tubenendes aufgenommen wird. Die reife Eizelle, die während ihrer Entwicklung in der Follikelflüssigkeit im wesentlichen von den Granulosazellen versorgt wurde, ist mit einem Durchmesser von 0,10 bis 0,14 mm die größte Zelle des Körpers. Auf Grund der Tatsache, daß sie während der Oogenese durch die sogenannte Genamplifikation große Mengen an ribosomaler RNS gespeichert hat, könnte man sie wegen dieses Informationsgehaltes als präformierten Embryo bezeichnen (431).

Die Ovulation, d. h. die Ausstoßung der Eizelle aus dem reifen Graaf-Follikel, kann an verschiedenen Stellen der Oberfläche des Ovars erfolgen. 30 Minuten vor dem Eisprung tritt am Stigma eine Blutung ein. Dies ist kein explosives Ereignis, sondern ein relativ langsamer Prozeß. Die Follikelflüssigkeit, die neben Granulosazellen eine Reihe von Zelltrümmern enthält, ist viskös bis gelförmig. Nach Ausstoßung der Eizelle schließt sich die Öffnung im Ovar langsam. Aus den Granulosazellen des Follikels bildet sich nun innerhalb eines Zeitraums von 3 Tagen das *Corpus luteum, ein neues endokrines Organ*.

Die Follikelflüssigkeit übt wahrscheinlich eine chemotaktische Wirkung auf die Fimbrien des Eileiters aus, die sich bei der Ruptur des Ovars aktiv und gezielt über die Stelle legen, an der das Ei austritt, und es so aufnehmen.

Da sowohl die Follikelreifung als auch die Ovulation von einem exakten Zusammenwirken der Gonadotropine und Sexualsteroide abhängen, erscheint es völlig unwahrscheinlich, daß beim Menschen parazyklische Ovulationen vorkommen können. Es mögen zwar gelegentlich zwei oder auch mehrere Follikel zur gleichen Zeit springen, niemals jedoch zu verschiedenen Phasen des Zyklus. Eine reflexgesteuerte Auslösung der Ovulation beim Koitus – wie es beim Kaninchen der Fall ist – dürfte es beim Menschen kaum geben, da bei ihm das vegetative Nervensystem bei der Ovulationsauslösung nur eine geringe Rolle spielt (769). Die Berichte über Ovulationsauslösung bei jungen Frauen während des Koitus (135) oder durch Zervixreizung (74) sind schwer zu deuten.

Corpus luteum

Nach dem Austritt der Eizelle aus dem Follikel wandeln sich die Granulosazellen unter der Wirkung von LH und Prolaktin in Lutealzellen um. Dabei vergrößern sie sich auf das Dreifache, bilden Vakuolen und sekretorische Granula und speichern Lipide. Wegen des hohen Karotingehaltes weist das neue endokrine Organ eine leuchtend gelbe Farbe auf, die ihm den Namen „*Gelbkörper*" (Corpus luteum) einbrachte. Von der Theca interna

aus erfolgt eine weitgehende Vaskularisierung der Lutealzellschicht, die nun immer mehr Progesteron produziert.
Etwa 10 bis 12 Tage nach der Ovulation bildet sich das Corpus luteum wieder zurück, sofern keine Konzeption eingetreten ist und das vom Trophoblasten sezernierte HCG die Funktion des Corpus luteum aufrechterhält. In einem infertilen Zyklus fällt der Progesteronspiegel in den letzten Tagen vor Menstruationseintritt auf die niedrigen Werte der Follikelphase ab. Dieser Progesteronentzug führt zur Desquamation des Endometriums und zur Blutung.
Im Gegensatz zu der früher verbreiteten Meinung entstammt das Östradiol, das in der Lutealphase höhere Serumkonzentrationen als während der Follikelphase erreicht, nicht aus dem Corpus luteum, sondern von den größten nicht-atretischen Follikeln (42).

Endokrinologie des Ovars

Die Graaf-Follikel gehören zu den wichtigsten Bildungsstätten von Steroiden im Organismus. Vor allem in den Thekazellen speichern sie große Mengen an Cholesterin, das als Präkursor der Sexualsteroide dient.
Sowohl die Reifung der Follikel, die mit einem geradezu enormen Anstieg der Steroidbiosynthese verknüpft ist, als auch die Steroidsynthese selbst unterliegen der Regulation durch Gonadotropine. Diese Steuerungsvorgänge sind in einem komplizierten Regelkreis integriert, dessen Arbeitsweise noch nicht in allen Einzelheiten geklärt werden konnte, der aber eindeutig *zwei verschiedene Ebenen* umfaßt. Dabei handelt es sich einmal um den großen Regelkreis zwischen Hypothalamus, Hypophysenvorderlappen und Ovar, der durch hormonelle Impulse funktionell verknüpft ist. Durch die zwischen Theka und Granulosaschicht befindliche Basalmembran ist andererseits die Hormonregulation innerhalb der Follikelflüssigkeit, die für den Graaf-Follikel ein separates hormonales „Mikroklima" aufrechterhält (516), vom großen Regelkreis abgetrennt.

Hormonales Mikroklima im Follikel

Obwohl die Entwicklung der tertiären Follikel von LH und FSH abhängig ist, die vom Serum über die Thekakapillaren in die Follikel gelangen, reagiert doch jeder Follikel entsprechend seinem Entwicklungsstand ganz individuell, so daß jeder Graaf-Follikel ein eigenes hormonales Milieu aufweist (192). Dieses *Mikroklima der Follikelflüssigkeit* beeinflußt den gesamten nicht-vaskularisierten Bereich des Follikel, nämlich die Oozyte und die Granulosazellen. Gesichert wird diese Funktion durch die Basalmembran, die eine Art Blut-Follikel-Barriere darstellt. Die sich während der Follikelreifung ändernden Hormonkonzentrationen in der Follikelflüssigkeit steuern nicht nur die mitotische und biosynthetische Aktivität der Granulosazellen (517), sondern auch die letzten Schritte bei der Reifung des Oozyten.
Die Konzentration der Gonadotropine in der Follikelflüssigkeit ist stets niedriger als im Serum, während die der Sexualsteroide weitaus höher liegt und teilweise einen 3000fach höheren Wert als im Serum erreichen kann. So findet man kurz vor der Ovulation Östradiol- und Progesteronkonzentrationen bis zu 2 µg/ml. Im Vergleich hierzu liegt die Progesteronkonzentration im Serum um den Faktor 10^{-3} und die des Östradiols um den Faktor 10^{-4} niedriger.

Hormonelle Steuerung des Follikelwachstums

Der Follikel beginnt auf Hormone zu reagieren, wenn im Sekundärstadium eine mehrere Zellagen umfassende Granulosazellschicht aufgebaut ist. Diese Zellen bilden *FSH-Rezeptoren,* die in zunehmendem Maße auf FSH ansprechen, dessen Konzentration auch im Kapillarblut der Theka ansteigt und das über die Kapillarmembran in die Granulosaschicht und schließlich in die Follikelflüssigkeit gelangt. Unter dem Einfluß des FSH proliferieren sowohl die Granulosazellen als auch die Thekazellen, und das Antrum dehnt sich aus (560). Gleichzeitig werden unter der Wirkung des FSH zunehmend Östradiol und *Östradiolrezeptoren* gebildet (335). Da auch Östradiol die Bildung von *FSH-* und *LH-Rezeptoren* induzieren kann, nimmt deren Konzentration in der Granulosa- und Thekaschicht immer mehr zu. Dies hat wiederum zur Folge, daß die Theka- und Granulosazellen vermehrt Östradiol produzieren. Auf diese Weise „schaukeln" sich in diesem Follikel die Wirkungen der Gonadotropine und des Östradiols gegenseitig hoch. Von allen Graaf-Follikeln wird derjenige die Ovulationsreife erreichen, der am meisten FSH und Östradiol akkumuliert, wobei die Konzentration der Androgene abnimmt: das Mikroklima in dem dominanten Follikel wird „östrogen" (Abb. 6), während es in den zur Atresie bestimmten Follikeln „androgen" wird.

Unterdrückung der anderen Graaf-Follikel

Durch den rasch ansteigenden Serumspiegel des aus den dominanten Follikeln stammenden Östradiols wird die Freisetzung des FSH aus der Hypophyse gehemmt (negativer Feedback-Mechanismus). Möglicherweise ist dabei auch das von wachsenden Follikeln gebildete Inhibin, das selektiv die FSH-Sekretion inhibiert, beteiligt. Durch den Abfall des Serum-FSH geraten nun aber alle anderen Tertiärfollikel in ein FSH-Defizit, während der zur Ovulation bestimmte Follikel durch die im Vergleich zu den anderen viel höhere FSH- und Östradiolkonzentration in seiner Follikelflüssigkeit relativ autonom geworden ist und weiter reifen kann (s. Abb. 6).

Das FSH-Defizit in den anderen Tertiärfollikeln führt dazu, daß die unter der Wirkung

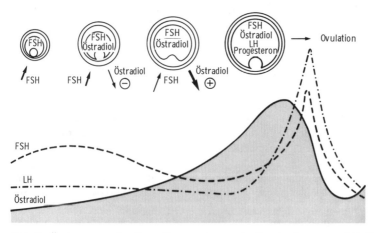

Abb. 6 Änderungen der Sexualhormonkonzentration im Serum und Follikel in der ersten Zyklushälfte.

des präovulatorischen LH-Gipfel vermehrt angebotenen Androgene aus der Theca interna in den Granulosazellen nicht mehr in ausreichendem Maße in Östradiol umgewandelt werden können. Dadurch wird das Mikroklima dieser Follikel „androgen", was schließlich zur Atresie führt (477). Auch in diesem Falle verstärken sich die einzelnen Vorgänge selbst, da die Androgene die Synthese der FSH-Rezeptoren hemmen (22), so daß die Aromatisierung weiter gebremst wird und die Androgenkonzentration noch mehr ansteigt. Übrigens hat man festgestellt, daß Antiandrogene die Atresie verzögern (616).

Steroidbiosynthese in der Follikelphase

Von den Sexualsteroiden, die aus dem Ovar an den Blutkreislauf abgegeben werden, stammen Androstendion, Testosteron und Dihydrotestosteron aus der Theca interna, während Östradiol sowohl von den Theka- als auch von den Granulosazellen gebildet wird (41, 550). Ihren eigentlichen Ausgang nimmt die Steroidsynthese von den Thekazellen (Abb. 7), indem LH die Hydrolyse der in Lipidtröpfchen gespeicherten Cholesterinester stimuliert (64, 128). Das freiwerdende Cholesterin wird dann über Pregnenolon in Androstendion und Testosteron umgewandelt. Diese Androgene, bei denen Androstendion mengenmäßig weit überwiegt, stellen die *Präkursoren der Östrogene* dar. Während ein Teil bereits in den Thekazellen unter dem Einfluß des LH zu Östradiol metabolisiert wird, gelangt ein anderer in die Granulosazellen. Da den letzteren die LH-Rezeptoren fehlen, sind sie auf die Versorgung mit Präkursoren durch die Theca interna

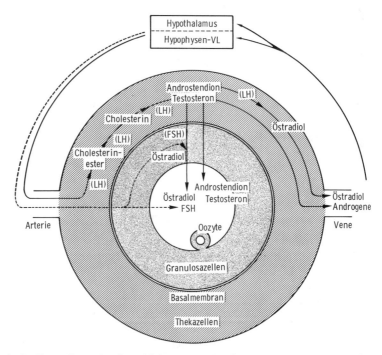

Abb. 7 Schematische Darstellung der Steroidbiosynthese im Ovar.

angewiesen, die sie – stimuliert durch FSH – aromatisieren (487, 549) und damit die Follikelflüssigkeit mit Östradiol versorgen (516) (s. Abb. 7). Östradiol stimuliert seinerseits in den Granulosazellen die Synthese von FSH-Rezeptoren, was zu einer synergistischen Potenzierung der Östrogen-FSH-Wirkung auf die Proliferation und die biosynthetische Aktivität der Granulosazellen führt. Wegen der fehlenden LH-Rezeptoren gelangt vor der Ovulationsphase nur wenig LH in die Granulosaschicht.

Steroidbiosynthese in der Ovulationsphase

Erst zu Beginn des steilen Anstiegs der Gonadotropine in der präovulatorischen Phase wird durch FSH nun auch die Bildung von LH-Rezeptoren in der Granulosaschicht induziert, so daß schon vor der Ovulation LH in steigenden Mengen in den Granulosazellen und in der Follikelflüssigkeit erscheint. In dieser Phase schafft also FSH bereits eine Grundlage für die *Funktion des späteren Corpus luteum* während der Lutealphase.

Gleichzeitig bereitet das nun vermehrt sezernierte LH gemeinsam mit Prolaktin die Umwandlung der Granulosa- in Lutealzellen vor, wobei bereits jetzt Lebensdauer und Aktivität des späteren Corpus luteum vorprogrammiert werden (788). Schon vor der Ovulation erfolgt in den Granulosazellen die Umschaltung der Steroidsynthese von der Östrogenbildung in die des Progesterons. Man nimmt an, daß das Progesteron über eine Enzyminduktion an den strukturellen Veränderungen beteiligt ist, die zur Ruptur des Follikels und damit zum Eisprung führen.

Die zunehmende Vaskularisierung der Granulosaschicht ermöglicht nun auch einen Anstieg des Progesteronspiegels im Serum.

Mit dem LH-Gipfel im Serum erreicht auch die LH-Konzentration im Follikel ihr Maximum, wo es die weitere Proliferation der Granulosazellen blockiert. Dies führt zu einem Rückgang der Östrogensynthese, während die Produktion von Androgenen und Progesteron zunimmt. Die Ursache dieses Vorgangs dürfte in dem Abfall der FSH-Rezeptoren und dem Anstieg der LH-Rezeptoren zu suchen sein. Dabei dürfte Prolaktin eine wichtige Rolle spielen, da es die Zahl der LH-Rezeptoren erhöht (318). Bemerkenswert ist, daß andererseits die Progesteronsynthese in den Graaf-Follikeln durch ein zu hohes Angebot an *Prolaktin,* wie es bei Mikroadenomen des Hypophysenvorderlappens (Amenorrhö-Galaktorrhö-Syndrom) oder unter Einwirkung gewisser Pharmaka (Sulpirid) beobachtet werden kann, inhibiert wird, obwohl eine gewisse Mindestkonzentration essentiell ist (519). Auch die Androgene sind an der Stimulierung der Progesteronproduktion beteiligt (313, 478).

Steroidbiosynthese in der Lutealphase

Nach der Ovulation werden die Granulosazellen in Lutealzellen umgewandelt. Dieser Vorgang, wie auch die Kapazität des Corpus luteum zur Progesteronsekretion, ist von der *Zahl der LH-Rezeptoren* (659) und von der Wirkung des LH und des Progesterons abhängig. Da aber FSH während der präovulatorischen Periode bereits die Induktion der LH-Rezeptoren in den Granulosazellen bewirkt, kommt auch ihm eine entscheidende Funktion bei der Regulation der Lutealphase zu.

Das Ausmaß und die Dauer der Progesteronsekretion während der Lutealphase wird vom LH bestimmt, dessen Rezeptoren am 22. bis 23. Tag des Zyklus ein Maximum erreichen und danach stetig abfallen. Nach dem Eintreten der Menstruation sind im

Corpus luteum keine LH-Rezeptoren mehr vorhanden (858). In diesen Regulationsvorgang dürfte auch ein LH-Bindungsinhibitor eingreifen, der in den Lutealzellen ebenso zu finden ist wie zuvor in der Follikelflüssigkeit (129).

Inhibitoren in der Follikelflüssigkeit

Die Vorgänge, die zur Ovulation und zur Luteinisierung führen, sind zwar funktionell mit den vom LH-Gipfel synchron induzierten Veränderungen der Steroidsynthese verknüpft, werden jedoch auch von nicht-steroidalen Faktoren gesteuert, die in der Follikelflüssigkeit nachweisbar sind. Unter diesen Faktoren, die zum Teil während der gesamten Follikelreifung im Liquor folliculi vorhanden sind, kommt vor allem dem *Oozytenreifungsinhibitor* erhebliche Bedeutung zu. Es handelt sich hierbei um ein kleines Oligopeptid, das für die Fixierung der Meiose in der Prophase der ersten Reifungsteilung verantwortlich ist und laufend in den Granulosazellen aller großen Follikel gebildet und an die Follikelflüssigkeit abgegeben wird. Während des präovulatorischen Gipfels inhibiert LH die weitere Synthese dieses Inhibitors, so daß die Meiose wieder in Gang kommen kann (129).

Weiterhin findet man in den Granulosazellen und in der Follikelflüssigkeit einen *FSH-Bindungsinhibitor* und einen *LH-Bindungsinhibitor,* von denen letzterer auch in den Lutealzellen regulative Funktionen ausübt (703, 894).

Ein *Luteinisierungsinhibitor* hemmt gemeinsam mit Östradiol eine vorzeitige Luteinisierung der Granulosazellen. Deshalb kann die Umwandlung der Granulosa- in Lutealzellen erst nach der Ruptur erfolgen, wenn der Inhibitor mit der Follikelflüssigkeit verschwunden ist (129).

Ein weiterer wesentlicher Faktor für die Feedback-Regulation der Gonadotropinfreisetzung ist das *Inhibin,* das bei der Follikelentwicklung entsteht und auch in der Follikelflüssigkeit gefunden wird. Es handelt sich dabei um ein Proteohormon, welches selektiv die Sekretion des FSH aus der Hypophyse hemmt (499).

Das fehlende Inhibin ist im übrigen dafür verantwortlich, daß in der Perimenopause als Folge des Rückgangs reifer Follikel zuerst das FSH im Serum ansteigt, während LH und Östradiol noch normale Werte erreichen.

Angriffspunkte für die Kontrazeption im Ovar

Das Wachstum und die sekretorische Aktivität des Follikels ist im wesentlichen davon abhängig, daß die hormonellen Aktivitätsänderungen in der Theca interna, der Granulosaschicht und der Follikelflüssigkeit in *präziser Reihenfolge* ablaufen. Dabei ist die individuelle Reaktion der verschieden weit entwickelten Follikel von der Verteilung der LH- und FSH-Rezeptoren sowie der biochemischen Kapazität der Theka- und Granulosazellen abhängig.

Für die Proliferation und Steroidbiosyntheseaktivität der Granulosazellen sind vor allem FSH und Östradiol verantwortlich, während LH die Bereitstellung von Androgenen aus der Theca interna als Präkursoren sicherstellt. Dabei hemmt aber ein im Verhältnis zum FSH unverhältnismäßig hoher LH-Spiegel die Granulosaproliferation, da die Konzentration der Androgene zu hohe Werte erreicht. Die Follikelreifung wird auch dann gestört, wenn die zyklische Fluktuation der Gonadotropine nicht in der richtigen Reihenfolge abläuft. So enthalten beispielsweise große antrale, zystische Follikel nur relativ wenig

Granulosazellen. Während die Androstendionkonzentration etwa der von normalen Follikeln entspricht, ist die des Östradiols und Progesterons wesentlich niedriger. Die verdickte Thekaschicht deutet darauf hin, daß die vermehrt gebildeten Androgene wegen des Mangels an Granulosazellen nicht ausreichend in Östradiol umgewandelt werden können. Auch scheint in einem solchen Fall die Blut-Follikel-Barriere nicht intakt zu sein, da die Konzentrationen von LH, FSH und Prolaktin in der Follikelflüssigkeit den Werten im Blut entsprechen. Demnach ist es möglich, daß bei anomalem Verlauf der LH- und FSH-Sekretion das hormonale Milieu der Follikelflüssigkeit „androgen" betont wird, so daß eine Reifung nicht mehr möglich ist.

Östrogene stimulieren nicht nur die Bildung von FSH-Rezeptoren in den Granulosazellen, sondern auch die der LH-Rezeptoren in den Thekazellen. Von einer gewissen Konzentration an hemmt aber LH die Proliferation der Granulosazellen selbst in Gegenwart hoher Östradiolmengen.

Synthetische Gestagene sind möglicherweise in der Lage, den Syntheseweg der Steroide, vor allem die Umwandlung von Pregnenolon über Progesteron in Andostendion und damit auch die Bildung von Östrogenen durch *kompetitive Inhibition* der beteiligten Enzyme zu hemmen.

Prolaktin vermag auf vielfältige Weise die Ovarialaktivität zu hemmen. So führt eine Erhöhung des Angebots an Prolaktin zur Zunahme der LH-Rezeptoren und damit zu einer Steigerung der Androgenbildung in den Thekazellen. Dies hat eine Hemmung der Steroidbiosynthese in den reifenden Follikeln zur Folge. Zum anderen vermindert Prolaktin die Sensitivität des Ovars gegenüber Gonadotropinen (567) und verhindert auch den positiven Feedback-Effekt des Östradiols auf die LH-Sekretion durch seine Wirkung auf den Hypothalamus (15).

Aus diesen Zusammenhängen wird ersichtlich, daß Streß, gewisse Pharmaka, die Schwangerschaft und Laktation über eine Erhöhung des Prolaktinspiegels in die Regulation der Follikelreifung störend eingreifen können (518).

Funktion des Eileiters

Eiaufnahme

Während der Ovulation legt sich der Eileiter mit seinem Infundibulum (Abb. 8) über das Ovar. Dabei wird die Bewegungsrichtung durch integrierte Kontraktionen des Eileiters und seiner Fimbrien, sowie koordinierte Richtungsänderungen des Ovars bestimmt. Die Fimbrien legen sich über die Oberfläche des Ovars und nehmen – nach Kontakt mit der aus der Rupturstelle ausgetretenen Follikelflüssigkeit – die Eizelle durch rhythmische Kontraktionen auf.

Die Aufgabe des Eileiters besteht zunächst darin, den Transport der Eizelle und der Spermatozoen zum Ort der Fertilisierung, dem Übergang von Ampulle zum Isthmus, (Abb. 8) zu sichern und die Gameten befruchtungsfähig zu erhalten. Nach der Vereinigung der Keimzellen sorgt die Tube während der präimplantatorischen Schwangerschaftsphase für das notwendige nutritive Milieu, welches eine Voraussetzung für das Überleben der Zygote während des Transports zum Cavum uteri ist.

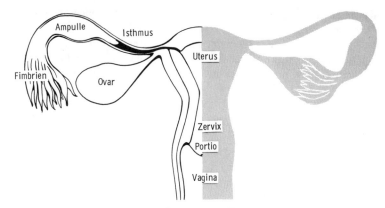

Abb. 8 Schematische Darstellung des inneren Genitales der Frau.

Eitransport

Die Oberfläche der Fimbrie, die beim Menschen wesentlich komplexer gestaltet ist als bei anderen Spezies, ist völlig mit Flimmerhärchen bedeckt, die mit hoher Frequenz in Richtung auf den Uterus hin schlagen (86). In der sich anschließenden Ampulle nimmt die Zahl der Zilien ab, während man im isthmischen Teil des Eileiters nur noch relativ wenig Flimmerhärchen findet. Auch die Zilien der Ampulle und des Isthmus schlagen in Richtung Uterus. Der Anteil der sekretorisch aktiven Zellen nimmt umgekehrt von der Fimbrie bis zum Isthmus zu. Obwohl nicht bestritten werden kann, daß auch Frauen schwanger werden können, deren Zilien völlig unbeweglich sind (Kartagener-Syndrom), so scheinen die Zilien beim Ovumtransport doch eine gewisse Rolle zu spielen (6).
Auch die glatte Muskulatur der Tube dürfte nicht nur beim Transport der Spermatozoen, sondern auch beim Eitransport beteiligt sein. Im Gegensatz zur Schlagrichtung der Zilien verlaufen die Kontraktionswellen der Muskulatur in der Tubenwand in Richtung auf das Ovar. Dies begünstigt wohl die Aszension der Spermien, erfordert aber nach der Befruchtung eine völlige Änderung in der peristaltischen Aktivität des Ovidukts, da das fertilisierte Ei 24 bis 48 Stunden später in die entgegengesetzte Richtung wandern muß. In der Lutealphase nimmt die Motilität des Eileiters ein wellenförmiges Muster an und ist auf Segmente des Isthmus beschränkt. Dadurch wird das befruchtete Ei zunächst hin und her bewegt, gelangt dann aber auf bisher ungeklärte Weise durch den interstitiellen Tubenanteil in das Cavum uteri.
Die sekretorische Aktivität des Ovidukts erreicht um den Zeitpunkt der Ovulation ihren Höhepunkt, wodurch die Aszension der Spermatozoen begünstigt wird. Die Tubenflüssigkeit enthält u. a. Enzyminhibitoren, Spurenelemente, freie Steroidhormone, Prostaglandine und Immunglobuline, deren Konzentration in Abhängigkeit vom Zyklus wechselt. So wird die *Kapazitierung der Spermien* durch den periovulatorischen Abfall eines Akrosininhibitors im Tubensekret begünstigt. Beim Transport der Zygote dürfte Prostaglandin $F_{2\alpha}$, das beim Menschen die glatte Muskulatur stimuliert und das prä- und postovulatorisch vermehrt gebildet wird, eine Rolle spielen.
Schließlich können Immunglobuline den Befruchtungsvorgang erheblich stören, indem sie durch Bindung an Spermienmembranen eine Immobilisation und Agglutination von

Spermatozoen herbeiführen, oder für die Fertilisierung wichtige proteolytische Enzyme hemmen.

Da Noradrenalin bei der Innervierung der Eileiter als wichtigster Neurotransmitter anzusehen ist (603) und Östrogene den Katecholamingehalt der Tuben erhöhen, dürften die peristaltischen Kontraktionen auf diesem Wege durch das Ovar beeinflußt werden (188).

Nach der Ovulation wird das Ei relativ schnell gegen den langsamen Sekretstrom durch die Ampulle transportiert. Wegen der hier stärkeren Gegenströmung und der geringeren Zilienpopulation wird der Transport aber im Übergang zwischen Ampulle und Isthmus gehemmt. Während der Ovulation ist nämlich die sekretorische Aktivität hier am stärksten, so daß der Aufenthalt der Eizelle an dieser Stelle ca. 72 Stunden in Anspruch nimmt.

Hormonelle Steuerung des Eitransports

Die Bewegung des Eies durch den Eileiter wird von den Sexualsteroiden gesteuert. Während Östrogene in niedrigen Dosen fördernd und in hohen Konzentrationen hemmend wirken, beschleunigen Gestagene den Transport (610). Da der Zeitraum der Passage und des Aufenthaltes der Eizelle im Eileiter für eine erfolgreiche Implantation von entscheidender Bedeutung ist, macht eine Hemmung oder eine Beschleunigung des Eitransportes die *Fertilisierung und Nidation unmöglich.* Darüber hinaus kommt dem Sekret, dessen Zusammensetzung sich nach einem festgelegten Muster unter dem Einfluß der Hormone ändert, eine ähnlich wichtige Funktion für das Überleben der befruchteten Eizelle zu. Der Zeitablauf des Eitransports und die Änderung des Sekretionsmusters werden von den endogenen Steroiden in exakter, *synchroner Abstimmung* gesteuert.

Im einzelnen scheinen Östrogene das Wachsen der Zilien zu induzieren, während Gestagene inhibierend wirken (98). Dementsprechend sind die Zilien in der Follikelphase kräftiger ausgebildet als in der Lutealphase. Insgesamt sind aber die erkennbaren strukturellen Veränderungen während des Zyklus gering (27). Auch die Schlagfrequenz der Flimmerhärchen ist hormonabhängig. Während die Aktivität der Zilien in den Fimbrien stets gleichbleibend ist, scheint sie in der Ampulle und im Isthmus während der Lutealphase eindeutig höher zu sein als in der Follikelphase (155).

Die Aktivität der sekretorischen Zellen ist im Verlauf des Zyklus relativ starken Schwankungen unterworfen. Im allgemeinen verstärken Östrogene den Sekretfluß, während Progesteron inhibierend wirkt.

Im Isthmus ist die Sekretion während der Ovulationsphase stark ausgeprägt und die sekretorischen Zellen sind mit Sekret, das vor allem Mukoproteide enthält, weitgehend bedeckt. Hierdurch scheint auch die Tätigkeit der Flimmerhärchen behindert zu werden. Etwa drei Tage nach der Ovulation geht jedoch die sekretorische Aktivität unter dem Einfluß des ansteigenden Progesteronspiegels wieder zurück.

Befruchtung

Nachdem die Eizelle innerhalb von etwa 30 Minuten durch die Ampulle transportiert wurde, verbleibt sie am Übergang zwischen Ampulle und Isthmus für 72 Stunden (156). In dieser Zeit erfolgt die Befruchtung der Eizelle durch eines der vielen Spermatozoen, die zumeist schon vor der Ankunft des Eies die Ampulle erreicht haben. Die Aszension der Spermatozoen erfolgt von der Zervix aus über das Cavum uteri und den Isthmus mit

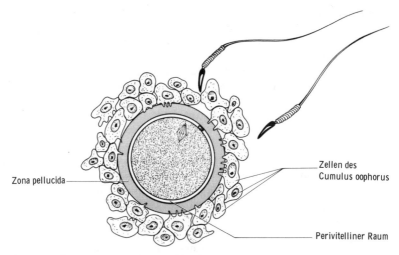

Abb. 9 Darstellung der Eizelle und der sie umgebenden Hüllen während des Befruchtungsvorganges. (aus: *R. O. Greep, M. A. Koblinsky, F. S. Jaffl:* Reproduction and Human Welfare: A Challenge to Research. The MIT Press, Cambridge [Mass.] 1976 [p. 234]).

Hilfe peristaltischer Muskelkontraktionen des Uterus und Eileiters in relativ kurzer Zeit. Zu diesem Zeitpunkt ist die Eizelle noch von mehreren Zellschichten und einer Membran umgeben: außen vom Cumulus oophorus, gefolgt von der Corona radiata und der Zona pellucida (Abb. 9).
Bevor ein Spermatozoon diese Schichten durchwandern und in die Eizelle penetrieren kann, muß es während der Wanderung durch den weiblichen Genitaltrakt kapazitiert werden. Erst durch die *Kapazitation,* die während des Transports durch Zervix, Uterus und Eileiter erfolgt, wird die *Akrosomenreaktion* möglich. Bei diesem Vorgang wird das Akrosom – eine Art Kappe, die zwei Drittel des Spermienkopfes bedeckt – beim Durchgang durch den Cumulus oophorus aufgelöst. Die dabei aus dem Akrosom freigesetzten Enzyme, vor allem Akrosin und Hyaluronidase, werden aktiviert und ermöglichen das Durchdringen der die Eizelle umhüllenden Schichten. Die Akrosomenreaktion wird vermutlich von Progesteron stimuliert. Wenn das erste Spermatozoon durch die Zona pellucida penetriert, wird diese für weitere Spermien undurchlässig, wodurch multiple Befruchtungen verhindert werden. Mit dem Eintritt des Spermatozoons wird auch die Wiederaufnahme der Meiose induziert, die vor der Ovulation arretiert worden war. Anschließend erfolgt die Fusion der beiden Gameten und innerhalb von 30 Minuten die erste Teilung.

Passage der Zygote in den Uterus

Wird die Eizelle nicht befruchtet, so geht sie bald zugrunde. Findet dagegen eine Fertilisation statt, wandert die Eizelle unter fortwährender Teilung rasch durch den Isthmus in den Uterus. In diesem Zeitraum ist der Sekretfluß im Eileiter am stärksten, um die weitere Entwicklung der Zygote bis zum Stadium der späten Morula bzw. der frühen

Blastozyste innerhalb der Tube nutritiv sicherzustellen. Dabei ist für den weiteren Aufenthalt der Zygote im Eileiter eine genau definierte Zeitdauer erforderlich, während der sowohl das Endometrium als auch die Zygote für die Nidation vorbereitet werden.
Der Weitertransport des befruchteten Eies erfolgt am dritten Tag nach der Ovulation. Zu diesem Zeitpunkt reduziert das vom Corpus luteum vermehrt sezernierte Progesteron den Sekretfluß. Hierdurch werden die Zilien stärker exponiert und sind damit besser in der Lage, die Zygote weiter zu transportieren. Während dieser letzten Phase der Tubenpassage lagert sich eine ständig zunehmende Schicht von Mukoproteiden, die vermutlich bis zur Implantation als Versorgungsquelle dienen, um das sich fortwährend teilende, befruchtete Ei.
Insgesamt erfordert der Transport vom Ovar bis zum Uterus einen Zeitraum von 3 bis 4 Tagen. Dort erfolgt nach weiteren 3 Tagen die Nidation.
Der Blutfluß in jedes Uterushorn wird lokal durch Prostaglandin $F_{2\alpha}$ und durch ovarielle Hormone reguliert, die die Transmitterfreisetzung und damit die Vasokonstriktion regulieren, und zwar durch Änderung der Funktion periarterieller sympathischer Nerven und α-adrenerger Rezeptoren. Die von den Steroidhormonen gesteuerte Synchronisierung der Sekretmenge und -zusammensetzung mit der Passage der Eizelle durch den Eileiter ist eine wichtige Voraussetzung für eine normale Nidation. Die Verabreichung von Steroidhormonen in unphysiologischer Weise kann das Zusammenspiel dieser Faktoren stören und führt zu asynchronen Änderungen, die damit eine *Implantation unmöglich* machen. Während Östrogene in hohen Dosen (Postkoitalpille) die Entwicklung der befruchteten Eizelle zur Morula bzw. Blastozyste hemmen können (137), kann die Verzögerung des Eitransports durch niedrig dosierte Gestagene (Minipille) zu einer erhöhten Rate an Tubenschwangerschaften führen (510).

Wirkung der Sexualhormone auf das Endometrium

Auch die Nidation wird durch ein fein abgestimmtes Zusammenwirken der Östrogene und Gestagene gesteuert, dessen Störung durch exogene Hormone eine Implantation unmöglich machen kann. Wie im Eileiter, müssen auch im Uterus Blastozyste und Endometrium eine synchrone Entwicklung durchlaufen.
Dabei ist der Uterus nur für eine sehr beschränkte Zeit der Blastozyste gegenüber rezeptiv, die während dieses sehr kurzen Zeitraums in entsprechender Weise in Apposition stehen muß. Die Rezeptivität hängt von einer zeitlich genau festgelegten Verschiebung des Östrogen-Progesteron-Verhältnisses ab. Daraus ist zu ersehen, daß Gestagene und Östrogene, wenn sie zu einem ungünstigen Zeitpunkt gegeben werden, eine Nidation zu verhindern vermögen.
Der Uterus ist das eigentliche Zielorgan des Progesterons, das sowohl das Endometrium als auch, in geringerem Ausmaß, das Myometrium auf die Erfordernisse einer Schwangerschaft vorbereitet. Nachdem es in der Follikelphase unter dem Einfluß der Östrogene zur Regeneration und Proliferation des Endometriums aus der Basalschicht gekommen ist, bewirkt Progesteron eine funktionelle Umstellung, die *sekretorische Transformation,* die eine Voraussetzung für die Implantation ist. Für die synergistische Rolle des Östradiols bei den progesteroninduzierten Vorgängen gibt es eine plausible Erklärung, da Östradiol nicht nur die Produktion seines eigenen Rezeptors im Endometrium stimuliert, sondern auch die des Progesterons. Progesteron kann also nur dann eine Wirkung aus-

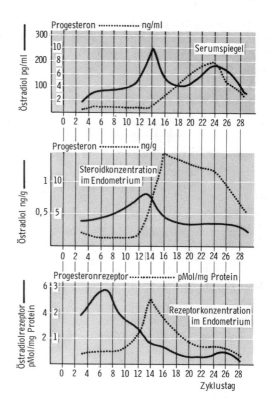

Abb. 10 Verlauf der Östradiol- und Progesteronkonzentrationen im Serum und Endometrium sowie der jeweiligen Rezeptorkonzentrationen im Endometrium während des Zyklus (724).

üben, wenn vorher durch Östrogene die Bildung der spezifischen Rezeptoren herbeigeführt wurde. Im umgekehrten Sinne hemmt Progesteron die Östrogenrezeptoren im Uterus (52). Dies hat selbstverständlich auch eine Verminderung der Progesteronrezeptoren zur Folge. Ein Vergleich zwischen den Serumkonzentrationen der Sexualsteroide und den Rezeptorenkonzentrationen im Endometrium bestätigt diese Zusammenhänge: Während der Ovulationsphase (zur Zeit des Östradiolgipfels) ist die Zahl der Progesteronrezeptoren im Endometrium am höchsten, sie sinkt aber in der Lutealphase ab, wenn der Progesteronspiegel im Serum sein Maximum erreicht (Abb. 10) (724).

Im Verlauf des Zyklus ist das Endometrium ausgeprägten morphologischen und funktionellen Änderungen unterworfen, die eng mit den zyklischen Schwankungen des Östradiol- und Progesteronspiegels im Serum korrelieren. Während der Menstruationsphase besteht das Endometrium aus reinem Stroma (Basalis), mit einigen Resten von Drüsengewebe. Mit dem Beginn der *Follikelphase* entwickelt sich unter der proliferierenden Wirkung der Östrogene das Zylinderepithel (Funktionalis), das aus Sekretionszellen, Zilienzellen und langgestreckten Drüsen besteht und auf der basalen Lamina aufbaut (Abb. 11). Entsprechend dem Anstieg des Serumöstradiols während der ersten Zyklushälfte proliferieren die Zylinderzellen auf Grund der erhöhten Mitoserate weiter, die Zahl der Mikrovilli auf den Sekretionszellen sowie die Zilienpopulation nehmen zu, und die sekretorische Aktivität beginnt. In den zylinderförmigen Sekretionszellen akkumu-

36 Physiologische Grundlagen der Fortpflanzung

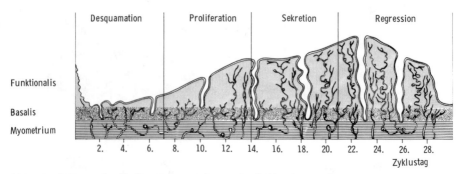

Abb. 11 Schema des Endometriumsaufbaues im Zyklus (nach: *Schmidt-Matthiesen*).

lieren große glykogenhaltige Vakuolen. Die wesentlichsten Änderungen erfolgen insbesondere unter der Oberfläche des Endometriums in den Drüsen und im Stroma.
Das Maximum der Proliferation erfolgt im oberen Drittel der Funktionalis zwischen dem achten und zehnten Zyklustag, während das Endometrium des Isthmus und der Uterushörner nur niedrige und relativ konstante Proliferationsraten erkennen läßt (214).
Während der ersten zwei Tage nach der Ovulation findet man histologisch noch keine Änderungen. Im weiteren Verlauf der *Lutealphase* erfolgt parallel zur Reifung des Corpus luteum und damit zum Anstieg des Serumprogesterons die sekretorische Transformation des Endometriums, deren vollständiger Ablauf eine unbedingte Voraussetzung für eine erfolgreiche Nidation ist. Unter der proliferationshemmenden Wirkung des vermehrt gebildeten Progesterons (Blockierung des mitogenen Effekts von Östradiol) nimmt die Zahl der Mitosen schnell ab, d. h. die Proliferation kommt zum Stehen.
Beginnend am 16. Zyklustag erscheinen retronukleäre glykogenhaltige Vakuolen unter den Kernen des Drüsenepithels. Die langgestreckten Drüsen werden gewunden, nehmen an Länge zu und bekommen ein gezacktes Aussehen. Gleichzeitig produzieren sie ein glykogenreiches Sekret, das der Blastozyste als Energiequelle dienen könnte. Die Stromazellen vergrößern sich und lagern Glykogen ein. Das Maximum der sekretorischen Aktivität findet man am 20. und 21. Zyklustag – wenn mit der Ankunft der Blastozyste zu rechnen ist.
Parallel zu den Veränderungen an den Drüsen entstehen im Stroma intrazelluläre Kompartimente, die Flüssigkeit enthalten. Diese Stromaödeme erreichen ihr Maximum am 22. Zyklustag, dem Höhepunkt der Corpus-luteum-Funktion. Wenn keine Implantation einer Blastozyste erfolgt, geht die Progesteronproduktion im Corpus luteum zurück. In der 2. Hälfte der Lutealphase treten Veränderungen des Stromas und der Blutgefäße des Endometriums in den Vordergrund (der Beweis für diese weithin verbreitete Meinung steht allerdings noch aus), d. h., diese sog. *Prädezidualisierung* des Stroma beginnt zuerst in der Nachbarschaft der Spiralarterien. Diese spezialisierten Gefäße versorgen nun ein dichtes Kapillarnetz. Die Schichtdicke des Endometriums nimmt jetzt ab, ein Degenerationsprozeß setzt ein. Während dieser Regressionsphase verlangsamt sich die Zirkulation in den Spiralgefäßen. Da die Höhe des Endometriums dabei immer mehr abnimmt, wird die Schlängelung der Spiralgefäße immer ausgeprägter und damit wiederum die Durchblutung stärker behindert. Während der letzten 24 Stunden vor der Menstruation kommt es in den tieferen Schichten des Endometriums zur Konstriktion der Spiralgefäße, die

fast während der gesamten Dauer der Blutung anhält. Vermutlich spielen dabei die Prostaglandine eine Rolle, deren Konzentration im Endometrium während der Lutealphase zunimmt und zum Zeitpunkt der Menstruation ein Maximum erreicht. Das Aufbrechen der endothelialen Zellen hat das Freiwerden hydrolytischer Enzyme zur Folge, wodurch der Zerfall der Funktionalis beschleunigt wird. Innerhalb von zwei bis drei Tagen nach Eintreten der Blutung ist die Desquamation der Funktionalis bis zur Basalis vollendet. Eine Verzögerung dieser Abtrennung führt zur Verlängerung der Blutung, da die Regeneration des Epithels erst nach völliger Befreiung der Basalis vom darüberliegenden Gewebe beginnt. Die *Menstruationsblutung* dauert normalerweise drei bis fünf Tage und ist am 2. Tag am stärksten. Der Verlust an Blut, das wegen der hohen fibrinolytischen Aktivität des Endometriums während dieser Phase nicht gerinnt, beträgt zwischen 30 und 120 ml.

Nach Beendigung der Menstruation beginnt am zweiten Zyklustag die *Regeneration* des Endometriums durch Neubildung des Oberflächenepithels. Sie dauert nur bis zum Tag 4 und scheint nicht von zyklischen Hormonänderungen abhängig zu sein.

Neben diesen histologischen und sekretorischen Veränderungen bewirkt Progesteron vermutlich auch eine Zunahme leukozytenähnlicher Zellen im Eileiter und Uterus. Auch die kontraktile Aktivität des Myometriums steht unter der Kontrolle von Östrogenen und Progesteron. Während zwischen dem 6. und 18. Zyklustag häufige Kontraktionen von kurzer Dauer und geringer Amplitude auftreten, überwiegen bis zum 24. Tag stärkere Kontraktionen mit weitaus niedrigerer Frequenz und längerer Dauer. Dieser Kontraktionstyp nimmt parallel zum Abfall von Östradiol und Progesteron zu und erreicht seinen Höhepunkt mit dem Einsetzen der Blutung (538).

Implantation

Falls eine Befruchtung stattgefunden hat, erreicht die Blastozyste nach dreitägiger Passage durch die Tube das Cavum uteri am vierten Tag. Dort verbleibt sie zunächst drei bis vier Tage in oberflächlicher Apposition mit dem Endometrium. Möglicherweise gehen schon zu diesem Zeitpunkt der Adhärenz, also vor der Implantation, von der Blastozyste aus Signale an den mütterlichen Organismus, die die Bildung eines Corpus luteum graviditatis induzieren. Auf jeden Fall ist mit sensiblen Meßmethoden bereits kurz nach der Implantation das vom Trophoblasten produzierte HCG nachweisbar, das die Funktionsfähigkeit des Corpus luteum und damit die Progesteronsekretion aufrechterhält, bis die Progesteronproduktion im 3. Schwangerschaftsmonat von der Plazenta übernommen wird. Die am 7. Tag nach der Befruchtung beginnende *Implantation* verläuft über insgesamt 5 Tage. Dabei wird nach enger Kontaktaufnahme (Adhärenz) zwischen der Blastozyste und der Schleimhaut zunächst das Endometriumepithel durchwandert. Dieser Vorgang wird im wesentlichen von der Invasionskapazität des Trophoblasten und der Reaktion des Endometriums bestimmt, wobei anzunehmen ist, daß vom Endometrium aus eine Stimulierung der proteolytischen Enzyme des Keimes erfolgt.

Die dem Zyklusablauf synchrone Entwicklung der Blastozyste ist von den maternalen Substraten abhängig, die die Blastozyste zuerst dem Sekret des Eileiters und später des Uterus entnimmt. Dabei spielen spezifische Proteine wie z. B. das Uteroglobin (Blastokinin), welches Progesteron spezifisch bindet (65), eine wesentliche Rolle. Die Produktion und Freisetzung des Proteins ist von der Konzentration der zur Verfügung stehenden

Gestagene abhängig (66). Die Funktion des Uteroglobins, das bei der Frau noch nicht nachgewiesen wurde, ist unbekannt. Es wurde festgestellt, daß durch die *Verabreichung von Östradiol* nicht nur die Entwicklung des Endometriums, sondern auch das Sekretionsmuster des Uteroglobins und anderer Proteine um Tage verschoben werden kann. Durch ein solches im Verhältnis zur Blastozystenentwicklung asynchrones Sekretionsmuster wird für den Blastozysten ein ungünstiges Milieu geschaffen (67), so daß die Implantation nicht erfolgen kann. Wenn es auch durchaus möglich ist, daß bei den außerordentlich komplizierten Vorgängen während der Implantation noch andere Hormone eine Rolle spielen, so hat es doch den Anschein, daß der hohe Serumspiegel des Progesterons und das erneut angestiegene Östradiol die bestimmenden Faktoren sind. Vermutlich sensibilisiert Östradiol zu diesem Zeitpunkt das unter Progesterondominanz stehende Endometrium zur Dezidualisierung des Stromas. Die Wirkung des Progesterons auf das Myometrium im Zusammenhang mit der Nidation ist nicht so eindrucksvoll wie die auf das Endometrium, sollte aber in ihrer Bedeutung nicht unterschätzt werden. Im Gegensatz zum Uterus der nicht-schwangeren Frau, bei dem Progesteron die myometriale Aktivität verstärkt, bewirkt es in der Schwangerschaft eine Ruhigstellung.

Angriffspunkte für die Kontrazeption beim Eitransport und der Implantation

Die Gabe von Steroidhormonen kann die Wanderungsgeschwindigkeit des befruchteten Eies wie auch die Zusammensetzung der Sekrete im Eileiter und im Uterus beeinflussen, so daß die Entwicklung des Blastozysten durch Veränderungen im Substrat- und Enzymangebot gestört wird. Es ist von großer Bedeutung, daß der Uterus nur für eine kurze Periode gegenüber der sich implantierenden Blastozyste rezeptiv ist. Daraus folgt, daß die *uterine Rezeptivität* durch eine Veränderung im Verhältnis und in der zeitlichen Folge von Östradiol und Progesteron gestört werden kann.

Wird ein Östrogen, z. B. Äthinylöstradiol, in den ersten Tagen nach der Befruchtung in hohen Dosen gegeben (Postkoitalpille), so wird die Motilität der Tuben und des Uterus erhöht, und die Blastozyste gerät zu früh mit dem Endometrium in Kontakt. In einem solchen Falle kann es wegen der nicht mehr synchronen und ungenügenden Entwicklung der Blastozyste und des Endometriums zu keiner normalen Nidation kommen.

Diese Möglichkeit der hormonalen Antikonzeption ist allerdings nur vor der Implantation anwendbar. Hat nämlich die Nidation erst einmal stattgefunden, können exogene Östrogene die Schwangerschaft nicht mehr unterbrechen, aber u. U. teratogen wirken.

Durch die Verabreichung von Gestagenen in der Follikelphase, wie es bei fast allen Ovulationshemmern der Fall ist, wird die normale Proliferation des Endometriums verhindert und eine nur abortive sekretorische Transformation induziert. *Ovulationshemmer wirken also nicht nur über die Verhinderung des Eisprungs kontrazeptiv, sondern auch durch die Erschwerung der Nidation* – sollte es einmal doch zur Ovulation und Konzeption kommen.

Aszension der Spermatozoen durch den weiblichen Genitaltrakt

Vaginale Faktoren

Mit der *Ejakulation* werden die Spermatozoen im oberen Teil der Vagina vor dem äußeren Muttermund deponiert (Abb. 12). Dadurch sind sie bis zu ihrem Eindringen in das schützende Zervikalsekret den bakteriologischen und physiko-chemischen Einwirkungen des Vaginalmilieus ausgesetzt.

Normalerweise ist das Vaginalsekret sauer (pH zwischen 3.8 und 4.7) und bewahrt dadurch die höher gelegenen Genitalbereiche vor aufsteigenden Infektionen. Verantwortlich für dieses relativ stark saure Milieu ist die Döderlein-Keimflora, die das Glykogen im Vaginalsekret zu Hexosen abbaut und dann zu Milchsäure vergärt. Der hohe Glykogengehalt im Vaginalepithel und damit auch im -sekret wird durch *Östrogene* herbeigeführt.

Im Bereich des äußeren Muttermundes steigt der pH-Wert unter der Wirkung des alkalischen Spermas (pH 7.3–9.0) bis auf einen Wert von 6.3 an, so daß die Lebensdauer der Spermatozoen in diesem Bereich bis auf 2 Stunden verlängert wird.

Darüber hinaus gelangt während der Ovulationsphase ein Teil des zu diesem Zeitpunkt in großen Mengen produzierten Zervikalsekrets in den oberen Teil der Vagina. Dadurch wird der pH-Wert weiter erhöht und es entsteht für einige Zeit ein für die Motilität und Lebensdauer der Spermatozoen *günstiges Milieu*.

Auch die Struktur und Dicke des Epithelsaums der Vaginalwand sind zyklusabhängigen Änderungen unterworfen, wobei neben Progesteron vor allem die Östrogene einen entscheidenden Einfluß ausüben.

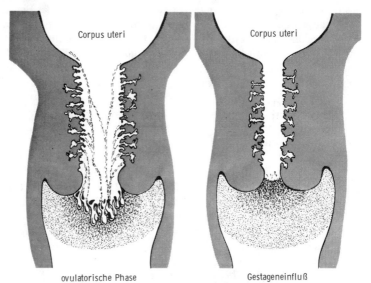

Abb. 12 Die Cervix uteri unter Östrogeneinfluß (ovulatorische Phase) und unter Gestageneinfluß (Lutealphase) und die Hemmung der Spermienaszension unter der Einwirkung von Gestagenen.

Unter der Wirkung der Östrogene proliferiert das Vaginalepithel und nimmt an Dicke zu. Im Ausstrich des Vaginalsekrets findet man entsprechend dem Östrogeneinfluß vorwiegend Oberflächen- und Intermediärzellen, von denen die letzteren durch ihren pyknotischen Kern auffallen (vaginalzytologischer Abstrich). Die Östrogene schaffen damit die Vorbedingungen für einen Schutz gegen das Eindringen pathogener Mikroorganismen, da die Oberflächenzellen das Glykogen bereitstellen, welches die Döderlein-Stäbchen zur Milchsäureproduktion benötigen.

Bei Östrogenmangel erscheint das Vaginalepithel atrophisch, und im Abstrich überwiegen Basal- oder Parabasalzellen. Da den Parabasalzellen das Glykogen fehlt, steigt der pH-Wert entsprechend der zu geringen Milchsäureproduktion an. Dies begünstigt das Eindringen von pathogenen Keimen, die eine Vaginitis verursachen können.

Während der Lutealphase hemmt Progesteron den östrogenabhängigen Aufbau des Epithels, und verstärkt die Desquamation der Oberflächenzellen in der Vagina, welche in Klumpen abgestoßen werden.

Andererseits scheint Progesteron aber auch eine direkte antibakterielle Wirkung auf grampositive Mikroorganismen auszuüben, wobei angenommen wird, daß es direkt an der Zellmembran der Mikroorganismen angreift.

Erwähnt sei noch, daß unter dem Einfluß der *Östrogene präovulatorisch eine Weiterstellung des Muttermundes und Zervixkanals zur Erleichterung der Spermienaszension erfolgt, während unter Progesteroneinfluß eine Engerstellung des Muttermundes stattfindet.*

Penetration des Zervikalsekrets

Die Spermatozoen wandern dank ihrer Eigenbewegung schnell in den Zervixschleim ein, der während der Ovulationsphase eine für die Penetration günstige Konsistenz aufweist. Daneben erleichtern auch Kontraktionen des Myometriums das Eindringen der Spermatozoen, die schon 1 bis 3 Minuten post coitum in der Zervix erscheinen. In der Ovulationsphase hat das Zervikalsekret einen für Spermien optimalen pH-Wert zwischen 7 und 8,5. Dieses schwach alkalische Milieu erhöht die Motilität, schränkt aber die Lebensdauer ein. In vielen Fällen kann man noch 3–5 Tage später lebende Spermatozoen im Zervikalkanal antreffen, wobei aber die erhaltene Motilität nicht unbedingt mit Fertilität gleichzusetzen ist.

Im reproduktiven System der Frau *stellt die Zervix ein dynamisches, biologisches Ventil dar,* das nur zu bestimmten Zeiten das Eindringen der männlichen Gameten erlaubt. Träger dieser Funktion ist das Sekret, das aus dem Zervixepithel stammt und dessen physikalische, morphologische und biochemische Eigenschaften sich während des Zyklus in Abhängigkeit von den Sexualsteroiden ändern (540).

Unter anderem ist der Gehalt an Proteinen (730), Enzymen (544) und Elektrolyten, insbesondere Kochsalz, hormonabhängig. Auch die Glukose, die als Energiesubstrat entscheidend für die Lebensdauer der Spermatozoen ist, erreicht während der Ovulation ihre höchste Konzentration. Daneben findet man vor allem Glykogen, Glykoproteine des Muzintyps sowie Enzyme und eine Reihe von Inhibitoren.

Wirkung der Ovarialhormone auf das Zervikalsekret

Unter dem Einfluß der Östrogene – vor allem während der Ovulationsphase – ist der Zervikalmukus wäßrig und enthält Fibrillen aus polymerisierten Glykoproteinen, die in Mizellenstruktur angeordnet und von gelförmig gebundenem Wasser umgeben sind

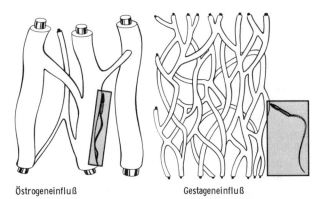

Östrogeneinfluß   Gestageneinfluß

Abb. 13 Dreidimensionale Darstellung der Struktur des Zervixschleimes unter der Wirkung von Östrogenen bzw. Gestagenen (aus *E. Odeblad:* In: Cervical Mucus in human reproduction, ed. by *Elstein M., K. Moghissi, R. Borth.* Scriptor, Kopenhagen 1972).

(Abb. 13). Diese Struktur enthält genügend große Räume, um die Migration der Spermatozoen zuzulassen. Das Zervixsekret enthält in diesem Zustand 98% Wasser und eine gegenüber der frühen Follikelphase erhöhte Kochsalzkonzentration, die für die leichte Kristallisierbarkeit der Proteine mit NaCl verantwortlich ist. In der klinischen Praxis wird dieses Phänomen als *„Farnkrautmuster"* bezeichnet und diagnostisch als einfacher indirekter Östrogennachweis verwendet. Ferner ist unter der Wirkung der Östrogene die Viskosität des Sekrets vermindert (d. h. die *„Spinnbarkeit"* erhöht), und der Glukosegehalt und osmotische Druck ähneln den Verhältnissen im Sperma. Dadurch finden die Spermatozoen eine günstige Umgebung vor. Der geringe Grad der Quervernetzung der Fibrillen erlaubt das fast ungehinderte Durchwandern des Zervikalsekrets, zumal der Durchmesser des Muttermundes und der Zervix während der Ovulationsphase deutlich vergrößert ist.

Unter dem Einfluß des Progesterons während der Lutealphase oder unter der Wirkung synthetischer Gestagene nimmt die Sekretmenge stark ab und die Makromoleküle lagern sich zu einem dichten Netzwerk zusammen (Abb. 13), *das eine undurchdringliche Barriere für die Spermatozoen darstellt.* Gleichzeitig verengen sich Muttermund und Zervikalkanal erheblich. Der Zervixschleim wird viskös, die Spinnbarkeit herabgesetzt, der Wassergehalt geht auf 92 bis 94% zurück und die Kristallisierbarkeit verschwindet innerhalb weniger Tage.

Die Steuerung dieser Vorgänge dürfte über eine hormonabhängige Änderung der Transsudation verlaufen, da die Zervixdrüsen während des Zyklus eine relativ konstante Menge an Sekret mit hohem Muzingehalt produzieren. Die Veränderungen im Ausmaß der Transsudation unterliegen einer nervösen und hormonalen Steuerung und beruhen auf vermehrter oder verminderter Durchblutung der Zervix. Von den Östrogenen ist bekannt, daß sie einen peripheren vasodilatorischen Effekt haben (276). Dabei wird die Durchblutung durch eine Erhöhung der Konzentration von Adrenalin und Azetylcholin im weiblichen Genitaltrakt stimuliert (739). Außerdem verstärken die Östrogene die biosynthetische Aktivität und den Metabolismus in den Zervixzellen. Auch wirkt Progesteron anti-östrogen, denn es verringert die Durchblutung und dadurch die Transsudation, so daß die Menge des Zervikalsekrets vermindert wird und die Viskosität zunimmt.

Zervix als Reservoir für die Spermatozoen

Das Zervixsekret übt eine positive chemotaktische Wirkung auf die Spermatozoen aus, so daß diese das Vaginalmilieu schnell verlassen und in die Zervix einwandern. Der größte Teil der männlichen Gameten wird in den komplexen Mukosafalten und -höhlen der Zervix gefangen (s. Abb. 12) und von hier aus langsam und gleichmäßig in den Uterus entlassen. Damit dient die Zervix als *Samenspeicher,* in dem die Spermatozoen immerhin dreimal länger überleben können als im Spermaplasma. In diesem Bereich finden sich auch nur wenig Leukozyten, so daß die Phagozytose im Vergleich zur Vagina und zum Uterus weitaus geringer ist.

Die Zilien, die das Zervikalepithel neben den sekretorischen Zellen aufweist, dürften im Gegensatz zu Kontraktionen der Vagina und des Uterus beim Transport der Spermatozoen nur eine untergeordnete Rolle spielen. Dabei durchwandern die Spermatozoen den Zervixschleim in nur wenigen engen Kanälen (s. Abb. 12), d. h. sie gehen den Weg des geringsten Widerstandes. Vermutlich bahnen akrosomale Proteinasen durch Hydrolyse einiger Quervernetzungen der Glykoproteinfibrillen den Spermatozoen den Weg. Bei diesem Marsch durch das Zervikalsekret werden pathologische Spermatozoen weitgehend ausgefiltert, so daß überwiegend morphologisch und funktionell intakte Gameten in Richtung Eileiter transportiert werden (230).

Aszension der Spermatozoen durch Uterus und Tube

Bereits 5 Minuten nach der Ejakulation findet man in der Ampulle Spermatozoen, deren Zahl in den folgenden *15 bis 45 Minuten post coitum* schnell zunimmt. Die Befruchtung findet erst statt, wenn eine gewisse Zahl von Spermien vorhanden ist. Im allgemeinen bleiben die Spermien dann nicht in der Ampulle liegen, sondern verlassen den Eileiter durch das Ostium und werden in der Bauchhöhle resorbiert.

Da die Eigengeschwindigkeit der Spermatozoen höchstens 4 mm pro Minute beträgt, müssen andere Mechanismen an diesem schnellen Transport beteiligt sein. Es wird vermutet, daß Kontraktionen der Vagina und des Myometriums die Eigenbewegung der Spermien über die Oberfläche des Endometriums unterstützen, allerdings wird hierdurch nicht erklärt, warum die Spermienaszension auch bei narkotisierten Frauen unvermindert schnell erfolgt.

Die Bewegungsrichtung der Spermien durch den Uterus und den Eileiter wird wahrscheinlich durch positive *Chemotaxe* gelenkt, die von der Follikelflüssigkeit ausgeht. Es kann angenommen werden, daß ein Teil dieser Flüssigkeit nach der Ovulation durch den Flimmerstrom des Eileiters in den Uterus und bis zur Zervix gelangt.

Im Eileiter müssen Eizelle und Spermatozoen in entgegengesetzter Richtung transportiert werden. Dies gelingt durch komplexe peristaltische Bewegungen und Kontraktionen, durch Sekretströme und Zilienbewegung sowie durch Öffnen und Schließen des intramuralen Bereiches. Die Intensität der Tubensekretion, die auch die Spermien nutritiv versorgt, ist an der Steuerung der Zahl der einwandernden Spermatozoen und deren Geschwindigkeit beteiligt (592).

Hormonelle Parameter der Spermienaszension

Die Sexualsteroide beeinflussen Struktur und Sekretion des Epithels von Zervix, Uterus und Eileiter und ändern u. a. den Protein- und Elektrolytgehalt der Sekrete sowie deren Enzymaktivitäten. Die Erhöhung des Östrogenspiegels – in der präovulatorischen Phase

oder bei exogener Verabreichung – führt zu einer verstärkten Produktion eines dünnen, wäßrigen Sekrets durch die Zervikaldrüsen. Der Anstieg des Progesterons in der Lutealphase oder während der Schwangerschaft hat eine verringerte Sekretion und die Bildung eines viskösen, zellreichen Mukus zur Folge.
Die Östrogene und Gestagene ändern auch die motorische Funktion von Uterus und Ovidukt. In der glatten Muskulatur des Uterus und der Eileiter findet man zahlreiche adrenerge Nerven, die von Sexualsteroiden beeinflußt werden. Progesteron reduziert den Noradrenalingehalt dieser Nerven, während Östrogene ihn erhöhen. Auch die Kombination von Progesteron und Östrogenen führt zu einer Erniedrigung des Noradrenalingehaltes. Während des Zyklus ist der Noradrenalingehalt in der Follikelphase weitaus geringer als in der Lutealphase (604).
Möglicherweise spielen auch Oxytocin sowie das sympathische und parasympathische Nervensystem beim Transport der Spermatozoen eine Rolle. Auf diese Weise können Streß und verschiedene psychosomatische Faktoren den Spermientransport in negativer Weise beeinflussen. Ein Anstieg des Progesterons erhöht im Uterus die Phagozytose der Spermatozoen durch Leukozyten, die von den Spermatozoen selbst induziert werden.

Kapazitation

Unmittelbar nach Verlassen des männlichen Genitaltrakts sind die Spermatozoen noch nicht befruchtungsfähig, da bestimmte Faktoren, die dem Seminalplasma entstammen und an der Akrosomenmembran angelagert sind, die sogenannte Akrosomenreaktion inhibieren und damit die Penetration des Spermatozoons in die Eizelle unmöglich machen.
Die Eliminierung dieser Inhibitoren, die als *Kapazitation* bezeichnet wird, erfolgt während der Passage der Spermatozoen durch den Uterus und den Eileiter und ermöglicht erst das Eindringen des Spermatozoons in die Corona radiata und die Zona pellucida.
Möglicherweise beginnen diese biochemischen Veränderungen an der Oberfläche des Akrosoms, die zu einer Labilisierung der äußeren Membran führen (28), bereits in der Zervix. Von den beteiligten Faktoren kennt man bis jetzt den *Dekapitationsfaktor,* ein Glykoprotein, und den *Akrosininhibitor,* ein Polypeptid. Diese Hemmung der Penetrationsfähigkeit dient vermutlich dazu, die Zellen des weiblichen Genitaltrakts vor dem Eindringen der Spermatozoen zu schützen.
Bei der die Befruchtung einleitenden Akrosomenreaktion verschmelzen und vesikulieren die äußere Akrosomenmembran und die Plasmamembran des Spermatozoons (Abb. 14), so daß die akrosomalen Proteinasen freigesetzt werden. Diese sehr aktiven Enzyme bahnen den Weg durch die die Eizelle umgebenden Hüllen (719).
Für den Vorgang der Kapazitation sind nur geringe Östradiolspiegel nötig. Dagegen übt Progesteron einen relativ starken Hemmeffekt im Uterus und einen etwas schwächeren im Eileiter aus (115). Dabei dürfte die Wirkung der Steroide wohl nicht direkt auf die Spermatozoen, sondern eher auf die Sekretion gerichtet sein.

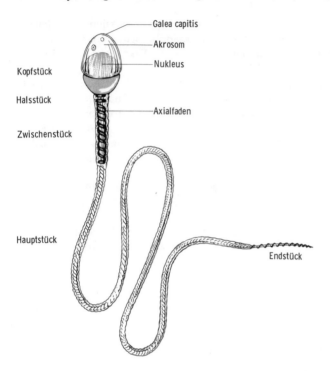

Abb. 14 Darstellung des menschlichen Spermatozoons (aus: *Velardo J. T.:* The Endocrinology of Reproduction. Oxford University Press, 1958 [p. 253]).

Hormonelle Steuerung der Ovarialfunktion

Die Funktion der Ovarien steht unter der Kontrolle eines *weitgehend autonomen Regelkreises,* der neben dem *Ovar* als weitere Glieder den *Hypothalamus* und den *Hypophysenvorderlappen* umfaßt (s. Abb. 21).

Die Signalträger, die die Funktion dieses Regelkreises mit Hilfe von positiven und negativen Rückkopplungsmechanismen steuern, sind die *Sexualhormone.* Sie werden von den verschiedenen neuroendokrinen oder endokrinen Funktionseinheiten freigesetzt und erreichen die Zellen des Zielorgans über den Blutkreislauf. Die biologische Aktivität dieser Hormone wird von ihren chemischen und strukturellen Eigenschaften bestimmt. Schon geringfügige Modifikationen der chemischen Struktur vor allem bei den Steroiden können drastische Veränderungen der biologischen Wirkung zur Folge haben. Beispielsweise entsteht aus Testosteron durch Einführung einer Äthinylgruppe an C_{17} nicht etwa ein noch wirksameres Androgen, sondern ein Gestagen mit allerdings noch erheblichen androgenen Partialwirkungen. Bei genauer Betrachtung lassen sich jedoch die Wirkungen der Sexualhormone nicht auf ein eng definiertes Muster eingrenzen, sondern umfassen ein *weites Spektrum von biologischen Erscheinungen,* so daß man eigentlich nicht von Hauptwirkungen und Partialwirkungen sprechen sollte.

Die mehr oder weniger spezifizierte Wirkung von Hormonen auf verschiedene Zellen oder Bereiche des Organismus erklärt man mit der inzwischen gesicherten Annahme, daß in den Zielzellen komplementäre chemische Strukturen vorhanden sind, die selektiv mit einem oder mehreren Hormonen in Kontakt treten und die entsprechende Wirkung induzieren.

Man nennt diese Strukturen, bei denen es sich um größere Proteine handelt, Rezeptoren, ohne ihre Zusammensetzung genauer zu kennen.

Die jeweilige Ausstattung der Zellen mit diesen spezifischen Rezeptoren ist entscheidend für ihre Ansprechbarkeit auf bestimmte natürliche oder synthetische Hormone. Die Wechselwirkung zwischen Hormon und Rezeptor erfolgt entweder an der Außenseite der Plasmamembran der Zielzelle oder – nach Überwindung der Membranbarriere durch das Hormon – im Zytosol der Zelle.

Die Sensitivität eines durch Hormone regulierten Systems hängt demnach von der Konzentration der Hormone und ihrer jeweiligen Rezeptoren bzw. vom Ausmaß der zyklusgebundenen Fluktuationen ab. Dabei sind recht unterschiedliche Faktoren wie die Biosynthese der Sexualhormone, ihre metabolische Aktivierung oder Inaktivierung, die Bindung an Trägerproteine, die Speicherung im Fett oder in der Leber sowie ihre Ausscheidungsrate beteiligt. In ähnlicher Weise wird auch die Rezeptorenkonzentration durch die Syntheserate und enzymatische Inaktivierung gesteuert. Wichtig ist dabei, daß all diese einzelnen Faktoren ihrerseits von Hormonen beeinflußt werden.

Sexualhormone

Man teilt die Sexualhormone entsprechend ihrer Struktur, Herkunft, Wirkungsart und ihrem Wirkungsort in drei Gruppen ein, nämlich die Sexualsteroide, die Gonadotropine und die Neurohormone.

Sexualsteroide

Bei den Sexualsteroiden handelt es sich um Kohlenwasserstoffverbindungen, deren verschiedene spezifische biologische Wirkungen von anscheinend recht geringen Unterschieden in der Anordnung von Methylgruppen, Doppelbindungen, Hydroxyl- oder Ketogruppen abhängen. Es sind lipophile Substanzen mit geringer Wasserlöslichkeit, die aber ausreicht, um die nötige Konzentration im Blut zu gewährleisten. Die wichtigsten Sexualsteroide sind die Östrogene, die Gestagene (Progesteron) und die Androgene. Ihr Molekulargewicht beträgt etwa 300.

Östrogene

Die biologisch wichtigsten Östrogene sind *Östradiol, Östron* und *Östriol* (Abb. 15), von denen Östron $1/3$ und Östriol nur $1/10$ der hormonellen Wirksamkeit des Östradiols aufweisen. Sie zeichnen sich durch einen aromatischen Ring A mit einer phenolischen OH-Gruppe an C_3, sowie eine weitere Sauerstoffgruppe an C_{17} aus. Die Östrogene werden nicht nur in der Follikelphase, sondern auch in der Lutealphase von den Zellen der Follikelwand gebildet. Ferner entstehen sie – allerdings in viel geringerem Ausmaß –

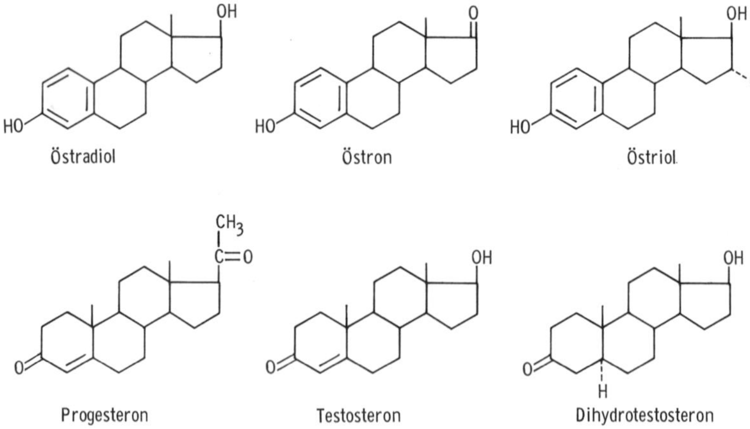

Östradiol   Östron   Östriol

Progesteron   Testosteron   Dihydrotestosteron

Abb. 15 Chemische Struktur der wichtigsten endogenen Sexualsteroide.

auch in der Nebennierenrinde, sowie durch Umwandlung anderer Steroide im peripheren Fettgewebe und im Zentralnervensystem. Ihre Metabolisierung verläuft hauptsächlich über eine Veresterung zum Glukuronid oder Sulfat, und die Ausscheidung erfolgt über den Harn und mit dem Stuhl.

Die Östrogene bewirken die Ausbildung der weiblichen Geschlechtsmerkmale, sie bestimmen das typisch weibliche Erscheinungsbild und prägen in gewissem Ausmaße die weibliche Psyche. In diesem Sinne ist es berechtigt, Östrogene als anabol wirkende Steroide zu bezeichnen.

Im einzelnen sind sie für die Ausbildung der Mammae verantwortlich, bewirken im Uterus die Endometriumproliferation und tragen zur Funktionsfähigkeit der Eileiter, des Uterus und der Vagina bei. Ebenso wichtig ist auch ihre Beteiligung an der Regulation der Gonadotropinfreisetzung. Während der Schwangerschaft werden die Östrogene in erheblichen Mengen in der Plazenta gebildet und spielen eine Rolle bei der Anpassung des Uterus an den wachsenden Embryo.

Eine weitere wichtige Funktion der Östrogene besteht in der Schließung der Epiphysenfugen und der damit verbundenen Beendigung des Längenwachstums. Dieser Effekt beruht möglicherweise auf einer Hemmung der Somatomedinproduktion in der Leber (228). Für die Bewertung *zahlreicher unerwünschter Nebenwirkungen* bei der Therapie mit Sexualsteroiden bzw. der Einnahme von Ovulationshemmern ist es von grundlegender Bedeutung, *daß die Östrogene die Synthese vieler Enzyme und Plasmaproteine in der Leber stimulieren.*

Gestagene

Das wichtigste natürliche Gestagen ist das *Progesteron,* das vor allem während der postovulatorischen Phase im Corpus luteum und während der Schwangerschaft in der Plazenta gebildet wird. Progesteron zählt zu den C_{21}-Steroiden (s. Abb. 15) und ist wegen seiner schnellen Metabolisierung oral kaum wirksam. Seine Eliminierung erfolgt nach der Umwandlung in Pregnandiol als Glukuronid oder Sulfat.

Progesteron wirkt nur in Synergismus mit Östrogenen, da die Biosynthese der Progesteronrezeptoren von den Östrogenen induziert wird. Im Verlauf des Zyklus bewirkt es während der Lutealphase die sekretorische Transformation des durch Östrogene in der präovulatorischen Phase proliferativ aufgebauten Endometriums und ist demnach *entscheidend an der Vorbereitung des Uterus auf die Schwangerschaft und deren Erhaltung beteiligt.* Weiterhin tritt es als Zwischenprodukt bei der Steroidbiosynthese in Erscheinung, übt eine wichtige Funktion bei der Gonadotropinregulation aus und beeinflußt die Psyche. Daneben besitzt Progesteron einen für die klinische Praxis wichtigen Effekt, der sich über eine Stimulierung des Wärmezentrums im Hypothalamus in einer Erhöhung der Körpertemperatur um 0,4 °C bis 0,6 °C bemerkbar macht. Dieses Phänomen wird durch Messung der Aufwachtemperatur zum Nachweis eines ovulatorischen Zyklus diagnostisch genutzt.

Androgene

Bei der Frau haben die Androgene – im wesentlichen *Testosteron* und *Androstendion* – nur eine relativ begrenzte physiologische Bedeutung. In verschiedenen Bereichen des Organismus wirkt Testosteron sogar erst nach seiner Umwandlung in Dihydrotestosteron

48 Sexualhormone

(s. Abb. 15) durch das Enzym 5α-Reduktase. Die Androgene stimulieren den Haarwuchs im Bereich der Axillen und Pubes und steigern die Libido. Überdies sind sie in begrenztem Maße auch an der Regulation der Sekretion und Wirkung der Gonadotropine beteiligt. Die Androgene entstehen im Verlauf der Steroidsynthese im Ovar und in der Nebennierenrinde als Präkursoren der Östrogene. Da sie auch bei der Frau vermännlichend wirken können, kann ihre übermäßige Produktion zu erheblichen Störungen führen.

Wirkungsmechanismus der Sexualsteroide

Die Zielzellen der Sexualsteroide unterscheiden sich von anderen Zellen durch die in ihrem Zytosol gelösten spezifischen Rezeptoren.
Vermutlich diffundieren die lipophilen und relativ kleinen Steroidhormone durch die Plasmamembran und werden im Zellinneren von den Rezeptoren gebunden und auf diese Weise akkumuliert. Durch diese Bindung wird am Rezeptorprotein eine allosterische Konformationsänderung induziert, die eine Aktivierung des Steroid-Rezeptor-Komplexes zur Folge hat. Dieser Komplex diffundiert in den Zellkern und wird vermutlich von bestimmten Komponenten des Chromatins, dem genetischen Material, gebunden. Dadurch wird das Muster der Gen-Aktivität geändert, und die Bildung von DNS-abhängiger mRNS induziert, die wiederum die Synthese von Enzymen, Rezeptoren und anderen Proteinen zur Folge hat. *Diese innerhalb der Zielzelle ablaufenden Vorgänge bezeichnet man pauschal mit dem Begriff spezifische Hormonwirkung.*
Aus diesem Sachverhalt (Abb. 16) ist ersichtlich, daß die Konzentration der Sexualsteroide und der spezifischen Rezeptoren innerhalb der Zielzelle, sowie die Bindungsaffinität zwischen diesen beiden Komponenten die biologische Wirkung bestimmen. Bei man-

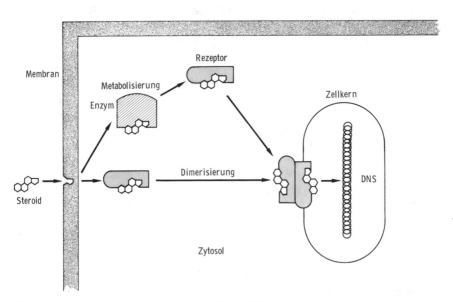

Abb. 16 Schematische Darstellung des Wirkungsmechanismus der Steroidhormone.

chen Steroidhormonen erfolgt innerhalb der Zelle zuerst die Metabolisierung in ein an dieser Stelle wirksameres Steroid, bevor die Bindung an den Rezeptor erfolgt. Dies betrifft vor allem das Testosteron, welches intrazellulär in Dihydrotestosteron oder in Östradiol umgewandelt werden kann.

Hypophysäre Hormone

Gonadotropine

Bei den *Gonadotropinen* handelt es sich um große Proteine, die zum Teil aus zwei Untereinheiten (α- und β-Kette) bestehen und sehr gut wasserlöslich sind. Sie werden im Hypophysenvorderlappen unter dem Einfluß hypothalamischer Neurohormone synthetisiert und freigesetzt und sind in ihrer Wirkung spezifisch auf die Gonaden ausgerichtet.

Luteinisierendes Hormon (LH, Lutropin)
LH ist ein Glykoproteid mit einem Molgewicht von 28 000 und besteht aus zwei Untereinheiten. Während die Alphakette aus 89 Aminosäuren zusammengesetzt ist und keine Wirkungsspezifität aufweist, ist die aus 115 Aminosäuren aufgebaute Betakette für die spezifische Wirkung des Hormons verantwortlich. Biologisch wirksam ist allerdings nur das komplette Hormon. LH hat einen Kohlenhydratanteil von 18% bis 20%.
LH wird im Hypophysenvorderlappen synthetisiert und wirkt – in Synergismus mit FSH und, in geringerem Ausmaß, auch mit Prolaktin – im Ovar regulierend auf die Steroidbiosynthese. In der Follikelphase greift LH vor allem an den Thekazellen und während der zweiten Phase am Corpus luteum an. Darüber hinaus spielt es eine entscheidende Rolle bei der Auslösung der Ovulation und bei der Luteinisierung der Granulosazellen. Seine Eliminierung erfolgt hauptsächlich durch Ausscheidung im Urin.

Follikelstimulierendes Hormon (FSH, Follitropin)
FSH ist ebenfalls ein Glykoproteid mit einem Molgewicht von 34 000 und besteht aus einer Alpha-Untereinheit mit 92 Aminosäuren und der wirkungsspezifischen β-Kette mit 118 Aminosäuren. Auch FSH hat einen Kohlenhydratanteil von 18% und wird ebenfalls über die Niere ausgeschieden. FSH wird gemeinsam mit LH in den Gonadotrophen des Hypophysenvorderlappens synthetisiert. Im Ovar ist es vor allem für das Wachstum der Follikel bis zur Sprungreife, sowie für die Östradiolbiosynthese verantwortlich, wobei speziell die Granulosazellen stimuliert werden. FSH wirkt stets in Synergismus mit LH.

Prolaktin (PRL)

Prolaktin besteht im Gegensatz zu LH und FSH nur aus einer Peptidkette von 198 Aminosäuren und enthält keine Kohlenhydrate. Das Molgewicht beträgt 25 000.
Prolaktin ist ein phylogenetisch sehr altes Hormon und hat u. a. große strukturelle Ähnlichkeit mit dem Wachstumshormon (Somatotropin, STH).
Prolaktin beeinflußt in Synergismus mit Östradiol die Entwicklung der Mammae und die Laktation, und spielt eine Rolle bei der Bildung und Funktion des Corpus luteum.

Darüber hinaus findet man PRL-Rezeptoren in fast allen Organen und Geweben des Organismus, u. a. in der Nebennierenrinde, wo Prolaktin die Androgenproduktion stimuliert, oder in der Leber, wo es die Somatomedinbildung steigert (228).

Wirkungsmechanismus der Gonadotropine

Im Gegensatz zu den Steroidhormonen, die gemeinsam mit ihrem Zytosolrezeptor in den Zellkern wandern, gelangen die viel größeren Gonadotropine nicht in das Zellinnere, *sondern treten mit ihren spezifischen Rezeptoren an der Außenseite der Plasmamembran in Wechselwirkung.* Die Bindung der Gonadotropine an die membranständigen Rezeptoren führt zu funktionellen Veränderungen, durch welche die an der Innenseite der Plasmamembran lokalisierte Adenylzyklase aktiviert wird und aus ATP das zyklische AMP bildet. Dieser sogenannte „zweite Bote" (second messenger) aktiviert über Phosphorylierungsreaktionen eine Reihe von Enzymen, die schließlich in ihrer Gesamtwirkung den spezifischen biologischen Effekt, also die Hormonwirkung, hervorrufen.
Daraus folgt, daß die Spezifität der Zielzellen durch die Art der Rezeptoren an der Außenseite der Plasmamembran bedingt ist. Die der Bindung folgende Aktivierung der Adenylzyklase und der Proteinkinasen ist dagegen bei vielen Proteohormonen gleich.
Es kann allerdings gegenwärtig nicht ausgeschlossen werden, daß diese Hormone auch in das Zellinnere gelangen und dort spezifische Wirkungen auslösen können.

Inhibin

Vor kurzem wurde aus der Follikelflüssigkeit ein Peptid mit dem Molgewicht 23 000 (130) isoliert, das selektiv die Freisetzung von FSH, nicht aber die des LH, aus der Hypophyse hemmt. Es wurde auch festgestellt, daß mit dem Eintreten der Menopause, d. h. dem Aufhören der Follikelreifung, das FSH im Serum ansteigt, obwohl die Östrogene nicht vermindert sein müssen.
Man erklärt diesen zunächst überraschenden Befund mit einer Hemmwirkung von *Inhibin,* das nur im reifenden Follikel entsteht, auf die Sekretion von FSH. Möglicherweise wird auf diese Weise, nämlich durch einen Antagonismus zwischen FSH und Inhibin, die Zahl der jeweils reifenden Follikel begrenzt.

Neurohormone

Zu den Neurohormonen zählt man die *Releasing-Hormone* (freisetzende Hormone) und die *Inhibiting-Faktoren* (hemmende Faktoren), deren Struktur bzw. Existenz erst zum Teil bewiesen ist.
Bei den bis jetzt bekannt gewordenen hypothalamischen Faktoren handelt es sich um Oligopeptide, die in bestimmten Kerngebieten des Hypothalamus (z. B. Nucleus ventromedialis, Area praeoptica suprachiasmatica, Nucleus paraventricularis, Nucleus arcuatus) in den Nervenzellen synthetisiert werden. Über die Endfasern der Neuronen, die im Bereich der Eminentia mediana enge Beziehungen zum Kapillarnetz der zum HVL führenden Portalgefäße aufnehmen, werden die Neurohormone freigesetzt und vom Portalvenenblut direkt in den Hypophysenvorderlappen transportiert (Abb. 17). Hier stimulieren oder hemmen sie die Synthese oder Freisetzung von LH, FSH und PRL.

Neurohormone

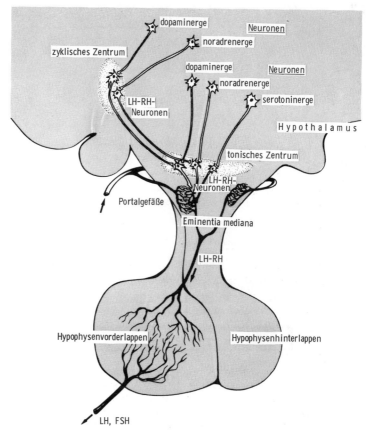

Abb. 17 Vereinfachte Darstellung der funktionellen Verknüpfung zwischen Adenohypophyse, Hypothalamus und anderen Hirnregionen.

LH-Releasing-Hormon (LH-RH)

LH-RH stellt eine Peptidkette aus 10 Aminosäuren dar (Abb. 18), bei der die ringförmige pyro-Glutaminsäure am N-terminalen Ende und die Amidgruppe am C-terminalen Glyzin einen raschen Abbau durch Exopeptidasen erschweren. Deshalb erfolgt die Inaktivierung des Dekapeptids, die hauptsächlich in der Adenohypophyse stattfindet, durch den Angriff von Endopeptidasen zwischen Gly^6 und Leu^7. Durch gezielte Veränderungen in der Peptidkette bei der Herstellung synthetischer Substanzen kann man diesen enzymatischen Abbau erschweren. Derartige Analoge des LH-RH (Abb. 19) sind nicht nur stärker, sondern auch weitaus länger wirksam als das natürliche Dekapeptid. LH-RH setzt sowohl LH als auch FSH aus den Gonadotrophen des Hypophysenvorderlappens frei und stimuliert überdies die Synthese beider Gonadotropine. Die Existenz eines separaten FSH-Releasing-Hormons wurde oft postuliert, konnte aber bisher nicht nachgewiesen werden. Die bisherigen experimentellen Ergebnisse sprechen dafür, daß LH-

Sexualhormone

Luteinisierendes Hormon - Releasing-Hormon (LH-RH)

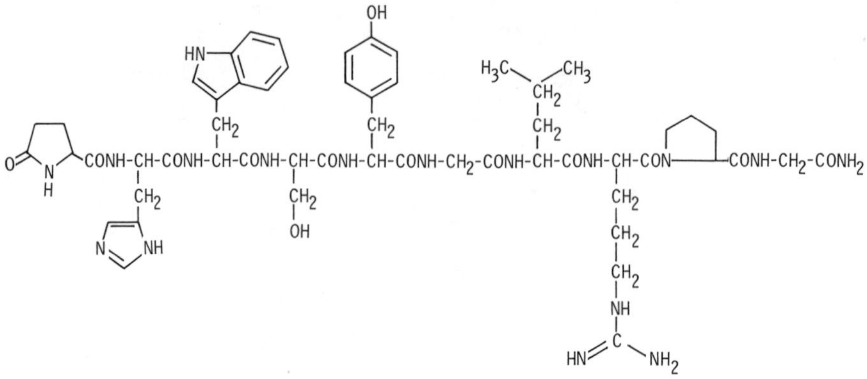

(pyro) Glu - His - Trp - Ser - Tyr - Gly - Leu - Arg - Pro - Gly - NH$_2$
① ② ③ ④ ⑤ ⑥ ⑦ ⑧ ⑨ ⑩

Abb. 18 Chemische Struktur des LH-RH.

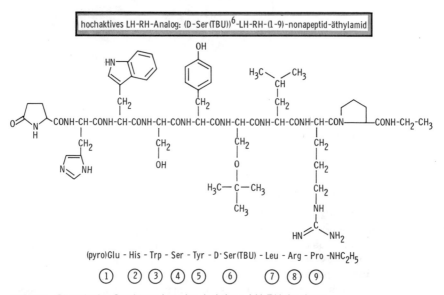

hochaktives LH-RH-Analog: (D-Ser(TBU))^6-LH-RH-(1-9)-nonapeptid-äthylamid

(pyro)Glu - His - Trp - Ser - Tyr - D·Ser(TBU) - Leu - Arg - Pro - NHC$_2$H$_5$
① ② ③ ④ ⑤ ⑥ ⑦ ⑧ ⑨

Abb. 19 Chemische Struktur eines hochaktiven LH-RH-Analogs.

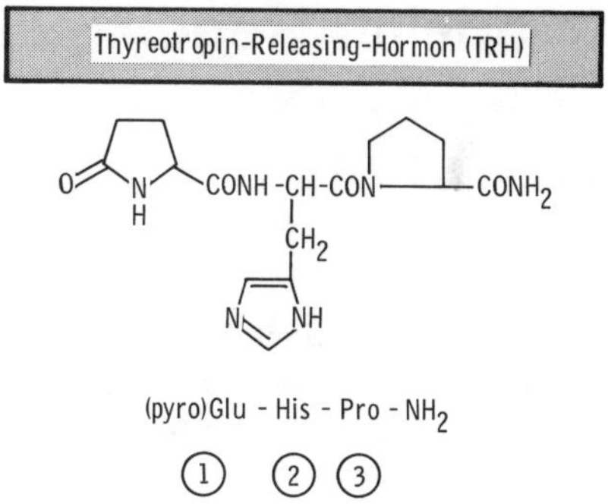

Neurohormone

Abb. 20 Chemische Struktur des TRH.

(pyro)Glu – His – Pro – NH$_2$
① ② ③

RH das Releasing-Hormon für LH und FSH ist, wobei die Sekretion des FSH zusätzlich durch Inhibin moduliert werden dürfte.

Prolaktin-Releasing-Faktor (PRF) und Thyreotropin-Releasing-Hormon (TRH)

In Analogie zu anderen pituitären Hormonen nimmt man an, daß auch für die Freisetzung des Prolaktins ein Releasing-Hormon existiert. Seine Existenz konnte aber bisher noch nicht nachgewiesen werden.

Inzwischen hat man festgestellt, daß das Releasing-Hormon des Thyreotropins, das *TRH* (Abb. 20), nicht nur Thyreotropin, sondern auch das Wachstumshormon sowie Prolaktin aus dem Hypophysenvorderlappen freisetzt. Da die physiologische Bedeutung dieser funktionellen Verknüpfung zwischen zwei Systemen gering zu sein scheint, geht man davon aus, daß das Tripeptid TRH nicht der eigentliche PRF ist.

Prolaktin-Inhibiting-Faktor (PIF)

Eine wesentlich größere Rolle als TRH oder PRF bei der Regulation der Prolaktinsekretion dürfte dem inhibierenden Faktor *PIF* zukommen, dessen Struktur aber noch unbekannt ist. Unter dem Einfluß steigender Serumspiegel von Sexualsteroiden wird die Freisetzung von PIF aus dem Hypothalamus unterdrückt. Dies hat einen Anstieg der Prolaktinsekretion zur Folge. Da auch Dopamin die Prolaktinfreisetzung hemmt, wird inzwischen diskutiert, ob nicht Dopamin der gesuchte PIF ist.

Ovarieller Regelkreis

Der Menstruationszyklus und damit die zyklischen Vorgänge in den Ovarien werden von einem relativ geschlossenen Regelkreis gesteuert, der den Hypothalamus, den Hypophysenvorderlappen und das Ovar umfaßt (Abb. 21). Die Regulation dieses Systems erfolgt über sogenannte Rückkopplungs- oder Feedback-Mechanismen.
Aufgrund seiner vielfältigen neuralen Verbindungen zu anderen Bereichen des Gehirns kann man den Hypothalamus als Integrator der nervösen und humoralen Impulse bezeichnen, durch deren Weitergabe exogene Einflüsse (Streß, Sinneseindrücke, Stimmung) in den autonomen Regelkreis eingreifen können.
Damit stellt der Hypothalamus ein *übergeordnetes Zentrum* dar, das mit Hilfe seiner Neurohormone die Sekretion der Gonadotropine und anderer Hormone aus der Hypophyse kontrolliert. Das in bestimmten endokrinen Neuronen des Hypothalamus synthetisierte Releasing-Hormon der Gonadotropine, das LH-RH, wird unter dem Einfluß verschiedener Neurotransmitter (Dopamin, Noradrenalin, Serotonin, Melatonin) in das Kapillargefäßsystem ausgeschüttet, das den basalen Teil des Hypothalamus, die Eminentia mediana, direkt mit dem Hypophysenvorderlappen verbindet. Auf diese Weise gelangt das Releasing-Hormon auf kürzestem Weg in die gonadotropinproduzierenden Zellen, wo es die Synthese und Sekretion von LH und FSH stimuliert. Dabei wird das LH-RH nicht kontinuierlich, sondern in *„pulsierender"* Weise freigesetzt. Dies hat zur Folge, daß auch die Sekretion der Gonadotropine schubweise erfolgt. Das Ausmaß der LH- und FSH-Freisetzung wird im wesentlichen von der Frequenz und der Stärke der LH-RH-Impulse sowie vom Östrogenspiegel bestimmt.
Die Gonadotropine gelangen über den Blutkreislauf in die Ovarien und stimulieren hier das Wachsen und Reifen der Follikel und des Corpus luteum sowie die Biosynthese der Östrogene und des Progesterons. Je mehr Gonadotropine freigesetzt werden, um so stärker wird die Produktion und Sekretion der Sexualsteroide angeregt.
Die Aufrechterhaltung der Homöostase und der zyklusgerechten Hormonprofile beruht auf der Fähigkeit des Systems *zur Rückkopplung zwischen Ovar und der hypothalamo-hypophysären Achse*. Wenn man die Ovulationsphase außer acht läßt und nur die Hormonsekretion während der Follikel- und Lutealphase betrachtet, so hemmen die Sexualsteroide von einer bestimmten Konzentration an die Freisetzung des LH-RH aus den hypothalamischen Neuronen und damit indirekt die Sekretion der Gonadotropine. Darüber hinaus üben die Östrogene und das Progesteron in Abhängigkeit von Konzentration und Dauer der Einwirkung auch einen direkten inhibierenden Einfluß auf die Adenohypophyse aus.
Auf diese Weise vermindern die unter der Wirkung der ansteigenden Gonadotropinspiegel vermehrt produzierten Sexualsteroide automatisch die Freisetzung von LH und FSH und damit rückwirkend ihre eigene Synthese und Sekretion. Dieser anpassungsfähige Mechanismus hält das Hormonsystem innerhalb gewisser zyklusbedingter Schwankungen stabil, bietet aber auch gleichzeitig die Möglichkeit, durch exogene Zuführung von Sexualsteroiden die Ovarialfunktion zu unterdrücken. *Diese Möglichkeit wird bei der*

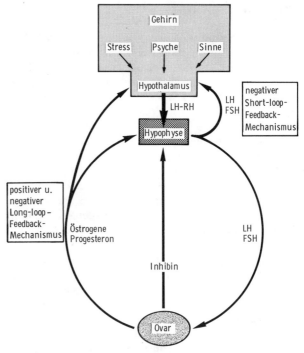

Abb. 21 Der ovarielle Regelkreis: funktionelle Verknüpfungen zwischen Hypothalamus, Hypophyse und Ovar.

hormonalen Kontrazeption genutzt. Man bezeichnet den Vorgang als negativen Feedback-Mechanismus der Östrogene und Gestagene. Neben diesem „Long-loop-Feedback" (langer Regelweg über die Ovarien) spielt vermutlich auch ein „Short-loop-Feedback" (kurzer Regelweg) der Gonadotropine auf ihre eigene Sekretion eine Rolle. Es gilt als gesichert, daß hohe LH-Konzentrationen die Ausschüttung des LH-RH im Hypothalamus verringern.

Die während des Zyklus zuweilen recht unterschiedliche Sekretion von LH und FSH, die doch von dem gleichen Releasing-Hormon kontrolliert wird, könnte man aus der Wirkung des Inhibins erklären, das bei der Follikelreifung entsteht und selektiv die FSH-Freisetzung aus der Hypophyse hemmt. Der Serumspiegel dieses noch nicht identifizierten Hormons kann z. Z. allerdings noch nicht gemessen werden.

Die eigentliche molekularbiologische Grundlage der Feedback-Regulation ist noch nicht völlig geklärt. Nachdem aber festgestellt wurde, daß die Östrogene und Gestagene in bestimmten Nervenzellen des Hypothalamus aufgenommen und gebunden werden, nimmt man an, daß dabei die Synthese und Freisetzung der verschiedenen Neurotransmitter und infolgedessen die Produktion und Ausschüttung des Releasing-Hormons verändert werden. Daneben dürften aber auch metabolische Systeme eine wichtige Rolle spielen. So wurde festgestellt, daß LH-RH-inaktivierende Peptidasen im Hypothalamus und in der Hypophyse durch Sexualhormone dosis- und zeitabhängig aktiviert werden (419, 420, 422).

Ovulationsphase

Aus den bisherigen Ausführungen geht hervor, daß die Sekretion der Gonadotropine im Verlauf eines Zyklus durch zwei recht unterschiedliche Mechanismen gesteuert wird. Mit Ausnahme der Ovulationsphase unterliegt die relativ konstante, ,,tonische" Sekretion von LH und FSH dem zügelnden Einfluß der Östrogene und des Inhibins in der Follikelphase und dem des Progesterons und der Östrogene in der Lutealphase (,,negativer Feedback").

Wenn sich aber der reifende Follikel dem Stadium der Sprungreife nähert, tritt eine bemerkenswerte Umkehrung der Verhältnisse ein. Die Konzentration der Östrogene im Serum steigt in der späten Follikelphase steil an. Etwa am 14. Zyklustag bewirkt dieses ziemlich plötzliche, starke Anfluten der Östrogene eine abrupte Freisetzung großer Mengen von LH und – in etwas geringerem Maße – von FSH. Wegen seiner bei graphischer Darstellung eindrucksvollen Gestalt bezeichnet man diesen Anstieg des Serumspiegels der Gonadotropine als *LH*- bzw. *FSH-Gipfel* (,,peak"). Das so plötzlich erhöhte Angebot an LH setzt im Ovar jene Prozesse in Gang, die etwa 16 bis 20 Stunden später in der Ruptur des Follikels kulminieren.

Da dieser Anstieg der Östrogene während der Ovulationsphase – wohl aufgrund einer veränderten Reaktionslage in der Hypophyse – stimulierend auf die Gonadotropinsekretion wirkt, spricht man hierbei von einem ,,positiven Feedback". Vermutlich erhöhen die Östrogene konzentrations- und zeitabhängig die Reaktionsfähigkeit der Hypophyse gegenüber dem pulsierend freigesetzten LH-RH.

Man nimmt an, daß für die Steuerung der zyklusgerechten Sekretion der Gonadotropine zwei Kerngebiete im Hypothalamus, nämlich das *,,tonische Zentrum"* im basalen Hypothalamus und das *,,zyklische Zentrum"* im präoptischen, suprachiasmatischen Bereich, verantwortlich sind. Dabei scheint das ,,zyklische Zentrum" die Menge und die zeitlichen Abstände des pulsierend freigesetzten LH-RH zu regulieren. Anscheinend erhöht die in Intervallen von 1 bis 2 Stunden pulsierende LH-RH-Freisetzung – in Synergismus mit den entsprechenden Östrogenkonzentrationen – die Fähigkeit des Hypophysenvorderlappens zur Gonadotropinsekretion auf ein Maximum. Ob dabei das LH-RH nur eine permissive, wenn auch unabdingbare Rolle spielt und dem *Östrogenspiegel die entscheidende Funktion* bei der Auslösung der LH- und FSH-Gipfel zukommt, kann zur Zeit noch nicht entschieden werden. Es spricht einiges dafür, daß das eigentliche Signal für den ovulationsauslösenden LH-Anstieg vom Östradiol ausgeht, dessen Produktion in dem sprungreifen Follikel ihren Höhepunkt erreicht.

Die synergistische Rolle von LH-RH und Östradiol bei den Sekretionsprozessen in der Hypophyse wurde in Experimenten an Affen untersucht (566). Dabei stellte man fest, daß die Frequenz der LH-RH-Impulse von entscheidender Bedeutung ist, denn eine Verringerung der Intervalle zwischen den einzelnen LH-RH-Pulsen auf 20 Minuten führt zu einem Abfall der Gonadotropinsekretion. Beim Menschen scheinen die Steuerungsmechanismen ähnlich zu verlaufen, da bei Frauen mit funktioneller Amenorrhö durch intermittierende Gabe einer konstanten LH-RH-Dosis (10–20 µg) in Abständen von 90 Minuten über 14 Tage die Ovarialfunktion stimuliert und nach entsprechender Zunahme des Serumöstradiols eine Ovulation ausgelöst werden konnte (467). In der präovulatorischen Phase des Zyklus scheint jedoch auch eine starke Zunahme der LH-RH-Freisetzung, die allerdings nicht genau parallel zum LH-Gipfel verläuft, von einer gewissen Bedeutung zu sein (537). Darüber hinaus deuten auch die unterschiedlichen

Impulsfrequenzen bei der Gonadotropinsekretion während der Ovulationsphase (1 bis 2 Stunden) und der Lutealphase (3 bis 4 Stunden) sowie die stärkeren Amplituden vor der Ovulation auf eine mehr als permissive Rolle des LH-RH bei der Regulation der Gonadotropine (124, 896).

Möglicherweise sind an diesen Vorgängen auch die Katecholöstrogene beteiligt, die im Hypothalamus, in der Hypophyse und vor allem in der Leber aus Östrogenen gebildet werden. Sie hemmen nämlich die Inaktivierung der Katecholamine (Dopamin, Noradrenalin), die als Neurotransmitter die Freisetzung des LH-RH beeinflussen (47, 245).

Kontrazeptive Angriffspunkte im ovariellen Regelkreis

Da sowohl die Follikelreifung als auch die Ovulation ein qualitativ, quantitativ und zeitlich exaktes Zusammenspiel der verschiedenen Sexualhormone erfordern, kann die Verabreichung exogener Sexualsteroide diese Vorgänge entscheidend stören. Die durch den negativen Feedback der synthetischen Steroide reduzierte Gonadotropinsekretion verhindert die Entwicklung eines sprungreifen Follikels und damit die Ovulation.

Regulation der Prolaktinfreisetzung

Auch die Freisetzung des Prolaktins aus der Hypophyse steht unter der Kontrolle der Sexualsteroide, insbesondere der Östrogene. Wichtigster Regulator ist dabei der – noch nicht identifizierte – *Prolaktin-Inhibiting-Faktor* (PIF), der aber mit Dopamin identisch sein könnte, nachdem dieses die Prolaktinsekretion hemmen kann. Wie LH-RH wird der PIF durch Östrogene, in geringerem Maße auch durch Gestagene, inhibiert, so daß seine Hemmwirkung auf die Prolaktinsekretion nachläßt (Abb. 22). Deshalb kann bei Einnahme hormonaler Kontrazeptiva das Prolaktin im Serum erhöht sein (172).

Der bisher ebenfalls noch unbekannte Prolaktin-Releasing-Faktor dürfte im Vergleich zum PIF nur eine modulierende Funktion ausüben. Möglicherweise ist er mit dem TRH

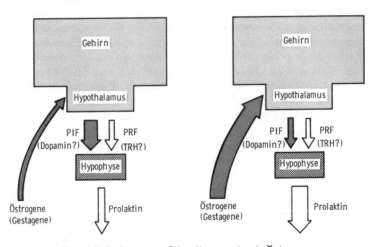

Abb. 22 Die Regulation der Prolaktinfreisetzung: Stimulierung durch Östrogene.

identisch, das neben der Sekretion des TSH auch die des Prolaktins stimulieren kann. Auch die Wirkung des TRH kann von den Östrogenen beeinflußt werden, denn Östradiol erhöht nicht nur die Sekretion des TSH, sondern auch die des Prolaktins nach Gabe von TRH (704).

Regulation der Gonadotropinfreisetzung

Das von anderen hypophysären Hormonen so verschiedene Zyklusprofil der beiden Gonadotropine wird von höchst komplexen Regelmechanismen gesteuert, die auf zwei Ebenen, nämlich im Hypothalamus und in der Hypophyse, wirksam werden.

Steuerungsvorgänge im Hypothalamus

Das für die Sekretion der Gonadotropine verantwortliche LH-Releasing-Hormon wird in den Nervenzellen bestimmter hypothalamischer Kerne, in geringerem Umfang auch in anderen Hirnbereichen, synthetisiert (873). Man unterscheidet dabei ein tonisches Zentrum im basalen Teil des Hypothalamus, vor allem im Nucleus arcuatus und im Nucleus ventromedialis, das für die LH-RH-Freisetzung während der Follikel- und Lutealphase verantwortlich ist, sowie das zyklische Zentrum im präoptischen und suprachiasmatischen Bereich, das vermutlich die *Frequenz und Stärke der circhoralen LH-RH-Impulse* während der Ovulationsphase steuert (s. Abb. 17).
LH-RH wird im Perikaryon dieser Neuronen produziert und anschließend – verpackt in sekretorische Granula – entlang dem Axon in den Bereich der Eminentia mediana transportiert, wo es gespeichert wird. Hier enden diese Ausläufer der Nervenzellen in enger Nachbarschaft zu den Kapillaren des Portalgefäßsystems, so daß bei Erregung der Neuronen das LH-RH durch Exozytose der Granula freigesetzt wird und durch das Blut der Portalgefäße in den Hypophysenvorderlappen gelangt (s. Abb. 17).
Die synthetische Aktivität und die Freisetzungsvorgänge werden von *Neurotransmittern,* insbesondere von Dopamin, Noradrenalin, Serotonin und Adrenalin durch Änderung des elektrischen Membranpotentials der LH-RH-enthaltenden Nervenzellen gesteuert. Sie stammen aus den Synapsen einer Vielzahl von Nervenzellen, über die die LH-RH-Neuronen mit vielen Bereichen des Gehirns in Kontakt stehen.
Bei der Freisetzung von LH-RH dürfte Noradrenalin die wesentliche Rolle spielen, da es sowohl die LH-RH-Neuronen im tonischen als auch im zyklischen Zentrum stimuliert (366). Im Gegensatz dazu hemmen Dopamin, Serotonin und Melatonin die LH-RH-Freisetzung und vermitteln deshalb vermutlich den negativen Feedback-Effekt der Sexualsteroide (237). Die positiven und negativen Feedback-Effekte der Sexualsteroide werden durch die synaptische Freisetzung inhibierender und stimulierender Neurotransmitter vermittelt. Vermutlich steuern sie die Sekretion von LH-RH, indem sie die synaptische Aktivität dieser Nervenzellen durch eine Verschiebung des Verhältnisses zwischen dem inhibierenden Dopamin und stimulierenden Noradrenalin beeinflussen (238).
Sexualsteroidrezeptoren findet man in vielen Hirnbereichen, deren komplex miteinander vernetzten Nervenzellen über ihre Neurotransmitter auch den Hypothalamus beeinflussen. Umgekehrt beeinflussen auch die LH-RH-produzierenden Neuronen andere Bereiche des Gehirns.
Es gibt beträchtliche quantitative Unterschiede in der Bindung von Steroiden, wenn man

verschiedene Kernbereiche des Hypothalamus miteinander vergleicht. Vermutlich werden bei niederen Steroidkonzentrationen nur Neuronen mit hoher Rezeptorbesetzung beeinflußt, während bei hohen Hormonspiegeln auch Nervenzellen mit geringer Rezeptorpopulation erregt werden können (778). Auf diese Weise könnte man die zeit- und dosisabhängigen positiven und negativen Effekte vor allem der Östrogene erklären.

Fördernde und hemmende Einflüsse der Sexualsteroide
Die Wirkung der Sexualsteroide auf die Freisetzung der Gonadotropine ist abhängig vom Serumspiegel (bzw. der verabreichten Dosis) und dem Zeitpunkt des Zyklus.

In der frühen Follikelphase genügt bereits die niedrige Konzentration von 30 bis 60 pg/ml Östradiol, um die Gonadotropine auf dem für diese Phase typisch niedrigen Niveau zu halten. Werden in dieser Phase Östrogene verabreicht, kommt es innerhalb von 2 Stunden zu einem Abfall des Gonadotropinspiegels, der für etwa 24 Stunden anhält (576).

In der späten Follikelphase hat sich die Reaktionslage von Hypothalamus und Hypophyse geändert: der starke präovulatorische Anstieg des Östradiols auf Gipfelwerte von 200 bis 300 pg/ml hat eine geradezu explosionsartige Freisetzung des LH zur Folge. Eine ähnliche Reaktion kann durch die Injektion von Östrogenen herbeigeführt werden, denn in Abhängigkeit von Zeit und Dosis kommt es nach einer vorübergehenden Verminderung der LH-Sekretion zu einem die Ausgangswerte überschießenden Anstieg (466, 574).

Ein positiver Feedback-Effekt kann durch Östrogene offenbar erst dann ausgelöst werden, wenn der Serumspiegel einen gewissen Schwellenwert für einen bestimmten Zeitraum überschreitet (373). Man kann davon ausgehen, daß dabei nicht nur der Hypophysenvorderlappen, sondern auch das zyklische Sexualzentrum stimuliert wird. Das dadurch vermehrt sezernierte LH-RH bewirkt nun in der durch die Östrogene sensibilisierten Hypophyse die plötzliche Freisetzung großer Mengen von LH und FSH. Progesteron besitzt im Gegensatz zu Östradiol nahezu keinen hemmenden Effekt auf die basale (tonische) Gonadotropinfreisetzung. In niedrigen Dosen verstärkt es sogar den positiven Feedback-Effekt der Östrogene (450). Für die Erklärung des Wirkungsmechanismus hormonaler Kontrazeptiva ist dagegen von Bedeutung, *daß sowohl Progesteron in hohen Dosen als auch synthetische Gestagene (449) den positiven Feedback-Effekt der Östrogene auf die LH-Sekretion blockieren können* (569). Dies dürfte der Grund für die Beobachtung sein, daß sich der „positive Feedback" des Östradiols nur in der Follikelphase, nicht aber in der Lutealphase nachweisen läßt.

Bedeutung LH-RH-abbauender Enzyme
Die Menge des in die Hypophyse gelangenden LH-RH wird nicht nur von der Freisetzungsrate aus den LH-RH-produzierenden Neuronen, sondern auch von der Inaktivierungsrate durch Peptidasen im Hypothalamus bestimmt. Die Aktivität dieser stark wirksamen, hypothalamischen Enzyme (419, 427, 429) wird durch Sexualsteroide dosis- und zeitabhängig verändert und dürfte deshalb an den Feedback-Vorgängen beteiligt sein (420, 424, 426).

Auch der von den Gonadotropinen direkt im Hypothalamus ausgeübte negative Shortloop-Feedback-Effekt könnte von diesen Peptidasen bewirkt werden (420).

Beeinflussung der Psyche und des Verhaltens durch Sexualsteroide

Aus Tierversuchen ist bekannt, daß Androgene und Östrogene das Sexualverhalten nachhaltig beeinflussen können. Beim Menschen spielen derartige hormonelle Stimuli im Vergleich zur psychischen Komponente nur eine untergeordnete Rolle, doch besteht kein Zweifel, daß z. B. Testosteron von bestimmten Dosen an auch bei der Frau libidosteigernd wirkt.

Da außer dem Hypothalamus auch andere Areale des Gehirns Rezeptoren für Östrogene, Gestagene und Androgene enthalten, vor allem das für das Verhalten weitgehend verantwortliche limbische System, ist die Frage berechtigt, *in welchem Maße man z. B. bei der Anwendung von Ovulationshemmern mit Auswirkungen auf die psychische Sphäre zu rechnen hat.* Gerade bei der Einnahme oraler Kontrazeptiva werden nicht selten Libidoverlust, Depressionen und andere psychische Alterationen registriert, die auf eine Wirkung der Steroidhormone auf außerhalb des Hypothalamus befindliche Hirnbereiche hindeuten.

Die Wirkung der einzelnen Hormone ist schwer voneinander zu trennen, obwohl Östrogene vorwiegend von den Neuronen sensorischer und Androgene in bestimmten motorischen Kerngebieten gebunden werden, denn letztere werden im Hypothalamus und auch im limbischen System zum größten Teil aromatisiert, so daß sie als Östrogene wirksam werden dürften.

Dieser Aromatisierungsvorgang wird durch Östrogene und Testosteron aktiviert, kann aber ebenso durch Verabreichung des Antiandrogens Cyproteronazetat oder von synthetischen Gestagenen gehemmt werden (565, 664).

Dieses Antiandrogen, welches außerdem stark gestagen wirksam ist, blockiert den zentralen Effekt von Androgenen nicht nur bezüglich der Gonadotropinfreisetzung, sondern auch beim Sexualverhalten. Beim Mann führt dies zur Hemmung der Spermiogenese und der Libido. Da auch bei der Frau das Sexualverlangen durch den endogenen Testosteronspiegel beeinflußt werden dürfte, können antiandrogenhaltige Präparate durchaus eine Beeinträchtigung der Libido hervorrufen.

Die Wechselwirkungen der Steroidhormone im Gehirn scheinen sich nicht von denen im Genitaltrakt zu unterscheiden, denn Progesteron vermindert auch hier die Zahl der Östrogenrezeptoren (778).

Eine weitere und für die klinische Praxis wichtige Verbindung zwischen der Freisetzung der Gonadotropine und psychischen Vorgängen ergibt sich daraus, daß die Freisetzung aller Neurotransmitter im Hypothalamus und im limbischen System unter Streß akut gesteigert wird (606). Auf diese Weise können durch Störung der Homöostase Regeltempoanomalien provoziert werden. Auch deutet die unmittelbare Nachbarschaft des Appetitzentrums im Nucleus ventromedialis zum Sexualzentrum auf mögliche Zusammenhänge bei der Appetitsteigerung bzw. -verminderung unter der Einnahme von hormonalen Kontrazeptiva als auch bei der mit Amenorrhö einhergehenden Anorexia nervosa hin.

Steuerungsvorgänge in der Hypophyse

Die Injektion von LH-RH führt innerhalb von 5 Minuten zu einem deutlichen Anstieg des LH im Serum, der nach 20 bis 30 Minuten sein Maximum erreicht. Gleichzeitig wird – wenn auch in geringerem Ausmaß und gegenüber dem LH verzögert – FSH vermehrt freigesetzt. Dabei erweist sich die Freisetzungsrate von LH im Gegensatz zu der des FSH als dosisabhängig. Bei diesem Vorgang wird nicht nur die Freisetzung der Gonadotropine, sondern in Synergismus mit Östradiol auch deren Synthese stimuliert (17). Die Reaktionsfähigkeit des Hypophysenvorderlappens gegenüber LH-RH ändert sich im Verlauf des Zyklus erheblich; sie ist während der Follikelphase am geringsten und während der Ovulationsphase am stärksten (895).

Diese zyklusbedingten Unterschiede lassen eine *Abhängigkeit der Hypophysenreaktion von der Serumkonzentration der Östrogene und Gestagene* vermuten.

Genauere Untersuchungen zeigten, daß Östradiol in Abhängigkeit von der Dauer seiner Einwirkung (392) und von seiner Konzentration (898) die Wirkung von LH-RH verstärkt oder abschwächt.

Darüber hinaus wurde festgestellt, daß LH-RH seine Wirkung auf die LH-Sekretion durch Beeinflussung intrahypophysärer Vorgänge selbst verstärkt. Zwei Stunden nach einer ersten LH-RH-Injektion bewirkt eine weitere LH-RH-Gabe eine deutlich höhere Freisetzung des LH (677). Dieser Effekt ist zyklusabhängig (Maximum in der Ovulationsphase) und beim FSH nicht so ausgeprägt wie beim LH (857).

Demnach dürften folgende Faktoren an der Regulation der Gonadotropinsekretion beteiligt sein:
- LH-RH stimuliert in Abhängigkeit von Dosis und Frequenz seiner Freisetzung die Gonadotropinsekretion;
- es verstärkt für einen bestimmten Zeitraum die Neusynthese und Bereitstellung von LH und FSH.
- Die Östrogene und andere Sexualsteroide steuern die Reaktion der Hypophyse gegenüber LH-RH.

Diese Zusammenhänge sind mit einiger Sicherheit in den Vorgängen der Synthese, Bereitstellung, Abbau und Freisetzung von LH und FSH innerhalb der Gonadotropinzellen begründet.

Die Gonadotropine werden durch Ribosomen im endoplasmatischen Retikulum synthetisiert und im Golgi-Apparat in sekretorische Granula verpackt. Aus dem Zellinneren werden diese Vesikel zu den Plasmamembranen transportiert, wo die Gonadotropine durch Exozytose der Granula freigesetzt werden. In die Transportvorgänge zwischen Syntheseort und Exozytose sind vermutlich Mikrotubuli eingeschaltet.

Daraus ergibt sich, daß auf einen ersten LH-RH-Impuls nur eine begrenzte Menge an Gonadotropinen, nämlich die aus den in Nähe der Plasmamembran bereitgestellten sekretorischen Granula, freigesetzt werden kann. Im Anschluß an einen solchen Sekretionsprozeß erfolgt – gesteuert von den Östrogenen – eine gesteigerte Neusynthese von LH und FSH, so daß nach einem bestimmten Zeitraum ein zweiter LH-RH-Impuls zu einer noch stärkeren Freisetzung der Gonadotropine führt. *Der „Selbstverstärkungseffekt" des LH-RH* beruht also auf einer vorübergehenden Steigerung der Neusynthese und des Transfers der gonadotropinhaltigen Granula zur Plasmamembran, wobei der optimale zeitliche Abstand zwischen zwei LH-RH-Impulsen etwa 2 Stunden beträgt (676). Bei einer zu frühen zweiten Stimulierung durch LH-RH (z. B. nach 30 Minuten) ist die Gonadotropinsekretion noch relativ gering, da noch nicht genügend sekretorische Granula zur erneuten Freisetzung zur Verfügung stehen. Erfolgt die zweite LH-RH-Stimulation zu spät, d. h., erst nach 3 oder 4 Stunden, dann ist der beschriebene Verstärkungseffekt beinahe wieder verschwunden und die Gonadotropinsekretion ist nicht viel stärker als nach der ersten LH-RH-Gabe. Dies beruht wohl auf einem verstärkten lysosomalen Abbau der Gonadotropine innerhalb der hypophysären Zellen, der die Menge des akut freisetzbaren LH und FSH nach einiger Zeit auf „normale Verhältnisse" einreguliert (676).

Die Rolle der Östrogene bei der Steuerung der LH-RH-Wirkung ist noch nicht geklärt. Vermutlich beeinflussen die Sexualsteroide die Zahl der LH-RH-Rezeptoren, den Verlauf der Gonadotropinsynthese, den Transfer der sekretorischen Granula über die Mikrotubuli und den lysosomalen Abbau der Gonadotropine.

Auf welchem Wege die Wirkung des LH-RH übertragen wird und wo die LH-RH-Rezeptoren lokalisiert sind, ist noch ungeklärt. Vermutlich verlaufen die sekretorischen Prozesse nicht über eine direkte Aktivierung der Adenylzyklase („Second-messenger-Modell") durch Plasmamembranrezeptoren (53, 54, 425).

Von besonderer Bedeutung für die Steuerung der LH-RH-Wirkung sind LH-RH-abbauende Enzyme in der Hypophyse, deren Aktivität vom Zyklusstadium und von der Konzentration der Sexualsteroide sowie der Gonadotropine abhängig ist (422, 423). Dies geht schon daraus hervor, daß hochwirksame LH-RH-Analoge, die 20- bis 40mal mehr LH freisetzen als LH-RH selbst (175, 421), von diesen Peptidasen kaum abgebaut werden (706, 707) und sogar die Inaktivierung des endogenen LH-RH verringern (706).

Im Vergleich zum Östradiol besitzen die anderen Sexualsteroide nur eine untergeordnete Bedeutung für die Regulation der Gonadotropinsekretion.

Progesteron verstärkt zwar in niederer Dosierung die positive Wirkung der Östrogene auf die Hypophyse, verhindert jedoch bei höherer Dosierung die sensitivierende Wirkung des Östradiols auf die Gonadotrophen. Aus diesem Grunde ist auch die Sensitivität der Hypophyse während der Lutealphase erniedrigt. Ähnlich den Androgenen hemmen die synthetischen Gestagene die hypophysäre Reaktion auf LH-RH, wobei die androgene Partialwirkung dieser Substanzgruppe eine gewisse Rolle spielen könnte (435). Im Gegensatz zu den Androgenen führen Antiandrogene zur Erhöhung der hypophysären Sensitivität (435).

Zyklisches Profil der Sexualhormone im Zyklus

Während eines normalen, ovulatorischen Zyklus von 28 Tagen Dauer unterliegt die Serumkonzentration von LH, FSH, Östradiol und Progesteron charakteristischen Änderungen (Abb. 23).

Im eigentlichen Sinne beginnen die für die Follikelreifung entscheidenden Änderungen im Angebot der Gonadotropine bereits während der späten Lutealphase des vorhergehenden Zyklus. Der zu diesem Zeitpunkt beginnende Alterungsprozeß von Corpus luteum und reifen, aber nicht gesprungenen Follikeln, führt zu einem scharfen Abfall des Östradiols und Progesterons im Serum. Als Folge der verminderten, negativen Feedback-Wirkung steigt das Serum-FSH deutlich an und leitet damit die Reifung neuer Follikel ein.

Zyklisches Profil der Sexualhormone im Zyklus 63

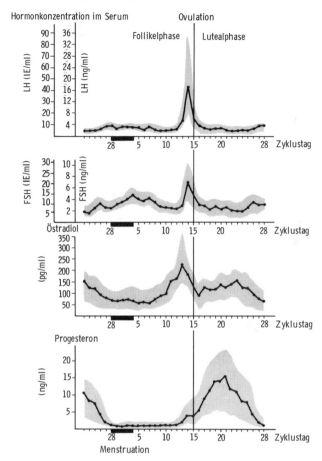

Abb. 23 Zyklusabhängige Veränderungen der Serumkonzentration von LH, FSH, Östradiol und Progesteron.

Während der Menstruation, deren Beginn man als Tag 1 des neuen Zyklus festgelegt hat, erfolgt ein weiterer Anstieg des FSH bis auf Werte um 5 ng/ml. Etwas verzögert gegenüber FSH und in weitaus geringerem Maße steigt auch LH auf Werte von 2 bis 3 ng/ml an.

Unter dem synergistischen Einfluß der beiden Gonadotropine beginnen die wachsenden Follikel zunehmend Östradiol zu produzieren. Der ständig ansteigende Östrogenspiegel führt seinerseits in der späten Follikelphase zu einer Unterdrückung der FSH-Sekretion aus der Hypophyse. Möglicherweise trägt dazu eine gesteigerte Inhibinsekretion aus dem zur Ovulation determinierten Follikel bei.

Zwei Tage vor der Ovulation erreicht der Östradiolspiegel mit Werten zwischen 150 und 400 pg/ml ein Maximum und überschreitet damit die Stimulationsschwelle für die präovulatorische Gonadotropinfreisetzung. Infolgedessen beginnen LH und FSH im Serum stark anzusteigen und erreichen einen Tag vor der Ovulation ihren Gipfelwert, während

Östradiol bereits wieder fällt. Die Maximalwerte bewegen sich für LH zwischen 8 und 35 ng/ml und für FSH zwischen 4 und 10 ng/ml. Schon während des LH-Gipfels, d. h. noch vor der Ovulation, sezerniert das Ovar zunehmend Progesteron (1–3 ng/ml), das während der Follikelphase kaum meßbar war (809). Durch den LH- und FSH-Gipfel an Tag 14 wird die *Follikelruptur* eingeleitet, die einen Tag später zur Ovulation führt. Gleichzeitig wird die *Bildung und Reifung des Corpus luteum* initiiert. Während danach die Konzentration der Gonadotropine schnell wieder absinkt, steigt die des Progesterons an. Dieser Progesteronanstieg läßt aber nicht unbedingt auf eine erfolgte Ovulation schließen, da bei manchen Frauen keine Ruptur der Follikel feststellbar ist, obwohl die Basaltemperatur und das sekretorische Endometrium der normalen Lutealphase zu entsprechen scheinen (= Luteinisierung des Follikels) (500).

In der frühen Lutealphase nimmt die Sekretion von Progesteron auf Grund der Reifung des Corpus luteum weiter zu und erreicht Werte zwischen 5 und 20 ng/ml. Auch Östradiol, das nun hauptsächlich vom größten, nicht-atretischen Follikel sezerniert wird (42), erscheint in der Lutealphase im Serum mit höheren Konzentrationen als während der frühen und mittleren Follikelphase. Das Maximum der Östradiol- und Progesteronproduktion findet man zwischen Tag 20 und 23, danach setzt die Alterung des Gelbkörpers und der reifen, nicht gesprungenen Follikel ein, so daß der Serumspiegel der Sexualsteroide wieder abzufallen beginnt.

Genauere Untersuchungen haben ergeben, daß die Freisetzung der Gonadotropine aus der Hypophyse nicht gleichmäßig, sondern *fluktuierend* abläuft, wobei die periodischen Maxima in Abständen von 1 bis 4 Stunden auftreten. Dabei finden sich während der mittleren und späten Lutealphase Perioden von 4 Stunden, in den anderen Zyklusphasen dagegen von 1 bis 2 Stunden. Auch die Amplituden sind in der späten Lutealphase geringer, während sie in der Ovulationsphase doppelt so hoch wie in anderen Phasen sind (896).

Es wird angenommen, daß diese pulsierende LH- und FSH-Sekretion auf eine entsprechende periodische LH-RH-Ausschüttung aus dem Hypothalamus zurückgeht und vielleicht von höheren Zentren gesteuert wird (124).

Serumspiegel anderer Hormone im Zyklus

Die meisten Untersuchungen über die *Prolaktin*konzentrationen im Serum kamen zu dem Ergebnis, daß für PRL kein eindeutiger Zusammenhang mit dem Zyklusverlauf nachweisbar ist (193, 520). Möglicherweise beruht dies darauf, daß die Freisetzung von Prolaktin durch Streß der verschiedensten Art relativ stark beeinflußt werden kann.

Dagegen zeigt *Testosteron* einen eindeutig zyklusabhängigen Verlauf. Von Werten um 30 ng/dl in der frühen Follikelphase steigt das Serumtestosteron in der späten Follikelphase auf Konzentrationen um 40 ng/dl an und erreicht ein Maximum am Tage des LH-Gipfels mit Werten bis zu 70 ng/dl. Danach erfolgt ein progressiver Abfall auf Werte zwischen 35 und 45 ng/dl während der Lutealphase (2, 244, 361).

In ähnlicher Weise steigt *Androstendion* während der späten Follikelphase an und erreicht zur Zeit des präovulatorischen Östradiolgipfels ein Maximum von 2 bis 3 ng/ml. Während der Ovulations- und frühen Lutealphase bleiben die Werte erhöht, um dann wieder abzusinken (244).

Ungefähr ein Drittel des Testosterons und mehr als die Hälfte des Androstendions stammen aus der Nebenniere und können durch Dexamethason unterdrückt werden (244).

17α-Hydroxyprogesteron steigt mit dem LH-Gipfel an und zeigt den Beginn der Luteinisierung an (809).

Während TSH vom Zyklusverlauf weitgehend unabhängig zu sein scheint, ist der Serumspiegel des *Wachstumshormons* als auch des *ACTH* in der Ovulationsphase erhöht (243).

Das *Cortisol* erreicht während der Lutealphase etwas höhere Werte als während der Follikelphase, das Maximum wird kurz vor der Ovulation erreicht (243). Diese Befunde deuten darauf hin, daß neben den Gonadotropinen auch andere hypophysäre Hormone in einem gewissen Maße vom ovulatorischen Regelkreis beeinflußt werden.

Beeinflussung reproduktiver Funktionen durch synthetische Sexualhormone

Chemie und Pharmakologie

Zur Abwägung des Nutzens und Risiken der Kontrazeption mit Hormonen ist eine eingehende Kenntnis der Pharmakokinetik der synthetischen Sexualsteroide unerläßlich, da deren Wirkungen und Nebenwirkungen neben vielen anderen Faktoren von der Verteilung im Blut und in den verschiedenen Geweben, der Speicherung, dem Metabolismus und der Ausscheidung bestimmt werden. Dies gilt vor allem für die Östrogene, die man für die gefährlichsten Komplikationen bei der hormonalen Kontrazeption verantwortlich machen muß.

Die Pharmakokinetik der synthetischen Sexualsteroide wird nicht nur individuell durch Gewicht, Ernährungsweise und -zustand, durch Einnahme von Medikamenten, Gesundheitszustand und erbliche Faktoren beeinflußt, sondern weist auch in erheblichem Ausmaß ethnische Unterschiede auf. So ermittelte man in Nigeria für Äthinylöstradiol eine Halbwertzeit von 70 Minuten, während sie in Singapur 10 Stunden betrug. Derartige Unterschiede müssen z. B. bei der Frage der Dosierung bedacht werden. Ein für die Mitteleuropäerin „niedrig dosierter Ovulationshemmer" dürfte bei Einnahme durch chronisch unterernährte Frauen in einem Land der Dritten Welt anders einzuschätzen sein als in Europa oder den USA.

Voraussetzung für den praktischen Einsatz der Sexualsteroide als Kontrazeptivum ist ihre *orale Wirksamkeit*. Da aber sowohl Östradiol als auch Progesteron bei oraler Einnahme nur in extrem hohen Dosierungen die nötige Wirkung zeigen, hat man durch Modifikation verschiedener Steroidhormone synthetische Substanzen entwickelt, die auch bei niedriger Dosis oral wirksam sind. Dabei wurde in erster Linie durch die chemische Veränderung der natürlichen Steroide deren Metabolisierung und Ausscheidung verzögert, so daß die Wirkungsdauer und -stärke ausreichend wurden.

Wegen der in den letzten Jahren zunehmenden Anwendung niedrigdosierter Präparate gewinnt die Pharmakokinetik der synthetischen Steroide bzw. ihrer Kombinationen immer mehr an Bedeutung, da sich nun intestinale Störungen, welche die Metabolisierung durch bakterielle bzw. von der Mukosa in das Intestinum sezernierte Enzyme verändern, in einer Gefährdung der kontrazeptiven Sicherheit bemerkbar machen können (290).

Die *„Bioverfügbarkeit"* der eingenommenen Sexualsteroide hängt von vielen Faktoren ab, von denen die gastrointestinale Absorption, der Metabolismus in der Leber und im Intestinaltrakt, die enterohepatische Zirkulation, die Bindung an Plasmaproteine und die Speicherung im Fettgewebe die wichtigsten sind.

Synthetische Östrogene

Das wirksamste natürliche Östrogen ist das Östradiol (Abb. 24), das jedoch nach oraler Einnahme sehr schnell im Magen-Darm-Trakt resorbiert und in der Leber durch Bildung

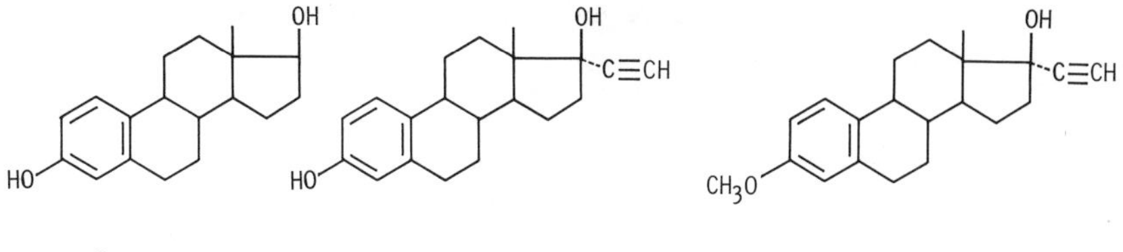

Östradiol   17α-Äthinylöstradiol   Mestranol

Abb. 24   Chemische Struktur der oral wirksamen, synthetischen Östrogene.

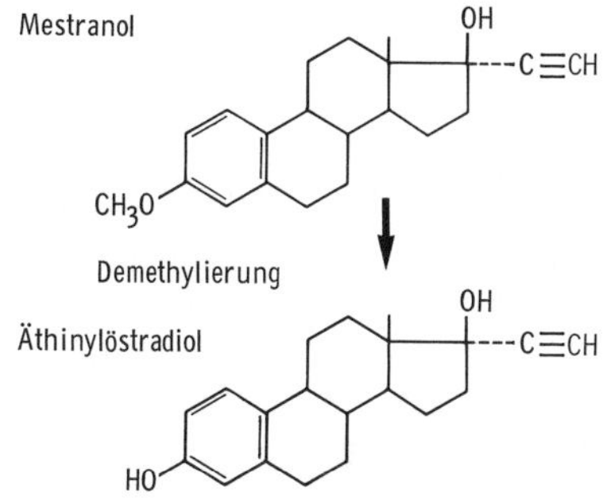

Abb. 25   Die metabolische Umwandlung von Mestranol in Äthinylöstradiol.

von 17-Oxo- oder 16-Hydroxy-Metaboliten bzw. durch Konjugierung der 3- oder 17-Hydroxygruppen zu Sulfaten oder Glukuroniden biologisch inaktiviert wird.
Die Einführung der *Äthinylgruppe* an C_{17} hemmt den Angriff der verschiedenen Enzyme, so daß das 17α-Äthinylöstradiol (Abb. 24) eine starke orale Wirsamkeit hat. Die zusätzliche Verätherung der 3-OH-Gruppe mit einem Methylrest zum Mestranol verhindert im Prinzip die Konjugierung an C_3, doch wird Mestranol in der Leber so schnell in Äthinylöstradiol umgewandelt (Abb. 25), daß keine bedeutenden Unterschiede zwischen der Wirkung der beiden synthetischen Östrogene festgestellt werden können. Vermutlich ist eine Abspaltung der Methylgruppe die Voraussetzung dafür, daß Mestranol überhaupt wirksam wird, denn die Substanz wird nur in geringem Maße vom Östrogenrezeptor gebunden.

Wirkungsstärke der synthetischen Östrogene

Vom molekularbiologischen Standpunkt aus hat *Äthinylöstradiol ungefähr die gleiche Wirkung wie Östradiol,* da es nahezu die gleiche Bindungsaffinität zu den Östrogenrezeptoren im menschlichen Uterus aufweist wie das natürliche Östrogen (Tab. 4). Mestranol dagegen ist in dieser Hinsicht beinahe ohne Effekt!
Diese biochemischen Parameter unterstreichen nachdrücklich die Bedeutung von Pharmakokinetik und Metabolismus, wenn man bedenkt, daß Östradiol oral unwirksam, Äthinylöstradiol und Mestranol dagegen stark wirksame Östrogene sind.
Es ist noch weit die Meinung verbreitet, daß Äthinylöstradiol fast doppelt so wirksam sei wie Mestranol. In seiner Wirkung auf das Endometrium sollen 50 μg Äthinylöstradiol der von 80 μg Mestranol entsprechen (170). Diese Einschätzung beruht im wesentlichen auf den Ergebnissen pharmakologischer Untersuchungen bei Tieren, wie der Fertilitäts-

Tabelle 4 Bindungsaffinität verschiedener Östrogene zum Östrogenrezeptor im menschlichen Uterusgewebe (205)

Substanz	Bindungsaffinität
Östradiol	100%
Äthinylöstradiol	109%
Mestranol	1%

hemmung bei Ratten, dem Mäuse-Uterustest (185) oder dem Vaginalabstrichtest bei Ratten (781). Auch biochemische Parameter und histometrische Befunde am Endometrium bestätigten dieses Verhältnis der Wirksamkeiten. Darüber hinaus erhöht Äthinylöstradiol die Produktion verschiedener Serumproteine in der Leber in stärkerem Maße als Mestranol (104, 733).

Ungeachtet dieser Tatsachen sollte man jedoch nicht übersehen, daß die relative „Potenz" dieser beiden synthetischen Östrogene wesentlich von der jeweiligen Meßmethode, dem ausgewählten Parameter und dem Metabolismus abhängt.

Wenn man die Östrogene als Kontrazeptiva beim Menschen einsetzt, so sollte ihre Wirkungsstärke in erster Linie nach ihrer antikonzeptiven Wirksamkeit bei Frauen, ihrer Wirkung auf die Reproduktionsorgane und nach den ins Gewicht fallenden Nebenwirkungen und Komplikationen bewertet werden. Auf dieser Basis kann man die Wirkungsstärke von Äthinylöstradiol und Mestranol als ungefähr gleichwertig bezeichnen. Unter anderem besteht bezüglich der Suppression der Gonadotropine, der Ovulationshemmung, der proliferierenden Wirkung auf das Vaginalepithel und das Endometrium der Frau nahezu kein Unterschied (227, 255, 256, 259, 803). Bei beiden Substanzen wird mit der täglichen Dosis von 50 µg ein Plateau der endometrialen Proliferation erreicht.

Auch bei den durch Äthinylöstradiol und Mestranol hervorgerufenen Veränderungen der Serumtriglyzeride (774) und der Häufigkeit thromboembolischer Erkrankungen (331) lassen sich keine Unterschiede feststellen.

Diese Ähnlichkeit der beiden Substanzen läßt sich zudem pharmakologisch belegen: sehr schnell nach der Einnahme von Mestranol erscheint im Serum Äthinylöstradiol – und zwar in Konzentrationen wie nach der Einnahme der gleichen Dosis Äthinylöstradiol (Abb. 26); (859).

Allerdings bedeutet die Tatsache, daß Mestranol in der Leber *in Äthinylöstradiol umgewandelt* werden muß, bevor es wirksam wird, daß andere Substanzen diesen metabolischen Schritt hemmen können. Aus diesem Grunde ist die Zusammensetzung der Präparate wichtig, denn Ethynodioldiazetat, Lynestrenol und Chlormadinonazetat – nicht aber Norethisteron – hemmen die Aktivierung des Mestranol bis zu 50% (111). Die Verwendung von Äthinylöstradiol anstatt Mestranol könnte deshalb nicht nur die *Leberbelastung* durch orale Kontrazeptiva verringern, sondern auch die Beurteilung der Wirkungen und Nebenwirkungen vereinfachen.

An dieser Stelle sollte noch erwähnt werden, daß die alleinige Verwendung der Östrogene zur Ovulationshemmung eine ungeeignete Methode ist. Bereits bei der eventuell noch akzeptablen Dosierung von 50 µg/Tag ist die nötige Sicherheit nicht mehr gewährleistet, da es trotz der Einnahme in ca. 3% der Zyklen zur Ovulation kommen kann. Die zur sicheren Ovulationshemmung benötigte Dosis beträgt 100 µg und ist wegen der damit verbundenen Risiken nicht tragbar. Darüber hinaus kommt es bei reiner Östro-

Chemie und Pharmakologie 69

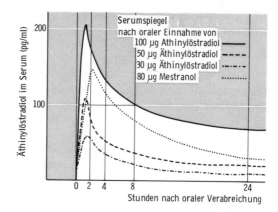

Abb. 26 Verlauf des Serumspiegels nach Einnahme von Äthinylöstradiol und Mestranol (582, 859).

genmedikation zwangsläufig zu unregelmäßigen Blutungen und zur zervikalen Hypermukorrhö. Ferner besteht ein gewisses Risiko, daß sich eine Hyperplasie des Endometriums entwickelt, die über eine Dysplasie in ein Korpuskarzinom übergehen könnte.

Resorption und Verteilung der synthetischen Östrogene im Organismus

Nach oraler Einnahme werden Äthinylöstradiol oder Mestranol schon im Magen schnell resorbiert. *Innerhalb von 1 bis 2 Stunden wird die maximale Konzentration im Serum erreicht.* Dabei wird Mestranol in der Leber sehr schnell in Äthinylöstradiol umgewandelt und erreicht bei gleicher Dosis einen ähnlich hohen Serumspiegel (s. Abb. 26). 2 Stunden nach Einnahme von 50 µg finden sich Gipfelwerte von 95–135 pg/ml, wobei nach Applikation von Mestranol die Maxima später erreicht werden als beim Äthinylöstradiol.

Innerhalb von 24 Stunden sinkt dann die Konzentration des Äthinylöstradiols auf die Ausgangswerte ab (582). Dabei kann etwa 12 Stunden nach der Einnahme nochmals ein kleiner Anstieg festgestellt werden, den man vielleicht als Folge der enterohepatischen Zirkulation betrachten könnte (33). Bemerkenswerterweise ist die Konzentration des Äthinylöstradiols im Serum auch bei gleichmäßiger Einnahme zyklusabhängig: sie ist in der Follikelphase erheblich niedriger als in der Lutealphase!

Ungefähr eine Stunde nach der Applikation von Äthinylöstradiol findet man nur noch 10% der gesamten Dosis im Blut. Man kann also annehmen, daß schon nach kurzer Zeit die restlichen 90% auf andere Bereiche des Organismus verteilt sind. Im Blut zirkuliert Äthinylöstradiol überwiegend in konjugierter Form. Bereits kurz nach der Einnahme findet man neben der in Abb. 26 dargestellten Konzentration von Äthinylöstradiol die 15fache Menge an Konjugaten (859, 860). Dabei handelt es sich hauptsächlich um das 3-Sulfat, das man als Reservoir für biologisch aktives Äthinylöstradiol betrachten kann und dessen Halbwertszeit vergleichsweise hoch ist. Die Ausscheidung erfolgt im wesentlichen über ein anderes Konjugat, das Glukuronid, dessen Anteil im Blut in der ersten Zeit nach der Einnahme im Verhältnis zum Sulfat gering ist. Äthinylöstradiol ist im Gegensatz zu Östradiol im Serum nicht an spezifische Plasmaproteine (SHBG), sondern unspezifisch an die Albuminfraktion gebunden.

Wie alle Steroide werden auch die synthetischen Östrogene entsprechend ihrem Lipid-Wasser-Verteilungskoeffizienten in erheblichem Ausmaß vom Fettgewebe absorbiert.

Beeinflussung durch synthetische Sexualhormone

Bereits eine Stunde nach der Einnahme befindet sich ein Drittel der gesamten Dosis im Körperfett, ca. 10% im Blut und nur knapp 1% im Uterus, der ja zu den eigentlichen Zielorganen der Östrogene zählt.
Das freie Äthinylöstradiol findet man größtenteils im Endometrium und im Fettgewebe, das Sulfat dagegen im Blut und im Endometrium. Nach 24 Stunden sind von der gesamten Dosis noch 0,2% im Uterus, 7% im Fett und 1,6% im Blut vorhanden.
Ein gewisser Anteil der Östrogene wird auch in der Leber in irreversibler (nicht-extrahierbarer) Form gespeichert, und zwar kovalent gebunden im Mikrosomenprotein. Über die Bedeutung dieses Befundes läßt sich zur Zeit noch keine Aussage machen. Darüber hinaus zirkuliert ein großer Anteil der synthetischen Östrogene in der Galle und wird auch mit den Gallensäuren im Stuhl ausgeschieden.

Metabolismus und Ausscheidung der synthetischen Östrogene
Wie bereits erwähnt, wird Mestranol sehr schnell in der Leber in Äthinylöstradiol umgewandelt, so daß mit dem metabolischen Weg des Äthinylöstradiols auch der des Mestranols beschrieben wird.
Lediglich 10 bis 30% des eingenommenen Mestranols werden unverändert im Urin ausgeschieden.
Äthinylöstradiol ist relativ resistent gegen eine Metabolisierung, denn bis zu 17% der eingenommenen Dosis erscheinen im Urin und bis zu 10% im Stuhl als Äthinylöstradiol.
Als Metabolisierungsprodukte findet man neben Östradiol und Östriol, die nach Abspaltung der Äthinylgruppe entstehen, vor allem 2-Hydroxy- und 16β-Hydroxy-Äthinylöstradiol. Wie die Ausgangssubstanz liegen auch die Metaboliten überwiegend in Form von Konjugaten vor.
Innerhalb einer Woche werden im Urin zwischen 30 und 50% des eingenommenen Östrogens ausgeschieden. Im Stuhl sind es 30 bis 40%, wobei – vermutlich wegen der Hydrolyse durch die Darmflora – Äthinylöstradiol und seine Metaboliten überwiegend unkonjugiert sind. Die mit dem Stuhl ausgeschiedenen Östrogene stammen größtenteils aus der Galle, in der sie in Form von Sulfaten vorliegen. Der Metabolismus und die Ausscheidungsrate bleiben auch nach mehrmonatiger Einnahme der synthetischen Östrogene unverändert.
Erwähnt sei noch, daß bei laktierenden Frauen nach Einnahme einer 150-μg-Tablette Mestranol in 100 ml Milch 30–60 ng Östrogene gefunden wurden.

Synthetische Gestagene

Als Gestagene bezeichnet man Steroidhormone, die eine sekretorische Transformation des Endometriums bewirken und – in unterschiedlichem Maße – die Schwangerschaft erhalten.
Da ein Gestagen diese, aber auch andere Eigenschaften (z. B. Deziduombildung) aufweisen kann, ist es praktisch nicht möglich, eine allgemeingültige und -verbindliche Definition der Gestagenwirkung zu geben.
Das wichtigste und wirksamste natürliche Gestagen ist das *Progesteron*, das aber wie Östradiol bei oraler Applikation sehr schnell in der Leber inaktiviert wird und deshalb zur Therapie oder als orales Kontrazeptivum ungeeignet ist.

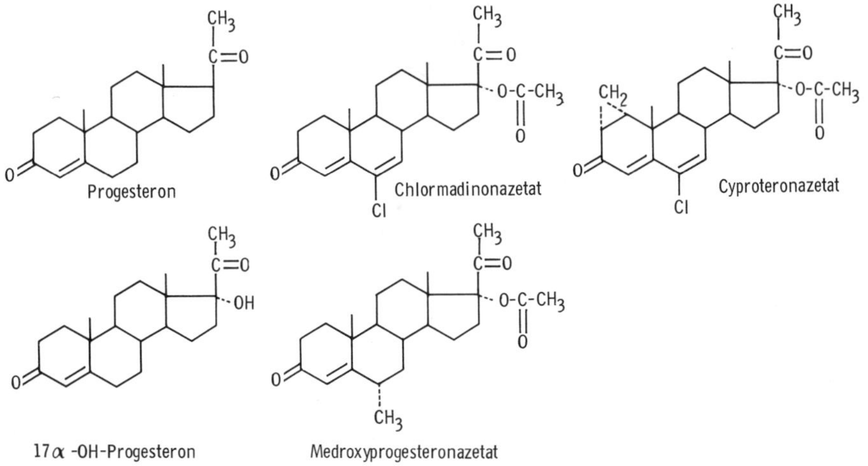

Chemie und Pharmakologie 71

Abb. 27 Chemische Struktur der synthetischen Gestagene. I. Progesteronderivate.

In einer Reihe von synthetischen Gestagenen wird die Metabolisierung durch Einführung von Substituenten in das Progesteronmolekül verzögert. Vor allem an C_{17} eingeführte Estergruppen sowie Chlor- oder Methylgruppen an C_6 hemmen die Wirksamkeit der inaktivierenden Leberenzyme.

In Abb. 27 sind die Progesteronderivate aufgeführt, die z. Z. als Bestandteil von Ovulationshemmern und ähnlichen Präparaten erhältlich sind. Im wesentlichen entsprechen die Nebenwirkungen dieser Substanzen denen des Progesterons.

Neben den Progesteronderivaten haben synthetische Gestagene, die sich vom Testosteron ableiten, für die hormonelle Kontrazeption große Bedeutung erlangt (Abb. 28). Durch das Fehlen der Methylgruppe zwischen Ring A und B (daher die Bezeichnung 19-Nortestosteron) und die Einführung einer Äthinylgruppe an 17α wurden aus Androgenen hochwirksame Gestagene (Abb. 29), die allerdings noch geringe – wenn auch normalerweise nicht merkbar werdende – androgene Partialwirkungen behalten haben.

Zusätzlich weisen diese Nortestosteronderivate anabole und in einigen Fällen auch östrogene Eigenschaften auf, so daß mit der Vielzahl der verwendeten Gestagene ein Spektrum hormonaler Kontrazeptiva zur Verfügung steht, mit dessen Hilfe durch individuelle Auswahl oder retrospektive und empirische Anpassung die subjektiven Nebenwirkungen auf ein Minimum reduziert werden können.

Wirkungsstärke der synthetischen Gestagene

Auf Grund der recht schwierigen Definition der gestagenen Wirkung war auch die Bestimmung einer relativen gestagenen Wirkungsstärke ein Problem, das stets im Kreuzfeuer der Kritik stand. Darüber hinaus erschweren die unterschiedlichen Partialwirkungen und die *unterschiedlichen Wirkungen der in Frage kommenden Gestagene auf den Metabolismus* und die Organreaktionen eine vernünftige Klassifizierung, die für die ovulationshemmende oder antifertile Eigenschaft der Substanzen relevant sein könnte.

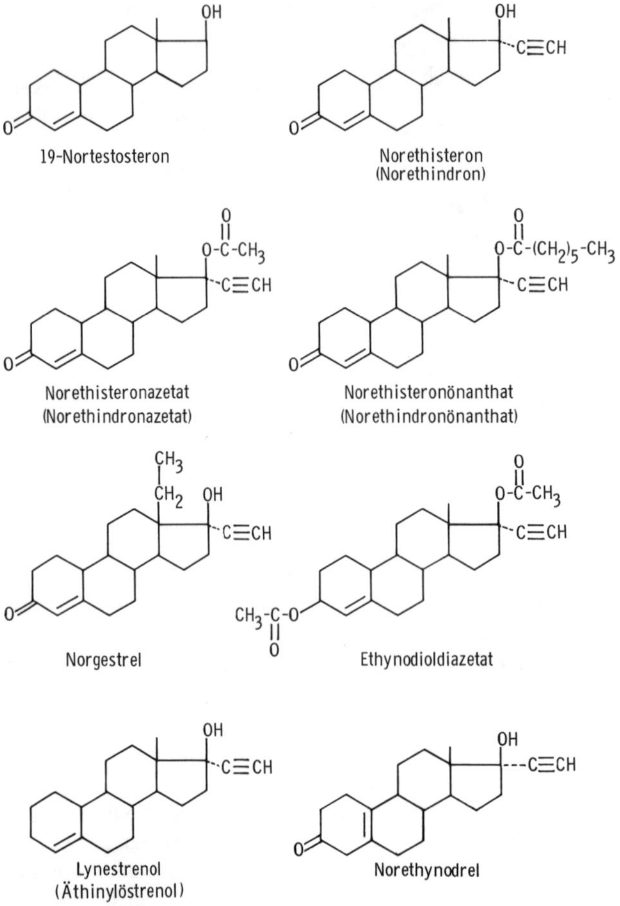

72 Beeinflussung durch synthetische Sexualhormone

19-Nortestosteron

Norethisteron
(Norethindron)

Norethisteronazetat
(Norethindronazetat)

Norethisteronönanthat
(Norethindronönanthat)

Norgestrel

Ethynodioldiazetat

Lynestrenol
(Äthinylöstrenol)

Norethynodrel

Abb. 28 Chemische Struktur der synthetischen Gestagene. II. Nortestosteronderivate.

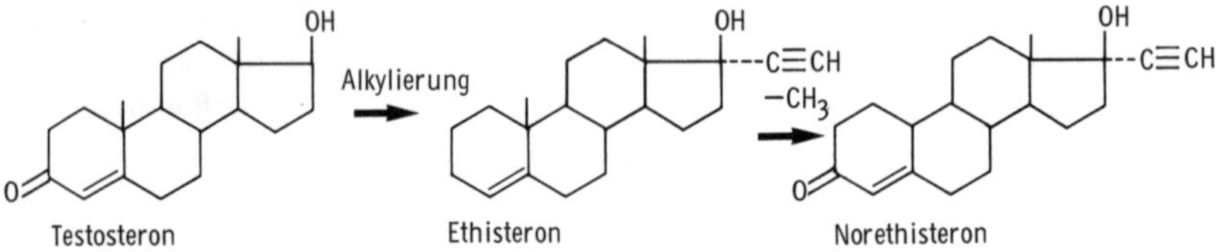

Testosteron — Alkylierung → Ethisteron — $-CH_3$ → Norethisteron

Abb. 29 Struktureller Zusammenhang zwischen Norethisteron und Testosteron.

Wenn man einen wichtigen biochemischen Parameter – der natürlich ebenso problematisch wie andere ist –, nämlich die Bindungsaffinität der einzelnen Gestagene zum Progesteronrezeptor im menschlichen Uterus, zur theoretischen Beurteilung der Wirkungsstärke heranzieht (328, 512, 663, 742, 756, 794), so ergibt sich folgendes Bild (Tab. 5):

Tabelle 5 Bindungsaffinität verschiedener Gestagene zu den Progesteronrezeptoren im menschlichen Uterus

Gestagen	Bindungsaffinität
Progesteron	100%
Medroxyprogesteronazetat	100%
Norethisteron	100%
Norgestrel	100%
Chlormadinonazetat	80%
Norethisteronazetat	40%
Norethynodrel	23%
Lynestrenol	8%
Ethynodioldiazetat	1%

Molekularbiologisch gesehen sind demnach die Progesteronderivate wirksamere Gestagene als die meisten Nortestosteronderivate, da sie weitaus stärker an die spezifischen Progesteronrezeptoren binden. Die Ausnahme stellen dabei Norgestrel und Norethisteron dar. Zu beachten ist aber, daß Norgestrel in 2 enantiomeren Formen vorkommt, von denen das d(-)-Norgestrel (= Levonorgestrel) die hormonell aktive Substanz ist, während l-Norgestrel unwirksam ist. Ein Vergleich mit den Ergebnissen der verschiedenen biologischen Tests zeigt jedoch, *daß die Rezeptorbindungsaffinität kein geeigneter Parameter für die Beurteilung der Wirkungsstärke ist.*
Immerhin läßt sich aus den angegebenen Bindungswerten ableiten, daß Norethisteronazetat – nach Abspaltung der Estergruppe – zum Teil als Norethisteron wirkt. Auch Lynestrenol, Ethynodioldiazetat und Norethynodrel dürften ihre (biologische) gestagene Wirkung überwiegend erst nach ihrer metabolischen Umwandlung im Organismus in Norethisteron ausüben (223) (Abb. 30).
Aus Abb. 33 ist zu ersehen, daß nach Einnahme von 1 mg Ethynodioldiazetat die Serumkonzentration von Norethisteron schnell ansteigt, wobei das Maximum im Vergleich zu den Werten nach Einnahme von Norethisteron mit einer gewissen Verzögerung auftritt.
Aus dem Verhältnis zwischen den Verlaufskurven der Norethisteronspiegel in Abb. 33 ergibt sich, daß die gestagene Wirkungsstärke von 1 mg Ethynodioldiazetat ungefähr der von 0,5 mg Norethisteron entspricht.
In diesem Zusammenhang könnte man die Frage stellen, inwieweit sich die Verwendung von synthetischen Steroidhormonen rechtfertigen läßt, die ihre Wirkung zum größten Teil erst nach Umwandlung in einen Metaboliten entfalten. Schließlich würde dies der Forderung widersprechen, unnötige Stoffwechselbelastungen zu vermeiden. Auch könnte die kontrazeptive Sicherheit eines Präparates gefährdet sein, wenn andere Pharmaka die Umwandlung dieser Substanzen in das hormonell aktive Norethisteron inhibieren (111).
Andererseits kann nicht ausgeschlossen werden, daß aus diesen Steroiden neben Norethisteron noch andere gestagen wirksame Metaboliten entstehen. Dies könnte z. B. die im Vergleich zu Norethisteron 12–15mal stärkere Wirkung des Ethynodioldiazetats im Menstruationsverschiebungs- und Transformations-Test (s. Tab. 6 und 8) erklären. Die relativ schwache Wirkung des Ethynodioldiazetats auf die Glykogeneinlagerung im En-

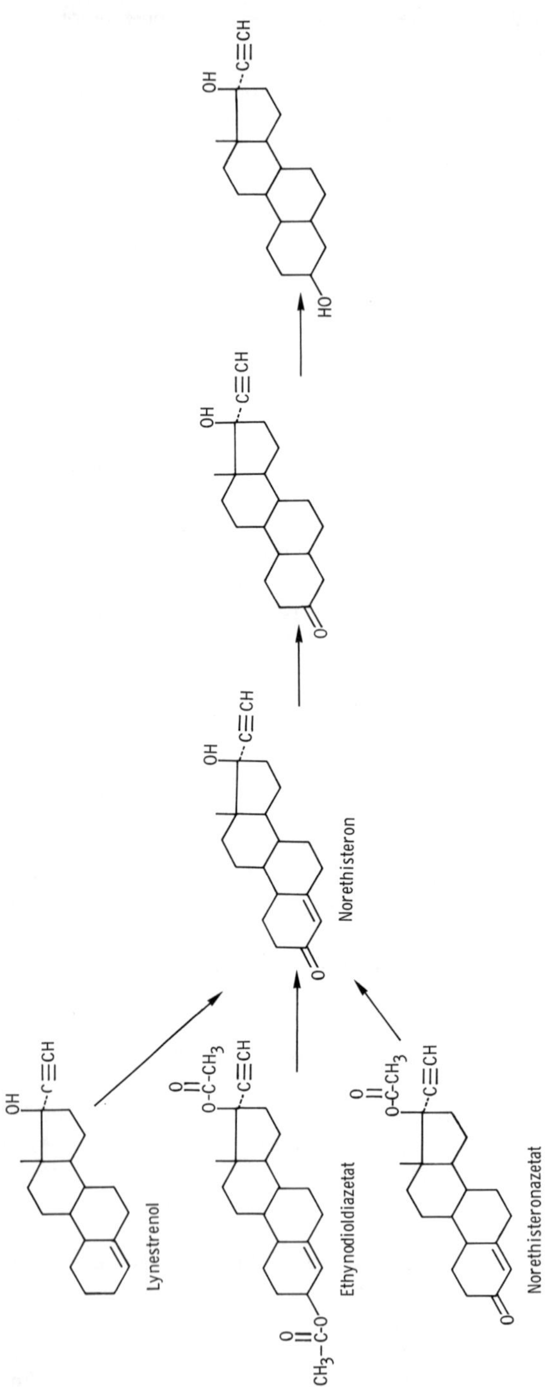

74 Beeinflussung durch synthetische Sexualhormone

Abb. 30 Die Umwandlung von Lynestrenol, Ethynodioldiazetat und Norethisteronazetat in Norethisteron und dessen weitere Metabolisierung.

dometrium in vitro dürfte der tatsächlichen Wirkungsstärke der Substanz eher entsprechen. Auch ein Vergleich der in den Kontrazeptiva verwendeten Dosierungen deutet darauf hin, daß Norethisteron eine stärkere ovulationshemmende Wirkung ausübt als Ethynodioldiazetat.

In ähnlicher Weise fragt man sich, warum heute noch ein d,l-Norgestrel-Razemat verwendet wird, obwohl nur das d-Norgestrel wirksam ist und somit das unwirksame l-Norgestrel eine überflüssige Belastung des Stoffwechsels darstellt.

Die Bindungsaffinität der verschiedenen Gestagene zu den Östradiolrezeptoren ist sehr gering – Ethynodioldiazetat bindet dabei mit 1% der Affinität des Östradiols noch am besten –, so daß die östrogene Partialwirkung einiger Gestagene nur auf deren Umwandlung in ein Östrogen zurückgeführt werden kann. Eine strikte Korrelation zwischen diesen biochemischen Parametern und der tatsächlichen Wirkung in vivo, sowie zwischen den Ergebnissen von Tierversuchen (z. B. Clauberg-Test) und der Wirkung bei der Frau ist deshalb nicht möglich, weil Absorption, Verteilung, Plasmaproteinbindung und vor allem Metabolismus die Wirkungsstärke entscheidend beeinflussen.

Da die Wirkungsstärke der einzelnen verwendeten Gestagene zur Abschätzung direkter lokaler Effekte und verschiedener Nebenwirkungen für ihren Einsatz als Kontrazeptiva von Bedeutung ist, hat man eine Reihe von Methoden erarbeitet, die einen Hinweis auf die Potenz dieser Substanzen hinsichtlich ihrer Wirkung auf einige Zielorgane bei der Frau geben.

Im wesentlichen handelt es sich dabei um
- die Verschiebung der Menstruation,
- die Transformationsdosis,
- die Induktion der Abbruchblutung,
- die Glykogeneinlagerung im Endometrium,
- die Unterdrückung des karyopyknotischen Index in der Vagina,
- die Hemmung des Östrogeneffekts auf den Zervixschleim,
- die Inhibition der Ovulation.

Über die praktische Relevanz der einzelnen Testmethoden, beispielsweise des oft zitierten Menstruationsverschiebungstests (271, 785), bestehen sehr unterschiedliche Meinungen, ebenso über die Bedeutung anderer Tests, die die Wirkung der Gestagene auf das Endometrium, die Zervix oder die Vagina zur Grundlage haben. Schließlich interessiert im Zusammenhang mit ihrem Einsatz als Kontrazeptiva in erster Linie ihre Zuverlässigkeit, Verträglichkeit – insbesondere hinsichtlich der Leber – und ihre Nebenwirkungen, und erst in zweiter Linie die Stärke ihrer Wirkung auf einzelne Organe oder Gewebe. Trotzdem soll an dieser Stelle etwas näher auf einige dieser Tests eingegangen werden.

Zur Ermittlung der *Transformationsdosis* erhalten beiderseits ovariektomierte Frauen bzw. solche mit gonadaler Dysgenesie täglich 50 µg Äthinylöstradiol oder Mestranol über einen Zeitraum von 14 Tagen vor der ersten Gestagenapplikation. Die zu testenden Gestagene werden dann in gleichen täglichen Dosen über 5, 10 oder mehr Tage oral eingenommen, wobei die Östrogeneinnahme fortgesetzt wird. Als Parameter wird die sekretorische Umwandlung des unter dem Östrogeneinfluß proliferierten Endometriums durch das jeweilige Gestagen histologisch ermittelt.

Dabei wird die Aussagekraft der Methode von der Auswahl der Frauen, der Vorbehandlung mit Östrogenen, der technischen Aufbereitung des Materials und der korrekten Interpretation der histologischen Präparate bestimmt.

76 Beeinflussung durch synthetische Sexualhormone

Oft werden kurze Applikationszeiten bevorzugt, da die ersten von den Gestagenen hervorgerufenen Änderungen besser beurteilt werden können als die in der späten sekretorischen Phase, bei der größere Variationen auftreten.

In Tab. 6 sind die Transformationsdosen aufgeführt, die für die verschiedenen Gestagene mit Hilfe dieses Tests ermittelt wurden.

Wie bereits erwähnt, kann bei diesem Test das Ergebnis vor allem durch die Absorption, Verteilung und Metabolisierung im Organismus individuell beeinflußt werden.

Dieses Problem kann bei der Untersuchung der *Glykogeneinlagerung im Endometrium* unter Gestageneinfluß weitgehend vermieden werden, sofern dieser Test in vitro an Organkulturen menschlicher Endometriumzellen durchgeführt wird. Zwar werden auch im Endometrium selbst (wie auch im Myometrium) einige Gestagene in erheblichem Maße metabolisiert, doch dürfte dieser Test (742) für die Ermittlung einer direkten Wirkung auf das Endometrium schon besser geeignet sein als der Transformationstest. Ein wesentlicher Vorteil liegt darin, daß ein direkter Vergleich mit Progesteron möglich ist, das in den anderen Tests wegen seiner oralen Unwirksamkeit nicht als Vergleichsbasis verwendet werden kann (Tab. 7).

Beim *Menstruationsverschiebungstest* wird vom 6. oder 7. Tage nach dem vermuteten Tag der Ovulation an das zu testende Gestagen täglich in gleichen Dosen 20 Tage lang bei gleichzeitiger Verabreichung von 100 µg Äthinylöstradiol oder Mestranol gegeben. Der Test fällt positiv aus, wenn das Eintreten der Menstruation verschoben werden kann. Die Blutung setzt 2 bis 3 Tage nach Absetzen der Steroide ein. Durch Verringerung der Dosierung in den folgenden Versuchen konnten die geringsten wirksamen Dosierungen, die in Tab. 8 angegeben sind, ermittelt werden (271, 785).

Tabelle 6 Transformationsdosis verschiedener Gestagene

Substanz	Dosis
Ethynodioldiazetat	10 mg
d-Norgestrel	12 mg
Chlormadinonazetat	30 mg
Medroxyprogesteronazetat	30 mg
Norethisteronazetat	50 mg
Norethisteron	120 mg
Lynestrenol	150 mg

Tabelle 7 Vergleich der relativen Wirkungsstärke verschiedener Gestagene hinsichtlich der Glykogeneinlagerung im Endometrium

Substanz	Wirkungsstärke
Progesteron	100%
Ethynodioldiazetat	120%
d-Norgestrel	560%
Norethisteronazetat	560%
Norethisteron	650%
Medroxyprogesteronazetat	810%

Chemie und Pharmakologie 77

Tabelle 8 Relative Wirkungsstärke verschiedener Gestagene im Menstruationsverschiebungstest

Substanz	Wirkungsstärke
Medroxyprogesteronazetat	100%
Norethisteron	130%
Chlormadinonazetat	200%
Lynestrenol	270%
Norethisteronazetat	270%
Ethynodioldiazetat	2000%
d-Norgestrel	4000%

Ein Vergleich der Ergebnisse der drei dargestellten Testmethoden, die ausnahmslos die Wirkung der einzelnen Gestagene auf das menschliche Endometrium zur Grundlage haben, verdeutlicht die Problematik, der man bei der Heranziehung solcher Ergebnisse zur Beurteilung der Potenz von Ovulationshemmern ausgeliefert ist.

Während beispielsweise Medroxyprogesteronazetat in vitro die Glykogeneinlagerung am stärksten stimuliert, stellt es im Menstruationsverschiebungstest das schwächste Gestagen dar. Auf der anderen Seite zeigt Ethynodioldiazetat die stärkste Wirkung bei der Ermittlung der Transformationsdosis und eine ähnlich starke im Menstruationsverschiebungstest, erweist sich jedoch bei einem Vergleich der Wirkungen auf die Glykogeneinlagerung als das schwächste Gestagen. Auch der Vergleich der anderen Substanzen zeigt eine erhebliche Diskrepanz im Potenzmuster bei den verschiedenen Testmethoden.

Man kann sich leicht vorstellen, daß bei der Heranziehung weiterer Testmethoden, die die Wirkung der Gestagene auf andere Organe (Zervix, Vagina oder Ovulationshemmung) miteinander vergleichen, eine Festlegung der sogenannten Gestagenpotenzen nicht erleichtert wird.

Abschließend könnte man vielleicht feststellen, daß im großen und ganzen Norgestrel die stärkste Wirkung auf das Endometrium hat, während Lynestrenol und Norethisteron zu den in dieser Hinsicht weniger wirksamen Substanzen zu zählen sind.

Mit den hier beschriebenen, sowie auch allen anderen speziellen Testmethoden lassen sich lediglich die Potenzen der gestagenen Substanzen im Vergleich untereinander abschätzen. Es ist aber nicht möglich, diese Schätzungen für die Beurteilung der Potenz von Kombinationen aus Östrogen und Gestagen zu verwenden, da einerseits die antagonistischen Effekte eines Gestagens bzw. seiner Metaboliten die Wirkung des Östrogens abschwächen können, andererseits der östrogene Partialeffekt eines Gestagens die Wirkung der Östrogenkomponente auf bestimmte physiologische Vorgänge (z. B. Blutgerinnung) verstärken könnte.

Umgekehrt kann die synergistische Wirkung der Östrogene die Gestagenpotenz in drastischer Weise verändern, beispielsweise erhöhen 100 µg Mestranol die Wirkung von Norgestrel um das 30fache, die des Norethynodrels dagegen nur um das 5fache.

Daraus ergibt sich, *daß eine isolierte Bestimmung der Potenzen der östrogenen und gestagenen Komponente eines antikonzeptiven Hormonpräparates für die Wirkung des Präparates irrelevant, und eine Auflistung nach ihrer hypothetischen „Potenz" sinnlos und irreführend ist.* Auf diese Weise werden weder die kontrazeptive Sicherheit noch das Ausmaß möglicher unerwünschter Nebenwirkungen korrekt erfaßt.

78 Beeinflussung durch synthetische Sexualhormone

Die Charakterisierung als Kontrazeptivum mit „erniedrigter Potenz" spiegelt oft mehr das Wunschdenken einzelner Hersteller und Untersucher als den wirklichen Sachverhalt wieder.

Partialwirkungen der synthetischen Gestagene

Wie bereits eingangs erwähnt wurde, läßt sich die gestagene Wirkung nur schwer definieren. Den in den Ovulationshemmern verwendeten Gestagenen ist die Fähigkeit gemeinsam, die Gonadotropinfreisetzung und damit die Ovulation zu hemmen, die Körpertemperatur durch Stimulation des Wärmezentrums zu erhöhen und im proliferierten Endometrium sekretorische Änderungen hervorzurufen.

Doch schon bei ihren Wirkungen auf den Uterus gibt es signifikante Unterschiede zwischen den Nortestosteronderivaten und den Progesteronderivaten. Im Gegensatz zu letzteren erhalten die meisten 19-Norsteroide nicht die Schwangerschaft (im Tierversuch). Möglicherweise hängt dieser Unterschied damit zusammen, daß z. B. Progesteron, Chlormadinonazetat und Medroxyprogesteronazetat in den Epithelzellen des menschlichen Endometriums nukleoläre Kanalsysteme induzieren, während Nortestosteronderivate dazu nicht in der Lage sind (410). Allerdings stimulieren beide Gestagentypen die Glykogeneinlagerung.

In Tab. 9 sind einige *Partialwirkungen* aufgeführt, die man im Tierversuch nachgewiesen hat. Es muß aber bedacht werden, daß diese Befunde nur eine begrenzte Aussagekraft für den Menschen haben, da sowohl Metabolismus als auch Wirkungsspektrum von Spezies zu Spezies verschieden sein können.

Im allgemeinen kann man davon ausgehen, *daß Derivate des Progesterons eine geringe anabole und eine schwache antiöstrogene Wirkung sowie stärkere antiandrogene Eigenschaften haben.* Aber auch innerhalb der beiden Gruppen können gleiche Partialwirkungen auf unterschiedlichen Mechanismen beruhen. Während Progesteron die Wirkung des Testosterons durch Inhibition der 5α-Reduktase verringert, übt Cyproteronazetat seine antiandrogene Wirkung durch Kompetition um den Testosteronrezeptor aus. Aufgrund ihrer Herkunft haben Nortestosteronderivate noch eine geringe androgene Wirkung behalten, die aber normalerweise ohne jede Bedeutung ist. Immerhin zirkulieren im Serum der gesunden, fertilen Frau beträchtliche Mengen an Androgenen, die physiologische Aufgaben erfüllen, so daß androgene Nebenwirkungen von Ovulationshemmern nur bei besonderer Veranlagung eine Rolle spielen dürften.

Tabelle 9 Partialwirkungen verschiedener Gestagene (Tierversuch)

Substanz	östrogen	antiöstr.	androgen	antiandr.
Progesteron	−	+	−	−
Chlormadinonazetat	−	+	−	+
Medroxyprogesteronazetat	−	+	−	(+)
Norethisteron	+	+	+	−
Norethisteronazetat	+	+	+	−
Norgestrel	−	+ +	+	−
Lynestrenol	+	+	+	−
Ethynoldioldiazetat	+	+	(+)	−
Cyproteronazetat	−	(+)	−	+ +

− nicht oder kaum wirksam, (+) schwach wirksam, + wirksam, + + stark wirksam

Im Falle des Norgestrels und – in gewissem Ausmaß – des Norethisterons dürften die beschriebenen Nebenwirkungen wie Akne auf die starke Bindung der Substanzen durch spezifische Plasmaproteine (SHBG, s. S. 261) zurückzuführen sein, weil Norethisteron und vor allem Norgestrel auf diese Weise einen Teil des proteingebundenen Testosterons verdrängen und damit *die Serumkonzentration an freiem, biologisch wirksamen Testosteron erhöhen* (843). Die Nortestosteronderivate werden aber auch zu einem kleinen Teil in der Leber aromatisiert und können dadurch eine geringe östrogene Wirkung ausüben. Andererseits besitzen sie auch antiöstrogene und (bei der üblichen Dosierung vernachlässigbare) anabole Partialwirkungen.

Resorption und Verteilung der synthetischen Gestagene

Die meisten Gestagene werden im Intestinaltrakt gut resorbiert. Soweit es sich um Esterverbindungen handelt (vor allem bei Azetaten), erfolgt schon im Darmtrakt eine beträchtliche Hydrolyse, so daß sowohl Ester als auch freie Hormone resorbiert werden.

Nach oraler Einnahme der Gestagene wird meist innerhalb von 2 Stunden die maximale Serumkonzentration erreicht. Anschließend fällt der Serumspiegel wieder ab. Einer ersten und schnellen Abnahme (kurze Halbwertszeit von wenigen Stunden), die mit der Verteilung der Substanz auf das Körperfett bzw. auf die verschiedenen Organe sowie der sofort beginnenden Ausscheidung zusammenhängt, folgt ein weiterer, langsamer Rückgang der Gestagenkonzentration (zweite Halbwertszeit bis zu mehreren Tagen). Diese zweite, verzögerte Abnahme wird im wesentlichen von der Freigabe des gespeicherten Steroids aus dem Gewebe und von der Ausscheidung bestimmt (Abb. 31).

Ähnlich wie bei den Östrogenen entscheidet – wenn man die unterschiedlichen Metabolisierungsraten außer acht läßt – der Lipid-Wasser-Verteilungskoeffizient über die Absorption und Speicherung im Fettgewebe. Die Freisetzungsrate aus einem solchen Sekundärdepot bestimmt dann neben der Metabolisierungsrate weitgehend den Serumspiegel des Gestagens. Vor allem langkettige Fettsäureester, wie das Depotpräparat Norethisteronönanthat, sind auf Grund ihrer hohen Lipophilität zur Bildung größerer Sekundärdepots geeignet. Adipöse Frauen vermögen dank ihrer erhöhten Speicherungskapazität im Fettgewebe während einer jahrelangen Behandlung so viele Steroide zu speichern, daß deren kontraceptive Wirkung noch einige Zeit nach Absetzen des Präparates erhalten bleibt.

Bei den einzelnen Gestagenen lassen sich nach oraler Einnahme recht unterschiedliche

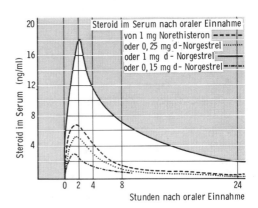

Abb. 31 Der Verlauf des Serumspiegels von Norethisteron und Norgestrel nach oraler Applikation (862).

80 Beeinflussung durch synthetische Sexualhormone

Verlaufskurven im Serum feststellen, die auf Unterschiede bei der Resorption und Eliminierung schließen lassen.

2 Stunden nach der Einnahme von 1 mg Norethisteron finden sich ca. 2% der Dosis im Gesamtplasma, wobei eine Serumkonzentration von 7 ng/ml erreicht werden kann (Abb. 31). Die Halbwertszeit beträgt zunächst 2,5 Stunden und danach 8 Stunden, so daß sich nach 24 Stunden nur noch 0,1% der Dosis im Plasma befinden. Eine Stunde nach der Einnahme findet man im Fett zweimal so viel Norethisteron wie im Blut, während im Uterus nur geringe Mengen vorhanden sind. Norethisteron liegt im Blut nur zum kleinen Teil als freies Steroid vor, der überwiegende Teil ist konjugiert – zu Anfang vorwiegend als Sulfat, später mehr als Glukuronid – und teilweise an Protein gebunden.

Bei der Einnahme von 1 mg Norethisteron und 50 µg Mestranol pro Tag findet zunächst eine langsame, aber stetige Kumulierung des Norethisterons im Serum statt (768). Der Blutspiegel des Norethisterons steigt jeweils 3 Stunden nach der täglichen Einnahme an, sinkt dann wohl wieder ab, erreicht aber dabei nicht ganz das Ausgangsniveau (Abb. 32). Bei niedrigerer Dosierung fällt dieser Kumulationseffekt praktisch nicht ins Gewicht. Vermutlich beruht die Kumulation auf der verstärkten Bindung des Gestagens durch SHBG, dessen Synthese durch Östrogene gesteigert wird.

Die Verlaufskurven in Abb. 32 zeigen deutlich, daß relativ große Gestagendosen verabreicht werden müssen, um für wenige Stunden einen ausreichenden Serumspiegel zu erzielen, der dann wohl wieder absinkt, aber bis zur nächsten Einnahme die Ovulation verhindert. Normalerweise sinkt der Norethisteronspiegel nach Einnahme von 0,5 oder

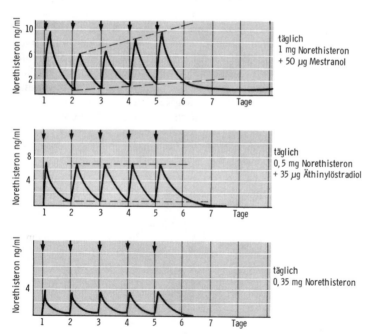

Abb. 32 Der Verlauf des Serumspiegels von Norethisteron während der mehrtägigen Einnahme verschiedener norethisteronhaltiger Präparate (768).

1 mg nicht unter 1 ng/ml ab. Bei einer Dosis von 0,35 mg erreicht er jedoch nach 24 Stunden Werte von 0,36 ng/ml.
Ähnliche Verhältnisse finden sich nach Einnahme von Norgestrel (s. Abb. 31). Oral eingenommen wird es schnell und vollständig absorbiert, ohne daß eine rasche Metabolisierung stattfindet. Dabei werden 25% der Dosis vom Körperfett aufgenommen. Der höchste Wert im Serum wird nach 1 bis 2 Stunden erreicht, wobei die Halbwertszeit zunächst nur 90 Minuten, danach aber 21 Stunden beträgt. Die im Vergleich zu gleichen Dosen Norethisteron weitaus höheren Serumkonzentrationen dürften auf der stärkeren Bindung von Norgestrel an SHBG und dem wesentlich langsameren Metabolismus beruhen. Wie beim Norethisteron spielt auch beim Norgestrel die Konjugierung zum Sulfat und danach zum Glukuronsäureester eine wichtige Rolle bei der Ausscheidung.
Eine weitere Übereinstimmung ist in der Tatsache gegeben, daß nach 3wöchiger Behandlung mit 0,25 mg Norgestrel und 50 µg Äthinylöstradiol und auch mit 0,15 mg Norgestrel und 30 µg Äthinylöstradiol ein stetiger Anstieg der Norgestrelserumspiegel zu verzeichnen ist. Auch in diesem Fall dürfte die Kumulierung durch die von Östrogenen stimulierte SHBG-Synthese in der Leber und der damit verbundenen verstärkten Proteinbindung des Norgestrels im Plasma verursacht werden. Bei der alleinigen Verabreichung von Norgestrel bleibt der Serumspiegel nämlich konstant (862). Man darf annehmen, daß sich der durch Kumulierung ansteigende Gestagenspiegel nach einigen Tagen auf einem leicht erhöhten Niveau einpendelt.
In der Proliferationsphase nimmt das Endometrium sechsmal so viel Norgestrel auf wie in der Lutealphase. Ähnliche Verhältnisse finden sich auch im Eileiter und in der Zervix, wenn auch in geringerem Umfang. Diese zyklusabhängigen Unterschiede werden wohl durch eine Beeinflussung der Progesteronrezeptoren durch Östrogene hervorgerufen.
Wie bereits erwähnt, werden Lynestrenol, Ethynodioldiazetat und Norethynodrel relativ schnell in Norethisteron umgewandelt. Beispielsweise findet man nach Einnahme von 1 mg Ethynodioldiazetat eine rasche Zunahme der Norethisteronkonzentration im Serum, die nach etwa 3 Stunden ein Maximum von ca. 5 ng/ml erreicht (848). Der Verlauf des Serumspiegels von Norethisteron entspricht ungefähr dem nach Einnahme von 0,5 mg Norethisteron, wenn man den initialen schnelleren und höheren Anstieg außer acht läßt (Abb. 33).
Während Progesteron nur sehr kurze Halbwertszeiten von zunächst 1 Minute und später 11 Minuten aufweist und überwiegend im Uterus und in der Haut angereichert wird, findet man das Chlormadinonazetat in starkem Maße im subkutanen Abdominalfett. Im Genitaltrakt wird es am stärksten vom Endometrium und dem Eileiter, von der Endozervix und vom Zervikalmukus aufgenommen. Seine Halbwertszeit beträgt 2,4 und 80 Stunden. Diese langsame Ausscheidung des Chlormadinonazetats beruht auf der enterohepatischen Zirkulation, der Bindung an Plasmaproteine und der Speicherung im Fett. Dabei liegt ein beträchtlicher Anteil des Steroids als Konjugat vor. Es ist nicht bekannt, ob dieses biologisch wirksam ist. Die langsame Freigabe aus dem Körperfett in den Kreislauf ist entscheidend für die lange Halbwertszeit. Nach Einnahme von 2 mg Cyproteronazetat und 50 µg Äthinylöstradiol wird nach 2 Stunden eine maximale Serumkonzentration von ca. 25 ng/ml erreicht (Abb. 34). Danach fällt der Serumspiegel bei einer Halbwertszeit von zunächst 8 Stunden und danach 60 Stunden ab und erreicht nach 4 Tagen einen Wert von 2 ng/ml und nach 8 Tagen noch eine Konzentration von 1 ng/ml.
Bei täglicher Einnahme von Cyproteronazetat steigt der Serumspiegel der Substanz bis

82 Beeinflussung durch synthetische Sexualhormone

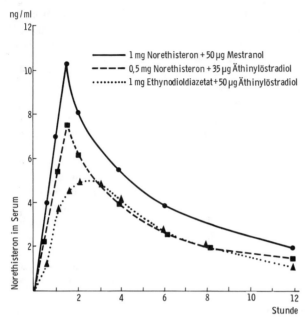

Abb. 33 Der Verlauf des Serumspiegels von Norethisteron nach oraler Einnahme von Kombinationspräparaten mit Norethisteron bzw. Ethynodioldiazetat (768, 848).

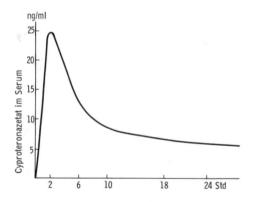

Abb. 34 Der Verlauf des Serumspiegels von Cyproteronazetat nach Einnahme eines Kombinationspräparates mit 2 mg Cyproteronazetat und 50 µg Äthinylöstradiol (759).

zum Tag 10 ständig an und fällt dann auch bei einer ein- oder zweitägigen Einnahmepause nicht unter 50% der Maximalwerte (759). Für diesen Depoteffekt dürfte neben dem verzögerten Metabolismus vor allem die Speicherung im Körperfett verantwortlich sein. Deshalb scheint auch die Reaktion hirsuter Frauen auf Cyproteronazetat von der Menge des Körperfetts abzuhängen.

Als *Depotpräparate* stehen eine mikrokristalline Suspension des Medroxyprogesteronazetats und eine ölige Lösung des Norethisteronönanthats zur Verfügung, die nach intramuskulärer Injektion über einen Zeitraum von mehreren Wochen kontrazeptiven Schutz

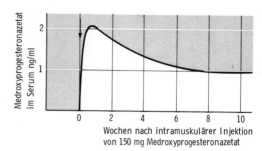

Abb. 35 Der Serumspiegel des Medroxyprogesteronazetats nach der intramuskulären Injektion von 150 mg (nach *Ortiz* et al. J. Clin. Endocrin. Metab. 44 [1977] 32–38)

gewähren. Nach Injektion einer mikrokristallinen Suspension von 150 mg Medroxyprogesteronazetat steigt innerhalb von 24 Stunden der Serumspiegel der Substanz auf einen maximalen Wert von ca. 2 ng/ml an (Abb. 35). In den folgenden Monaten erfolgt ein stetiger leichter Rückgang der Serumkonzentration bis auf 0,2 ng/ml im 6. Monat. Es fehlt also bei diesem Präparat der von langkettigen Fettsäureestern her bekannte starke Initialanstieg des Serumspiegels.

Dieser Befund und die relative Konstanz des Serumspiegels hängen damit zusammen, daß nach der Resorption des Lösungsmittels aus der mikrokristallinen Suspension an der Injektionsstelle ein weißlicher, amorpher „Pellet" entsteht. Aus diesem Primärdepot werden in den folgenden Monaten relativ gleichmäßige Mengen des Steroids an das Serum abgegeben, so daß der konstant bleibende Serumspiegel nicht auf eine verzögerte Metabolisierung oder eine Speicherung im Fett zurückzuführen ist. Deshalb sollte man dieses Präparat eigentlich nicht als „hoch-dosiert" bezeichnen. Solange der Serumspiegel des Medroxyprogesteronazetats über 0,1 ng/ml liegt – zwischen 3 und 6 Monaten nach einer Injektion –, bleibt die Ovulation unterdrückt. Die Wiederherstellung eines normalen Zyklus ist allein von der Serumkonzentration des Präparats abhängig.

Da die Höhe des Serumspiegels einerseits durch die langsame Resorption aus dem Primärdepot, andererseits durch die schnelle Eliminierung des Steroids aus der Zirkulation bestimmt wird, hängt die Dauer des Intervalls zwischen dem Absetzen des Präparats und der Wiederherstellung der vollen Fertilität nicht von der Zahl der Injektionen ab.

Im Gegensatz zum Medroxyprogesteronazetat-Depot nimmt der Norethisteronönanthat-Spiegel viel schneller ab. 1 bis 2 Wochen nach der intramuskulären Injektion von 200 mg in einer öligen Lösung konnte eine Konzentration von 4 bis 8 ng/ml Norethisteron im Serum nachgewiesen werden (Abb. 36), die aber in den folgenden 4 Wochen relativ schnell wieder abfiel.

Aus diesem Grunde kann es bereits 8 Wochen nach einer Injektion von Norethisteronönanthat wieder zur Ovulation kommen. Demnach kommt die kontrazeptive Wirkung des Präparats auf zweierlei Weise zustande: In den ersten 6 bis 8 Wochen wirkt es als Ovulationshemmer und in den letzten 6 Wochen (d. h. bis zur 12. Woche) in einer der Minipille vergleichbaren Weise.

Aus Abb. 36 ist auch zu ersehen, daß das Norethisteronönanthat sehr schnell gespalten wird, so daß der Ester nur Konzentrationen von 2,5 ng/ml erreicht, während das Norethisteron – die eigentlich wirksame Substanz – auf Werte von über 8 ng/ml im Serum ansteigt.

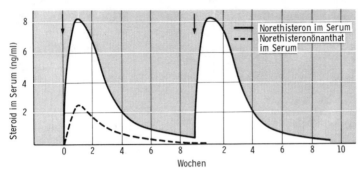

Abb. 36 Schwankungen im Serumspiegel von Norethisteron nach der intramuskulären Injektion von 200 mg Norethisteronönanthat (nach *Weiner* u. *Johansson* Contraception 11 [1975] 419–425)

Metabolismus und Ausscheidung der synthetischen Gestagene

Die Wirkungsstärke der Gestagene und das Muster der Partialwirkungen werden u. a. auch vom Metabolismus bestimmt. So dürfte die außerordentliche Wirksamkeit des Norgestrels ihre Ursache in der im Vergleich zu anderen Gestagenen langsameren Metabolisierung haben.

Demgegenüber ist bei einigen synthetischen Gestagenen die Metabolisierung die Voraussetzung für deren gestagene Wirksamkeit. Wie bereits erwähnt, trifft dies für Ethynodioldiazetat, Lynestrenol und Norethynodrel zu, die nur in geringem Maße fähig sind, an den Progesteronrezeptor zu binden und damit im Zielorgan als Gestagen zu wirken. Sie werden überwiegend im Organismus in Norethisteron umgewandelt (s. Abb. 30) und üben ihre Wirkung wahrscheinlich in Form dieses hormonell aktiven Zwischenmetaboliten aus (223).

Auch die beiden Norethisteronester, das Norethisteronazetat und das Depotpräparat Norethisteronönanthat, wirken im wesentlichen nach ihrer Hydrolyse als Norethisteron.

Die meisten Metabolisierungsschritte finden in der Leber statt, in geringerem Ausmaß aber auch im Endometrium und Myometrium.

Für die Geschwindigkeit der Metabolisierung von Ovulationshemmern ist das Verhältnis zwischen der Östrogenkomponente und dem Gestagenanteil ausschlaggebend, da die Östrogene nicht nur die Biosynthese von gestagenbindenden Plasmaproteinen stimulieren, sondern auch die Aktivitäten vieler metabolisierender Enzyme in der Leber steigern können.

Die wichtigsten metabolischen Angriffspunkte am Gestagenmolekül sind die Ketogruppe an C_3, die Doppelbindung zwischen C_4 und C_5 und die Hydroxygruppen an C_{17}.

Während die Nortestosteronderivate hauptsächlich in 17-Oxo- oder in 3-Hydroxyverbindungen, in Östrogene oder Östranverbindungen umgewandelt werden, entstehen aus den 17α-Hydroxyprogesteronderivaten im wesentlichen 20-Hydroxy-, 5-Pregnan- oder 3-Hydoxypregnanverbindungen (Pregnandiolderivate).

Daraus ergibt sich, daß die Einführung z. B. einer Estergruppe oder einer sterisch hindernden Äthinylgruppe an C_{17} den Angriff von Enzymen hemmt und damit eine 17-Oxydation oder eine 16-Hydroxylierung stark verzögert. Die meisten Steroidester wer-

den in der Leber langsam durch nicht-spezifische Esterasen hydrolysiert, während die 17α-Äthinylgruppe nur geringfügig verändert wird (224).
Die Inaktivierung des Norethisterons verläuft hauptsächlich über die Reduktion der Δ4-3-Keto-Gruppe (Abb. 30). Daneben finden Hydroxylierungsreaktionen an C_2, C_{10} und C_{16} statt.
50 bis 70% des Norethisterons erscheinen innerhalb von 4 Tagen nach der Einnahme im Urin, wobei fast alle Metaboliten noch die Äthinylgruppe besitzen (99, 456). Weitere 30 bis 40% werden in diesem Zeitraum im Stuhl ausgeschieden. Die Metabolisierung des Norethisterons erfolgt relativ langsam, so daß nach 24 Stunden noch 5% im Blut vorhanden sind.
Der größte Teil liegt allerdings in konjugierter Form vor (Sulfat) und dürfte daher inaktiv sein. Etwa 0,5% des Norethisterons werden in Östrogene umgewandelt. Dies erklärt hinreichend die östrogene Partialwirkung des Steroids; bei der Einnahme von 1 mg Norethisteron entspräche dies jedoch nur einer Dosis von 5 µg Äthinylöstradiol. Erwähnenswert ist vielleicht noch, daß Norethisteronazetat über die Muttermilch an den Säugling übergeht, der immerhin etwa 0,05% der von der Mutter eingenommenen Dosis im Urin ausscheidet (453).
Nachdem Ethynodioldiazetat, Lynestrenol und Norethynodrel relativ schnell in Norethisteron umgewandelt werden, dürfte ihre weitere Metabolisierung der des Norethisterons entsprechen (662).
24 Stunden nach Einnahme von Lynestrenol befinden sich noch 3,8% – überwiegend in Form von Sulfat – im Blut. Im Urin erscheinen innerhalb von 4 Tagen 50% der eingenommenen Dosis. Auch Lynestrenol wird vermutlich – nach vorheriger Hydroxylierung an C_3 – zu einem gewissen Teil aromatisiert, was seine östrogene Partialwirkung erklärt.
Nach der Einnahme von Lynestrenol findet man bei laktierenden Frauen innerhalb von 5 Tagen 0,02% der Dosis in der Milch. Dies entspricht einer Konzentration von 10 ng/ml Milch.
Die Metabolisierung des Norgestrels wird durch seine starke Bindung an das Plasmaprotein SHBG verzögert – ein Effekt, der durch die Gabe von Östrogenen, welche die Bildung von SHBG stimulieren, noch verstärkt wird. So ist die Norgestrelkonzentration post partum wegen des erhöhten SHBG-Spiegels im Serum 6- bis 8mal höher als bei Frauen mit normalen Zyklen.
Norgestrel wird hauptsächlich in Form von 3-OH-Pregnanderivaten ausgeschieden, wobei ein Drittel als Glukuronid und ein Viertel als Sulfat erscheinen (472). Hauptmetabolit ist dabei das Glukuronid des 3α,5β-Tetrahydronorgestrels.
Innerhalb von 4 Tagen nach der Einnahme werden während der Follikelphase 43% und während der Lutealphase 35% des Norgestrels ausgeschieden. Die Progesteronderivate werden schneller metabolisiert als die Nortestosteronderivate, wobei aber im Vergleich zu den letzteren ihre Ausscheidung im Urin relativ geringer und im Stuhl höher ist.
Die enzymatische Hydrierung der Doppelbindung zwischen C_3 und C_4 ist einer der wichtigsten Metabolisierungsschritte der Gestagene in der Leber. Durch Einführung sterisch hindernder Gruppen wie Cl (Chlormadinonazetat) oder CH_3 (Medroxyprogesteronazetat) an C_6 wird dieser Inaktivierungsschritt blockiert (174). Daher ist bei dieser Gestagengruppe die Reduktion des Ringes A nicht der entscheidende metabolische Schritt. Im wesentlichen finden Hydroxylierungsreaktionen an C_6 und an C_{21} statt.
Während nach Einnahme von Progesteron innerhalb von 3 Tagen ca. ein Drittel ausge-

schieden wird, sind es beim Chlormadinonazetat im gleichen Zeitraum nur 17% der Dosis, wobei der im Urin erscheinende Anteil etwas größer ist als der im Stuhl. Cyproteronazetat wird zu 30% im Urin und zu 60% im Stuhl ausgeschieden. 10 Tage nach der Einnahme sind erst 91% aus dem Organismus verschwunden. Medroxyprogesteronazetat wird sehr schnell nach der Resorption konjugiert. Innerhalb von 4 Tagen nach der Einnahme der Substanz erscheinen 36% im Urin.

Abschließend muß noch darauf hingewiesen werden, daß bei der Einnahme synthetischer Steroide Metaboliten entstehen können, deren Wirkungen wir überhaupt noch nicht kennen.

Einfluß der synthetischen Sexualsteroide auf die Sekretion der endogenen Sexualhormone

Da die wirksame Konzentration der Sexualsteroide im Serum wesentlich von den Plasmaproteinen bestimmt wird – nur 1–3% der Steroide sind frei gelöst –, ist der Einfluß der exogenen Hormone auf die Bindungskapazität dieser Proteine von Bedeutung.

So stimulieren Östrogene die Synthese des Sexualhormon-bindenden Globulins (SHBG) und des Kortikosteroid-bindenden Globulins (CBG, Transkortin) in der Leber. Dagegen hemmt Testosteron, das von SHBG mit der doppelten Affinität wie Östradiol gebunden wird, die Produktion dieses Bindungsproteins. Von den Gestagenen wird nur Norgestrel stark an SHBG gebunden, während die anderen Nortestosteronderivate eine weit geringere und die Progesteronderivate nahezu keine Affinität zum SHBG besitzen (s. Tab. 30). Andererseits wird Progesteron – im Gegensatz zu den synthetischen Gestagenen – von CBG mit starker Affinität gebunden.

Die alleinige Verabreichung von Östrogenen (50–100 µg/Tag Äthinylöstradiol oder Mestranol) über mehrere Zyklen unterdrückt zeit- und dosisabhängig die basale LH- und FSH-Sekretion (255). Obwohl die zusätzliche Gabe von Gestagenen zu einer noch weitergehenden Unterdrückung der Gonadotropine führt, können doch gelegentlich „pulsartige" LH- und FSH-Gipfel auftreten, die aber keine Ovulation auslösen (255). Die tägliche intramuskuläre Injektion von 5 bis 10 mg Progesteron von Tag 7 bis 23 unterdrückt LH und FSH und verhindert die Ovulation (569). Ebenso führen Gestagene zu einer Verminderung des Gonadotropinspiegels.

Wirkung der Kombinationspräparate

Durch die Einnahme von *Kombinationspräparaten* mit der früher üblichen, heute für die primäre Verordnung oft als zu hoch angesehenen Dosierung von 50 µg Östrogen pro Tablette wird in den meisten Fällen die Sekretion von LH und FSH und damit der Serumspiegel beider Gonadotropine deutlich erniedrigt (Abb. 37), (7, 257, 613, 680, 694, 734), wobei die Suppression des FSH deutlicher ausgeprägt zu sein scheint als die des LH (7). *Aller Wahrscheinlichkeit nach ist das Ausmaß der Gonadotropinhemmung von der Dosis der Östrogene in den Ovulationshemmern abhängig* (7, 680, 694). Da der präovulatorische LH-Gipfel verhindert wird, könnte selbst dann keine Ovulation stattfinden, wenn ein sprungreifer Follikel vorhanden wäre. Auf Grund der Unterdrückung der basalen Gonadotropinsekretion in der ersten Zyklushälfte und der davon ausgehen-

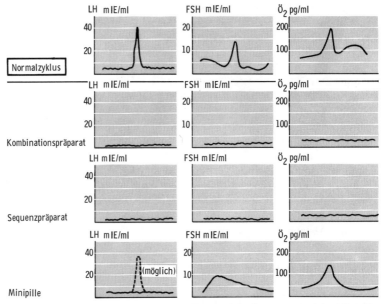

Abb. 37 Die Wirkung von Kombinationspräparaten, Sequentialpräparaten und der Minipille auf die Serumkonzentration von FSH, LH und Östradiol im Verlauf eines Zyklus.

den Störung der Follikelreifung ist damit allerdings nicht zu rechnen. Als Folge der Ovulationshemmung fehlt zwar der Anstieg des Serumprogesterons in der zweiten Zyklushälfte (7, 808); trotzdem ist der Progesteronspiegel doppelt so hoch wie in der Follikelphase des normalen, ovulatorischen Zyklus oder bei postmenopausalen Frauen. Dies beruht vermutlich auf Bindung des Progesterons an das Transportprotein Transkortin, das während der Östrogeneinnahme vermehrt gebildet wird und das gebundene Steroid vor dem Abbau schützt (808).

Die Fähigkeit des Hypophysenvorderlappens, auf die Gabe von LH-RH mit einer Freisetzung von LH und FSH zu reagieren, wird durch Ovulationshemmer in Abhängigkeit von der Östrogendosis gehemmt (179). Innerhalb von ca. 10 Tagen nach Absetzen eines Ovulationshemmers wird die Ansprechbarkeit der Gonadotrophen wiedergewonnen. Dementsprechend treten die ersten LH-Gipfel drei bis vier Wochen nach Beendigung der Einnahme auf (403).

Der *Prolaktinspiegel* ist unter der Behandlung mit Ovulationshemmern erhöht (3, 172, 534). Da TSH nicht verändert ist, muß man annehmen, daß die Erhöhung des Prolaktins Folge einer Suppression von PIF ist (172).

Bei Einnahme von Kombinationspräparaten ist die Östrogenproduktion auf ca. ein Drittel der Norm (406, 868) erniedrigt und damit der von postmenopausalen Frauen vergleichbar. Auch die Androstendionsynthese ist erniedrigt (868), während Testosteron im Serum um ein Drittel und Dihydrotestosteron auf das Doppelte erhöht sind (102, 406). Virilisierungserscheinungen treten dabei allerdings nicht auf. Dies beruht sicher zum Teil auf der Bindung der Androgene an SHBG, das durch die Östrogenkomponente dieser Präparate erhöht ist. Die Verschiebung des Verhältnisses zwischen dem endogenen

88   Beeinflussung durch synthetische Sexualhormone

Östradiol und Dihydrotestosteron dürfte auf ein direktes Eingreifen in die ovarielle Produktion oder den Metabolismus der Steroide zurückgehen (406).

Das *freie Testosteron* befindet sich meist im Normbereich, nur bei norgestrelhaltigen Präparaten kommt es durch Verdrängung aus der SHBG-Bindung zu einem Anstieg des freien Testosterons (820). Cortisol ist im Serum bei Einnahme von Ovulationshemmern erhöht (121).

Bei Anwendung von *niedrigdosierten Kombinationspräparaten* wird die basale LH- und FSH-Sekretion weniger beeinflußt als durch die höher dosierten. Beispielsweise sind während der Einnahme von 35 µg Äthinylöstradiol und 0,75 mg Lynestrenol die Gonadotropinspiegel etwas niedriger als im Normalzyklus; doch ist der Unterschied nicht signifikant (177). Dagegen wird der LH-Gipfel mit der gleichen Zuverlässigkeit unterdrückt wie durch Präparate mit höherem Steroidgehalt, so daß die Ovulation und die Bildung des Corpus luteum verhindert werden (199, 513, 558). FSH reagiert dabei sowohl während der Einnahme als auch nach Absetzen empfindlicher als LH.

Da unter der Behandlung mit solchen Präparaten das SHBG im Serum erhöht ist, läßt sich eine Abnahme der Serumkonzentration des freien Testosterons feststellen (789).

Wirkung der Sequentialpräparate

Während der Einnahme von *Sequentialpräparaten* sind die basalen Gonadotropinspiegel erniedrigt (s. Abb. 37), wobei FSH stärker unterdrückt ist als LH (7, 257). Die präovulatorischen Gonadotropingipfel sind blockiert, so daß es weder zur Ovulation noch zur Bildung eines Corpus luteum kommt.

Obwohl die Follikelreifung nicht in dem Maße gehemmt ist wie bei den Kombinationspräparaten, ist Östradiol ebenfalls erniedrigt (7). Dagegen ist Prolaktin deutlich auf mehr als das Doppelte erhöht (3, 172), was auf eine Hemmung des PIF zurückgehen dürfte.

Wirkung der Minipillen

Diese *reinen Gestagenpräparate* waren als nicht-ovulationshemmende hormonale Kontrazeptiva konzipiert worden. In der klinischen Praxis hat es sich aber gezeigt, daß die tägliche Einnahme solcher niedrig dosierten Gestagene bei etwa 15–40% der Frauen zu anovulatorischen Zyklen führt (281, 503, 543). Dabei scheinen Nortestosterongestagene den präovulatorischen Gonadotropingipfel stärker zu hemmen als Progesteronderivate (226).

Während die basale LH-Sekretion mehr oder weniger beeinträchtigt ist, scheinen die FSH-Spiegel nur wenig verändert zu sein (7). Dagegen ist Prolaktin auf das Doppelte erhöht (172), ohne daß TSH verändert ist.

Die Serumkonzentrationen des Östradiols sind teilweise erniedrigt – vor allem unter längerer Behandlung –, können dabei aber biphasisch bleiben (725). Da jedoch die Follikelentwicklung nicht zwangsläufig gestört sein muß, kann der Östrogenspiegel durchaus das Niveau des präovulatorischen Anstiegs erreichen oder sogar überschreiten, wobei diese „Gipfel" irregulär und ohne genaue Synchronisation mit dem Zyklus auftreten (176, 234, 490). Deshalb kommt es in solchen Fällen häufig nicht zur Auslösung eines LH-Gipfels (234). Möglicherweise unterdrückt das Gestagen die Östradiolrezeptoren im Hypothalamus und in der Hypophyse. In den meisten Fällen sind die präovulatorischen Gonadotropingipfel partiell oder vollständig unterdrückt (s. Abb. 37).

Kommt es aber zur Ovulation, so ist dann meistens die Steroidgenese im Corpus luteum gestört (542), so daß die Progesteronproduktion niedriger ist als bei unbehandelten Frauen (234). Insgesamt ist gerade unter der Behandlung mit der „Minipille" mit starken *individuellen Schwankungen* zu rechnen.

Wirkung der Depotgestagene

Die i. m. Injektion von 150 mg Medroxyprogesteronazetat in Abständen von 3 Monaten beeinflußt die basale Gonadotropinsekretion kaum, verhindert aber in den meisten Fällen die präovulatorischen LH- und FSH-Gipfel. Es ist jedoch bemerkenswert, daß sich LH und FSH zum Zeitpunkt der nächsten Injektion wieder normalisiert haben. FSH, LH und Östradiol weisen Werte auf, wie sie in der frühen Follikelphase gefunden werden (102, 347, 348, 533), so daß man annehmen kann, daß die Follikelentwicklung durch das Depotgestagen gestört ist. Bei höherer Dosierung (300 mg) sind dagegen die Gonadotropinspiegel deutlich erniedrigt (613). Das Testosteron im Serum wird nicht beeinflußt, während die Produktion von Androstendion und der Östrogene im Ovar vermindert ist (868). Die leichte Unterdrückung der Östrogene erreicht jedoch nicht das Ausmaß wie bei Anwendung von Kombinationspräparaten in der Postmenopause, und sie steigen bei längerer Behandlung sogar auf die Werte der frühen Follikelphase an.

Das Verhalten der Gonadotropine ist individuell sehr verschieden und in gewissem Rahmen von der Behandlungsdauer abhängig.

Einfluß synthetischer Sexualsteroide auf Hypothalamus und Hypophyse

Die Wirksamkeit der meisten hormonalen Kontrazeptiva beruht vor allem auf ihrer Fähigkeit zur Hemmung der Gonadotropinsekretion aus dem Hypophysenvorderlappen. Die daraus resultierende Störung der Follikelreifung im Ovar hat zur Folge, daß es zu keinem Anstieg des Östradiols im Serum kommt und der präovulatorische LH-Gipfel ausbleibt.

Ungeklärt bleibt allerdings die Frage, ob Ovulationshemmer in erster Linie am Hypothalamus angreifen oder die Hypophysenfunktion direkt hemmen. Bis vor einigen Jahren neigte man dazu, den Hypothalamus als primären Angriffsort anzusehen, da die sogenannte Ovulationshemmeramenorrhö („Pillenamenorrhö"), bei der die Hypophyse auf intravenös verabreichtes LH-RH meist mit einer normalen Gonadotropinfreisetzung reagiert, als hypothalamische Störung verstanden wurde (501).

Inzwischen hat man aber erkannt, daß orale Kontrazeptiva die Reaktionsfähigkeit des Hypophysenvorderlappens auf die Gabe von LH-RH erheblich beeinträchtigen können. Wie aus den im folgenden aufgeführten Beobachtungen hervorgeht, dürften orale Kontrazeptiva sowohl den Hypothalamus als auch die Hypophyse beeinflussen. Dabei erfolgt die Unterdrückung der LH-RH-Freisetzung aus dem Hypothalamus offenbar sehr schnell, d. h. innerhalb einiger Tage. Im Gegensatz dazu scheint zur Verminderung der hypophysären Sensitivität eine gewisse Behandlungsdauer erforderlich zu sein.

Während es möglich war, die Wirkung von Ovulationshemmern auf die Hypophyse unter klinischen Bedingungen zu untersuchen, ist man hinsichtlich ihrer Wirkung auf den Hypothalamus im wesentlichen auf Analogieschlüsse aus Tierversuchen angewiesen.

Dabei konnten durch stereotaktische Implantationen von Sexualsteroiden in den Hypothalamus, insbesondere in die Eminentia mediana, die Sekretion der Gonadotropine, die Follikelreifung und die Ovulation gehemmt werden (76, 166, 506, 755), vermutlich über eine Suppression der LH-RH-Synthese und -Freisetzung im Hypothalamus (133, 406). Im einzelnen wurde dies mit verschiedenen Östrogenen, aber auch mit Norethisteron (369) und Chlormadinonazetat (183) gezeigt.
Darüber hinaus deuten die von Östrogenen und synthetischen Gestagenen hervorgerufenen Veränderungen im Elektroenzephalogramm auf eine *zentrale Wirkung der Sexualsteroide* in verschiedenen Bereichen des Gehirns. Während Östrogene die neuronale Aktivität bestimmter hypothalamischer Zentren erhöhen, üben Gestagene einen hemmenden Einfluß aus (568). Dies könnte bedeuten, daß der inhibierende Effekt der hormonalen Kontrazeptiva auf die LH-RH-Freisetzung im wesentlichen auf die Wirkung der Gestagene zurückzuführen ist.
Da die Prolaktinsekretion aus der Hypophyse unter dem Einfluß oraler Kontrazeptiva ansteigt, ist es von besonderem Interesse, daß Östrogene die durch elektrische Stimulation des Hypothalamus bewirkte Prolaktinfreisetzung verstärken (657) und die Freisetzung von Dopamin aus dem Hypothalamus in das Portalgefäßsystem unterdrücken (151). Die Reduzierung der hemmenden Wirkung von Dopamin auf die Prolaktinsekretion könnte für den Anstieg dieses Hormons unter der Behandlung mit Ovulationshemmern verantwortlich sein.
Eingehende klinische Untersuchungen haben in den letzten Jahren gezeigt, daß Sexualsteroide – insbesondere Östradiol – die funktionelle Kapazität der Hypophyse entscheidend steuern. Dabei wird die Reaktion der gonadotrophen Zellen auf eine LH-RH-Gabe in doppelter Hinsicht beeinflußt, und zwar sowohl die sofortige Gonadotropinfreisetzung als auch die Reservekapazität gegenüber einer länger anhaltenden Stimulierung. Dabei können die Konzentration der Steroide wie auch die Dauer ihrer Einwirkung die Sensitivität der Hypophyse gegenüber LH-RH im positiven oder im negativen Sinn verändern (450).
Aus Tierversuchen ist bekannt, daß Progesteron die basale wie auch die durch LH-RH stimulierte Gonadotropinsekretion aus der Hypophyse vermindert und dabei vor allem das Verhältnis von FSH zu LH beeinflußt (320, 712). Es konnte auch gezeigt werden, daß Norethisteron die Reaktion der Hypophyse gegenüber LH-RH blockiert (312) und eine Reduktion der LH-produzierenden Zellen verursacht (44).
Während Progesteron auch die östrogeninduzierte Prolaktinsynthese inhibiert (300), verursacht Norethisteron eine Hypertrophie der Prolaktinzellen. Dies beruht möglicherweise auf der östrogenen Partialwirkung dieses Gestagens, da sich Medroxyprogesteron diesbezüglich als unwirksam erwies (44). Bei der Beurteilung der Ergebnisse darf nicht übersehen werden, daß die Dauer der Behandlung eine wichtige Rolle spielt. So fand man nach fünftägiger Behandlung von ovariektomierten Ratten mit Äthinylöstradiol und Mestranol, mit verschiedenen synthetischen Gestagenen sowie mit einigen Kombinationen dieser Steroide in allen Fällen eine Verringerung des Serum-LH, während die durch LH-RH stimulierte Gonadotropinfreisetzung nicht beeinträchtigt war (713, 714). Dagegen führte die tägliche Verabreichung von 50 µg Äthinylöstradiol und 1 mg Norethisteron über einen längeren Zeitraum bei intakten Ratten zu einer zeitabhängigen Abnahme der hypophysären Reaktion gegenüber LH-RH. Nach vierwöchiger Behandlung war die Freisetzung von LH nach Injektion von LH-RH völlig blockiert (428).

In Übereinstimmung mit den Erfahrungen beim Menschen erwies sich diese Suppression der Hypophyse als voll reversibel.

Bei klinischen Untersuchungen über den Einfluß hormonaler Kontrazeptiva auf die LH-RH-induzierte Gonadotropinfreisetzung ist im Hinblick auf einen Vergleich mit unbehandelten Kontrollpersonen darauf zu achten, daß sich die Sensitivität des HVL gegenüber LH-RH im Verlauf des Zyklus erheblich ändert.

Die Gonadotropinfreisetzung nach Gabe von LH-RH ist in der frühen Follikelphase am schwächsten, steigt dann an und erreicht in der periovulatorischen Phase ein Maximum, um dann in der Lutealphase wieder etwas abzusinken (578, 806, 895).

Diese unterschiedliche Reaktionsweise des Hypophysenvorderlappens zu verschiedenen Zeiten des Menstruationszyklus auf eine Stimulation mit exogenem LH-RH dürfte durch die Schwankungen im Serumspiegel der Sexualsteroide bedingt sein.

Im klinischen Versuch konnte gezeigt werden, daß pharmakologische Dosen von Östrogenen die hypophysäre Reaktion auf eine LH-RH-Injektion innerhalb weniger Stunden dosis- und zeitabhängig hemmen, wobei FSH stärker inhibiert wird als LH (280, 341, 807).

Auch durch tägliche Einnahme von Mestranol über eine Woche wird die LH- und FSH-Freisetzung nach der Injektion von 100 μg LH-RH gehemmt, und zwar um so mehr, je höher die Östrogendosis ist (267).

Im Gegensatz zu den Östrogenen beeinflussen Progesteronderivate die Reaktion des HVL auf LH-RH nur geringfügig. Während nach Injektion von Progesteron die durch LH-RH stimulierte Sekretion von LH und FSH – allerdings in weitaus geringerem Maße als durch Östradiol – verringert war (807), so erwiesen sich Medroxyprogesteronazetat (534) und Chlormadinonazetat als nicht oder nur wenig wirksam. Chlormadinonazetat hob sogar die durch Östradiol hervorgerufene Blockierung der Hypophyse wieder auf (280). Dagegen inhibierte Lynestrenol bei täglicher Einnahme von 2,5 mg während der Follikelphase die durch LH-RH induzierte Gonadotropinsekretion (176).

Die *dominierende Rolle der Östrogene* konnte bei Untersuchungen über die Wirkung von Kombinationspräparaten bestätigt werden. Bei Einnahme dieses Typs ist die Freisetzung von LH und FSH im LH-RH-Stimulationstest meist eindeutig unterdrückt (734), wobei die Suppression um so stärker ist, je höher die Östrogene dosiert sind (179, 735). Der Dosis von 50 μg/Tablette scheint dabei die Rolle eines Grenzwerts zuzukommen, denn bei *niedriger dosierten Ovulationshemmern* mit nur 30 bis 40 μg Äthinylöstradiol erwies sich die LH-RH-induzierte Gonadotropinfreisetzung im Vergleich zu höher dosierten Präparaten *als bedeutend weniger gehemmt* (Abb. 38) (177, 178, 179, 735).

Dies scheint darauf zu beruhen, daß bei diesen Präparaten die Follikelreifung wegen des nur geringfügig erniedrigten Gonadotropinspiegels nicht gänzlich unterdrückt ist. Die LH-Sekretion korrelierte im LH-RH-Test mit dem endogenen Östradiolspiegel (177). Allerdings war die Entwicklung der Follikel doch genügend gestört, um eine Ovulation zu verhindern.

Bei den höher dosierten Präparaten ist die Reaktion des HVL im LH-RH-Test nachhaltig beeinträchtigt (179, 613, 673, 694), wobei FSH und LH in recht unterschiedlichem Ausmaß betroffen sein können (694). Bemerkenswert ist, daß etwa 10% der Frauen, die solche Präparate einnehmen, eine normale oder nahezu normale Reaktion im LH-RH-Stimulationstest zeigen (534, 734).

Zwischen der Hemmung der Hypophyse und der Einnahmedauer besteht keine Korrelation (179, 734, 829, 855). Vielmehr kann die Suppression der LH-RH-induzierten Go-

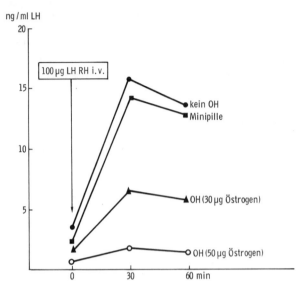

Abb. 38 Der Einfluß verschiedener hormonaler Kontrazeptiva auf die LH-RH-induzierte LH-Freisetzung.

nadotropinfreisetzung schon im ersten Behandlungszyklus festgestellt werden (179), auch wenn sich in der Mehrzahl der Fälle die Hemmung der Hypophysenfunktion innerhalb einiger Wochen noch weiter verstärken dürfte. Eine Altersabhängigkeit konnte dabei nicht festgestellt werden, d. h. bei jungen Mädchen besteht keine größere Gefährdung als z. B. bei einer Frau von 38 Jahren (374, 375, 805).

Zwischen den Kombinations- und Sequentialpräparaten besteht hinsichtlich der Hemmung der Gonadotropinfreisetzung kein signifikanter Unterschied. Dies gilt sowohl für die Östrogen- (179) als auch für die Östrogen-Gestagen-Phase (178, 179).

Im Gegensatz zu den Östrogenen führen Gestagene erst bei der Verabreichung höherer Dosen zur Hemmung der durch LH-RH induzierten Gonadotropinsekretion. Dies zeigt sich u. a. bei der *Minipille,* die nahezu keine Hemmung verursacht (178, 179), während die tägliche Einnahme von beispielsweise 2,5 mg Lynestrenol die Reaktion der Hypophyse auf eine Gabe von LH-RH stört (176).

Depotpräparate besitzen keine Hemmwirkung, da sowohl die Injektion von 200 mg Norethisteronönanthat als auch von 150 mg Medroxyprogesteronazetat (534, 817) die LH-RH stimulierte Freisetzung von LH und FSH nicht inhibieren. Bei höherer Dosierung, z. B. 300 mg Medroxyprogesteronazetat, kann aber eine verminderte Reaktion der Hypophyse gegenüber LH-RH festgestellt werden. Die Hemmung ist jedoch bei weitem nicht so ausgeprägt wie bei den Kombinationspräparaten, obwohl die basalen Gonadotropinspiegel in ähnlicher Weise erniedrigt sind (613).

Wenn diese Resultate auch für einen primären Angriffspunkt der Ovulationshemmer am Hypophysenvorderlappen sprechen, so dürfte die verminderte hypophysäre Reaktion auf eine einzelne LH-RH-Injektion zum Teil auf eine länger anhaltende Unterdrückung der LH-RH-Freisetzung aus dem Hypothalamus zurückzuführen sein, da die Blockierung der Hypophyse durch eine dreistündige LH-RH-Infusion durchbrochen werden

kann (179). Man nimmt an, daß zur ständigen adäquaten Neusynthese und Speicherung der Gonadotropine eine bestimmte LH-RH-Konzentration notwendig ist (s. auch S. 61). Bestätigt wird dies durch die Beobachtung (169), daß die Infusion von LH-RH bei Frauen, die Kombinationspräparate einnahmen, zwar keinen primären LH- und FSH-Anstieg innerhalb von 30 Minuten, jedoch eine normale Reaktion nach 4stündiger Infusion herbeiführte. Daraus ist zu schließen, daß ein erhöhtes LH-RH-Angebot über mehrere Stunden die Kapazität der Hypophyse zur Gonadotropinsekretion auch dann normalisieren kann, wenn diese der Hemmwirkung eines Kombinationspräparats ausgesetzt ist.
Sowohl die basale als auch die durch TRH stimulierte Sekretion von TSH und hGH (Wachstumshormon) wird durch hormonale Kontrazeptiva nicht verändert (172, 178, 534).
Die Prolaktinsekretion ist unter Sequential- und niedrig dosierten Kombinationspräparaten erhöht und reagiert auf TRH mit einem starken Anstieg (178, 735). Unter hochdosierten Kombinationspräparaten (178, 735) wie auch unter der Behandlung mit dem Depotpräparat Medroxyprogesteronazetat (534) sind sowohl die basalen als auch die TRH-stimulierten Prolaktinspiegel mäßig erhöht, während die Minipille keine Änderungen hervorruft (178).
Unter dem Einfluß oraler Kontrazeptiva verläuft der Anstieg der Prolaktinsekretion im TRH-Test um so steiler, je stärker die Gonadotropine unterdrückt sind (178).
Wie bei den Gonadotropinen kann die Wirkung der Kontrazeptiva auf das Prolaktin noch einige Zeit nach dem Absetzen andauern (735).

Wirkung synthetischer Sexualsteroide auf Ovar, Eireifung und Ovulation

Ovulationshemmer stören die Ovarialfunktion in erster Linie durch die Unterdrückung der basalen Gonadotropinfreisetzung, die eine Hemmung der Follikelreifung zur Folge hat. Darüber hinaus wird der die Ovulation auslösende LH-Impuls unterdrückt. Das gelegentliche Versagen hormonaler Kontrazeptiva weist allerdings darauf hin, daß diese Hemmeffekte nicht immer zuverlässig sind, obwohl in solchen Fällen Einnahmefehler oder eine Interferenz mit Pharmaka nicht ausgeschlossen werden können. Die Sicherheit der heute erhältlichen Ovulationshemmer beruht auf einer Wirkung beider Komponenten! Die Ovulation kann wohl mit der täglichen Dosis von 80 µg Äthinylöstradiol gehemmt werden, jedoch schon die u. U. noch akzeptable Dosis von 50 µg Äthinylöstradiol oder Mestranol bietet allein keine ausreichende Sicherheit. Beide Präparate erweisen sich aber schon bei der täglichen Dosis von 20 bis 40 µg als hochwirksam, wenn sie zusammen mit 19-Norgestagenen verabreicht werden, auch wenn deren Dosis unterhalb der ovulationshemmenden Schwelle liegt (256).
Die hormonalen Kontrazeptiva stören das normale Verhältnis zwischen LH und FSH und damit die Zahl der LH- und FSH-Rezeptoren im Ovar, *so daß die Sensitivität des Ovars gegenüber den Gonadotropinen vermindert ist.* Wie auf S. 26 und 29 dargelegt wurde, sind das Wachstum und die sekretorische Aktivität der Follikel von den im Zyklus in präziser Reihenfolge ablaufenden Veränderungen der LH- und FSH-Serumkonzentrationen abhängig. Das Ausmaß dieser Störung ist jedoch nicht so schwerwiegend, daß es nicht möglich wäre, durch Injektion von Humanmenopausengonadotropin auch bei Einnahme von hochdosierten Kombinationspräparaten die Follikelreifung und

94 Beeinflussung durch synthetische Sexualhormone

Ovulation zu stimulieren (656). Vermutlich entsteht unter solchen Bedingungen ein insuffizientes Corpus luteum, da die Pregnandiolausscheidung erniedrigt sein kann.
Ein weiterer Angriffspunkt für Ovulationshemmer am Ovar ist die Beeinträchtigung der Steroidbiosynthese durch Veränderung ovarieller Enzymaktivitäten. So können Gestagene die Umwandlung von Pregnenolon in Progesteron und Androstendion vermindern, wie in vitro mit Chlormadinonazetat gezeigt werden konnte (1).
Bei der Verwendung von Kombinationspräparaten tritt nach längerer Einnahme eine Verdichtung des perifollikulären Stromas und eine generelle Fibrosierung der Tunica albuginea auf. Gelegentlich sind dann auch Blutungen im Stroma und eine Vergrößerung beider Ovarien nachweisbar. Nach einer Behandlung von mehr als 4 Jahren Dauer ist mit einer vollständigen Inhibition des Follikelwachstums und dem Auftreten verschiedener Fibrosegrade zu rechnen. Insgesamt sind aber außer morphologischen Abweichungen in der Follikelentwicklung und einer Zunahme des Bindegewebes keine wesentlichen Veränderungen zu erwarten (496).
Diese Veränderungen bilden sich normalerweise während der ersten Zyklen nach Absetzen der Kontrazeptiva wieder zurück, und zwar zuerst die Stromafibrose und anschließend die Fibrosierung der Tunica albuginea. Allerdings können ovarielle Fibrosen, die man während der Einnahme von Sequentialpräparaten seltener findet als unter dem Einfluß von Kombinationspräparaten, die Wiederherstellung einer normalen Ovarfunktion verzögern.
Die Primärfollikel erscheinen nicht verändert, desgleichen die Germinalzellen. Das Follikelwachstum ist allerdings häufig arretiert, so daß die Zahl der Sekundärfollikel verringert ist. Gelegentlich finden sich auch Tertiärfollikel, doch selten reife Follikel. Vereinzelt kann auch eine Vergrößerung des Ovars – vor allem der Theca interna – sowie eine Luteinisierung beobachtet werden (496). Dabei ist die Hemmung des Follikelwachstums unter der Einwirkung von Sequentialpräparaten nicht so ausgeprägt wie unter Kombinationspräparaten (496).
Während der Behandlung mit *Depotgestagenen* kann ebenfalls eine ovarielle Fibrose auftreten, die für eine verzögerte Reaktivierung der Ovarfunktion mitverantwortlich sein könnte. Gleichzeitig kann aufgrund einer stärkeren Inhibition die Zahl der Sekundärfollikel verringert sein, während tertiäre und reife Follikel überhaupt nicht gefunden werden (496). Dazu im Gegensatz steht ein Bericht, nach dem das Depotpräparat Medroxyprogesteronazetat mit Ausnahme der Ovulation die ovarielle Funktion nicht beeinträchtigen soll (904).
Unter dem Einfluß der *Minipille* entspricht die Zahl der primären, sekundären, tertiären und reifen Follikel der von unbehandelten Frauen (904). Es erscheint zwar meist ein morphologisch normales Corpus luteum, das aber subnormale Mengen Progesteron – ähnlich wie beim Lutealphasendefekt – produziert. Möglicherweise spielt dabei die partielle Unterdrückung des präovulatorischen LH- und FSH-Gipfels eine wichtige Rolle. Daneben können aber atypische oder multipel auftretende kleine LH-Gipfel die Entwicklung von Follikelzysten mit und ohne Luteinisierung fördern (19, 541). Man nimmt an, daß nur bei etwa zwei Dritteln der Frauen, die die Minipille einnehmen, eine Ovulation stattfindet.
Die Verringerung des Progesteronanstiegs in der Lutealphase dürfte wahrscheinlich nicht auf einen luteolytischen Effekt der Gestagene zurückzuführen sein, sondern auf eine Inhibition der Enzymsysteme im Corpus luteum; denn die Kapazität der Progesteronsynthese bleibt erhalten und kann durch HCG stimuliert werden (353).

Wirkung synthetischer Sexualsteroide auf Tubenmotilität, Eitransport und Befruchtung

Sowohl der normale Transport der Eizelle nach der Ovulation zum Befruchtungsort als auch das Einwandern und die Kapazitierung der Spermatozoen unterliegen einer exakten Synchronisation von Transportgeschwindigkeit und biochemischer Zusammensetzung der Flüssigkeiten im Uterus und den Eileitern, die von den Östrogenen und Progesteron gesteuert werden (s. S. 34). In ähnlicher Weise werden auch der Befruchtungsvorgang im ampullären Teil des Eileiters und die Entwicklung und Wanderung der Blastozyste von den Sexualhormonen beeinflußt.

Diese Wechselwirkungen lassen eine Vielzahl von Störungsmöglichkeiten durch hormonale Kontrazeptiva zu.

So hemmen Gestagene den Spermientransport und beeinträchtigen die Kapazitierung und Fertilisierung. Der Isthmus des Eileiters hat die Funktion eines adrenergen Sphinkters, der unter dem Einfluß von Östrogenen und Gestagenen den Gametentransport reguliert: Östrogene erhöhen die isthmische Kontraktilität, während Progesteron sie erniedrigt (316).

Schon der Eiaufnahmemechanismus und der Transport durch die Tube kann durch Sexualhormone beeinflußt werden; denn das Wachstum der Zilien, die an diesen Vorgängen beteiligt sind, wird durch Östrogene induziert. Beispielsweise bewirkt die tägliche Einnahme von 50 μg Äthinylöstradiol über 4 Wochen eine Vermehrung und Vergrößerung der Zilien in der menschlichen Tube (609). Andererseits können Gestagene (Chlormadinonazetat) einen Verlust an Zilien hervorrufen (231), so daß ein System mit selektiver Deziliierung gewisse kontrazeptive Möglichkeiten in sich bergen könnte. Gegen die Richtigkeit dieser Annahme spricht jedoch, daß Frauen mit Kartagener-Syndrom (Fehlen der Zilien) konzipieren können.

Darüber hinaus zeigte sich, daß bei der Behandlung mit Kombinationspräparaten weder eine Reduktion der Zilienzahl noch andere Degenerationserscheinungen zu beobachten sind (609). Ein weiterer Angriffspunkt für die hormonale Kontrazeption liegt in der Wirkung der Sexualhormone auf die Kontraktilität des Eileiters. Östrogene beschleunigen durch eine Erhöhung der Kontraktilität der Ampulle den Eitransport (83). Dabei scheint die Aktivität der glatten Muskulatur zuzunehmen, wenn die erhöhte Östrogenkonzentration wieder abfällt. Allerdings sind die Östrogene vor der Befruchtung unwirksam, beschleunigen dann aber nach der Fertilisation den Eitransport, so daß *auf Grund des vorzeitigen Erscheinens der Blastozyste im Uterus eine Implantation unmöglich wird* (s. Postkoitalpille).

Normalerweise verbleibt das Ei ca. 3 Tage im ampullär-isthmischen Übergang und passiert den Isthmus nur, wenn keine nennenswerten Gestagenkonzentrationen störend eingreifen.

Vermutlich hängt das erhöhte Auftreten von *Tubenschwangerschaften* unter niedrig dosierten Gestagenen mit einem verzögernden Einfluß der Gestagene auf die Tubenmotilität und damit auf den Eitransport zusammen. Kombinationspräparate hemmen dagegen den Eitransport nicht.

Hormonale Kontrazeptiva beeinflussen aber nicht nur die Motilität der Tuben, sondern auch den Metabolismus und die Zusammensetzung der tubaren Sekrete, die für das Überleben von Eizelle und Spermatozoen sowie den Befruchtungsvorgang und die Entwicklung der Blastozyste entscheidend sind.

So führt die Beschleunigung des Eitransports durch Östrogene nach der Befruchtung (Postkoitalpille) im Endeffekt zu einer Degenerierung des Eies, obwohl die Östrogene keinen direkt toxischen Einfluß auf die Eizelle haben. Sie bewirken den Untergang der Zygote vermutlich über eine Änderung in der Zusammensetzung des Tubensekrets bzw. einer Verminderung der Rezeptivität des Endometriums.

Da auch die Kapazitierung der Spermatozoen im weiblichen Genitaltrakt milieuabhängig ist, könnte dieser wichtige Vorgang, der eine Voraussetzung für eine erfolgreiche Fertilisierung ist, durch eine Veränderung des pH-Wertes oder der Osmolarität der Tubenflüssigkeit gestört werden. Auch die Reduktion der Corona radiata kann durch eine Verringerung des HCO_3^- oder des Ca^{2+}-Gehalts im Tubensekret gestört werden.

In welchem Maße biochemische Parameter im Tubensekret durch Sexualhormone gestört werden können, ist im einzelnen noch nicht bekannt, obwohl die Ovarialhormone allgemein die Konzentration der Proteine, Nukleinsäuren, des Glykogens, der Milchsäure und der Phospholipide erhöhen, wobei der Glykogengehalt besonders vom Progesteron abhängig ist. Wenn Östrogene und Progesteron gleichzeitig verabreicht werden, so vermindert sich die fördernde Wirkung der Sexualsteroide (127). Die verschiedenen synthetischen Gestagene beeinflussen das Gewicht der Tuben in unterschiedlicher Weise und verringern den Glykogengehalt sowie eine Vielzahl von Enzymaktivitäten (329).

Die Wirkung der Sexualhormone beschränkt sich nicht auf die Beeinflussung biochemischer Reaktionen. Es sind auch morphologische Veränderungen sowie Störungen der Feinstruktur (anomale Mitochondrien) nachgewiesen worden.

Wirkung synthetischer Sexualsteroide auf die Reifung des Endometriums und die Nidation

Ähnlich wie der Eitransport wird auch die Nidation durch ein exakt verlaufendes Zusammenwirken der endogenen Sexualhormone gesteuert, dessen Störung durch synthetische Hormone eine Implantation unmöglich macht (s. S. 38). Im Normalzyklus sind während der Lutealphase unter dem Einfluß von Progesteron im Endometrium einige ultrastrukturelle Veränderungen nachweisbar. Neben einer subnukleären Akkumulation großer Mengen von Glykogen findet man gigantische Mitochondrien und im Nukleolus ein charakteristisches Kanalsystem.

Das Endometrium weist diese morphologischen Merkmale auch dann auf, wenn die sekretorische Transformation durch Gaben eines vom 17α-Hydroxyprogesteron abstammenden Gestagens hervorgerufen wird. Dagegen bleibt die Bildung des nukleolären Kanalsystems aus, wenn Nortestosteronderivate oder Östrogene verabreicht werden, obwohl Glykogen akkumuliert wird und auch die Riesenmitochondrien nachweisbar sind (410).

Diese Beobachtungen über hormoninduzierte Veränderungen der Feinstruktur des Endometriums, die als morphologische Korrelate wichtiger Stoffwechselvorgänge bezeichnet werden können, machen es verständlich, *daß hormonale Kontrazeptiva die Reifung des Endometriums erheblich stören und in dieser Weise auch die für die Nidation notwendigen Vorgänge beeinträchtigen können.* Betroffen ist dabei stets nur die Funktionalis, denn die Basalis reagiert weder auf exogene noch auf endogene Hormone mit sichtbaren Veränderungen.

Generell ist festzustellen, *daß Ovulationshemmer eine mehr oder weniger ausgeprägte Atrophie des Drüsenapparates und eine vorzeitige Differenzierung des Stromas in prädeziduales Gewebe zur Folge haben.* Obwohl dies bei Zweiphasenpräparaten nicht der Fall ist – die Veränderungen sind dabei anderer Natur – unterbleibt auch bei ihrer Einnahme die Ausbildung des für die Lutealphase charakteristischen nukleolären Kanalsystems. Durch diesen (voll reversiblen) Vorgang dürfte die Implantation der Blastozyste erschwert werden.

Bei der Anwendung von Kombinationspräparaten ist das Erscheinungsbild des Endometriums nicht nur vom Präparat, sondern auch von dessen Einnahmedauer und der individuellen Disposition der Patientin abhängig, so daß man alle Zwischenstufen von der unvollständigen sekretorischen Transformation bis zur völligen Atrophie finden kann.

Während der verkürzt ablaufenden Proliferationsphase werden oft nur kleine Drüsen gebildet, da die Mitoserate durch die Gestagenwirkung um ca. 75% erniedrigt ist. Gleichzeitig hypertrophieren die Stromazellen im Sinne einer prädezidualen Umwandlung. Die vorzeitige und unvollständige sekretorische Transformation geht schließlich in das Bild der sogenannten „sekretorischen Erschöpfung" über. Auch das Spiralgefäßsystem läßt in der zweiten Phase des durch einen Ovulationshemmer kontrollierten Zyklus das typische Wachstum vermissen. Dies dürfte ein wesentlicher Grund für die von Ovulationshemmern ausgehende Verkürzung und Verminderung der menstruellen Blutung sein, die aber auch ganz ausbleiben kann. Dazu kommt, daß nach mehreren Behandlungszyklen das Endometrium dünner wird.

Bei etwa 80% aller Frauen, die Kombinationspräparate anwenden, findet man eine erhebliche zelluläre Proliferation der Intima kleinerer Zweige der A. uterina. Obwohl das Ausmaß dieser recht bedenklichen Gefäßreaktion von der Dauer der Einnahme abzuhängen scheint (meist nach mehr als fünfjähriger Einnahme nachweisbar), gehen diese Veränderungen nach dem Absetzen der Ovulationshemmer langsam wieder zurück. Die intimale Proliferation kann zu einer Verengung des Lumens führen, die wiederum thromboembolische oder hypertensive vaskuläre Komplikationen nach sich ziehen kann. Bei unbehandelten Frauen wurden derartige Läsionen nie gefunden (601).

Unter der Behandlung mit *Sequentialpräparaten* entspricht das Endometrium in seinem histologischen Bild weitgehend dem normalen Zyklus, denn während der Östrogenphase findet eine volle Proliferation statt, die dann unter dem Einfluß der Östrogen-Gestagen-Tabletten pseudosekretorische und deziduale Veränderungen durchmacht. Nach längerer Einnahme (ab 7 Zyklen) wird aber auch bei diesen Präparaten, die das Endometrium offensichtlich weniger verändern als Kombinationspräparate, eine zunehmend geringere Schlängelung der Drüsenschläuche bemerkbar (367).

Auch bei Anwendung von *Depotgestagenen* findet keine normale Entwicklung des Endometriums statt. Norethisteronönanthat-Injektionen führen nach einer von Mischbildern geprägten Übergangsphase zur Ausbildung eines „ruhenden Endometriums", das nur noch hypoplastische Drüsenschläuche aufweist. Ethynodioldiazetat, Norethisteron und Lynestrenol (von denen allerdings keine Depotform zur Verfügung steht) können am atrophischen Endometrium auf Grund ihrer östrogenen Partialwirkung einen gewissen Grad von Proliferation herbeiführen. Dies ist bei den stark antiöstrogen wirksamen Gestagenen Norgestrel und Medroxyprogesteronazetat nicht der Fall.

Entsprechend der niedrigeren Gestagendosis bei der *Minipille* bewirkt dieses reine Gestagenpräparat die Ausbildung einer irregulären Sekretionsphase (18), sofern die Ovulation nicht gehemmt wird.

Dabei ist der Effekt der verschiedenen Minipillen auf das Endometrium nicht einheitlich.
Lynestrenol (0,5 mg) führt zu einer Reduktion des Drüsenwachstums und dem Ausbleiben der prädezidualen Transformation. Auch Ethynodioldiazetat beeinträchtigt in einer Tagesdosis von 0,35 bzw. 0,5 mg – die nicht ovulationshemmend wirkt – den Aufbau des Endometriums und die Kontraktilität des Myometriums (699).
Bei der Einnahme von Chlormadinonazetat (0,5 mg) findet man bei etwa 30% der Frauen ein proliferatives Endometrium, bei nahezu der Hälfte sekretorische Veränderungen und bei den übrigen gemischte Endometriumsbilder. Auch hier dürfte die atypische Entwicklung von Drüsen und Stroma nidationshemmend wirken (19).
Im Falle des Norgestrels (0,03 mg) entspricht das Endometrium weitgehend dem Zyklusablauf, doch kann auch hier eine gewisse Beeinflussung der Proliferation festgestellt werden.
Vermutlich führt die Gabe von Gestagenen während der Follikelphase zu einer Störung der Proliferation des Endometriums, so daß später keine normale sekretorische Transformation mehr stattfinden kann. Dabei wird die Synchronisation zwischen der embryonalen Entwicklung und dem uterinen Milieu gestört, in dem während der präovulatorischen Phase einige spezifische Proteine im Uterussekret zu früh induziert werden und dadurch eine normale Keimentwicklung ausgeschlossen ist.
Mit einiger Sicherheit üben die Gestagene ihre Störeffekte am Endometrium durch eine Beeinflussung der Progesteronrezeptoren aus. So reduziert Medroxyprogesteronazetat die Progesteron- und Östrogenrezeptoren (340, 824) im Endometrium, wobei noch ungeklärt ist, ob dies über die direkte Stimulierung des Abbaus von Progesteronrezeptoren oder über eine Aktivierung der Östradiol-17β-Dehydrogenase geschieht (823).
Letztere fördert die Umwandlung von Östradiol in das kaum wirksame Östron, wodurch die von Östradiol induzierte Neusynthese der Steroidrezeptoren gehemmt wird.
Bei einem Vergleich der verschiedenen Gestagene zeigt sich, daß bei Verabreichung von Nortestosteronderivaten die Sekretionsmerkmale weniger ausgeprägt sind als bei den Progesteronderivaten. So findet man bei den ersteren weniger Stromaödeme und eine Hemmung der mitotischen Aktivität.
Äthinylöstradiol dürfte bei einer täglichen Dosis von 100 µg keinen stärkeren proliferierenden Effekt auf das Endometrium besitzen als Mestranol, da beide Östrogene schon bei einer täglichen Dosis von 50 µg ein Wirkungsplateau erreichen, wobei Mestranol erst nach Umwandlung in Äthinylöstradiol wirkt (113, 259). Übrigens hat man festgestellt, daß Äthinylöstradiol im Endometrium unter der Behandlung mit Sequentialpräparaten in erheblichem Maße konzentriert wird (147).
Im allgemeinen verursacht die Gabe von Östrogenen einen Verlust der Prädezidua sowie eine Vakuolisierung und Degeneration des Endometriums. Es erscheint retardiert und die basalen Vakuolen persistieren bis zur Menstruation. Diese Vakuolen enthalten Glykogen, das normalerweise am vierten Tag nach der Ovulation in die Lumina der Drüsen sezerniert wird. Östrogene können stromale Ödeme auslösen und verursachen Veränderungen am nukleolären Kanalsystem des sekretorischen Endometriums. Darüber hinaus reduzieren sie die Aktivität der durch Progesteron stimulierten Kohlensäurehydratase im Endometrium, so daß weniger CO_2 zur Verfügung steht und der optimale pH-Wert nicht aufrechterhalten werden kann. Im Gegensatz zum Progesteron, das eine vorzeitige Sekretion spezifischer Proteine stimuliert, verzögert eine Behandlung mit synthetischen Östrogenen das zyklusgerechte Erscheinen dieser Proteine. Die Desynchronisation die-

ser Vorgänge ist verantwortlich für die retardierte Entwicklung der Blastozyste und für die Inhibition der Implantation. Nach der Ovulation beeinflussen die Östrogene auch den Spermientransport, während sie vor der Ovulation keinen Einfluß haben.
In hoher Dosierung *(Postkoitalpille)* bewirken die Östrogene eine Dissoziierung des sekretorischen Endometriums oder ausgeprägte lokale epitheliale Proliferationen des sekretorischen Endometriums und verhindern dadurch die Implantation (299).

Wirkung synthetischer Sexualsteroide auf die Zervix und das Vaginalmilieu

Mit Ausnahme der Sequentialpräparate verursachen die in allen anderen hormonalen Kontrazeptiva enthaltenen Gestagene Veränderungen im Zervixschleim, wie sie während der Lutealphase durch Progesteron hervorgerufen werden (s. S. 41). Es kommt zu einer Verminderung der Schleimsekretion, einer Erhöhung der Viskosität und Herabsetzung der Spinnbarkeit sowie, als Folge des verminderten Wasser- und Kochsalzgehaltes, zum Ausbleiben oder zu einer wesentlichen Abschwächung des Farnkrautphänomens. *Diese Veränderungen erschweren die Penetration der Spermien und deren Aszension in das Cavum uteri.* Progesteron und andere Gestagene inhibieren die Kapazitation und üben möglicherweise im Zervikalschleim auch einen direkten spermiostatischen Effekt aus (387).
Dabei geht von den Gestagenen kein unterschiedlicher Einfluß auf Wanderungsgeschwindigkeit und Überleben der X- und Y-Chromosomen-tragenden Spermatozoen aus (56).
Weiterhin stellte man fest, daß die Gestagene die Aktivitäten verschiedener Enzyme des Zervikalschleims erhöhen. Dazu zählen die Muramidase, die saure und alkalische Phosphatase, die Amylase und die Glukosephosphatisomerase. Auch die Konzentrationen verschiedener Metallionen werden verändert.
Die Penetration des Zervikalschleims durch Spermien wird sowohl durch höher und niedriger dosierte Kombinationspräparate als auch durch die im Prinzip ähnlichen abgestuften Kombinationspräparate gehemmt. Mikrorheologische Untersuchungen des Zervikalschleims ergaben, daß durch Kombinationspräparate die normale Reifung unterbunden und ein der postovulatorischen Phase entsprechender Mukus gebildet wird. Östrogen- und gestagenbetonte Ovulationshemmer unterscheiden sich zwar hinsichtlich des Ausmaßes der meßbaren Veränderungen, gewähren aber beide im Bereich der Zervix einen ausreichenden Schutz gegen das Eindringen von Spermien (889).
Bei den *Sequentialpräparaten* älteren Typs wird durch die Östrogengabe in der ersten Phase die Aszension der Spermien im Vergleich zu unbehandelten Frauen noch verbessert, *wodurch die kontrazeptive Sicherheit gefährdet sein kann* (385). Dank der vorgezogenen Gestagenphase ähneln die normophasischen Präparate in dieser Hinsicht mehr den Kombinationspräparaten.
Nach der intramuskulären Injektion von Depotgestagenen ist der Zervikalschleim für mehrere Wochen für Spermien nicht passierbar (389).
Auch unter der Minipille sind die physikochemischen Eigenschaften des Zervikalschleims verändert. Sowohl 0,075 mg Norgestrel als auch 0,5 mg Chlormadinonazetat erniedrigen die Spinnbarkeit, beeinträchtigen das Farnkrautphänomen und die Spermienmigration. Die Motilität der Spermien ist nicht auf das Cavum uteri hin gerichtet;

statt dessen verbleiben sie im unteren Abschnitt der Zervix mehr oder weniger immotil (19).

Lynestrenol, Norethisteron und Ethynodioldiazetat verursachen auf Grund ihrer östrogenen Partialwirkung eine gewisse Keratinisierung des Vaginalepithels.

Es konnte nachgewiesen werden, daß Progesteron eine bakteriostatische Wirkung auf Staphylokokken und andere Mikroorganismen in vitro hat (897), wobei angenommen wird, daß die Gestagene direkt an der Zellmembran der Bakterien angreifen.

Der pH-Wert des Vaginalsekrets, der zwischen 3,8 und 4,7 liegt, wird von der Milchsäure bestimmt, die von den Döderlein-Bakterien aus Glykogen gebildet werden. Dementsprechend fördern Östrogene, die den Glykogengehalt in den Oberflächenzellen des Epithels und im Vaginalsekret erhöhen, das saure Milieu. Im Gegensatz dazu können Gestagene auf Grund ihrer antiöstrogenen Wirkung eine Verschiebung des pH-Wertes in den alkalischen Bereich auslösen.

Wirkung synthetischer Sexualsteroide auf Zentralnervensystem und Psyche

In Analogie zu den Ergebnissen von Tierexperimenten nimmt man an, daß die Sexualhormone auch beim Menschen eine Reihe von zentralen Funktionen beeinflussen können, obwohl nicht genug betont werden kann, daß derartige Analogieschlüsse mit größter Vorsicht erfolgen sollten und in vielen Fällen überhaupt nicht zulässig sind.

Es sei deshalb erwähnt, daß Östrogene bei Ratten die neuronale Aktivität steigern, während Gestagene dämpfend wirken (568). Dementsprechend scheint Progesteron die Aggression beim Tier zu hemmen, während Östrogene eine leichte Steigerung bewirken (397). In entsprechender Weise ist das Sexualverhalten beim weiblichen Tier von der Wirkung der Östrogene abhängig, und ihr Fehlen führt zu einer starken Abnahme der sexuellen Aktivität. Gestagene können die Östrogenwirkung sowohl verstärken als auch hemmen, was möglicherweise mit einer biphasischen Wirkung des Gestagens auf das Sexualverhalten (zuerst eine Stimulierung, gefolgt von einer Inhibition) erklärt werden kann. Vermutlich spielt dabei das Verhältnis Gestagen/Östrogen eine wichtige Rolle (564).

Die Beeinflussung zentraler Vorgänge durch Sexualsteroide kann nur erfolgen, wenn in den Nervenzellen der betreffenden Hirnbereiche spezifische Östrogen- und Progesteronrezeptoren vorhanden sind. Tatsächlich hat man beim Tier Östrogen-bindende Neuronen im Hypothalamus, im präoptischen Bereich und im limbischen System, aber auch im Mesenzephalon und in der Cortex gefunden (376, 777). Auch Progesteronrezeptoren sind – wenn auch in geringerer Konzentration – in den gleichen Hirnregionen nachweisbar.

Über die Wirkungen der Sexualsteroide auf die Psyche bzw. das Zentralnervensystem der Frau gibt es nahezu keine verläßlichen Untersuchungen. Eine Fülle unkontrollierter Daten und Kasuistiken läßt zwar keine relevante Aussage zu, ermöglicht aber gewisse Vermutungen über die mögliche Rolle der Sexualhormone bei der Steuerung zentralnervöser Vorgänge.

Einigermaßen gesichert ist lediglich, daß die Libido der Frau bei einem stärkeren Anstieg des Testosteronspiegels gesteigert sein kann. Dementsprechend kann es bei der Behand-

Wirkung auf Zentralnervensystem und Psyche

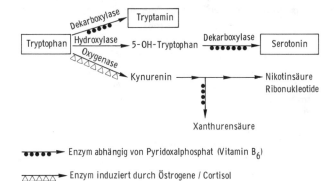

Abb. 39 Schematische Darstellung des Tryptophanstoffwechsels.

▬▬▶ Enzym abhängig von Pyridoxalphosphat (Vitamin B_6)

△△△△▶ Enzym induziert durch Östrogene / Cortisol

lung mit Antiandrogen-haltigen Präparaten gelegentlich zu einer Beeinträchtigung der Libido kommen (s. S. 60).

Man nimmt an, daß Östrogene und Gestagene Stimmung und Verhalten nicht direkt steuern, sondern über die Aktivierung oder Inhibition von Enzymsystemen die *Konzentration verschiedener Neurotransmitter* verändern, so daß im Gehirn die zentralen adrenergen Funktionen und damit die Reizschwelle hinsichtlich Stimmung und Verhalten beeinflußt werden. Beispielsweise verbindet man depressive Zustände mit einer Reduzierung der Synthese von biogenen Aminen wie Serotonin, Tryptamin, Dopamin, Noradrenalin und Adrenalin.

Es wurde festgestellt, daß bei den meisten Frauen unter der Behandlung mit Ovulationshemmern ein Mangel an Vitamin B_6 (Pyridoxalphosphat) entsteht, der auf eine Störung des Tryptophanstoffwechsels zurückgehen kann. Eine solche Störung kann zu einer Abnahme des Gehalts an Tryptamin und Serotonin im Gehirn führen. Es ist bekannt, daß Depressionen mit einer Reduktion der biogenen Amine im Gehirn verbunden sind (892).

Die biochemischen Zusammenhänge sind in Abb. 39 dargestellt. Tryptophan dient bei drei verschiedenen Synthesewegen als Präkursor: u. a. entstehen Tryptamin und Serotonin im Hirngewebe durch die Aktivität von Dekarboxylasen, die Pyridoxalphosphatabhängig sind. Bei einem Mangel an Vitamin B_6 ist demnach die Synthese dieser und anderer durch Dekarboxylierung entstehender Neurotransmitter reduziert.

Ein solcher Mangel kann aber auch durch Verstärkung des dritten Syntheseweges (Abb. 39) verursacht werden, dessen erster Schritt die Bildung von Kynurenin aus Tryptophan unter der Wirkung der Tryptophanoxygenase in der Leber darstellt. Dieses hepatische Enzym wird durch Östrogene bzw. indirekt über eine östrogenstimulierte Freisetzung von Cortisol induziert (892). Über eine Reihe von Zwischenstufen entstehen dann aus dem Kynurenin Nikotinsäure und Ribonukleotide. Dabei fallen als Nebenprodukte Kynurensäure und Xanthurensäure an, die unter Beteiligung Pyridoxalphosphat-abhängiger Enzyme entstehen und im Urin ausgeschieden werden. Auf diese Weise verursacht die Östrogenkomponente der oralen Kontrazeptiva eine Umleitung des Tryptophanstoffwechsels in Richtung Kynurenin-Nikotinsäure, wobei durch die verstärkte Synthese von Xanthurensäure vermehrt Pyridoxalphosphat (Vitamin B_6) verbraucht wird und ein relativer Vitamin-B_6-Mangel entsteht.

Somit wird die Synthese von Serotonin und Tryptamin aus zwei Gründen reduziert:

einmal verringert sich das zur Verfügung stehende Tryptophan und zweitens entsteht wegen der verstärkten Xanthurensäurebildung ein relativer Mangel an Pyridoxalphosphat, was eine Abnahme der Dekarboxylaseaktivität zur Folge hat. Davon ist auch die Biosynthese anderer biogener Amine betroffen.

Bei einem Teil der Frauen, die bei Einnahme von Ovulationshemmern über depressive Verstimmungen klagen, soll die Gabe von Pyridoxinhydrochlorid eine Besserung herbeiführen können. In diesem Zusammenhang muß jedoch nachdrücklich betont werden, daß nur bei einem kleinen Teil der Frauen, die unter Ovulationshemmern einen Vitamin-B_6-Mangel entwickeln, Depressionen auftreten. Auch dann ist es schwierig, den Beweis für die Kausalität des Vitaminmangels zu führen.

Die Konzentration von Serotonin und anderen Neurotransmittern im Gehirn wird weitgehend von der Monoaminoxidase (MAO) gesteuert, die innerhalb des Zentralnervensystems durch Inaktivierung der biogenen Amine eine wichtige regulative Funktion ausübt. Es gilt als gesichert, daß Östrogene die MAO-Aktivität hemmen, Progesteron dagegen diese Östrogenwirkung antagonistisch beeinflußt.

Die MAO-Aktivität im Plasma dürfte in gewisser Weise der des Gehirns entsprechen und kann somit bei der Untersuchung zentraler adrenerger Funktionen als diagnostischer Parameter dienen. So korreliert der sog. EEG-Index bei Behandlung mit verschiedenen adrenergen und antiadrenergen Substanzen mit der MAO-Aktivität im Plasma. Sowohl der EEG-Index als auch die Plasma-MAO-Aktivität sind bei depressiven Patientinnen erhöht und werden durch orale Östrogene erniedrigt (402). Auch Progesteron und orale Kontrazeptiva beeinflussen das EEG (891). Da die Aktivität der MAO im Plasma wiederum mit dem Progesteronspiegel ansteigt und um so niedriger ist, je höher der Östrogenspiegel ist, dürfte dem Verhältnis Gestagen/Östrogen hierbei eine gewisse Bedeutung zukommen (103).

Bestätigt wird dieser Zusammenhang durch die Beobachtung, daß die MAO-Aktivität im Plasma von Frauen mit einem Östrogendefizit (Postmenopause, Amenorrhö) erhöht ist und durch Östrogenbehandlung gesenkt werden kann. Die gleichzeitige Verabreichung von Gestagenen ruft dabei einen Anstieg der Enzymaktivität auf Werte hervor, die denen in der Lutealphase entsprechen (401).

Es wird auch diskutiert, ob Depressionen nicht auf einem gestörten Gleichgewicht zwischen cholinergen und adrenergen bzw. serotoninergen Aktivitäten beruhen können. Möglicherweise führen Ovulationshemmer zu einem Übergewicht der cholinergen Aktivitäten (875).

Ein anderer möglicher metabolischer Angriffspunkt für Sexualsteroide ist die Katecholamin-O-Methyltransferase (COMT), die ebenfalls die biogenen Amine inaktiviert. Man hat gefunden, daß die Aktivität dieses Enzyms im Blut sowohl bei depressiven Patientinnen als auch bei psychisch unauffälligen Frauen, die unter der Behandlung mit oralen Kontrazeptiva standen, erniedrigt war (892).

Ein weiterer Hinweis auf die Beeinflussung des ZNS durch Sexualsteroide ist in dem thermogenetischen Effekt der Gestagene gegeben, die über eine Stimulierung des thermoregulierenden Zentrums im Hypothalamus die Körpertemperatur um ca. 0,5 °C erhöhen. Allerdings sollte man bei der Auswertung von Basaltemperaturkurven nicht übersehen, daß diese Temperaturerhöhung in der Lutealphase bei 10% der Frauen mit ovulatorischem Zyklus nicht nachweisbar ist, obwohl ein normaler Progesteronanstieg erfolgt (354).

Daneben besitzt Progesteron sogar gewisse sedierende Eigenschaften, denn durch die

Infusion von 500 mg Progesteron konnte für mehrere Stunden Schlaf induziert werden (526). Auch stellte man fest, daß Progesteron die Wirkung des LSD dämpfen kann (416). Bei epileptischen Patientinnen nimmt die Zahl der Anfälle in der Lutealphase ab und steigt vor der Menstruation wieder an. Zu diesem Zeitpunkt des Zyklus wird die Zahl der Anfälle durch eine Gestagentherapie verringert, während Östrogengaben anfallfördernd wirken und die Veränderungen im EEG verstärken (439, 474). Eine Häufung von Migräneattacken vor oder während der Menstruation wird nur bei etwa 10% aller Migränepatientinnen beobachtet (200), so daß in der Praxis nur relativ selten mit einer Verstärkung durch orale Kontrazeptiva gerechnet werden muß.

Es werden wohl prämenstruelle und postpartale Stimmungsschwankungen mit dem steilen Progesteronabfall in Verbindung gebracht (434), doch dürften dadurch kaum schwere psychische Störungen ausgelöst werden. Die heutigen Kenntnisse zu dieser Problematik beruhen leider nur auf Kasuistiken, wie z. B. Berichte über psychotische Reaktionen (schizophrener Schub, Halluzinationen, Aggressivität, usw.) nach Entzug von Gestagenen (327, 381). In diesen Einzelfällen war es jedoch schon post partum zu ähnlichen Erscheinungen gekommen, so daß eine spezielle Disposition angenommen werden muß, wobei hormonale Veränderungen die latenten Störungen manifest werden lassen. Man kann aus diesen Fakten bisher keine klaren Zusammenhänge zwischen Ursache und Wirkung erkennen.

Dies wird durch die Beobachtung verdeutlicht, daß die *menstruationsgebundenen Psychosen* durch orale Kontrazeptiva gebessert, aber auch verschlechtert werden können. Im Falle des allerdings sehr komplexen Krankheitsbildes beim prämenstruellen Syndrom kann man z. B. nur feststellen, daß eine Therapie mit oralen Kontrazeptiva mit hohem Östrogenanteil nicht zu empfehlen ist (158, 888).

Besser gesichert erscheint die Annahme, daß die häufigen psychischen Veränderungen in der Postmenopause (Abnahme von Energie und Leistungsfähigkeit, Stimmungsschwankungen, Depressionen) wenigstens zum Teil durch einen Östrogenmangel bedingt sind und deshalb in gewissem Ausmaß einer Behandlung mit Östrogenen zugänglich sein können. Dabei wird die Besserung des Beschwerdebildes erheblich durch die *Persönlichkeit, Konstitution und Situation der Patientin* beeinflußt, so daß die Fülle möglicher Reaktionsmuster eine Aufklärung der Zusammenhänge erschwert, wenn nicht sogar unmöglich macht.

Es muß betont werden, daß es noch keine gut gesicherten Studien gibt, die eine Besserung von Depressionen durch Östrogene oder Gestagene zeigen.

Hormonale Kontrazeptiva

Gegenwärtig werden in der Bundesrepublik Deutschland *mehr als 60 hormonale Kontrazeptiva* angeboten, die sich in ihren Eigenschaften, ihrer Wirkungsweise und Wirksamkeit, sowie in der Häufigkeit und Schwere der Nebenwirkungen zum Teil ganz erheblich unterscheiden.
Für die praktische Anwendung läßt sich diese auf den ersten Blick verwirrende Vielfalt – die auch in anderen Ländern gegeben ist – jedoch auf einige Grundtypen reduzieren (s. Abb. 40), wenn man diese Präparate hinsichtlich ihrer
- Zusammensetzung,
- Dosierung,
- Wirkungsweise,
- Partial- und Nebenwirkungen,
- Verabreichungsform

unterteilt.

Zusammensetzung und Dosierung

Die meisten hormonalen Kontrazeptiva enthalten ein *Östrogen* und ein *Gestagen* (Tab. 10). Für besondere Indikationen stehen auch einige Präparate zur Verfügung, die nur ein Gestagen enthalten, sowie ein reines Östrogenpräparat.

Tabelle 10 Die verschiedenen Typen der hormonalen Kontrazeptiva

Zusammensetzung	Bezeichnung	Ovulationshemmung	Zykluskontrolle
Östrogen und Gestagen	Kombinationspräparate (Einphasenpräparate)	ja	gut
	Abgestufte Kombinationspräparate	ja	gut
Östrogen (1. Phase) und Östrogen/Gestagen (2. Phase)	Sequentialpräparate (Zweiphasenpräparate)	ja	sehr gut
Gestagen	Depotpräparat	ja	keine
	Minipille	keine, bzw. nicht konstant	mäßig
	Progesteron-haltiges Intrauterinpessar	nein	gut
Östrogen	Postkoitalpille („Pille danach")	nein	keine

Die *Östrogen-Gestagen-Präparate* werden eingeteilt in
- Kombinations- oder Einphasenpräparate,
- abgestufte Kombinationspräparate,
- Sequential- oder Zweiphasenpräparate.

Zu den *reinen Gestagenpräparaten* zählen
- die Minipillen,
- die langwirksamen injizierbaren Depotpräparate,
- im weiteren Sinne das progesteronhaltige Intrauterinpessar Biograviplan (Progestasert).

Die *alleinige Anwendung von Östrogenen* zur Kontrazeption beschränkt sich auf die
- Postkoitalpille.

Zu den Zweiphasenpräparaten wäre noch die in der DDR erhältliche Wochenpille und zu den reinen Gestagenpräparaten die gestagenhaltigen Silastic-Schläuche zu zählen, die unter die Haut implantiert werden können (333, 334).

Ihrer Wirkung nach unterteilt man die hormonalen Kontrazeptiva grundsätzlich danach, ob sie
- ovulationshemmend wirken und ob sie
- eine ausreichende Zykluskontrolle gewährleisten.

Zu den Ovulationshemmern im eigentlichen Sinne zählen auch Präparate, die zwar als *Therapeutika* konzipiert sind und dementsprechend auch eingesetzt werden sollten, die aber auf Grund ihrer Zusammensetzung und Dosierung kontrazeptiv wirken (Tab. 11, s. S. 182).

Schließlich ist in der Praxis zu beachten, daß manche Ovulationshemmer unter mehr als einem Handelsnamen erhältlich sind, wobei sie zum Teil als Therapeutikum und nicht als Kontrazeptivum gekennzeichnet sind.

So ist das Zweiphasenpräparat Nuriphasic mit dem Ovulationshemmer Ovanon identisch, und das Kombinationspräparat Duoluton entspricht in seiner Zusammensetzung den Ovulationshemmern Eugynon und Stediril. Eine Synopse der verschiedenen Präparate ist im „Anhang" (S. 336) enthalten.

Tabelle 11 Aufstellung ovulationshemmender Östrogen-Gestagen-Präparate mit besonderer therapeutischer Indikation

Präparatetyp	Handelsname	Indikation
antiandrogenhaltige Ovulationshemmer	Diane Eunomin Gestamestrol	Akne, Seborrhö, Hirsutismus
hoch dosierte Kombinationspräparate	Neo-Gestakliman Orgaluton Sistomestril	klimakterische Beschwerden Regeltempoanomalien, Hypermenorrhö etc.
(klassisches) Zweiphasenpräparat	Progylut	Amenorrhö

Verabreichungsformen

Hormonale Kontrazeptiva werden in Form von *Tabletten* oder *Dragees* sowie als *depotwirksame Injektionen* verabreicht. Ovulationshemmer werden in Packungen zu 21 oder 22 Tabletten geliefert, einige Präparate enthalten 28 Tabletten, wobei die letzten 6 oder 7 entweder wirkstofffreie Plazebotabletten sind oder ein Eisenpräparat enthalten. Bei diesen Präparaten braucht die sonst erforderliche 6- bis 7tägige Einnahmepause zwischen der letzten Tablette der einen und der ersten Tablette der nächsten Packung nicht eingehalten zu werden.

Minipillen, die ohne jede Einnahmepause verwendet werden müssen, werden in Packungen zu 35 Tabletten geliefert.

Depotwirksame Injektionspräparate stehen als *mikrokristalline Injektionen* (Depo-Clinovir) oder als *ölige Lösungen von Steroidfettsäureestern* (Noristerat) zur Verfügung. Zu dieser Klasse gehört auch die subdermale Implantation von Steroidpreßlingen (274) oder von steroidhaltigen Silastic-Kapseln (333, 334).

Beide Implantate, die sich wohl als recht wirksam erwiesen haben, befinden sich noch im Stadium der klinischen Erprobung und sind in der BRD nicht erhältlich.

Eine Sonderform der hormonalen Kontrazeptiva stellt das progesteronhaltige Intrauterinpessar Biograviplan dar.

Chemische Eigenschaften und Wirkungsstärke

Die pharmakologischen Eigenschaften der in den hormonalen Kontrazeptiva enthaltenen Östrogene und Gestagene, ihre relative Wirkungsstärke sowie ihre Wechselwirkungen werden ausführlich auf S. 66 bis 86 behandelt.

Östrogen-Gestagen-Präparate

Zu dieser wichtigsten Gruppe der hormonalen Kontrazeptiva – pauschal als die „Pille" bezeichnet – gehören die Kombinationspräparate, die abgestuften Kombinationspräparate und die Zweiphasenpräparate.

Alle diese Präparate hemmen die Ovulation und bewirken recht regelmäßige menstruelle Blutungen.

Kombinationspräparate (Einphasenpräparate)

Ovulationshemmer vom *Kombinationstyp* werden häufiger angewendet als alle anderen hormonalen Kontrazeptiva zusammen (ca. 70%). Sie enthalten pro Tablette oder Dragee 30 bis 100 µg Äthinylöstradiol (in verschiedenen Ländern sind auch schon Präparate mit 20 µg erhältlich) bzw. eine entsprechende Dosis Mestranol, sowie unterschiedliche Dosierungen synthetischer Gestagene.

Einteilung nach Dosierung und Wirkungsstärke: Bei der Festlegung der Dosierung eines Kontrazeptivums kommt der kontrazeptiven Sicherheit absolute Priorität zu, während eine gute Zykluskontrolle (Wirkung auf das Endometrium) sowie das Spektrum der möglichen Nebenwirkungen zwar sehr wichtig, aber in diesem Zusammenhang von sekundärer Bedeutung sind.

Da man davon ausgehen kann, daß für alle Östrogen-Gestagen-Präparate der kontrazeptive Schutz ausreichend ist, sollte man das Präparat entsprechend den individuellen Gegebenheiten im Hinblick auf Blutungsverhalten und Verträglichkeit auswählen.
Da die meisten ernsthaften Komplikationen bei der Anwendung von Ovulationshemmern auf den Östrogenanteil zurückgeführt werden, sollte man Ovulationshemmer entsprechend ihrem Östrogengehalt in folgender Weise klassifizieren (Tab. 12):

Tabelle 12 Einteilung der Ovulationshemmer nach dem Östrogengehalt

Östrogendosis pro Tag	Klassifizierung	Symbol
<50 µg	niedrig dosiert	●
50 µg	mittlere Dosierung	●●
>50 µg	hoch dosiert	●●●

Die niedrige Dosierung von weniger als 50 µg pro Tablette bzw. Tag der Einnahme sollte als *Standarddosis* betrachtet werden, die nur bei besonderen Indikationen überschritten werden sollte. Denn die Untersuchung des RCGP hatte ergeben, daß die Zahl der Komplikationen und unerwünschten Nebenwirkungen erheblich geringer ist, wenn die tägliche Östrogendosis unter 50 µg liegt. Dementsprechend sollten Präparate, die mehr als 50 µg Östrogen enthalten, nur dann verabreicht werden, wenn mit dem Wunsch nach Kontrazeption noch ein therapeutischer Aspekt, z. B. die Behandlung einer androgenetischen Alopezie, verbunden werden kann.

Bei der Beurteilung der Wirkungsstärke wird gemäß den auf S. 67 gemachten Ausführungen nicht zwischen *Äthinylöstradiol* und *Mestranol* unterschieden, da zwischen diesen beiden Östrogenen hinsichtlich ihrer wesentlichen Effekte, vor allem aber auch der Nebenwirkungen, *kein für die Praxis entscheidender Unterschied besteht.* Überdies ist eindeutig erwiesen, daß Mestranol im Organismus erst dann seine östrogene Wirkung entfalten kann, wenn es durch Demethylierung in der Leber in Äthinylöstradiol umgewandelt worden ist (859).

Dagegen ist die Bewertung der Wirkungsstärke des Gestagenanteils von Ovulationshemmern wesentlich problematischer als die der östrogenen Komponente. Auf Grund von Gemeinsamkeiten in der Struktur und im Metabolismus lassen sich die in den hormonalen Kontrazeptiva enthaltenen Gestagene in 3 Gruppen unterteilen, nämlich in Präparate, die
- Norgestrel,
- Norethisteron oder Gestagene, die im Organismus zu Norethisteron metabolisiert werden (Ethynodioldiazetat, Lynestrenol, Norethisteronazetat und Norethynodrel),
- 17α-Hydroxyprogesteronderivate (Chlormadinonazetat, Cyproteronazetat, Medroxyprogesteronazetat)

enthalten.

Da sich diese Präparate bezüglich ihres Wirkungsprofils erheblich unterscheiden, erscheint es bei dem heutigen Wissensstand für verfehlt bzw. nicht durchführbar, Ovulationshemmer ihrer „Gestagenpotenz" nach in einer sinnvollen und klinisch verwertbaren Weise zu klassifizieren. Die sogenannte Transformationsdosis, d. h. die zur vollen sekretorischen Umwandlung eines proliferierten Endometriums erforderliche Menge, oder die wirksame

108 Hormonale Kontrazeptiva

Dosis im Menstruationsverschiebungstest (s. S. 75) vermag zwar über die Effektivität eines Gestagens auf das Endometrium eine Aussage zu machen, läßt aber keine bindenden Rückschlüsse auf die Unterdrückung der Ovulation oder auf unerwünschte und gefährliche Nebenwirkungen zu.

Die Sachlage wird noch durch die Beobachtung kompliziert, daß die wechselseitige Beeinflussung zwischen Östrogenen und Gestagenen bei den verschiedenen Präparaten großen Schwankungen unterworfen ist.

So zeigte es sich, daß viele Nebenwirkungen der Ovulationshemmer, wie z. B. die Beeinflussung bestimmter Plasmafaktoren bei Präparaten, die verschiedene Dosierungen des gleichen Östrogens und Gestagens enthalten, mit unterschiedlicher Intensität auftreten können. Daraus muß der beunruhigende Schluß gezogen werden, daß nicht nur die Sicherheit als Kontrazeptivum und die Beeinflussung des menstruellen Zyklus für jeden Ovulationshemmer individuell untersucht werden müßte, sondern auch das Spektrum der wichtigsten Nebenwirkungen!

Da derartige Untersuchungen bisher nur sporadisch und ohne ein einheitliches Konzept durchgeführt worden sind, sehen wir uns zum gegenwärtigen Zeitpunkt nicht in der Lage, *die in Ovulationshemmern enthaltenen Gestagene in einer sinnvollen Reihenfolge zu klassifizieren.* Es wird deshalb von dem Versuch Abstand genommen, alle 3 Klassen der Gestagene einem gemeinsamen Vergleich der Wirkungsstärke zu unterziehen. In der Aufstellung der verschiedenen Präparate im tabellarischen Anhang wird die Wirkungsstärke deshalb in der in Tab. 13 dargelegten Weise aufgeführt werden. Dabei ist aber zu beachten, daß die dort verwendeten Symbole bzw. die Klassifizierung als niedrig, mittel oder hochdosierte Präparate nur innerhalb der jeweiligen Gestagenklasse verglichen werden können.

Eine Sonderstellung nehmen die *antiandrogenhaltigen* Präparate (s. Tab. 11) ein, die in erster Linie bei Frauen eingesetzt werden sollten, die an androgenetischen Erscheinungen wie Hirsutismus, Akne und androgenetischer Alopezie leiden und außerdem ein Verhütungsmittel benötigen.

In dem Bestreben, die Belastung des Organismus der Frau durch synthetische Sexualsteroide und damit auch die Gefahr von ernsthaften Nebenwirkungen zu vermindern, wurde die Dosis der beiden Hormonkomponenten in den letzten 10 Jahren in einer Weise reduziert, wie man es ursprünglich nicht für möglich gehalten hätte. Enovid, der erste kommerziell erhältliche Ovulationshemmer enthielt nicht weniger als 150 µg Mestranol

Tabelle 13   Einteilung der Ovulationshemmer nach dem Gestagengehalt

Gestagentyp	Klassifizierung	Symbol
Norgestrel	niedrig dosiert	▲
	mittlere Dosis	▲▲
	hoch dosiert	▲▲▲
Norethisteron und ähnlich wirkende	niedrig dosiert	▲
Gestagene	mittlere Dosis	▲▲
	hoch dosiert	▲▲▲
17α-Hydroxyprogesteronderivate	niedrig dosiert	▲
	mittlere Dosis	▲▲
	hoch dosiert	▲▲▲

Östrogen-Gestagen-Präparate

und 9,85 mg Norethynodrel. In den letzten Jahren konnte gezeigt werden, daß die kontrazeptive Sicherheit selbst bei einer Verminderung der Östrogendosis auf 20 µg und einer entsprechenden Verringerung des Gestagens (z. B. 0,25 mg Levornorgestrel) noch voll erhalten ist (480), obwohl bei dieser Dosierung nicht mehr mit einer guten Zykluskontrolle gerechnet werden kann.

Abgestufte Kombinationspräparate

Um auch die Gestagendosis soweit wie möglich herabzusetzen, entwickelte man die sogenannten *abgestuften Kombinationspräparate,* die auch unter der Bezeichnung „Zwei- und Dreistufenpräparate" bekannt sind (Abb. 40). Bei den Zweistufenpräparaten wurde die Dosis des Gestagens Levonorgestrel für die erste Phase im Vergleich zu konventionellen Kombinationspräparaten radikal auf 0,05 mg vermindert, während in der zweiten Phase 0,125 mg pro Tag verabfolgt werden. Die Östrogendosis wird bei Zweistufenpräparaten nicht verändert.

Das Prinzip des abgestuften Kombinationspräparates wurde in dem Dreistufenpräparat Triquilar noch weiter modifiziert. Bei diesem Präparat wird die Gestagendosis (Levonorgestrel) zunächst nach 6 Tagen und dann erneut nach weiteren 5 Tagen erhöht. Im Gegensatz zu allen bisherigen Ovulationshemmern bleibt die Östrogendosis nicht konstant, sondern wird in der zweiten Phase vom 7. bis einschließlich 11. Einnahmetag von 30 auf 40 µg erhöht.

Es muß eindringlich darauf hingewiesen werden, daß es sich bei *Zwei- und Dreistufenpräparaten um Kombinationspräparate und nicht um Zweiphasenpräparate handelt,* da die sich sehr ähnelnden Bezeichnungen leicht zu Verwechslungen führen können.

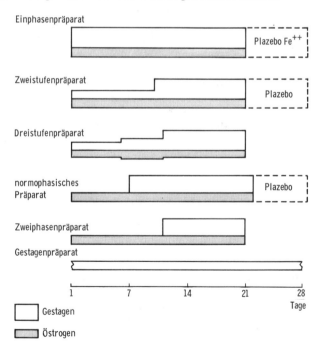

Abb. 40 Zusammensetzung der verschiedenen oralen Kontrazeptiva.

Hormonale Kontrazeptiva

Sequentialpräparate (Zweiphasenpräparate)

Da die Einnahme von Gestagenen während der ersten Hälfte des menstruellen Zyklus ohne Zweifel unphysiologisch ist, entwickelte man die sogenannten *Sequential- oder Zweiphasenpräparate* (29, 258, 263). Bei dem ersten, bereits 1961 klinisch geprüften Sequentialpräparat wurde während der ersten 16 Einnahmetage die für heutige Vorstellungen ungemein hohe Östrogendosis von 100 µg Äthinylöstradiol und in den letzten 5 Tabletten zusätzlich die gleichfalls nicht unerhebliche Gestagendosis von 25 mg Dimethisteron eingenommen (29).

Die Entwicklung dieses und einer Reihe anderer Präparate erfolgte auf Grund der an sich richtigen Vorstellung, daß es den Verhältnissen im normalen Zyklus mehr entspräche, wenn ein hormonales Kontrazeptivum den Organismus der Frau zuerst dem Einfluß eines Östrogens und anschließend – in der zweiten Zyklushälfte – dem eines Gestagens aussetzt. Die ursprüngliche Annahme, daß sich auf diese Weise die Häufigkeit von Nebenwirkungen im Vergleich zur Situation bei Kombinationspräparaten vermindern ließe, erwies sich als irrig. Die kontrazeptive Sicherheit der typischen Sequentialpräparate beruht nur auf der gonadotropinhemmenden Wirkung des Östrogens, während das in der zweiten Phase zusätzlich eingenommene Gestagen lediglich zur sekretorischen Umwandlung des Endometriums und zur regelmäßigen Auslösung einer Entzugsblutung dient.

Die zur Ovulationshemmung erforderliche Östrogendosis von mindestens 80 µg (258, 263) liegt bei diesen Präparaten erheblich höher als bei den meisten heute verwendeten Kombinationspräparaten. Dementsprechend kam es bei der Anwendung dieser frühen Zweiphasenpräparate relativ häufig zu übermäßiger Schleimbildung durch die Zervikaldrüsen, zu Mastodynie und Gewichtszunahme. Da der störende Einfluß der Gestagene auf Zervixschleim und Endometrium während der ersten Phase fehlt, ist die kontrazeptive Sicherheit dieser Präparate insgesamt gesehen geringer als die der Kombinationspräparate. Auch vermutete man wegen der hohen Östrogendosis der Sequentialpräparate ein erhöhtes Risiko thromboembolischer Erkrankungen und anderer Nebenwirkungen und brachte sie wegen der relativ langen, durch Gestagene nicht modifizierten Östrogeneinwirkung mit der Genese von Endometriumkarzinomen bei jüngeren Frauen in Verbindung (138, 481, 749). Aus diesem Grunde verwendet man heute kaum noch Sequentialpräparate der ersten Generation mit der nur 5tägigen Gestagenphase. In der Bundesrepublik Deutschland sind nur noch Sequentialpräparate der zweiten Generation mit einer Gestagenphase von 10 Tagen erhältlich, deren Länge also ungefähr der Corpusluteum-Phase entspricht. Eines dieser Präparate, Eunomin, ist wohl kontrazeptiv wirksam, sollte aber in erster Linie als Therapeutikum bei androgenetischen Hautaffektionen (s. S. 182) eingesetzt werden. Bei dem anderen Zweiphasenpräparat (Progylut), das für die Substitutionstherapie bei hypoöstrogener Amenorrhö konzipiert ist, weist der Hersteller ausdrücklich darauf hin, daß es nicht als Kontrazeptivum zu verwenden sei.

Normophasische Sequentialpräparate

In der Bundesrepublik Deutschland wie auch in anderen Ländern werden zur Empfängnisverhütung nur noch Zweiphasenpräparate verwendet, die in gewisser Weise die Vorteile des Zweiphasenprinzips mit den Vorteilen der Kombinationspräparate vereinigt.

Der Unterschied zu den Sequentialpräparaten der ersten und zweiten Generation besteht darin, daß die Gestagenphase bereits am 8. Einnahmetag beginnt und mit 15 Tagen erheblich länger dauert als bei den älteren Präparaten. Die Östrogenphase ist also auf 7 Tage verkürzt und die Einnahme der Östrogen-Gestagen-Tabletten beginnt bereits einige Tage vor dem Zeitpunkt des Eisprungs im normalen Zyklus.

Auch wenn die Gestagenphase weit in die erste Zyklushälfte vorgezogen ist, kommt es z. B. bei Anwendung eines Äthinylöstradiol und Lynestrenol enthaltenden Präparates zu einem Aufbau des Endometriums und einer sekretorischen Transformation, die den normalen Verhältnissen im Zyklus weit mehr entspricht als bei der Einnahme von Kombinationspräparaten (882). Der früh einsetzende Gestageneffekt verstärkt die kontrazeptive Sicherheit erheblich. Untersuchungen mit einem niedriger dosierten Kombinationspräparat, das gleichfalls Äthinylöstradiol und Lynestrenol enthielt, ergaben nämlich, daß der präovulatorische LH-Gipfel und damit die Ovulation selbst dann unterdrückt wurden, wenn mit der Einnahme erst am 10. Zyklustag begonnen wurde (177).

Der Vollständigkeit halber sei erwähnt, daß sich für diese bewährte Form der Sequentialtherapie der Begriff *„normophasisches"* *Präparat* eingebürgert hat. Dieser nicht ganz zutreffende Terminus technicus sollte so verstanden werden, daß sich bei Anwendung dieser Präparate ein einigermaßen normales histologisches Bild des Endometriums finden läßt.

Wochenpille

Die in der DDR entwickelte *„Wochenpille"* (Deposiston) stellt innerhalb der Gruppe der Sequentialpräparate einen Extremfall dar, da es keinen anderen Ovulationshemmer gibt, der derart östrogenbetont ist. Deposiston bietet für die Benutzerin den offensichtlichen Vorteil, daß es nur einmal wöchentlich eingenommen werden muß. In den ersten 3 Wochen eines Einnahmezyklus wird jeweils 1 Dragee mit 1 mg Äthinylöstradiolsulfonat, das im Organismus einen gewissen Depoteffekt aufweist, verabreicht; in der 4. Woche werden dann 2 Dragees mit je 5 mg Norethisteronazetat eingenommen.

In Analogie zu anderen Sequentialpräparaten darf angenommen werden, daß das Östrogen die Ovulation über eine Hemmung der Gonadotropinfreisetzung unterdrückt, während der kurzdauernde Gestagenstoß eine Abbruchsblutung auslösen soll.

Der bequeme Einnahmemodus muß offenbar mit erheblichen Nachteilen erkauft werden. So ist die kontrazeptive Sicherheit mit einem „gereinigten" Pearl-Index von 2,44 (131) im Vergleich zu anderen hormonalen Kontrazeptiva einfach zu niedrig. Als noch bedenklicher muß angesehen werden, daß während der Anwendung von Deposiston die Entwicklung von glandulär-zystischen Hyperplasien des Endometriums beobachtet wurden (117). Überdies dürfte es – wie auf Grund pharmakokinetischer Erwägungen anzunehmen ist – jeweils nach Einnahme des Östrogens zu einem ganz erheblichen Anstieg des Östrogenspiegels im Serum kommen, was hinsichtlich der Nebenwirkungen einige Konsequenzen haben dürfte.

Angesichts dieser Nachteile kann man es sich eigentlich kaum vorstellen, daß es für ein in seiner hormonellen Zusammensetzung so unausgeglichenes Präparat überhaupt eine Indikation geben könnte. Jedenfalls sollte es bei über 35jährigen Frauen wegen seines starken und langdauernden Östrogeneffekts unter keinen Umständen verordnet werden.

Wirkungsweise von Ovulationshemmern

Wirkungsweise von Kombinationspräparaten

Die durch kein anderes Kontrazeptivum erreichte Zuverlässigkeit der Ovulationshemmer läßt sich durch deren vielfältige Wirkungen im Organismus der Frau erklären, nämlich durch
- die zuverlässige Hemmung der Ovulation
- die Störung hormonabhängiger Funktionsabläufe im Genitaltrakt, die für das Zustandekommen einer Befruchtung unerläßlich sind (Abb. 41).

Bei Einnahme von Ovulationshemmern entsteht schon in der frühen Follikelphase durch die Zufuhr synthetischer Östrogene ein unphysiologisch hoher, konstanter Östrogenspiegel, der die Sekretion der Gonadotropine weitgehend unterdrückt.

Bei postmenopausalen Frauen wurde gezeigt, daß bereits die tägliche Dosis von nur 20 µg Äthinylöstradiol – auch ohne Zusatz eines Gestagens – zu einer signifikanten Senkung des FSH-Spiegels im Serum führt (225). Wird die Dosis auf 50 µg erhöht, so fällt auch die Serumkonzentration des LH ab (225). Durch die gleichzeitige Einnahme eines Gestagens – wie dies bei Kombinationspräparaten üblich ist – wird die Sekretion von LH noch stärker unterdrückt, d. h. der Hemmeffekt des Östrogens auf das Hypothalamus-Hypophysen-System verstärkt.

Bei der Hemmung der Gonadotropinfreisetzung sind nicht nur die basalen LH- und FSH-Spiegel betroffen, auch der präovulatorische LH-Anstieg wird eindeutig inhibiert (s. S. 86) (7, 257, 346, 613, 694, 734).

Es ist noch nicht völlig geklärt, auf welche Weise Ovulationshemmer die Synthese und Sekretion der Gonadotropine hemmen. Wie auf S. 91 erwähnt, unterdrücken Präparate

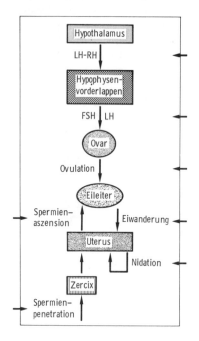

Abb. 41 Die verschiedenen Angriffspunkte von hormonalen Kontrazeptiva im Organismus der Frau.

mit einer Östrogendosis von 50 µg oder mehr die Fähigkeit des HVL, auf die Gabe von LH-RH mit einer Freisetzung von LH und FSH zu reagieren, bereits im ersten Einnahmezyklus (179). Niedriger dosierte Kombinationspräparate hemmen die Reaktion auf LH-RH erheblich weniger, während die östrogenfreie Minipille überhaupt keinen Einfluß ausübt (s. Abb. 38). *Demnach ist in erster Linie die Östrogenkomponente für die Blockierung der Hypophyse verantwortlich.*
Der inhibierende Effekt der Ovulationshemmer mittlerer und höherer Dosierung überdauert das einnahmefreie Intervall.
Erst etwa 7 bis 10 Tage nach Beendigung der Einnahme ist die Reaktionsfähigkeit des HVL wieder voll hergestellt (139). Dementsprechend erfolgt die erste Ovulation nach dem Absetzen eines Kombinationspräparates meist später als im normalen Zyklus, wodurch sich auch das intermenstruelle Intervall verlängert.
Als Folge der verminderten Gonadotropinfreisetzung ist das Follikelwachstum im Ovar gestört, so daß sowohl die Östradiolbiosynthese als auch die Eireifung gestört sind. Da das Östradiol in der Zyklusmitte nicht ansteigt, fehlt der natürliche Impuls für den ovulationsauslösenden LH-Gipfel. Überdies stünde auch kein sprungreifer Follikel zur Verfügung, da die Eireifung unter der Wirkung des Ovulationshemmers nicht normal verläuft. Wegen des Ausfalls der Ovulation kann sich natürlich auch kein Corpus luteum bilden.
Abgesehen von der Hemmung der Ovulation wird die kontrazeptive Effektivität der Kombinationspräparate noch durch eine Reihe weiterer Organwirkungen verstärkt. Die Drosselung der Östradiolsekretion bzw. die unphysiologische Einwirkung eines Gestagens bereits in der frühen Follikelphase unterbinden die notwendige Vorbereitung der Genitalorgane auf Konzeption, Eiwanderung und Nidation (s. Abb. 41).
Beispielsweise wird durch die Kombinationspräparate die Bildung eines niedrig viskösen, spinnbaren Zervikalsekrets verhindert, das in der präovulatorischen Phase auftritt und beim Eintrocknen das typische Kristallisationsmuster (Farnkrautphänomen) erkennen läßt. Stattdessen stellt der zähe, quervernetzte Mukus, der in seiner Zusammensetzung und Struktur den Verhältnissen in der Lutealphase eines Normalzyklus entspricht, ein nahezu unüberwindliches Hindernis für die Aszension der Spermatozoen durch den Zervikalkanal dar (s. Abb. 13).
Auch die Proliferation des Endometriums wird durch den verfrühten Gestageneinfluß nachhaltig gestört, so daß es zu einer unvollständigen Transformation kommt. Ein derart atypisch aufgebautes Endometrium dürfte für die Implantation einer Blastozyste ungeeignet sein (s. Tab. 14).
In Analogie zu Erkenntnissen aus Tierversuchen darf man ferner annehmen, daß auch die Motilität und das biologische Milieu im Eileiter durch die Einwirkung der Kombinationspräparate in einer Weise verändert werden, daß der Eitransport erschwert ist.

Wirkungsweise von niedrig dosierten Kombinationspräparaten
Auch Kombinationspräparate mit einem Östrogengehalt von weniger als 50 µg hemmen die Ovulation zuverlässig durch eine Unterdrückung des präovulatorischen LH-Gipfels. Die Follikelreifung scheint nicht in jedem Falle ausgeschaltet zu sein, da gelegentlich ein – allerdings atypischer – Anstieg des Serum-Östradiols beobachtet werden kann. Dementsprechend ist der durchschnittliche LH- und FSH-Spiegel weniger erniedrigt als bei höher dosierten Präparaten (177, 480). Dagegen können im einnahmefreien Intervall die Gonadotropine erheblich ansteigen (177, 246). Allerdings scheint diese schnelle

Erholung der Gonadotrophen nicht aus der Reaktion des Hypophysenvorderlappens auf LH-RH vorhersehbar zu sein, d. h. zwischen einem guten Ansprechen auf LH-RH als Zeichen einer nur geringen Unterdrückung und einem „reboundartigen" Anstieg im tablettenfreien Intervall scheint kein Zusammenhang zu bestehen (177).

Hinsichtlich ihrer kontrazeptiven Wirkung auf die Bildung und Qualität des Zervikalschleims, auf den Aufbau des Endometriums sowie die Tubenfunktion *unterscheiden sich niedrig dosierte Kombinationspräparate nicht von den höher dosierten.*

Wirkungsweise von abgestuften Kombinationspräparaten

Der Wirkungsmechanismus der Zwei- und Dreistufenpräparate entspricht dem der konventionellen Kombinationspräparate. Bereits im ersten Einnahmezyklus wird die Ovulation unterdrückt; gleichzeitig wird der Zervikalschleim im Sinne einer „Zervixbarriere" verändert (726). Auf Grund seines relativ niedrigen Östrogengehalts beeinflußt ein Norgestrel-haltiges Dreistufenpräparat praktisch nicht die durch LH-RH induzierte Freisetzung von LH und FSH (eigene, unveröffentlichte Beobachtung).

Wirkungsweise von Sequentialpräparaten

Wegen der sehr kurzen Östrogenphase und der entsprechend längeren Gestagenphase (15 Tage) unterscheidet sich der Wirkungsmechanismus der sogenannten normophasischen Zweiphasenpräparate von den Sequentialpräparaten der ersten und zweiten Generation, bei denen die Gestagenphase nur 5 bzw. 10 Tage dauerte.

Auch bei den älteren Präparaten wird der basale Serumspiegel der Gonadotropine durch das hochdosierte Östrogen der ersten Phase vermindert, wobei die Hemmung des FSH deutlicher ist als die des LH (7, 257). Die Störung der Follikelreifung verhindert den präovulatorischen LH-Anstieg im Serum (773, 783), so daß die Ovulation ausbleibt und kein Corpus luteum entsteht.

Da während der ersten Phase bei den Sequentialpräparaten der ersten und zweiten Generation nur ein Östrogen, aber kein Gestagen eingenommen wird, verändert sich der Zervikalschleim nicht in einer Weise, die die Penetration der Spermien verhindert. Im Gegenteil, der starke Östrogeneinfluß begünstigt dies sogar. Schon aus diesem Sachverhalt kann abgeleitet werden, *daß diese Präparate nicht die gleiche Sicherheit bieten konnten wie Kombinationspräparate oder die heute gebräuchlichen normophasischen Sequentialpräparate* der dritten Generation, bei denen der Gestageneinfluß noch rechtzeitig vor der Ovulation am 10. Zyklustag einsetzt. Bei diesen modifizierten Sequentialpräparaten wird die Bildung des Zervikalschleims wohl während der kurzen Östrogenphase vorübergehend stark angeregt, doch läßt dieser Effekt unter Einwirkung des Gestagens der 2. Phase schnell nach (882).

Die Veränderungen des Endometriums sind bei allen 3 Typen der Sequentialtherapie nicht so ausgeprägt wie bei Kombinationspräparaten. Bei den älteren Präparaten wurde eine gewisse Hemmung des Wachstums der Drüsenschläuche beobachtet (679). In ähnlicher Weise zeigten Endometriumbiopsien von Frauen, die ein normophasisches Präparat anwendeten, eine gewisse Hypoplasie des Stromas und eine Verminderung der glandulären Sekretion. Ob durch diese im Vergleich zu den Kombinationspräparaten geringfügigen Veränderungen eine Implantation verhindert werden könnte, falls es beim Versagen der Ovulationshemmung zur Konzeption kommen würde, läßt sich nicht abschätzen.

Zuverlässigkeit von Ovulationshemmern

Zuverlässigkeit von Kombinationspräparaten

Von allen reversiblen Methoden der Empfängnisverhütung bietet die Einnahme von Kombinationspräparaten die größte Sicherheit, die nur noch von der Sterilisation übertroffen wird (302). Ungeachtet dieser Tatsache ist es sehr schwierig, über die Effektivität aller Ovulationshemmer eine verbindliche Aussage anhand des Pearl-Index (s. S. 193) zu machen, da im Laufe der Jahre bei der Prüfung zahlreicher, verschieden zusammengesetzter und dosierter Präparate oft recht unterschiedliche Maßstäbe angelegt wurden.

Es darf deshalb nicht verwundern, daß in einer Übersicht aus dem Jahre 1965 (254), die 18 Präparate mit meist noch recht hoher Dosierung beider Komponenten umfaßte, Pearl-Indices von 0,0 bis 3,1 zitiert wurden, wobei allerdings in 15 Fällen der Index unter 1,0 lag.

Bei realistischer Einschätzung dürfte man unter den heutigen Gegebenheiten mit einem Pearl-Index von weniger als 0,05 rechnen können. Da aber immer wieder Erfahrungsberichte erscheinen, die auch bei Kombinationspräparaten über höhere Versagerquoten berichten, kann man noch nicht davon abgehen, für den Pearl-Index bei Anwendung von Kombinationspräparaten eine relativ weite Schwankungsbreite von 0,03 bis ca. 0,1 (747) (s. Tab. 21) anzugeben.

Wie bereits mehrfach angedeutet, hat die Verminderung der Steroidhormondosen in neueren, niedrig dosierten Kombinationspräparaten keine Verschlechterung der kontrazeptiven Sicherheit zur Folge gehabt. So wurde z. B. bei der Prüfung eines niedrig dosierten Kombinationspräparates mit 35 µg Äthinylöstradiol und 1,0 mg Norethisteron ein Pearl-Index von 0,22 ermittelt (552), während in einer kleineren Studie, die allerdings nur 1300–1400 Zyklen und weniger als 150 Frauen umfaßte, mit den gleichen bzw. einem niedriger dosierten Präparat (35 µg Äthinylöstradiol und 0,5 mg Norethisteron) kein Versager beobachtet wurde (213).

Ähnlich günstige Ergebnisse wurden bei der klinischen Prüfung des Dreistufenpräparates Triquilar (901), das Äthinylöstradiol und Norgestrel enthielt, und anderer Präparate dieses Typs erzielt (446). Auch das niedrig dosierte Kombinationspräparat Ovoresta M schnitt mit einem Pearl-Index von 0,06 relativ gut ab.

Als recht zuverlässig erwies sich das antiandrogenhaltige Kombinationspräparat Diane, denn während 12 800 Einnahmezyklen wurde keine der 1354 mit diesem Präparat behandelten Frauen schwanger.

Zuverlässigkeit von Sequentialpräparaten

Wie auf Grund des gegenüber den Kombinationspräparaten unterschiedlichen Wirkungsprinzips zu erwarten war, lag die Versagerquote bei Sequentialpräparaten der ersten und zweiten Generation höher. An Hand einer Sammelstatistik, die Beobachtungen an ca. 150 000 Zyklen umfaßte, wurde 1965 (254) ein Pearl-Index von 1,12 errechnet. Angaben in der gleichen Größenordnung wurden auch von anderer Seite gemacht (437), doch wurden auch wesentlich höhere Schwangerschaftsraten beobachtet (in einem Falle wurde sogar ein Pearl-Index von 7,1 angegeben) (45).

Eine Verringerung der Versagerquote konnte bei diesen Präparaten durch eine Erhöhung der Östrogendosis auf 100 µg pro Tablette (551), eine Verkürzung der Einnahme-

pause auf 6 Tage (372) und eine Vorverlegung der zweiten Phase erreicht werden (523).
Im Vergleich zu den typischen Zweiphasenpräparaten erwiesen sich die normophasischen Sequentialpräparate wegen der vorgezogenen Gestagenphase als weitaus zuverlässiger. Die an großen Kollektiven ermittelte Versagerquote von 0,0 (301) bzw. 0,06 (254) liegt in der gleichen Größenordnung wie die der Kombinationspräparate. Aus diesem Grund wird dieser Typ in Abb. 40 getrennt von den übrigen Sequentialpräparaten aufgeführt.

Begleiterscheinungen bei Einnahme von Ovulationshemmern

Alle hormonalen Kontrazeptiva rufen an den Organen, deren Tätigkeit durch Östrogene und Progesteron gesteuert wird, funktionelle Veränderungen hervor, deren Ausmaß von der Zusammensetzung des einzelnen Präparates, der Dosierung der Komponenten, der Dauer der Einnahme sowie in erheblichem Ausmaß von der psychischen und physischen Disposition der betreffenden Frau abhängig ist. In vielen Fällen kommt es während der Einnahme von Ovulationshemmern zu Begleiterscheinungen am
- Endometrium,
- Myometrium,
- der Zervix,
- der Vagina und
- den Mammae,

die z. T. als harmlos oder unvermeidlich bewertet werden müssen, oft jedoch die Trennlinie zur unerwünschten Nebenwirkung überschreiten können und dann zu Konsequenzen führen.

Auswirkungen von Ovulationshemmern auf das Endometrium

Der Aufbau und die sekretorische Transformation des Endometriums wird nicht nur von den Ovulationshemmern, sondern auch von allen anderen hormonalen Kontrazeptiva, also auch durch die reinen Gestagenpräparate (Minipille, Depot-Clinovir) in unterschiedlichem Ausmaß beeinflußt.
Wichtig ist, daß auch die schwersten Veränderungen nur das Stratum functionale des Endometriums, nicht aber das Stratum basale betreffen.
Wie aus der in Tab. 14 dargestellten Synopse der endometrialen Veränderungen unter Einwirkung von Ovulationshemmern ersichtlich ist, besteht hier ein wesentlicher, grundsätzlicher Unterschied zwischen Kombinationspräparaten und Sequentialpräparaten. Die ersteren führen auf Grund des verfrüht einsetzenden und dominierenden Gestageneffekts zur Hemmung der Proliferation und einer verfrühten, dafür aber unvollständigen sekretorischen Transformation.
Im Gegensatz hierzu verläuft bei Sequentialpräparaten die Proliferationsphase unter der Einwirkung der Östrogentabletten der ersten Phase in einer Weise, die vom normalen Zyklus praktisch nicht zu unterscheiden ist.
Wenn die Östrogenphase über den 14. Zyklustag hinaus verlängert ist, wie dies bei den heute nicht mehr erhältlichen Sequentialpräparaten der ersten Generation der Fall war

Tabelle 14 Veränderungen im morphologischen Bild des Endometriums unter der Einwirkung von Ovulationshemmern (modifiziert nach *Hilliard* u. *Norris* [311])

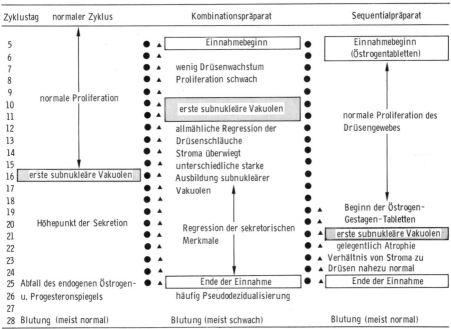

(s. Abb. 40), dann beginnt die sekretorische Transformation erst um den 21. Tag nachweisbar zu werden. Es kommt aber nur dann zur Ausbildung eines voll transformierten Endometriums, wenn die Gestagenphase – wie bei den heute zur Therapie eingesetzten Zweiphasenpräparaten der zweiten Generation – früher einsetzt.

Im Gegensatz zu den normophasischen wird bei Anwendung dieser beiden älteren Formen der Sequentialpräparate das Endometrium einem erheblichen östrogenen Stimulus ausgesetzt, der bei manchen Frauen zu einer vorübergehenden Hyperplasie führen kann (311). Es kann nicht ausgeschlossen werden, daß dadurch, bei gegebener individueller Disposition, die Entwicklung eines Endometriumkarzinoms gefördert werden könnte – wie dies in den USA bei einem sehr hoch dosierten Zweiphasenpräparat vermutet worden war (s. S. 223 und 306) (749, 750). Es liegen zwar keine Beweise für die Annahme vor, daß Gestagene oder die Gestagenkomponente von Kombinationspräparaten vor einem Endometriumkarzinom schützen, doch dürfte der frühe mitosehemmende Einfluß eines Gestagens eine Hyperplasie verhindern. *Es gibt auch keinerlei Berichte, die einen Zusammenhang zwischen Endometriumkarzinom und der Behandlung mit Kombinationspräparaten bzw. reinen Gestagenpräparaten vermuten lassen* (322).

Dies wird bereits bei den normophasischen Sequentialpräparaten deutlich, die hinsichtlich ihrer Wirkung auf das Endometrium eine Stellung zwischen den ursprünglichen Zweiphasenpräparaten und den Kombinationspräparaten einnehmen. Die sekretorische

Transformation beginnt früher als bei den Sequentialpräparaten, so daß das Endometrium häufig nicht mehr dem Bild einer normalen Lutealphase entspricht (882). Andererseits sind diese Abweichungen von der Norm bei weitem nicht so ausgeprägt wie bei Kombinationspräparaten.

Bei Anwendung von Kombinationspräparaten kommt es zu einer deutlichen Verschiebung des Verhältnisses zwischen Stroma und glandulärem Gewebe zugunsten des ersteren. Häufig findet man auch eine pseudodeziduale Reaktion. Bei Sequentialpräparaten entspricht dagegen der Anteil von Stroma und Drüsengewebe den Verhältnissen im Normalzyklus. Daraus ergibt sich, daß die Entzugsblutung bei Anwendung von Kombinationspräparaten häufig schwächer und kürzer ist als eine normale Menstruationsblutung bzw. als die Entzugsblutung nach Einnahme eines Sequentialpräparates.

Werden Kombinationspräparate über einen längeren Zeitraum eingenommen, so nimmt die Höhe des Endometriums ab. Hierbei findet sich häufig eine ausgedehnte Pseudodezidualisierung des Stromas, die Drüsenschläuche werden atrophisch, die Entwicklung der Spiralgefäße bleibt aus, das Endothel von Kapillaren und Arteriolen des Endometriums kann hypoplastisch werden, und in dilatierten Gefäßabschnitten finden sich zuweilen Thromben (311).

Insgesamt gesehen bewirken Kombinationspräparate somit eine gewisse Inaktivierung des Endometriums, von der der glanduläre Anteil mehr betroffen ist als das Stroma.

Auswirkungen von Ovulationshemmern auf den Menstruationszyklus

Aus den durch die Ovulationshemmer und in gewissem Ausmaß auch durch die Minipille und Depotpräparate am Endometrium herbeigeführten Veränderungen ist abzuleiten, daß deren Einfluß auf den menstruellen Zyklus nicht nur von der Zusammensetzung des Präparates, seiner Dosierung und Verabreichungsweise, sondern auch von der Ausgangslage der Frau abhängig ist. Da durch Ovulationshemmer das normale, zyklische Sekretionsmuster der Ovarialhormone (s. S. 87) unterbunden wird, ist zu erwarten, daß auch zyklusgebundene Beschwerden wie die Dysmenorrhö, der Beschwerdekreis des prämenstruellen Syndroms und die Mastodynie durch die Hemmung der Ovulation und der Corpus-luteum-Bildung beeinflußt werden können. Schließlich ist auch ein Einfluß von Östrogen-Gestagen-Präparaten auf eine hormonabhängige Erkrankung wie die Endometriose zu erwarten, die vor allem im Zusammenhang mit der Menstruation Beschwerden verursacht.

Bei Blutungen, die in den Pausen der Einnahme von Ovulationshemmern auftreten, handelt es sich nicht um eine Menstruation im eigentlichen Sinne, d. h. um eine Blutung aus einem normalen sekretorischen Endometrium.

Da die Ovulationshemmer eine zum Aufbau des Endometriums ausreichende Menge an synthetischen Östrogenen enthalten, obwohl auf Grund der unphysiologisch früh einsetzenden Wirkung der Gestagenkomponente weder das Stadium der vollen Proliferation noch das der Sekretion erreicht wird, kommt es bei Beendigung der Einnahme zu einer Blutung. Nachdem diese Entzugsblutung nicht durch den Abfall des endogenen Progesteronspiegels, sondern durch die Verringerung der Serumkonzentration synthetischer Hormone ausgelöst wird, wäre die Bezeichnung *„Pseudomenstruation"* oder *Abbruchsblutung* zutreffender. Aus praktischen Gründen wird jedoch – unter diesem Vorbehalt – der Begriff Menstruation auch für die Blutungen verwendet, die bei Beendigung oder Unterbrechung der Einnahme von Ovulationshemmern auftreten.

Ovulationshemmer beeinflussen die physischen und psychischen Aspekte des Menstruationszyklus meist in günstiger Weise: eine große Zahl von Frauen haben unter der Einwirkung dieser Präparate regelmäßige oder regelmäßigere Zyklen als zuvor und die Blutung ist meist kürzer und schwächer. Gleichzeitig erweisen sich die Regelblutungen als weniger schmerzhaft, und die Häufigkeit von prämenstruellen Beschwerden nimmt ab.

Blutungsstärke

Die Stärke der Blutung geht bei der Anwendung von Ovulationshemmern meist um 50 bis 70% zurück (303, 581, 723), und zwar vor allem an den ersten 1 bis 2 Tagen, an denen sie sonst meist am stärksten ist (123). Mit der Dauer der Einnahme ist oft eine weitere Abnahme zu verzeichnen, die der zunehmenden Atrophie des Endometriums entspricht.

Da dieser günstige Effekt sogar das Absetzen der Ovulationshemmer überdauert, geht auch die Zahl der Frauen, die über verstärkte Menstruationsblutungen klagten, zurück (483).

Zwischen der Stärke der Blutung und der Dosierung des Ovulationshemmers besteht ein direkter Zusammenhang: je niedriger der Gehalt an Östrogenen und Gestagenen ist, um so schwächer fallen die Menses aus. Dementsprechend nimmt die Stärke der Blutung bei höheren Östrogendosen zu.

Da bei unterernährten bzw. anämischen Frauen der Blutverlust bei der Menstruation von erheblicher Bedeutung für den Gesundheitszustand sein kann, macht sich die Verminderung der Blutungsstärke unter dem Einfluß der Ovulationshemmer in einem Rückgang der Eisenmangelanämien um ca. 40% bemerkbar (686).

Blutungsdauer

Mit der Verminderung der Blutungsstärke ist meist auch eine Verkürzung der Blutungsdauer verbunden. Die meisten Untersucher beobachteten, auch bei niedrig dosierten (16) oder abgestuften (446) Kombinationspräparaten, eine Blutungsdauer von 3 bis 5 Tagen (305, 802). Bei der Verordnung einer Kombination von 1 mg Norethisteron mit 50 bzw. 80 µg Mestranol (802) zeigte es sich, daß die mittlere Blutungsdauer zwischen dem 2. und 16. Einnahmezyklus bei beiden Dosierungen mit etwa 4 Tagen recht konstant war.

Eine sehr schwache bzw. stark verkürzte Menstruationsblutung wird von vielen Frauen als beunruhigend angesehen. Da dies aber eindeutig auf die Wirkung der Gestagenkomponente zurückgeht, die nach Absetzen des Kombinationspräparates voll reversibel ist, erübrigt sich jede Therapie. *Insbesondere sollte eine durch Ovulationshemmer herbeigeführte Hypo- und Brachymenorrhö nicht dazu führen, einen Wechsel auf ein Präparat mit höherer Östrogendosis vorzunehmen.*

Zykluslänge

Unter der Behandlung mit Kombinationspräparaten und Sequentialpräparaten kommt es bei über 90% der Frauen zu regelmäßigen Entzugsblutungen. Dabei schwanken sowohl die Angaben über das intermenstruelle Intervall als auch über die Zeit, die zwischen der Einnahme der letzten Tablette und dem Beginn der Blutung verstreicht, geringfügig. Für die meisten Präparate ist mit dem Eintritt der Entzugsblutung innerhalb von 1 bis 4 Tagen nach Absetzen von relativ hoch dosierten Präparaten (324) und bei

anderen innerhalb von 3 bis 5 Tagen (16) zu rechnen. Im Falle eines Präparates mit 1 mg Norethisteron und 50 bzw. 80 µg Mestranol betrug der Zeitraum im Durchschnitt 2 bis 3 Tage (305).
Auch hinsichtlich der Länge des intermenstruellen Intervalls unterscheiden sich die Angaben für die verschiedenen Typen der Ovulationshemmer nur wenig. Die aus der älteren Literatur ersichtlichen Angaben über eine Zykluslänge von 26 bis 28 Tagen (324), 25 bis 30 Tagen (438) und 25 bis 32 Tagen (16) bei den meisten Frauen sind auch heute noch gültig, wobei gelegentlich eine erstaunliche Konstanz der Mittelwerte über längere Zeiträume beobachtet worden ist (305).
Es besteht kein Zweifel, daß es bei manchen Frauen zu einer verfrühten oder verspäteten Abbruchblutung und gelegentlich zu einem völligen Ausbleiben der Blutung kommt. Schon während der ersten klinischen Prüfungen wurde beobachtet, daß bis zu 0,9% der Zyklen verlängert sind (632, 668), wobei für die Sequentialpräparate erheblich voneinander abweichende Angaben vorliegen. In einer multizentrischen Studie aus dem Jahre 1965 (315) wurde bei 2,5% der Gesamtzyklen ein Ausbleiben der Entzugsblutung registriert. Eine andere Untersuchung kam auf eine Quote von 6,8% (668), wobei allerdings Einnahmefehler noch nicht beachtet worden waren. Das Vergessen einer oder mehrerer Tabletten führt nicht nur zu häufigeren Schmier- und Durchbruchsblutungen (s. S. 159), sondern auch in Abhängigkeit von der Zahl der nicht eingenommenen Tabletten zu Verschiebungen beim Eintritt der Entzugsblutung (315). Bei Vergessen nur einer Tablette erhöhte sich der Prozentsatz der Zyklen mit verschobenem Beginn der Blutung nicht. Wurden aber 6 bis 10 Tabletten vergessen, so erhöhte sich dieser Anteil von etwa 2% auf mehr als 18% (315).
Eine zu zeitig eintretende Blutung bezeichnet man als *Durchbruchsblutung,* während man im Falle einer verspäteten oder ganz ausbleibenden Blutung von einer *Menstruationshemmung* sprechen sollte. Auf die Pathogenese und das therapeutische Vorgehen bei diesen Störungen wird in den entsprechenden Abschnitten eingegangen.
Da bei vielen Frauen, die keine Hormone einnehmen, das intermenstruelle Intervall über die normale Schwankungsbreite von 28 ± 3 Tagen hinaus auf 21 bis 35 verkürzt bzw. verlängert sein kann – wobei schwerere Störungen wie Dauerblutungen oder Oligomenorrhö bereits ausgeschlossen sind –, so wird deutlich, daß die Einnahme von Ovulationshemmern in der überwiegenden Zahl der Fälle schon auf Grund eines regelmäßigen Eintretens der Blutung Vorteile mit sich bringt.

Menstruationshemmung durch Ovulationshemmer

Bei der Anwendung von Ovulationshemmern wurde immer wieder die Beobachtung gemacht, daß bei manchen Frauen die Entzugsblutung ausbleibt. Da dies verständlicherweise von vielen Frauen als Folge einer übermäßigen Unterdrückung der Ovarialfunktion oder sogar als erstes Anzeichen einer Schwangerschaft infolge eines Versagens des Ovulationshemmers bewertet wird, führt das Ausbleiben einer Entzugsblutung oft zu einer erheblichen Beunruhigung der Patientin und auch des Arztes.
Der Ausdruck „*Menstruationshemmung*" für das Ausbleiben der Blutung in den einnahmefreien Tagen wird hier bewußt gebraucht, da der Begriff Ovulationshemmeramenorrhö, der eigentlich zutreffend wäre, unwiderruflich mit dem Ausbleiben der Menstruation nach dem Absetzen von hormonalen Kontrazeptiva verbunden ist, und die im

anglo-amerikanischen Sprachbereich üblichen Bezeichnungen „*silent menstruation*" und „*amenorrhea-on-the-pill*" (246) entweder nicht zutreffend sind oder sich der Übersetzung ins Deutsche entziehen.
Bei der Menstruationshemmung handelt es sich nicht wie bei der Ovulationshemmeramenorrhö (s. S. 226) um die Folge einer übermäßigen oder besonders lang anhaltenden Unterdrückung der Ovarialfunktion durch einen Ovulationshemmer, sondern um eine *direkte Einwirkung des Ovulationshemmers auf das Endometrium*.
Wenn es bei Kombinationspräparaten, die relativ gestagenbetont sind, oder bei Anwendung eines Depotgestagens (s. S. 138) zur Menstruationshemmung kommt, ist die Ursache in einer Atrophie des Endometriums zu suchen (s. S. 96). Da die Basalis durch diesen Vorgang nicht geschädigt wird, ist eine Restitutio ad integrum zu erwarten, wenn das Präparat abgesetzt wird.
Bei östrogenbetonten Präparaten dürften aber andere Faktoren verantwortlich sein. So suchte man das Ausbleiben der Entzugsblutung bei Einnahme von niedrig dosierten Präparaten gelegentlich mit dem geringeren Abfall des Hormonspiegels (zu geringer Hormonentzug) im tablettenfreien Intervall zu erklären. Inzwischen wurde sogar festgestellt, daß der Östradiol- und Gonadotropinspiegel bei Frauen mit Menstruationshemmung in der Einnahmepause höher ist als bei solchen, die eine normale Entzugsblutung aufweisen (246). Aus diesem unerwarteten Befund ergab sich die Folgerung, daß eine Menstruationshemmung nicht auf einer übermäßigen, sondern auf einer unvollständigen Hemmung der pituitären und ovariellen Funktion beruht, so daß in der einnahmefreien Zeit ein „reboundartiger" Anstieg der Gonadotropinfreisetzung und eine Stimulierung der ovariellen Östrogensynthese erfolgt. Offenbar bleibt die Entzugsblutung aus, weil durch die hohen endogenen Östrogenspiegel die Desquamation des Endometriums verhindert wird. Das Ausbleiben der Entzugsblutung kann also nicht als Hinweis darauf gewertet werden, daß nach dem endgültigen Absetzen eines Ovulationshemmers mit Zyklusstörungen zu rechnen ist, sondern deutet eher auf eine leichte Reaktivierung der hypothalamo-hypophysären-ovariellen Achse hin.
Auch über die Häufigkeit der Menstruationshemmung werden recht unterschiedliche Angaben gemacht. In älteren Übersichten wird angegeben, daß bei 0,5 bis 2,4% der Zyklen (324) bzw. 2,0% bis 2,7% der Zyklen (285) mit dem Ausbleiben der Entzugsblutung zu rechnen ist, wobei die Häufigkeit mit der Dauer der Anwendung abnimmt. Auch für niedrig dosierte Kombinationspräparate, z. B. eine Kombination von 30 µg Äthinylöstradiol und 0,15 mg Norgestrel (16) und abgestufte Präparate der gleichen Zusammensetzung (446) wurden ähnliche Werte angegeben. Das Verhältnis des Östrogens zum Gestagen kann bei der Genese dieser Störung eine erhebliche Rolle spielen. So lag die Zahl der Zyklen mit ausgebliebener Menstruation bei Anwendung einer Kombination von 1 mg Norethisteron und 50 µg Mestranol mit 6% wesentlich höher als bei dem gleichen Präparat mit 80 µg Mestranol (305).
Das Vorgehen bei Menstruationshemmung muß stets die Möglichkeit berücksichtigen, daß es sich im Einzelfall – zumindestens beim ersten Ereignis dieser Art – wirklich um eine Frühschwangerschaft handeln könnte. Eine solche an sich nicht sehr wahrscheinliche Möglichkeit gewinnt an Gewicht, wenn die sorgfältige Befragung ergibt, daß
- ein oder mehrere Tabletten vergessen worden sind,
- während des betreffenden Zyklus eine Magen-Darm-Störung aufgetreten war, so daß mehrere Tabletten erbrochen wurden oder die Wirkstoffe nicht voll resorbiert werden konnten,

- stark wirksame Pharmaka eingenommen wurden, die über eine Stimulierung der Metabolisierung in der Leber (s. S. 196) zu einem Wirkungsverlust der Ovulationshemmer geführt haben könnten.

Da in den meisten Fällen zwischen dem möglichen Zeitpunkt einer Konzeption und dem Arztbesuch wegen der ausgebliebenen Menstruation nicht viel Zeit vergangen sein wird, sollte man sich im Falle eines negativen Testergebnisses nicht auf die immunochemischen Schwangerschaftstests im Harn verlassen, da diese bekanntlich erst ca. 3 Wochen nach der Konzeption positiv ausfallen können. *Eine weitaus genauere Aussage erlaubt in einem solchen Falle die Bestimmung des HCG im Serum mittels Radioimmunonachweis* (173).

Mit einer Schwangerschaft wird nur in den seltensten Fällen zu rechnen sein, sofern die erwähnten Faktoren ausgeschlossen werden können, da der Konzeptionsschutz durch niedrig dosierte Präparate ebenso hoch ist wie durch solche mit höherem Hormongehalt.

Das weitere Vorgehen wird sich vor allem danach richten müssen, ob sich die Patientin durch das Ausbleiben der Menstruation belastet fühlt, d. h., entweder immer wieder fürchtet, schwanger zu sein oder später einmal nicht schwanger werden zu können.

Wenn die weitere Anwendung des betreffenden Präparates nicht angezeigt erscheint, sollte der Wechsel auf ein östrogenbetonteres Präparat erwogen werden, wobei in erster Linie ein normophasisches Sequentialpräparat in Frage käme. Falls Gründe vorliegen, die gegen eine Erhöhung der Östrogendosis bzw. grundsätzlich gegen einen Präparatewechsel sprechen, so müßte eine nicht-hormonale Form der Kontrazeption in Betracht gezogen werden.

Anderenfalls wird die Patientin angewiesen, die Einnahme des Präparates nach der üblichen Einnahmepause wiederaufzunehmen. Bleibt die Menstruationshemmung bestehen, so muß mit der Patientin besprochen werden, ob sie sich mit dem Ausbleiben der Menstruation abfinden kann oder nicht. Unter Umständen wäre zu erwägen, *den Ovulationshemmer jeweils über mehrere Monate ohne Pause einnehmen zu lassen,* da bei einer derartigen Modifizierung des üblichen Einnahmemodus mit keiner Entzugsblutung zu rechnen ist und damit das Motiv für die Angst vor einer unerkannten Schwangerschaft entfallen würde (s. S. 165).

Erfolgt die Einnahme des Ovulationshemmers mit der Absicht, den Zeitraum bis zur nächsten, gewünschten Schwangerschaft auf eine zuverlässige Weise zu überbrücken, erscheint es allerdings ratsam, im Falle einer *Endometriumatrophie* (die durch eine Endometriumbiopsie nachweisbar wäre), die Einnahme möglichst lange vor einer weiteren Schwangerschaft zu beenden, oder das Präparat durch ein östrogenreicheres zu ersetzen. Wie auf S. 200 dargestellt wird, bestehen keine Anhaltspunkte dafür, daß die Fertilität nach dem Absetzen von Ovulationshemmern wesentlich beeinträchtigt wird. Kommt es aber in einem Falle von Menstruationshemmung nach der Beendigung der Einnahme des Ovulationshemmers relativ rasch zur Konzeption und danach zum Abort, so kann angenommen werden, daß hier eine ungenügende Endometriumsentwicklung eine Rolle gespielt hat.

Zwischenblutungen bei Einnahme von Ovulationshemmern

Neben dem völligen Ausbleiben der Periodenblutung stellen *Schmier- und Durchbruchsblutungen* während der Einnahme hormonaler Kontrazeptiva einen häufigen Grund für Klagen dar. Nicht selten geht davon der Wunsch nach einer Umstellung auf ein anderes Präparat bzw. auf eine andere nicht-hormonale Methode der Kontrazeption aus, oder ihr Auftreten führt dazu, daß künftig auf einen Empfängnisschutz ganz verzichtet wird.

Als *Schmierblutungen,* auch unter der englischen Bezeichnung „Spotting" bekannt, bezeichnet man unregelmäßige Blutungen unterschiedlicher Dauer und Intensität, die jedoch den Zeitraum von 3 Tagen nicht überschreiten und nicht so stark sind wie eine menstruelle Blutung. Aus dieser Definition ergibt sich bereits, daß fließende Übergänge zur Durchbruchsblutung bestehen. Diese entspricht in ihrer Stärke und Dauer einer Menstruation, kann sie jedoch auch erheblich übertreffen.

Über die *Häufigkeit von Zwischenblutungen* werden sehr unterschiedliche Angaben gemacht. Im ersten Einnahmezyklus scheint es öfter zu Zwischenblutungen zu kommen als in der folgenden Zeit (305). Bemerkenswert ist, daß Zwischenblutungen bei Frauen, die schon vor dem Beginn der Einnahme eines Ovulationshemmers an Menstruationsstörungen litten, häufiger beobachtet wurden (612). Auch psychische Faktoren scheinen bei der Genese solcher Blutungsstörungen eine gewisse Rolle zu spielen. Bereits im Jahre 1959 (632) wurde festgestellt, daß von den Frauen, die vor der Verordnung von Enovid keine Hinweise auf die Möglichkeit von Zwischenblutungen erhielten, nur 2% über derartige Störungen berichteten, während der Prozentsatz auf 16,7 anstieg, wenn zuvor darauf hingewiesen wurde.

Im ersten Jahrzehnt nach der Einführung der Ovulationshemmer schwankten die Angaben über die Rate von Zwischenblutungen zwischen 1,5% und 25,9%. Bei neueren Veröffentlichungen wird in den meisten Fällen die Zahl von 10% der Zyklen nicht überschritten (285, 324). Im allgemeinen kommt es auch vermehrt zu Durchbruchsblutungen, wenn Schmierblutungen gehäuft auftreten. Bei diesen Untersuchungen scheint die Zusammensetzung und Auswahl des Patientenkollektivs die Ergebnisse erheblich zu beeinflussen. So wird in einer neueren Veröffentlichung für ein niedrig dosiertes Kombinationspräparat eine Rate von 0,1% der Zyklen für Schmierblutungen und 2% für Durchbruchsblutungen angegeben (16), während eine andere (438) für das gleiche Präparat Werte von 2,3% bzw. 8,6% angibt. In diesem Falle wurde darauf hingewiesen, daß die Zahl der Schmier- und Durchbruchsblutungen auf 11% bzw. 4,7% ansteigt, wenn Einnahmefehler vorkommen (438). Bei der Prüfung von abgestuften Kombinationspräparaten wurden ähnliche Erfahrungen gemacht. Bei verschieden dosierten abgestuften Kombinationspräparaten erhöhte sich die relativ niedrige Rate der Schmierblutungen (1,1% bis 1,8%) und Durchbruchsblutungen (2,0% bis 4,8%) (446) als Folge von Einnahmefehlern auf 11,2% bzw. 13,8% der Zyklen (438). Zwar wird durch eine einmalige Unregelmäßigkeit beim Einnehmen eines Ovulationshemmers das Risiko einer Konzeption kaum erhöht, doch nimmt die Wahrscheinlichkeit einer Durchbruchsblutung deutlich zu.

Der Vorschlag, dafür am folgenden Tage zwei Tabletten einzunehmen, hat sich zur Vermeidung von Zwischenblutungen als nicht sehr effizient erwiesen. Vermutlich wäre es sinnvoller, die vergessene Tablette sofort einzunehmen, sobald die Unterlassung bemerkt wird (791).

Mit den älteren Sequentialpräparaten wurden mit etwa 2,5% ähnliche Ergebnisse erzielt (266, 315). Als Ursache für das Auftreten von Schmier- oder Durchbruchsblutungen vermutet man im allgemeinen, daß das Endometrium auf Grund der Dosierung oder Zusammensetzung des Präparates einem ungenügenden hormonellen Stimulus ausgesetzt ist, wobei auch eine mangelnde Resorption bei gastrointestinalen Störungen oder ein vermehrter Abbau auf Grund der Einwirkung anderer Arzneimittel eine Rolle spielen könnten.

Grundsätzlich sollte jedoch keine Umstellung auf ein anderes, höher dosiertes Präparat erfolgen, bevor nicht durch eine gynäkologische Untersuchung sichergestellt wurde, *daß es sich nicht um eine organische Blutungsursache handelt.*

Erfahrungsgemäß handelt es sich nämlich bei vielen, wenn nicht den meisten intermenstruellen und prämenstruellen Schmierblutungen nicht um Blutungen endometrialen Ursprungs, *sondern um z. T. erstaunlich aktive Blutungen aus Arteriolen im Bereich von oberflächlichen, meist umschriebenen Läsionen an der Portio und im unteren Abschnitt des Zervikalkanals.* Die kolposkopische Untersuchung zeigt in solchen Fällen, daß diese hartnäckigen Blutungen aus oberflächlichen Gefäßerosionen stammen, die sich im untersten Abschnitt der Endozervix, dem Übergang von Platten- zu Zylinderepithel und auch in ektopischen Drüsenausführungsgängen befinden. Es soll nicht unerwähnt bleiben, daß diese Blutungen nicht nur bei der Einnahme von hormonalen Kontrazeptiva beobachtet werden, sondern auch in der prämenstruellen Phase des normalen Zyklus und der Frühschwangerschaft. Aus diesen Indizien könnte man ableiten, daß Progesteron bzw. synthetische Gestagene bei der Pathogenese dieser Blutungen eine Rolle spielen. Vermutlich handelt es sich dabei aber um eine Summation verschiedener Noxen.

Wenn die Diagnose umschriebener zervikaler und endozervikaler Blutungen gestellt werden kann, dann ist keine Änderung in der Hormonzufuhr erforderlich. In solchen Fällen besteht die Therapie in der Koagulierung der Läsionen, nachdem ein zytologischer Abstrich entnommen worden ist.

Kann eine organische Ursache weitgehend ausgeschlossen werden, so läßt sich das erneute Auftreten einer Schmierblutung oft verhindern, wenn man während des kritischen Zeitraums zusätzlich zum Ovulationshemmer täglich 20 µg Äthinylöstradiol verabreicht. In der gleichen Weise kann auch bei der Behandlung einer bereits bestehenden Schmierblutung vorgegangen werden. Das Östrogen wird abgesetzt, wenn die Blutung sistiert.

Die Einnahme einer zweiten Tablette des Ovulationshemmers, die für diesen Zweck vielfach empfohlen worden ist, dürfte genau so wirksam sein wie Äthinylöstradiol. Sie ist jedoch weniger empfehlenswert, da dann nicht mehr genügend Tabletten zur Beendigung des 21- oder 22tägigen Einnahmezyklus zur Verfügung stehen. Sollte es in späteren Zyklen nach Absetzen des Östrogens erneut zu Zwischenblutungen kommen, so ist der Wechsel zu einem höher dosierten Präparat in Erwägung zu ziehen.

Auch bei *Durchbruchsblutungen,* d. h. einem zu zeitigen Beginn der Menstruation, sollte grundsätzlich eine organische Blutungsursache ausgeschlossen werden. Wenn dies geschehen ist, kann normalerweise eine Erhöhung der Hormondosis (s. S. 155) empfohlen werden.

Persistieren jedoch die Zwischenblutungen oder treten trotz der Umstellung auf ein höher dosiertes Präparat weiterhin Blutungen auf, so sollte auch bei jüngeren Frauen eine Abrasio durchgeführt werden, *da es sich in diesen Fällen mit ziemlicher Sicherheit nicht um eine Komplikation der Hormonbehandlung handelt.*

Auswirkungen von Ovulationshemmern auf das Myometrium

Obwohl Östrogene und Progesteron in der Schwangerschaft eine Hypertrophie und Hyperplasie der Myometriumszellen hervorrufen, kommt es während der Einnahme von Ovulationshemmern nicht zur Vergrößerung des Uterus (625).

Relativ häufig stellt sich in der Praxis die Frage, ob Ovulationshemmer bei Uterus myomatosus bzw. Myomatosis uteri verordnet werden dürfen. Aus der älteren Literatur liegen Berichte über das Wachstum von Myomen bei Anwendung hochdosierter Östrogen-Gestagen-Präparate vor (536). Bei den heute üblichen Dosierungen ist wohl kaum mit einem vermehrten Wachstum vorhandener Myomknoten zu rechnen, doch sollten in solchen Fällen gynäkologische Kontrollen häufiger vorgenommen werden. In vielen Fällen von Uterus myomatosus kann durch Kombinationspräparate sogar eine Reduzierung der Blutungsstärke und Blutungsdauer erreicht werden.

Beachtet werden sollte bei der Entscheidung, ob orale Kontrazeptiva eingenommen bzw. weiterverwendet werden dürfen, daß es nicht nur unter der Behandlung mit Gestagenen (262), sondern auch bei Einnahme von Ovulationshemmern häufig zu einer herdförmigen, hämorrhagischen Degeneration eines Myomknotens mit anschließender Nekrose des betroffenen Teils kommen kann. Da das umgebende Gewebe vermehrte mitotische Aktivität aufweisen kann, sind schon Verwechslungen mit einem Leiomyosarkom vorgekommen (311).

Auswirkungen von Ovulationshemmern auf die Zervix

Die Cervix uteri gehört zu den Geweben des Körpers, die in der Pubertät durch den Einfluß der Östrogene aktiviert werden. Da die Zervix in ihrer Konsistenz, Durchblutung und in der Aktivität der Schleimdrüsen während des Zyklus und – noch viel deutlicher – in der Schwangerschaft erhebliche Veränderungen durchmacht, ist anzunehmen, daß sie auch durch hormonale Kontrazeptiva beeinflußt wird.

Unter der Einwirkung von Sequentialpräparaten entsteht während der Östrogenphase ein klarer Zervikalschleim von niedriger Viskosität, der beim Eintrocknen das typische Farnkrautphänomen erkennen läßt und in seiner Qualität der präovulatorischen Phase des normalen Zyklus entspricht. Häufig findet sich auch eine hyperämische Ektopie (363).

Bei der Einnahme von Kombinationspräparaten erscheint die Zervix makroskopisch livid und etwas aufgelockert, wobei der Zervikalschleim viskös und zäh ist.

Kombinationspräparate verursachen oft eine Hypertrophie der Schleimhaut der Endozervix mit vermehrter Sekretion (311); dabei ist das Stroma ödematös und häufig pseudodezidualisiert. Diese Veränderungen sind gestagenabhängig und können das Bild einer *endozervikalen, adenomatösen polypoiden Hyperplasie* (= mikroglanduläre Hyperplasie) annehmen, die meist mit einer entzündlichen Infiltration verbunden ist. Es handelt sich hierbei um eine eindeutig gutartige Veränderung der Endozervikalschleimhaut, die jedoch hinsichtlich ihrer Benignität falsch beurteilt werden könnte, wenn der Histologe nicht über die Behandlung der Frau mit Kombinationspräparaten informiert wurde. Die endozervikale, adenomatöse polypoide Hyperplasie verursacht nur selten Symptome; meist handelt es sich dann um postkoitale oder spontane intermenstruelle Schmierblutungen.

Eine Vermehrung der Genitalkarzinome bei Einnahme von Ovulationshemmern ist nicht zu verzeichnen (363). Im Falle der Zervix müßte sich eine Häufung in der Zahl positiver zytologischer Abstriche von der Portio widerspiegeln. Dabei ist zu beachten, daß sich bei Frauen, die die Ovulationshemmung als kontrazeptive Methode wählen, vermehrt Dysplasien finden (311).

Auch bei der Anwendung eines niedrig dosierten, norgestrelhaltigen Kombinationsprä-

parates ließ sich keine Häufung von zytologischen Abstrichen der Klasse III bis IV bzw. der Diagnose eines Carcinoma in situ während eines Beobachtungszeitraumes von 3 bis 5 Jahren nachweisen (251).
Für die praktische Anwendung von Ovulationshemmern ergibt sich die Folgerung, daß auf jeden Fall *alle Läsionen im Bereich der Portio,* die bei der Erstverordnung bestehen oder sich während der Einnahme bilden, *einer sorgfältigen Abklärung unterzogen werden sollten.* Aus diesem Grunde kann auch bei jungen Frauen auf die regelmäßige gynäkologische Untersuchung während der Einnahme von Ovulationshemmern nicht verzichtet werden.

Auswirkungen von Ovulationshemmern auf die Vagina

Relativ viele Frauen klagen während der Einnahme von Ovulationshemmern über verstärkten Ausfluß, Entzündungserscheinungen und Pruritus vulvae et ani. Die Häufigkeit derartiger Beschwerden dürfte im Vergleich zu Frauen, die keine Kontrazeptiva benutzen, auf das Doppelte erhöht sein (686).
Hinsichtlich der Genese solcher Störungen muß zwischen Kombinations- und Sequentialpräparaten unterschieden werden. Vor allem gestagenbetonte Kombinationspräparate hemmen während der ersten Zyklusphase die normale Reifung des Vaginalepithels. Dies führt zu einer Verminderung des karyopyknotischen Index und einem verminderten Angebot an Glykogen, was unter Umständen eine Verschiebung des pH-Wertes des Vaginalsekrets in den alkalischen Bereich zur Folge haben kann. Mit dem Rückgang der normalen Döderlein-Flora können dann pathogene Mikroorganismen überhandnehmen und Beschwerden verschiedenen Ausmaßes bewirken.
Durch Sequentialpräparate, insbesondere solche mit einer langen Östrogenphase, kann eine so starke Sekretion der Zervikaldrüsen herbeigeführt werden, daß es auf Grund dieser Hypermukorrhö zu Reizerscheinungen an den äußeren Genitalien kommt.
Von verschiedener Seite war berichtet worden, daß unter der Behandlung mit Ovulationshemmern vermehrt mit dem Auftreten von Fluor vaginalis und Pruritus im Genitalbereich sowie von Vaginalmykosen oder Trichomonadenbefall zu rechnen ist (279, 883). Wie neuere Untersuchungen ergeben haben, *scheint dies jedoch nicht zuzutreffen* (s. auch 224). Beispielsweise ergab eine umfangreiche Untersuchung im Family Planning Centre Edinburgh (251), daß bei Frauen, die Ovulationshemmer, Intrauterinpessare, mechanische Kontrazeptiva oder keinerlei empfängnisverhütende Mittel benutzten, Candida albicans, andere Fungi, Anaerobier, koliforme Keime und β-hämolytische Streptokokken mit der gleichen Häufigkeit nachweisbar waren.
Gerade im Falle vaginaler Infektionen ist es schwierig, den Nachweis für eine Rolle der Ovulationshemmer zu erbringen, da diese Infektionen klinisch asymptomatisch verlaufen können. So können Candida albicans und Trichomonaden im Genitaltrakt vorhanden sein, ohne Beschwerden zu verursachen, und umgekehrt bedeutet das Symptom Fluor nicht automatisch das Vorliegen pathogener Mikroorganismen. Ferner sollte daran gedacht werden, daß sich Frauen, die Ovulationshemmer als kontrazeptive Methode wählen, in ihren Sexualpraktiken durchaus von denen unterscheiden können, die andere Methoden vorziehen oder völlig auf empfängnisverhütende Maßnahmen verzichten.
Bei der Empfehlung eines Kontrazeptivums sollte beachtet werden, daß eine gonorrhoische Infektion nur durch Anwendung eines Kondoms oder in gewissem Maße durch

spermizide Vaginalcremes u. ä. (s. S. 174) – nicht aber durch Ovulationshemmer – verhindert werden kann.

Immerhin steht die Gonorrhö unter den Infektionskrankheiten in den 10 größten Industrienationen an 3. Stelle (877). In den USA werden jährlich nicht weniger als 1 Million Fälle registriert, wobei die Statistiken der Armee nicht einmal berücksichtigt wurden (655). Dies hat zur Folge, daß etwa 100 000 junge Frauen im Jahr in den USA als Folge einer aszendierenden Infektion mit gonorrhoischer Salpingitis steril werden. Dieser alarmierende Trend bewegte die US Food and Drug Administration dazu, die Hersteller von hormonalen Kontrazeptiva 1976 zu verpflichten, in den Packungsbeilagen ausdrücklich zu vermerken, *daß Ovulationshemmer u. ä. nicht gegen eine venerische Infektion schützen und auch nicht zu deren Therapie geeignet sind.*

Es ist unbestritten, daß Trägerinnen von Intrauterinpessaren häufiger (etwa 4 ×) an eitrigen Salpingitiden leiden (201). Erfreulicherweise ergab die laparoskopische Überprüfung bei Frauen, die Ovulationshemmer einnahmen und sich mit einer Gonorrhö infiziert hatten, daß es nur in 8,8% der Fälle zur Salpingitis kam, während diese Komplikation bei Frauen, die keine Empfängnisverhütung betrieben oder Intrauterinpessare trugen, mit 15,1% bzw. 23,8% der Fälle deutlich häufiger auftrat (700). Dieser Sachverhalt wurde damit erklärt, daß die Monatsblutungen bei Einnahme von Ovulationshemmern schwächer als sonst sind und möglicherweise die Immunglobuline in der Zervix verändert sind (132).

Aus diesem recht günstigen Ergebnis darf selbstverständlich für die Praxis nicht der Schluß gezogen werden, daß Ovulationshemmer in irgendeiner Weise zur Lösung des Problems der venerischen Krankheiten beitragen können.

Wenn auf Grund häufigen Partnerwechsels oder anderer Umstände eine besondere Gefährdung für venerische Infektionen vorliegt, dann könnte die Verwendung von spermiziden Vaginalcremes oder -ovula einen erheblichen Schutz bieten. Allerdings hätte dies den Nachteil, daß ihre kontrazeptive Sicherheit weitaus geringer ist als die der Ovulationshemmer, sofern sie nicht mit einer Barrieremethode kombiniert werden.

So ergab eine prospektive Untersuchung, daß bei Frauen, die im Jahre zuvor mindestens einmal eine Gonorrhö durchgemacht hatten und als gefährdete Gruppe angesehen werden konnten, nach sechsmonatiger Anwendung von Delfen-Creme der Anteil neuer Infektionen auf 3% der Rate von unbehandelten Frauen gesunken war (161).

Durch Spermizide kann auch die Häufigkeit der Infektion mit Trichomonas vaginalis, Candida albicans und Herpes progenitalis deutlich vermindert werden (641).

Beeinflussung zyklusgebundener Beschwerden durch Ovulationshemmer

Aus den bisherigen Ausführungen geht eindeutig hervor, daß die Einnahme von Ovulationshemmern für viele Frauen über den Konzeptionsschutz hinaus wesentliche Vorteile mit sich bringt. Bei den meisten Frauen treten unter der „Pille" die Menstruationen in sehr regelmäßigen Abständen auf, und die Blutungen sind schwächer und von kürzerer Dauer und werden von weniger Mißempfindungen und Schmerzen begleitet. Angesichts dieser erfreulichen Bilanz sollte allerdings nie vergessen werden, *daß Ovulationshemmer für eine kleine Minderheit von Frauen zu einer erheblichen Gefahrenquelle werden können* (siehe Kontraindikationen).

Überdies klagt eine nicht geringe Zahl von Frauen während der Anwendung von Ovulationshemmern über eine Reihe von **Begleiterscheinungen,** die gelegentlich die Dimension einer ernsthaften Nebenwirkung annehmen können. Diese Beschwerden beziehen sich entweder auf Störungen im Ablauf des Menstruationszyklus oder ähneln denen, die vor allem in den ersten Wochen einer Schwangerschaft auftreten. In der Mehrzahl der Fälle handelt es sich um Klagen über Müdigkeit, mangelnde Leistungsfähigkeit und Dysphorie, Kopfschmerzen, migräneartige Beschwerdebilder, Leibschmerzen, depressive Verstimmungen, Atembeschwerden, Mastodynie, Schwindelgefühle und schließlich Zwischen- und Vorblutungen.

Die *östrogene* Komponente der Ovulationshemmer wird verantwortlich gemacht für die Symptome:
- Übelkeit, Erbrechen,
- Kopfschmerzen,
- Ödeme und die hierdurch bedingte
- Gewichtszunahme.

Auf die *gestagene* Komponente werden
- Appetitsteigerung,
- Müdigkeit, Antriebslosigkeit,
- depressive Verstimmungen und
- gewisse Formen der Gewichtszunahme

zurückgeführt.

Da diese Symptome auch bei vielen Frauen auftreten, die keine Hormone einnehmen und eine Objektivierung in den meisten Fällen schwierig ist, erweist es sich als ein sehr problematisches Unterfangen, die Bedeutung dieser subjektiven Beschwerden zu erfassen und richtig zu bewerten.

Die Angaben in der Literatur über die Häufigkeit dieser Symptome während der Einnahme hormonaler Kontrazeptiva schwanken außerordentlich. Deshalb wäre eine Tabulierung der von verschiedenen Untersuchern registrierten Beobachtungen für die Praxis bedeutungslos, zumal ein Kausalzusammenhang in den meisten Fällen sehr fraglich ist (s. S. 297).

Wichtig ist für die Praxis, daß man tatsächlich mit derartigen subjektiven Beschwerden rechnen muß, vor allem im ersten Behandlungszyklus. *Ein statistisch signifikanter Zusammenhang mit der Einnahme von Ovulationshemmern konnte dabei bisher nur für die Symptome Übelkeit und Kopfschmerz erbracht werden* (324). Da die meisten dieser Beschwerden nach dem 1. Einnahmezyklus zurückgehen, wird es sehr von der Art und Weise der Beratung abhängen, ob die Patientin das Präparat weiterhin akzeptieren wird.

Es kann nicht genug betont werden, daß das Ausmaß der Klagen über unangenehme Begleiterscheinungen bei der Anwendung von Ovulationshemmern weitgehend vom *Informationsstand der Patientin* und der *Qualität der ärztlichen Beratung* abhängig ist. Hierbei kann es schon entscheidend sein, wenn die Patientin unter dem Eindruck ungünstiger Berichte in den Medien oder schlechter Erfahrungen von Freundinnen und Bekannten den Arzt in einer negativen Erwartungshaltung aufsucht. Von ähnlicher Bedeutung ist es, ob die „Pille" nur im Rahmen einer kursorischen Konsultation oder – wie es eigentlich sein sollte – nach einer gründlichen Anamneseerhebung, Untersuchung, dem Abwägen des Für und Wider und einer Besprechung des Einnahmemodus verschrieben wird. Dabei sollte stets erwähnt werden, daß Ovulationshemmer gelegentlich unerfreuliche Auswirkungen haben können, daß diese jedoch meist nicht von Dauer sind. Andererseits

sollte man aber auch die vorteilhafte Wirkung der oralen Kontrazeptiva auf den Zyklusablauf nicht verschweigen.
Vor allem bei Menstruationsbeschwerden, Dysmenorrhö, Mittelschmerz und dem prämenstruellen Syndrom sowie bei anderen zyklusabhängigen Beschwerden oder Erkrankungen kann durch die Behandlung mit hormonalen Kontrazeptiva eine deutliche Besserung erzielt werden (s. S. 188).
Das Vorgehen bei Endometriose ist auf S. 190 ausführlich beschrieben.

Häufige Gründe für das Absetzen von Ovulationshemmern

Jeder Arzt, der kontrazeptive Beratungen durchführt, wird mit der Situation konfrontiert, daß ein Ovulationshemmer oder ein anderes Kontrazeptivum auf Wunsch der Patientin abgesetzt werden soll. Oft liegen auch gewichtige medizinische Gründe vor (s. Tab. 18), die eine weitere Beibehaltung der Methode als nicht ratsam erscheinen lassen. Zu den letzteren zählen ernsthafte Nebenwirkungen, interkurrente Erkrankungen sowie die Frage (die sich bei jeder Patientin einmal stellt), *wie lange man die Einnahme eines Ovulationshemmers verantworten kann.* Zu diesem Problemkreis wird auf S. 163 und S. 167 ausführlich Stellung genommen.

In vielen Fällen wird die Patientin den Ovulationshemmer absetzen wollen, da sie schwanger zu werden wünscht oder besorgt ist, durch die weitere Einnahme des Präparates könnte ihre Fertilität in der Zukunft beeinträchtigt werden. In ca. $^2/_3$ der Fälle dürften Klagen über unangenehme Begleiterscheinungen den Anlaß geben (871), nach anderen Untersuchungen schwankt dieser Anteil zwischen 10% und 53% (302). Dabei darf allerdings nicht übersehen werden, daß jede kontrazeptive Methode von einem Teil der Benutzer wieder aufgegeben wird, und zwar in einer Größenordnung zwischen 30% und 60% (302).

Auch hier spielt die Beeinflussung durch die Medien eine erhebliche Rolle. Eigentlich hatte man erwartet, daß sich die Zahl der Klagen über Nebenwirkungen nach Einführung der niedrig dosierten Präparate vermindern würde. Trotzdem nahm die Zahl der Frauen, die die Ovulationshemmer absetzten, nach 1965 wieder zu, obwohl gerade zu diesem Zeitpunkt der Effekt der niedrigeren Dosierungen hätte spürbar werden müssen.

Reine Gestagenpräparate

Schon bei den ersten Versuchen zur Entwicklung eines oral wirksamen, hormonalen Kontrazeptivums in den fünfziger Jahren (627, 631) hatte man erkannt, daß die Ovulation durch relativ hohe Dosen eines synthetischen Gestagen gehemmt werden kann, es dabei jedoch häufig zu unregelmäßigen Blutungen kommt (631). Als diese durch den Zusatz eines Östrogens beseitigt werden konnten, hatte man das bis heute unübertroffene Prinzip des Ovulationshemmers vom Kombinationstyp gefunden.
Seitdem sich aber abzuzeichnen begann, daß die östrogene Komponente in Kombinations- und Sequentialpräparaten für viele lästige Begleiterscheinungen (Kopfschmerzen, Übelkeit, Gewichtszunahme etc., s. S. 128) und vor allem für gefährliche Komplikationen wie thromboembolische Erkrankungen (164) verantwortlich gemacht werden mußte, wurde die Konzeptionsverhütung durch reine Gestagenpräparate wieder aktuell.

Im Verlaufe dieser Untersuchungen entdeckte man, daß schon die Einnahme von 0,5 mg Chlormadinonazetat pro Tag vom 5. bis 25. Zyklustag einen recht guten Konzeptionsschutz gewährte (505, 698), *obwohl durch diese geringe Gestagendosis die Ovulation nicht regelmäßig verhindert wurde.* Da es sich bei den ersten klinischen Prüfungen in Südamerika zeigte, daß nur etwa ein Drittel der Frauen die Tabletten regelmäßig einnahmen, und die Zahl der Versager, d. h. die Zahl der Schwangerschaften, mit der Zahl der vergessenen Tabletten zunahm (503), wurde der Einnahmemodus dahingehend geändert, daß die Tabletten im Gegensatz zu Östrogen-Gestagen-Präparaten ohne jede Pause verabreicht wurden (697).

Es ergab sich bald, daß sich diese neue Form der hormonalen Kontrazeption sowohl in ihrer Wirkungsweise als auch im Spektrum der Nebenwirkungen von den bisher bekannten Kombinations- und Sequentialpräparaten unterschied. Da die Gestagendosis im Vergleich zu den damaligen Ovulationshemmern recht gering war, wurde sie bald weltweit unter dem Begriff *„Minipille"* bekannt. Das früher auch weithin gebrauchte Synonym „luteal supplementation" hat sich nicht durchgesetzt.

Gleichzeitig waren Bestrebungen im Gange, vor allem für den Einsatz in Entwicklungsländern langwirksame Präparate zu entwickeln, die durch die allmähliche Abgabe des Wirkstoffs aus dem injizierten oder subkutan implantierten Depot über einen längeren Zeitraum einen zuverlässigen Konzeptionsschutz gewähren würden.

Bisher wurden folgende Applikationsmöglichkeiten für langwirksame Gestagene entwickelt:
- die mikrokristalline Suspension von Medroxyprogesteronazetat zur intramuskulären Injektion mit einer Wirkungsdauer von 3 Monaten,
- die intramuskuläre Injektion von Norethisteronönanthat, d. h. eines langkettigen Fettsäureesters, mit einer Wirkungsdauer von 2 bis 3 Monaten,
- die subdermale Implantation von gestagenhaltigen Kapseln aus Silastic, die zwar eine erheblich längere Wirkungsdauer besitzen als die Depotinjektionspräparate, jedoch immer wieder entfernt werden müssen,
- die intrauterine Applikation eines Gestagen- bzw. Progesterondepots im vertikalen Arm eines T-förmigen Intrauterinpessars (Biograviplan, Progestasert, s. S. 141).

Die (noch im Erprobungsstadium befindlichen) subdermalen Implantate und das progesteronhaltige Intrauterinpessar haben mit den „Minipillen" gemeinsam, daß die Ovulation nicht oder nicht regelmäßig unterdrückt wird. Durch die dauernde Einwirkung kleiner Gestagenmengen wird der Aufbau des Endometriums gestört und es kommt zu verschiedenartigen Regeltempostörungen und Schmierblutungen.

Im Gegensatz hierzu handelt es sich bei den Depotpräparaten um Ovulationshemmer. Vor allem beim Gebrauch der mikrokristallinen Suspension von Medroxyprogesteronazetat kann es zur Atrophie des Endometriums und damit zur Amenorrhö kommen.

Minipille

Die erste im Handel erhältliche *Minipille* enthielt das Progesteronderivat Chlormadinonazetat. Sie wurde aber bereits im Jahre 1970 wieder zurückgezogen, weil man unzulässigerweise auf Grund von Tierversuchen annahm, daß diese Substanz karzinogen sei (48) (s. S. 302).

Bei den in den Jahren seit 1970 eingeführten Minipillen handelt es sich ausnahmslos um Abkömmlinge des 19-Nortestosterons (s. auch Präparateverzeichnis S. 340):

- Norethisteron 0,35 mg,
- Lynestrenol 0,50 mg,
- d-Norgestrel 0,03 mg.

Darüber hinaus sind auch Präparate mit 0,35 mg Ethynodioldiazetat und mit 0,3 mg Quingestanol ausführlich erprobt worden, die jedoch zur Zeit in der Bundesrepublik Deutschland nicht erhältlich sind.

Obwohl die Minipille nur durch wenige ernsthafte Nebenwirkungen belastet ist, ist die Akzeptanz gering. Der Marktanteil liegt in Deutschland konstant bei 1%. Für diese an sich bedauerliche Tatsache muß man vor allem die alles andere als optimale *Zykluskontrolle* verantwortlich machen. Auch die im Vergleich zu den Ovulationshemmern geringere kontrazeptive Sicherheit dürfte dabei eine Rolle spielen.

Für das Verständnis des Wirkungsmechanismus und der Begleiterscheinungen dieser Präparate ist der gegenüber den typischen Ovulationshemmern geänderte Einnahmemodus von Bedeutung: es wird ohne Rücksicht auf den Zeitpunkt des Eintretens der Blutung täglich eine Tablette bzw. ein Dragee eingenommen.

Wirkungsweise der Minipillen

Die Wirkungsweise der Minipillen ist komplex und sicher noch nicht in allen Einzelheiten aufgeklärt. Beschrieben bzw. postuliert wurden Einwirkungen auf
- die Gonadotropinsekretion,
- die Corpus-luteum-Funktion,
- die Entwicklung des Endometriums (= Nidationshemmung),
- die Funktion des Eileiters (= Eitransport),
- die Blastozyste,
- das Ovar (Inhibition der Steroidproduktion).

Wirkung auf die Steuerung der Ovarialfunktion: Obwohl die verschiedenen Minipillen nicht als Ovulationshemmer im eigentlichen Sinne konzipiert wurden – gerade darin sah man einen erheblichen Vorteil – und in der Praxis auch die Ovulation nicht bei jeder Frau bzw. regelmäßig unterdrücken, wird das zyklische Profil der Gonadotropine und der Ovarialhormone häufig erheblich beeinträchtigt (s. S. 88) (Abb. 37).
Vermutlich stören die niedrig dosierten Gestagene die LH-RH-Freisetzung im Hypothalamus, da die Gonadotropinsekretion nach Stimulation durch LH-RH auch während ihrer Anwendung nicht beeinträchtigt ist (s. S. 92) (Abb. 38).
Da aber die Follikelreifung relativ ungestört verlaufen kann, kommt es gelegentlich auch nach einem atypisch verlaufenden LH-Gipfel zur Ovulation (234, 543) und zu einer – meist mehr oder weniger gestörten – Lutealphase (143, 234, 242, 542, 801).
Im allgemeinen kann man damit rechnen, daß der Anteil der anovulatorischen Zyklen unter dem Einfluß dieser niedrig dosierten Gestagene zwischen 15 und 40% liegt (19, 281, 503).

Wirkung der Minipillen auf das Endometrium

Die Einnahme auch einer relativ geringen Dosis eines Gestagens während des gesamten Zyklus führt zu morphologisch nachweisbaren Veränderungen des Endometriums. Obwohl im Einzelfall (695) vorwiegend eine normale Sekretionsphase festgestellt wurde, wenn die Biopsien in der zweiten Zyklushälfte entnommen wurden, führt die Minipille häufig zu einer gewissen *Hemmung der Proliferation und einer verfrüht einsetzenden und deshalb auch nicht phasengerechten Transformation* (s. S. 98).

Seltener findet sich das Bild eines hypoplastischen oder atrophischen Endometriums (507, 715). In welchem Maße die Störung der phasengerechten Entwicklung des Endometriums zur empfängnisverhütenden Wirkung beiträgt, ist ungewiß. Da bei dieser Form der hormonalen Kontrazeption relativ viele Schwangerschaften beobachtet werden, darf man annehmen, daß die Minipille die Implantation der Blastozyste erschweren, aber nicht unbedingt verhindern kann.

Wirkung der Minipillen auf die Zervix

Im normalen, ovulatorischen Zyklus verändert sich das Zervikalsekret unter dem Einfluß der Östrogene in einer Weise, die die Aszension der Spermien begünstigt (s. S. 41): das Sekret wird dünnflüssiger, fadenziehend („spinnbar"), die Sekretion nimmt zu und beim Eintrocknen bildet sich das „Farnkrautmuster" aus. Dieser Vorgang wird durch Gestagene, allerdings in unterschiedlicher Weise, gestört, indem das Sekret zähflüssig bleibt und die Penetration von Spermien hemmt (19, 458, 903). Auch wenn eine Penetration des Zervikalsekrets stattfinden sollte, so gelangen doch nur wenige Spermien in das Cavum uteri, da sie in der Zervix immobilisiert werden (389). Ob es sich bei diesem Vorgang um eine Störung der Kapazitierung handelt (678), ist nicht geklärt. Möglicherweise stören die mit dem Zervikalschleim sezernierten Gestagene direkt den Metabolismus der Spermatozoen (80).

Die Viskositätserhöhung des Zervixschleims benötigt nach der Einnahme der Tablette mehrere Stunden (24); deshalb kann der Modus bzw. der Zeitpunkt der Einnahme (abends oder morgens) den Konzeptionsschutz erheblich beeinflussen. Selbstverständlich spielt auch die Dosis – insbesondere bei Einnahmefehlern – eine wesentliche Rolle.

Da die Wirkung der Gestagene auf den Zervikalschleim als Antiöstrogeneffekt zu verstehen ist, darf man zur Beseitigung von Zwischenblutungen keine Östrogene geben, da diese unter Umständen die Qualität des Zervikalsekrets verbessern könnten.

Zuverlässigkeit der Minipillen

Obwohl für die einzelnen Präparate sehr unterschiedliche Versagerquoten festgestellt wurden, dürfte die Gruppe der Minipillen insgesamt nicht das gleiche Maß an Konzeptionsschutz gewähren wie die Ovulationshemmer.

Wie aus Tab. 15 zu ersehen ist, schwanken die Angaben über den Pearl-Index für die verschiedenen Gestagene erheblich, wobei vermutlich die Versagerquote bei Einnahme von 0,5 mg Lynestrenol geringer ist als bei Norethisteron und Norgestrel (239). Allerdings dürften die von einzelnen Untersuchern angegebenen Pearl-Indices von 0,0 nicht

Tabelle 15 Pearl-Index einiger niedrig dosierter Gestagenpräparate (Minipille) (einschließlich Einnahmefehler) (637)

Präparat (Dosis mg)	Zahl der Frauen	Zahl der Zyklen	Zahl der Schwangerschaften	Pearl-Index
Lynestrenol (0,5)	5468	46081	31	0,0–0,9
Norgestrel* (0,03–0,075)	4112	54537	157	0,0–4,3
Norethisteron (0,35)	690	9677	10	1,4–2,4

* dl- oder d-Norgestrel.

realistisch sein, sondern auf eine nicht repräsentative Auswahl der Testpersonen zurückzuführen sein (s. S. 193).
Da es bei der Minipille schon zur Konzeption kommen kann, wenn die Einnahme von nur 1 oder 2 Tabletten vergessen wird bzw. die Absorption der Wirksubstanz durch Erbrechen oder Diarrhö gestört ist (s. S. 161), sollte unter keinen Umständen vom Einnahmeschema (s. S. 157) abgewichen werden (189, 221, 454, 881).

Auswirkungen der Minipillen auf den Menstruationszyklus
Durch die kontinuierliche Einnahme kleiner Gestagendosen kann der Menstruationszyklus in verschiedener Weise beeinflußt werden. Bei manchen Frauen kommt es zu Durchbruchs- oder Schmierblutungen, zu einer Verminderung der Blutungsstärke und zu einer erheblichen Schwankung des intermenstruellen Intervalls.
Bei der Beurteilung derartiger hormoninduzierter Veränderungen muß beachtet werden, daß eine nicht geringe Zahl von Frauen schon vor der Einnahme eines hormonalen Kontrazeptivums Menstruationsstörungen verschiedenen Ausmaßes hatte. Nach einer Sammelstatistik, die auf Erhebungen an 1969 Frauen und 15 369 Zyklen beruhte (715), hatten 81% der Frauen vor Beginn der Einnahme von 0,03 mg dl-Norgestrel regelmäßige Zyklen gehabt. Bei 70 bis 74% dieser Frauen blieb das gewohnte Menstruationsverhalten während der Einnahme der Minipille erhalten, bei 7% bis 8% verlängerte sich das intermenstruelle Intervall, bei 11% verkürzte es sich und bei 17% kam es zur Amenorrhö. Allerdings handelte es sich bei diesen Amenorrhöen fast nur um eine einmalige Verlängerung des Intervalls zwischen zwei Blutungen auf 45 bis 60 Tage; nur bei 2% der Fälle kam es zu einer Wiederholung.
Da in einem solchen Falle nicht ohne Grund mit einer Schwangerschaft gerechnet werden kann, sollten die auf S. 162 angegebenen Maßnahmen in Betracht gezogen werden.
Insgesamt dürfte es bei 30% bis 60% der Frauen, die die Minipille einnehmen, zu Menstruationsstörungen kommen (637). Schmier- und Durchbruchblutungen treten bei etwa jeder zweiten Frau auf, doch sind insgesamt weniger als 20% aller Zyklen betroffen (495, 525, 667, 695).
Die Dauer der menstruellen Blutung unterscheidet sich nicht wesentlich von der eines normalen Zyklus (695), während die Blutungsstärke im allgemeinen etwas abnimmt.
Ein erhebliches Problem stellt die Tatsache dar, daß viele Frauen während der Einnahme der Minipille sehr kurze oder sehr verlängerte Zyklen haben. So wurde berichtet, daß bei etwa der Hälfte der Frauen die Zykluslänge 28 ± 5 Tage beträgt (222, 667), während es bei einem Teil der Frauen zu einer oft erheblichen Verlängerung des Zyklus kommt (304, 482, 495).

Einfluß von Minipillen auf menstruationsbezogene Beschwerden
Sowohl Dysmenorrhöen als auch die Beschwerden des prämenstruellen Syndroms können durch die Minipille gebessert werden.
Andere zyklusgebundene Beschwerden wie Übelkeit, Gewichtszunahme, Schwindelgefühle u. v. a., die oft bei der Anwendung von Kombinationspräparaten auftreten (s. S. 128), sind bei Einnahme der Minipille selten. Desgleichen gibt es keine Hinweise für eine Gewichtszunahme, wie sie für höher dosierte Gestagene beschrieben wurde (637).

Extrauteringraviditäten bei Einnahme der Minipille
Sollte eine Frau trotz der Einnahme einer Minipille schwanger werden, so unterliegt sie – bezogen auf die Zahl der Schwangerschaften – *einem erhöhten Risiko, daß es sich um eine*

134 Hormonale Kontrazeptiva

Extrauteringravidität handelt (145). Das absolute Risiko scheint dabei etwa dem bei Trägerinnen von Intrauterinpessaren zu entsprechen (757, 797).
Als Erklärung nimmt man an, daß die Minipille entweder die ektopische Implantation durch eine Veränderung der Motilität des Eileiters fördert, oder daß sie eine ektopische Schwangerschaft nicht so effektiv verhindert wie eine intrauterine (71). Selbstverständlich ist das Risiko, an einer Tubargravidität zu erkranken, bei Einnahme der Minipille geringer als bei Frauen, die überhaupt keine Kontrazeption betreiben.
Da die Symptome einer Extrauteringravidität irrtümlich als Begleiterscheinungen der Minipille interpretiert werden können, sollten Schmierblutungen, insbesondere in Verbindung mit Schmerzen im Abdomen und subjektiven Schwangerschaftszeichen, nicht bagatellisiert werden. Wie auf S. 122 ausgeführt wird, kann die Möglichkeit einer Extrauteringravidität mit ziemlicher Sicherheit ausgeschlossen werden, wenn die sonographische Untersuchung sowie die Bestimmung des Serum-HCG (173) normale Befunde ergibt.

Häufige Gründe für das Absetzen von Minipillen

Die im Vergleich zu Ovulationshemmern geringere Sicherheit und das häufigere Auftreten von Schmierblutungen oder Menstruationshemmung haben dazu geführt, daß diese Präparate, in denen man zuerst das Kontrazeptivum der Zukunft sah, erstaunlich wenig verwendet werden. Da sich die Minipille, trotz erheblicher Propaganda in den Medien, weder bei den Frauen noch bei den Familienplanungsorganisationen durchsetzen konnte, spielt sie in der Bundesrepublik Deutschland mit einem Marktanteil von ca. 1% nur eine ganz bescheidene Rolle. Weltweit gesehen, dürften es nicht viel mehr als 100 000 Frauen sein, die diese Form der Kontrazeption benutzen (637). Man schätzt, daß innerhalb eines Jahres mehr als die Hälfte der Frauen die Minipille wieder absetzt (637). Dabei ist bemerkenswert, daß die Methode nicht wie im Falle der Ovulationshemmer wegen der auf S. 128 beschriebenen Begleiterscheinungen und Nebenwirkungen verlassen wird, sondern wegen der als nicht ausreichend empfundenen Sicherheit und der menstruellen Unregelmäßigkeiten.

Depotgestagene

Seit etwa 20 Jahren wurden zahlreiche Bemühungen unternommen, injizierbare hormonale Kontrazeptiva zu entwickeln, die eine protrahierte Wirkung entfalten und deshalb nur einige Male im Jahr verabreicht werden müssen.
Zur Zeit stehen in der Bundesrepublik zwei Depotpräparate, bei denen es sich um reine Gestagene handelt, zur Verfügung, und zwar

- das Medroxyprogesteronazetat (Depo-Clinovir) und
- das Norethisteronönanthat (Noristerat).

Beim Medroxyprogesteronazetat handelt es sich um eine mikrokristalline Suspension, die an der Injektionsstelle ein Depot bildet, aus dem langsam die Resorption erfolgt (s. S. 83). Der Depoteffekt dieses Präparats gleicht daher dem von subkutan implantierten Steroidpreßlingen (s. S. 328). Bemerkenswert ist, daß der Serumspiegel von Medroxyprogesteronazetat nicht solchen starken Schwankungen unterworfen ist, wie sie nach der Injektion von Norethisteronönanthat auftreten. Das in einer öligen Lösung injizierte Önanthat wird aufgrund seiner weitaus höheren Lipophilität im Fettgewebe gespeichert (Sekundärdepot). Wie auf S. 83 beschrieben ist, reicht der nach der Injektion zunächst für einige Zeit recht hohe Serumspiegel des freien Norethisterons nicht aus, um für den

gesamten Zeitraum zwischen zwei Injektionen zuverlässig ovulationshemmend zu wirken. Demnach unterscheidet sich der kontrazeptive Wirkungsmechanismus der beiden Depotgestagene dahingehend, daß
- Medroxyprogesteronazetat in erster Linie als Ovulationshemmer,
- Norethisteronönanthat jedoch nur für einen begrenzten Zeitraum ovulationshemmend, danach nur noch in einer der Minipille entsprechenden Weise wirkt.

Vom Prinzip her spricht vieles dafür, diese beiden Präparate bevorzugt einzusetzen, denn
- es entfällt die Notwendigkeit der täglichen Tabletteneinnahme wie bei der Anwendung von Ovulationshemmern und der Minipille,
- es besteht keine Gefahr von Einnahmefehlern,
- es gibt keine östrogenbedingten Nebenwirkungen.

Ungeachtet dieser offensichtlichen Vorteile spielen die Depotgestagene – von wenigen geographisch eng begrenzten Ausnahmen abgesehen – im Vergleich zu den Ovulationshemmern nur eine untergeordnete Rolle. So beträgt ihr Marktanteil in der Bundesrepublik Deutschland nicht mehr als 1%. Für diese eigentlich überraschend geringe Akzeptanz sind in erster Linie die im Vergleich zu Ovulationshemmern viel häufigeren Menstruationsstörungen verantwortlich zu machen. Als Nachteil wird auch empfunden, daß Depotpräparate bei Auftreten einer Komplikation nicht wie oral wirksame Kontrazeptiva sofort abgesetzt werden können.

Anwendung der Depotgestagene

Die mikrokristalline Suspension von Medroxyprogesteronazetat wird alle 90 Tage in einer Dosis von 150 mg tief intramuskulär (intraglutäal oder intradeltoid) verabreicht. Die erste Injektion sollte während der ersten 5 Tage nach Beginn der Menstruation erfolgen. Die folgenden Injektionen werden dann *jeweils im Abstand von 90 Tagen und ohne Rücksichtnahme auf das Eintreten menstrueller Blutungen verabreicht* (Abb. 42).

Die erste Injektion von Norethisteronönanthat wird gleichfalls innerhalb der ersten fünf Tage des Zyklus verabreicht. Wie aus dem in Abb. 42 dargestellten Verabreichungsschema ersichtlich ist, werden die dann folgenden 3 Injektionen bereits im Abstand von

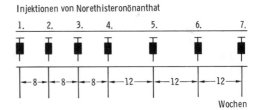

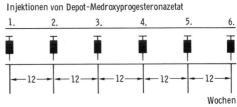

Abb. 42 Schema der Injektionsfolge von Depotgestagenen zur Antikonzeption.

8 Wochen gegeben. Dabei darf wiederum auf den zeitlichen Abstand der menstruellen Blutung keine Rücksicht genommen werden. Beginnend mit der 5. Injektion wird der Abstand zwischen zwei Dosen auf 12 Wochen, d. h. 84 Tage vergrößert. Um den kontrazeptiven Effekt nicht in Frage zu stellen, sollte das angegebene Intervall zwischen zwei Injektionen weder im Falle des Depot-Medroxyprogesteronazetats noch des Norethisteronönanthats überschritten werden. Sollte es aus terminlichen Gründen schwierig sein, den Rhythmus von 90 bzw. 84 Tagen genau einzuhalten, so sollten die Injektionen lieber einige Tage früher verabreicht werden.

Wirkungsweise der Depotgestagene

Nach der Injektion werden beide Depotgestagene langsam aus den Depots resorbiert (s. S. 83). Die Unterschiede in der Wirkungsweise und in den Nebenwirkungen erklären sich zum guten Teil aus der verschiedenartigen Pharmakokinetik der beiden Präparate. Im Falle des Medroxyprogesteronazetats steigt der Serumspiegel innerhalb von 24 Stunden nach der Injektion auf etwa 2 ng/ml (Abb. 35), verharrt für längere Zeit auf diesem Niveau und fällt dann ganz allmählich ab. Im Gegensatz dazu kommt es nach der Injektion von Norethisteronönanthat zunächst zu einem erheblichen Anstieg der Norethisteronkonzentration im Serum, dem dann in den folgenden Wochen ein relativ schneller Abfall folgt (Abb. 36, s. auch S. 83).

Die Injektion von Medroxyprogesteronazetat führt relativ zuverlässig zur Unterdrückung des präovulatorischen LH-Gipfels und damit zur Hemmung der Ovulation (s. S. 89). Bei Norethisteronönanthat kann es dagegen aufgrund des Abfalls der Serumkonzentration schon 8 Wochen nach der Injektion wieder zur Ovulation kommen (242, 390, 681).

Beide Depotgestagene verursachen eine Viskositätserhöhung des Zervikalschleims und verhindern auf diese Weise die Aszension der Spermatozoen (649, 904). Diese Veränderungen in der Qualität des Zervikalschleims sind bei Anwendung von Norethisteronönanthat schon im ersten, im Falle des Medroxyprogesteronazetats erst im zweiten Monat nach Therapiebeginn nachweisbar (197, 198).

Auch das Endometrium wird, allerdings in unterschiedlichem Ausmaß, durch die beiden Depotgestagene verändert. Medroxyprogesteronazetat bewirkt eine abortive, sekretorische Transformation, die mit der Zeit in eine mehr oder weniger stark ausgeprägte Atrophie übergeht (198). Bei Anwendung von Norethisteronönanthat kann die phasengerechte Ausreifung des Endometriums in recht unterschiedlicher Weise beeinträchtigt sein, doch findet sich in manchen Fällen nach einiger Zeit eine nahezu normale Ausreifung (390).

Da jede Dauertherapie mit Gestagenen auch die Funktion des Eileiters beeinflußt, dürften beide Depotgestagene auch einen inhibierenden Einfluß auf den Transport der Gameten bzw. die Kapazitierung der Spermien ausüben (118, 197).

Wirksamkeit von Depotgestagenen

Depotgestagene bieten nahezu den gleichen Konzeptionsschutz wie Kombinationspräparate. Ihre antikonzeptive Sicherheit übertrifft die der Minipille und Intrauterinpessare eindeutig.

Nach einer Sammelstatistik, in der Erfahrungen aus mehr als 20 000 Frauenjahren verwertet wurden (646), kann man beim Medroxyprogesteronazetat mit einem Pearl-Index

von 0 bis 1,2 rechnen, wobei der Wert von 11 der 17 ausgewerteten Untersuchungsreihen unter 0,3 lag!
Beim Norethisteronönanthat dürfte die Versagerquote (die hier mit dem sogenannten „Methodenfehler" gleichzusetzen ist) mit einer Schwankungsbreite zwischen 0 und 3,6 etwas höher liegen als die des Medroxyprogesteronazetats (646). Dabei erfolgen die meisten Konzeptionen kurz nach den ersten beiden Injektionen oder in den letzten Tagen vor der nächsten Injektion. Aus diesem Grunde sollte der vorgeschriebene Abstand zwischen zwei Injektionen nie überschritten, sondern im Zweifelsfalle eher unterschritten werden. Die Wirksamkeit der Depotgestagene scheint auch beeinträchtigt zu sein, wenn die Injektion nicht, wie vorgeschrieben, tief intraglutäal erfolgt.

Begleiterscheinungen bei Anwendung von Depotgestagenen
Bei der Anwendung von reinen Gestagenpräparaten über längere Zeit kommt es infolge ihres atrophisierenden Einflusses auf das Endometrium häufiger zu Störungen des menstruellen Zyklus als bei Kombinationspräparaten. In gewisser Analogie zur Minipille kommt es unter dem Einfluß der Depotgestagene zu

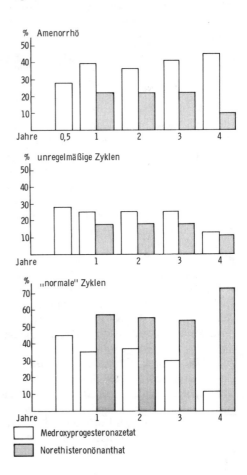

Abb. 43 Die Häufigkeit von Amenorrhö und anderen Zyklusstörungen bei Anwendung von Depotgestagenen (646).

- verkürzten oder verlängerten Zyklen,
- vermehrter oder verminderter Blutung,
- unregelmäßigen Blutungen oder Schmierblutungen,
- einem völligen Ausbleiben der Menstruation.

Im allgemeinen treten Zyklusstörungen gehäuft in den ersten Monaten nach Therapiebeginn auf. Bei Anwendung von Depot-Medroxyprogesteronazetat kommt es nach einiger Zeit bei vielen Frauen zur Menstruationshemmung. Bei diesem Präparat muß man bereits nach der ersten Injektion bei nahezu jeder zweiten Frau mit Blutungsunregelmäßigkeiten rechnen (646). Die Zahl der Frauen mit verkürztem oder verlängertem intermenstruellem Intervall nimmt jedoch unter beiden Präparaten mit der Zeit ab (Abb. 43). Nach zweijähriger Behandlung mit Depot-Medroxyprogesteronazetat bleiben die Blutungen in etwa der Hälfte aller Fälle aus. Im Gegensatz hierzu führt Norethisteronönanthat viel seltener zur Menstruationshemmung, denn nach 4jähriger Anwendung kann man bei etwa 75% der behandelten Frauen einigermaßen regelmäßige Blutungsintervalle registrieren (646).

Vorgehen bei unregelmäßigen Blutungen
Da unregelmäßige Blutungen bzw. Schmierblutungen die häufigsten unerwünschten Begleiterscheinungen sind und deshalb mehr als alle anderen Anlaß zu einem Wechsel der kontrazeptiven Methode geben, ist das therapeutische Vorgehen im Falle einer solchen Störung von erheblicher praktischer Bedeutung. Durchbruchs- und Schmierblutungen können sowohl durch die Gabe von Östrogenen (z. B. 40 bis 60 µg Äthinylöstradiol pro Tag) oder die eines Kombinationspräparates (z. B. Orgaluton oder Prosiston) zum Halten gebracht werden, sofern es sich nicht um die Folge einer organischen Störung handelt. Die Behandlung sollte über einen Zeitraum von 10 Tagen fortgesetzt werden. Werden Östrogene bei oraler Einnahme nicht vertragen, so bietet sich die Injektion von 10 mg Östradiolvalerianat als Alternative an.

Die Anwendung von Östrogenen bzw. eines Östrogen-Gestagen-Präparates sollte, sofern keine Kontraindikationen gegen ein Östrogen vorliegen, in Betracht gezogen werden, wenn

- Schmierblutungen mehr als 7 Tage andauern,
- menstruationsstarke Blutungen länger als 7 Tage (bezogen auf einen Zeitraum von 28 Tagen) anhalten,
- es zu übermäßig starken Blutungen kommt,
  und schließlich, falls dies von der Patientin als belastend empfunden wird,
- bei mehr als 3monatiger Menstruationshemmung.

Da Depotgestagene oft verabreicht werden, um die Nebenwirkungen von Östrogenen zu vermeiden, stellt sich bei gehäuftem Auftreten derartiger Blutungsstörungen die Frage, ob nicht auf eine andere Methode der Empfängnisverhütung ausgewichen werden sollte.

Fertilität nach dem Absetzen von Depotgestagenen
Ein weiterer wesentlicher Grund für die bisher nur geringe Verbreitung und Beliebtheit der Depotgestagene ist die Sorge vieler Frauen und Ärzte, daß die Fertilität nach dem Absetzen eines solchen Präparates für längere Zeit vermindert sein könnte. Ohne Zweifel wird eine Frau nach Entfernung eines Intrauterinpessars oder eines Scheidenpessars schneller schwanger als nach dem Absetzen von Depot-Medroxyprogesteronazetat. Im ersteren Falle vergehen durchschnittlich 2 Monate, im letzteren mindestens 10 Monate

bis zur Konzeption. Dabei muß jedoch ausdrücklich darauf hingewiesen werden, daß die *Ursache nicht auf einer organischen Schädigung,* sondern auf der lang andauernden Freisetzung der Substanz aus dem Injektionsdepot beruht. Überdies entspricht die kumulative Schwangerschaftsrate 30 Monate nach dem Absetzen von Depot-Medroxyprogesteronazetat der von Frauen, die andere Methoden der Empfängnisverhütung angewandt hatten (Abb. 45); (731). Auch in dieser Hinsicht besteht zwischen den beiden Depotgestagenen ein gewisser Unterschied, denn die meisten Frauen, die Norethisteronönanthat absetzen, konzipieren bereits innerhalb von 3 bis 6 Monaten (902).

Eine Behandlung mit Depot-Medroxyprogesteronazetat empfiehlt sich also nicht für Frauen, die nach Beendigung der hormonalen Kontrazeption möglichst bald schwanger werden möchten.

Für eine andauernde Verminderung der Fertilität durch Depotgestagene gibt es keine Hinweise, auch wenn im Falle des Depot-Medroxyprogesteronazetats mit einer längeren Latenzperiode als z. B. nach dem Absetzen von Kombinationspräparaten gerechnet werden muß. Falls es während der Anwendung der beiden Depotgestagene zur Konzeption kommt (ca. 7 pro 100 000 Geburten) (646), so dürfte das Risiko einer teratogenen Wirkung sicherlich gering sein (250), wenn es auch nicht völlig ausgeschlossen werden kann.

Nebenwirkungen von Depotgestagenen
Auch bei der Anwendung von Depotgestagenen kommt es zu Klagen über verschiedene Nebenwirkungen, vor allem über
- Gewichtszunahme,
- Übelkeit,
- Schwindel,
- Kopfschmerzen,
- Nervosität,
- Akne,
- Libidoverlust.

Über die Häufigkeit und den Schweregrad dieser meist subjektiven Beschwerden werden – wie bei den Ovulationshemmern – höchst widersprüchliche Angaben gemacht, deren methodologische Grundlagen zudem oft fragwürdig sind. Am häufigsten wird über eine gewisse Gewichtszunahme geklagt, die zum Teil nur anfangs beobachtet wird, bei manchen Frauen aber stetig weiterzugehen scheint (646). Da alle östrogenbedingten Nebenwirkungen außer Betracht fallen, ist zu erwarten, daß insgesamt gesehen weniger Nebenwirkungen auftreten als bei Ovulationshemmern (736).

Akzeptanz von Depotgestagenen
Die im Vergleich zu den oralen Kontrazeptiva weitaus schlechtere Zykluskontrolle ist im wesentlichen der Grund dafür, daß viele Frauen nach einiger Zeit den Wunsch nach einer anderen Methode der Empfängnisverhütung äußern. In etwa der Hälfte der Fälle geben Blutungen, viel seltener eine Menstruationshemmung (ca. 10%), den Ausschlag. Man kann aber aufgrund der bisherigen Erfahrungen damit rechnen, daß etwa 60% der Frauen nach Ablauf eines Jahres die Methode beibehalten.

Da Norethisteronönanthat weniger Zyklusstörungen verursacht als Depot-Medroxyprogesteronazetat, wird es auch besser akzeptiert.

Indikationen und Kontraindikationen. Obwohl die Depotgestagene vom Prinzip her bestechende Vorteile (bequeme Anwendung, Fortfall der Einnahmefehler, hohe kontrazeptive Sicherheit und Wegfall der östrogenbedingten Nebenwirkungen) aufweisen, kommt ihnen beim heutigen Entwicklungsstand – vor allem wegen der schlechten Zykluskontrolle – *doch nur die Rolle einer Alternativmethode zu den oral wirksamen Ovulationshemmern zu.*

Wenn eine ähnlich hohe kontrazeptive Sicherheit wie bei den Ovulationshemmern gefordert wird, dann ist die wichtigste medizinische Indikation für die Anwendung der Depotgestagene eine Unverträglichkeit der Östrogene, sofern Zyklusunregelmäßigkeiten akzeptiert werden können. Dabei richtet sich die Wahl zwischen Depot-Medroxyprogesteronazetat und Norethisteronönanthat danach, ob bei der Patientin der Wunsch nach einem optimalen Konzeptionsschutz oder nach einer möglichst geringen Belästigung durch unregelmäßige Blutungen im Vordergrund steht. Im ersteren Falle wäre das Depot-Medroxyprogesteronazetat, im letzteren das Norethisteronönanthat vorzuziehen.

Da die Depotgestagene nur alle 84 bis 90 Tage verabreicht werden müssen, stellen sie – wenn eine regelmäßige Einnahme oraler Kontrazeptiva aus sozialen, kulturellen oder umweltbedingten Gründen nicht gewährleistet ist – das Mittel der Wahl dar. Diese Indikation ist nicht nur bei sozial Randständigen und bei notorischer Unzuverlässigkeit gegeben, sondern auch in den Entwicklungsländern, wo oft einfach keine Möglichkeit besteht, Ovulationshemmer in einer effektiven Weise zu verteilen. Überdies beeinflußt z. B. Depot-Medroxyprogesteronazetat die Milchsekretion stillender Mütter nur wenig, so daß das Präparat bereits bei der Entlassung aus einer Wochenstation verabreicht werden kann.

Beide Präparate sollten abgesetzt bzw. nicht gegeben werden, wenn Nebenwirkungen auftreten, die auf das Gestagen zurückgeführt werden können. Beispielsweise kann es im Gegensatz zu anderen Gestagenen unter der Wirkung von Depot-Medroxyprogesteronazetat zum Ansteigen des Glukosespiegels im Serum kommen (763), *so daß bei Vorliegen eines Diabetes oder latenten Diabetes eine entsprechende Überwachung bzw. Vorsicht geboten ist* (s. S. 277).

Wenn die Empfängnisverhütung lediglich zur Überbrückung des Zeitraums bis zur nächsten gewünschten Schwangerschaft geplant ist, kann ein Depotgestagen nur in Ausnahmefällen empfohlen werden. Sollte sich aber die Notwendigkeit dazu ergeben, dann wäre dem Norethisteronönanthat der Vorzug zu geben.

Andere Applikationsformen langwirksamer Gestagene

Da weder die Minipille noch die Depot-Gestagen-Präparate bisher die in sie gesetzten Erwartungen voll erfüllen konnten, wurden zahlreiche Versuche unternommen, um die Vorteile beider Methoden – vor allem die niedrige Serumkonzentration der synthetischen Steroide und die einmalige Applikation für mehrere Monate – miteinander zu verbinden.

Im wesentlichen konzentrierten sich diese Versuche auf die Verwendung von *Polysiloxan-Kapseln*, die mit synthetischen Steroiden gefüllt sind und diese, nach Implantation oder Insertion, an den Organismus abgeben.

Es zeigte sich bald, daß das größte Problem dabei die gleichmäßige Abgabe von Steroidmengen ist, die für einen zuverlässigen kontrazeptiven Effekt ausreichen und gleichzeitig eine gute Zykluskontrolle gewährleisten (s. S. 326).

Die Weiterentwicklung dieser Depotformen wird deshalb noch einige Zeit in Anspruch nehmen.

Gestagenhaltige Intrauterinpessare

Im Gegensatz zu den gestagenhaltigen Silastic-Kapseln und -Vaginalringen, die das Stadium der klinischen Prüfung noch nicht verlassen haben, handelt es sich bei den *gestagenhaltigen Intrauterinpessaren* um eine ausgereifte kontrazeptive Methode, die bereits erhebliche Verbreitung erfahren hat.

Im Prinzip handelt es sich um die Kombination eines T-förmigen Intrauterinpessars, das allein nur eine relativ geringe empfängnisverhütende Wirkung besitzt, mit der Wirkung einer Minipille.

Der vertikale Schenkel des T-förmigen Intrauterinpessars enthält – eingeschlossen durch ein Äthylenkopolymer, das aber die Diffusion des Steroids gestattet – Progesteron (Biograviplan) oder Levonorgestrel (noch nicht im Handel).

Im Falle des 38 mg Progesteron enthaltenden Intrauterinpessars werden pro Tag ca. 65 µg Progesteron abgegeben und von der anliegenden Korpusschleimhaut aufgenommen. Diese Menge ist zu gering, um systemische Auswirkungen zu haben. Auch bei längerer Beobachtung kommt es zu keiner wesentlichen Beeinflussung der Ovarialfunktion (116).

Das Biograviplan dürfte in erster Linie durch die erhebliche Störung der Funktion und Morphologie des Endometriums, ferner auch durch eine Beeinträchtigung der Kapazitation und Tubensekretion kontrazeptiv wirksam werden. Das Endometrium verändert sich im Sinne einer irregulären sekretorischen Transformation, die in das Bild einer starren Sekretion übergehen kann (856). Dabei kommt es zu einer Asynchronie zwischen dem glandulären und stromalen Kompartiment: die Drüsen scheinen völlig intakt zu sein, während das Stroma – allerdings in wechselndem Umfang – dezidualisiert ist. Bemerkenswert ist, daß bei histologischen Untersuchungen in etwa 50% der Endometriumsproben eine entzündliche Zellinfiltration gefunden wurde (620).

Die Einlage sollte während oder kurz nach der Menstruation erfolgen. Da der Progesteronvorrat begrenzt ist, muß das Biograviplan nach ca. einem Jahr ausgewechselt werden.

Die kontrazeptive Sicherheit dürfte mit einem Pearl-Index von etwa 0,5 als sehr gut bezeichnet werden (856). Zu (meist partiellen) Ausstoßungen kommt es in weniger als 10% aller Fälle. Da dies meist innerhalb der ersten 4 Wochen nach der Einlage passiert, sollte zu diesem Zeitpunkt eine Kontrolle durchgeführt werden.

Die Dauer der Blutungen nimmt häufig zu, doch ist die Blutungsstärke dafür geringer. Zwischenblutungen sind mit ca. 50% während der ersten zwei Monate relativ häufig, nehmen aber mit der Zeit ab (856). Da der Prostaglandingehalt im Endometrium und im Menstrualblut im Gegensatz zu Trägerinnen von kupferhaltigen Intrauterinpessaren abnimmt, und etwa 30% der Frauen, die an Dysmenorrhö litten, nach der Einlage eine Besserung der Beschwerden feststellten, scheint sich das Biograviplan besonders für Frauen mit Dysmenorrhö oder Hypermenorrhö zu eignen (856, 620).

Das Biograviplan kann, wie auch die anderen Intrauterinpessare, keinen Schutz vor einer ektopischen Gravidität bieten. Dementsprechend ist deren Anteil mit ca. 20% aller Schwangerschaften, die bei liegendem Biograviplan auftreten, recht hoch. Die Patientin sollte deshalb beim Einlegen darauf aufmerksam gemacht werden, *daß ein Ausbleiben der Menstruation, Schmierblutungen und Unterleibsschmerzen nicht unbedingt durch das Intrauterinpessar bedingt sein müssen, sondern Symptome einer ektopischen Gravidität sein können.* Im Verdachtsfalle sollte eine sofortige Abklärung erfolgen, die auch eine Sonographie und Bestimmung des HCG im Serum umfassen sollte (173).

Hormonale Kontrazeptiva

Indikationen und Kontraindikationen
Für die Anwendung des Biograviplan gelten die gleichen Grundsätze wie für die anderer Intrauterinpessare, d. h. *es sollte nicht eingelegt werden bei*
- Zervizitis,
- Salpingitis, Endometritis,
- submukösen Myomen,
- Blutungsanomalien,
- Uterusmißbildungen,
- Schwangerschaft,
- fixierten Lageanomalien.

Wie bereits ausgeführt wurde, stellen funktionell bedingte Dysmenorrhö und Hypermenorrhö keine Kontraindikationen, sondern eher eine Art therapeutische Indikation dar.

Als Nachteil muß betrachtet werden, daß die Wirkungsdauer auf ein Jahr beschränkt und die Einlage bei Nulliparae nicht ohne weiteres möglich ist.

Es sollte jedoch beachtet werden, daß auch die geringen Mengen von Progesteron, die in die Zirkulation gelangen, den Glukose- und Insulinspiegel anzuheben vermögen. Aus diesem Grunde sollte man bei Frauen mit verminderter Glukosetoleranz progesteronhaltige Intrauterinpessare nur mit Zurückhaltung verordnen (762).

Postkoitalpille

In der täglichen Praxis wird der Gynäkologe nicht selten mit dem Problem konfrontiert, daß eine Frau seinen Rat sucht, weil sie entweder Verkehr ohne Anwendung eines empfängnisverhütenden Mittels hatte, vergewaltigt wurde oder ein Versagen der benutzten antikonzeptiven Methode befürchtet. Solche Situationen sind z. B. dann gegeben, wenn entdeckt wurde, daß ein IUP partiell ausgestoßen wurde, ein Kondom gerissen oder abgeglitten war, oder die Anweisungen für den Gebrauch eines spermiziden Vaginalovulums oder -zäpfchens nicht genau befolgt wurden. *Immerhin ist die Wahrscheinlichkeit einer Schwangerschaft mit etwa 30% recht hoch, wenn der sexuelle Kontakt in der periovulatorischen Phase des Zyklus erfolgte* (654).

Bis vor etwa 20 Jahren blieb der Frau in der oben geschilderten Situation nur die Wahl zwischen der sofortigen Anwendung einer „Volksmethode" zur postkoitalen Kontrazeption und – wenn diese versagte (was meist der Fall war) – einer späteren Abtreibung. Von den zahlreichen Methoden, die im Laufe der Geschichte in den verschiedenen Kulturkreisen empfohlen und angewendet wurden und oft durch magische Vorstellungen geprägt waren, besitzt heute nur noch die postkoitale Vaginalspülung eine gewisse Verbreitung. Obwohl für dieses Verfahren eine Unzahl der verschiedensten Spülflüssigkeiten angewandt wurde, und auch heute noch das Bidet in vielen Badezimmern die problemlose Durchführung einer Vaginalspülung ermöglicht, handelt es sich dabei um eine notorisch unzuverlässige Methode. Dies ist auch zu erwarten, nachdem sich im Zervikalsekret bereits 90 Sekunden nach der Ejakulation Spermien nachweisen lassen (758). Nach einer Erhebung in den USA wurde mehr als ein Drittel der Frauen, die sich allein auf die Vaginalspülung als empfängnisverhütende Methode verließen, innerhalb eines Jahres schwanger (607).

Diese unerfreuliche Situation wurde grundlegend verändert, als man entdeckte, daß

Sexualsteroide bei postkoitaler Anwendung die Nidation verhindern können. Bereits vor 40 Jahren hatte man erkannt, daß beim Tier die Implantation verhindert und die Schwangerschaft unterbrochen werden kann, wenn Östrogene postkoital gegeben werden (607).

Die ersten klinischen Untersuchungen im Jahre 1967 zeigten (554, 555), daß die postkoitale Gabe hoher Östrogendosen (Diäthylstilböstrol, Äthinylöstradiol) über einen Zeitraum von 5 Tagen außerordentlich effektiv ist, *da in dieser Untersuchungsserie keine Schwangerschaften beobachtet wurden.* Hierbei ist bemerkenswert, daß die Studie unter Beachtung außerordentlich strenger Kriterien durchgeführt wurde; denn für die Auswertung wurden nur die Fälle in Betracht gezogen, in denen die Kohabitation in der Zyklusmitte stattgefunden hatte und die Basaltemperaturkurve einen biphasischen Verlauf aufwies. Ohne die Östrogengabe hätte man in diesem Kollektiv mit 20 bis 30 Schwangerschaften pro 100 Frauen rechnen müssen. Ähnlich günstige Erfahrungen wurden auch aus Holland berichtet, wo es bei mehr als 2000 Fällen postkoitaler Kontrazeption mit Östrogenen keine Versager gab.

Präparate für die postkoitale Interzeption

Die *postkoitale Interzeption* mit Sexualsteroiden unterscheidet sich grundsätzlich von der Empfängnisverhütung mit Ovulationshemmern, Minipillen und Depotpräparaten, da diese dauernd angewandt werden und dementsprechend einen ununterbrochenen Schutz gewähren, während die postkoitalen Kontrazeptiva nur für den Einzelfall geeignet sind.
Zur postkoitalen Interzeption wurden bisher nicht nur reine Östrogenpräparate, sondern auch reine Gestagenpräparate und Kombinationen von Östrogenen und Gestagenen eingesetzt. Wenn sich in bestimmten klinischen Situationen jedoch die Anwendung von Sexualsteroiden verbietet, können auch Intrauterinpessare mit Kupferwicklung zur Antinidation eingesetzt werden.
Für diese Präparate hat sich die Vulgärbezeichnung „*Pille danach*" („morning-afterpill") bzw. der Terminus technicus „Postkoitalpille" eingebürgert.

Östrogenpräparate zur postkoitalen Anwendung
Die bisher umfangreichsten Erfahrungen liegen über die postkoitale Anwendung von reinen Östrogenpräparaten vor.
Die Verabreichung des Östrogens sollte möglichst innerhalb von 24 Stunden nach der Kohabitation, spätestens aber nach 48 Stunden beginnen.
Es werden folgende Dosierungsschemata angegeben:
- 2mal täglich 3 mg Äthinylöstradiol oral über einen Zeitraum von 5 Tagen oder
- 5mal täglich 1 mg Äthinylöstradiol oral für 5 Tage,
- 1mal täglich 50 mg konjugierte Östrogene oral für 5 Tage,
- 1mal täglich eine i. m. Injektion von 30 mg Östradiolbenzoat für 5 Tage (642).

Da es nach Beendigung der Einnahme zu unregelmäßigen Blutungen kommen kann, die sowohl verfrüht als auch verspätet eintreten können, wurde früher empfohlen, im Anschluß an die Östrogene bis zum 26. Zyklustag noch ein hoch dosiertes Kombinationspräparat einzunehmen. Diese Empfehlung wird heute nicht mehr aufrechterhalten, da dann bei einem Versagen der „Postkoitalpille" während des frühesten Schwangerschaftsstadiums große Mengen an Sexualsteroiden eingenommen werden würden.

Auch wenn die Antinidation mit Sexualsteroiden recht effektiv ist (s. S. 95), so sollte man doch durch eine HCG-Bestimmung überprüfen, ob nicht doch eine Implantation stattgefunden hat. Mit der radioimmunologischen Bestimmung von HCG im Serum ist es möglich, eine Frühschwangerschaft 10 bis 12 Tage nach der Konzeption, d. h. zwischen dem 25. bis 26. Tag des Zyklus nachzuweisen (sofern die Ovulation am 14. Tag stattfand) (642).

Gestagenpräparate zur postkoitalen Anwendung
Auch durch die postkoitale Anwendung von Gestagenen kann eine Schwangerschaft verhütet werden. Die bisherigen Erfahrungen beruhen auf Untersuchungen mit Levonorgestrel und Quingestanol, die vor allem in Südamerika durchgeführt wurden (539, 642). In Deutschland sind zur Zeit für diese speziellen Indikationen noch keine Gestagenpräparate erhältlich.
Im Gegensatz zu den Östrogenen muß die Einnahme der gesamten Gestagendosis, z. B. 0,3 bis 1 mg Levonorgestrel, *innerhalb von 3 Stunden post coitum erfolgen.* Dafür ist es aber möglich, das Gestagen in einem Zyklus mehr als einmal post coitum anzuwenden. Levonorgestrel ist als Minipille im Handel erhältlich. Der empfohlenen Dosis von 0,6 mg würden 20 Tabletten Mikrolut oder Mikro-Wyeth entsprechen. Da die Hersteller für die postkoitale Anwendung dieser Präparate keine Empfehlung geben, ist es der Entscheidung des Arztes überlassen, sie in dieser Weise anwenden zu lassen.
Quingestanol ist in Deutschland nicht erhältlich. Es wird innerhalb von 24 Stunden post coitum einmalig in einer Dosis von 2 mg angewandt.

Östrogen-Gestagen-Präparate zur postkoitalen Anwendung
Nach neueren Untersuchungen kann man auch durch die postkoitale Verabreichung von handelsüblichen Kombinationspräparaten (Östrogen-Gestagen-Kombinationen in allerdings erhöhter Dosierung) Schwangerschaften verhüten.
So wurde berichtet, daß es nach zweimaliger Verabreichung von jeweils 100 µg Äthinylöstradiol und 1 mg Levonorgestrel im Abstand von 12 Stunden an 243 Frauen in keinem Falle zur Schwangerschaft kam. Während das Ausmaß an Nebenwirkungen gering war, wurde der Zyklusablauf erheblich beeinträchtigt, denn bei etwa der Hälfte der Frauen traten innerhalb von einer Woche Blutungen auf (889).

Wirksamkeit der Postkoitalpille

Die postkoitale Anwendung hoher Dosen von Östrogenen verhindert eine Schwangerschaft mit hoher Zuverlässigkeit. Bei einigen Untersuchungsreihen ermittelte man Versagerquoten zwischen 0% und 2,6%, obwohl es recht schwierig sein dürfte, die tatsächliche Wirksamkeit zu bestimmen (642). Hierbei ist zu bemerken, daß die Effektivität der Postkoitalpille nicht durch die Berechnung des Pearl-Index ausgedrückt werden kann, sondern nur durch die Angabe des Anteils der Versager (in Prozent) bezogen auf die Zahl der Anwendungen.
Da es im Falle der postkoitalen Gestagentherapie durchaus möglich ist, die Einnahme über längere Zeiträume hin nach jeder Kohabitation zu wiederholen, kann die Sicherheit dieser Methode der Antinidation durch den Pearl-Index ausgedrückt werden. Levonorgestrel erwies sich mit einem Pearl-Index von 3,4 bis 6,0 (642) den Ovulationshemmern, der Minipille und auch den Intrauterinpessaren als eindeutig unterlegen. Die Erfahrungen mit Quingestanol waren mit einem Pearl-Index von 1,2 etwas günstiger (539).

Wirkungsweise der Postkoitalpille

Postkoital verabreichte Östrogene und Gestagene wirken schwangerschaftsverhütend, *indem sie nicht die Fertilisierung, sondern die Nidation verhindern.* Offenbar üben sie keinen direkten toxischen Effekt auf die Blastozyste aus (77).
Vermutlich wird in den ersten Tagen nach der Befruchtung die Motilität der Eileiter durch die Gabe hoher Östrogendosen erhöht, so daß der physiologisch exakte zeitliche Ablauf des Eitransports gestört ist. Da gleichzeitig auch die Rezeptivität des Endometriums bzw. die Zusammensetzung der Eileiter- und Uterussekrete von exakt ablaufenden Veränderungen des Gleichgewichts zwischen Östrogenen und Progesteron abhängen (s. S. 38), führt die Einnahme von Östrogenen oder Gestagenen während dieser kritischen Phase nach der Ovulation zu einer tiefgreifenden Störung der physiólogischen Vorgänge im Endometrium.
So entwickelt sich nach der postkoitalen Einnahme von Östrogenen das Endometrium nicht in der üblichen Weise, sondern verharrt in einem Stadium der arretierten Sekretion (553, 554). Dabei findet der normalerweise zu beobachtende Anstieg der Karboanhydrase im Endometrium, der für die Vorbereitung der Nidation von Bedeutung ist, nicht statt (78, 79, 553).
In ähnlicher Weise verändern auch die Gestagene oder Östrogen-Gestagen-Kombinationen das Endometrium so stark, daß es für eine Implantation ungeeignet ist (532, 642). U. a. kommt es nach der postkoitalen Einnahme von Norgestrel zu einem Anstieg des pH-Werts in der uterinen Flüssigkeit. Auch sind weniger Spermien als üblich nachweisbar (388). Wird dabei das Norgestrel vor der Ovulation verabreicht, so kann es zu einer Verschiebung der Ovulation und damit zu einer Verlängerung des intermenstruellen Intervalls kommen (150).
Überdies wird durch die Postkoitalpille die Corpus-luteum-Funktion gestört, so daß die Progesteronsekretion vermindert ist (215) und der Anstieg der Basaltemperatur ausbleiben kann (79).
Es ist von größter Wichtigkeit, daß die Postkoitalpille nur vor der Implantation wirksam werden kann. Hat nämlich die Nidation stattgefunden, dann können exogene Sexualsteroide die Schwangerschaft nicht mehr unterbrechen. Demnach ist es nicht nur sinnlos, die Postkoitalpille zu verabreichen, wenn bereits HCG im Serum nachweisbar ist, sondern aufgrund der möglichen teratogenen Effekte der synthetischen Steroide äußerst bedenklich. Daher sollten Östrogene keinesfalls später als 72 Stunden post coitum zur Antinidation eingesetzt werden. Falls dieser Zeitraum überschritten ist, besteht noch für weitere 2 bis 3 Tage die Möglichkeit, durch Insertion eines Kupfer-Intrauterinpessars die Implantation zu verhindern (s. S. 147).

Nebenwirkungen der Postkoitalpille

Es liegen bisher keine Beweise vor, daß es im Falle eines Versagens der Antinidation mit Östrogenen zu Mißbildungen oder im späteren Leben zu Karzinomen der Genitalorgane kommen könnte (642), wie dies bei den Töchtern von Frauen, die während der Schwangerschaft mit hohen Dosen Diäthylstilböstrol behandelt worden waren, der Fall war (s. S. 204); (73, 310).
Aus Tierversuchen ist wohl bekannt, daß Östrogene teratogen wirken können. Da die Postkoitalpille nur während des Blastozystenstadiums, nicht während der Organogenese

angewendet wird, dürfte sie – wenn die Methode trotz zeitlich richtiger Anwendung versagen sollte – keine Gefahr darstellen.
Wie bereits erwähnt, sollte deshalb mit der Einnahme der Postkoitalpille nur innerhalb von 2 Tagen nach der Kohabitation begonnen werden.
Obwohl bei der Antinidation mit Östrogenen sehr große Dosen von Östrogenen verwendet werden, wurden bisher keine thromboembolischen Komplikationen beobachtet, wie dies z. B. beim Abstillen mit hohen Dosen von Diäthylstilböstrol der Fall war.
Relativ häufig kommt es innerhalb von 6 bis 8 Stunden nach Beginn der Östrogeneinnahme zu starker Übelkeit und Erbrechen. Diese Nebenwirkungen sind am 1. und 2. Behandlungstag meist am schwersten. Vor allem bei Patientinnen, die häufig an Magenbeschwerden leiden, sollte man a priori ein Antiemetikum verordnen. Außerdem sollten die Tabletten mit einer Mahlzeit eingenommen werden. Wenn eine Patientin sich kurz nach der Einnahme einer Tablette erbricht, wird ein Antiemetikum verabreicht und $^1/_2$ Stunde später eine zusätzliche Dosis eingenommen. Falls auch dann das Erbrechen nicht aufhört, so sollte an Stelle der Tabletten fünf Tage lang eine Injektion von täglich 30 mg Östradiolbenzoat verabreicht werden (298). Als Alternative bietet sich ein Kupfer-Intrauterinpessar an.
Im Gegensatz zu den Östrogenen traten bei Anwendung von Norgestrel und Quingestanol post coitum nur selten unerwünschte Nebenwirkungen auf. Über Kopfschmerzen, Übelkeit und Erbrechen wurde nur gelegentlich geklagt.
Nicht unerheblich sind dagegen die unregelmäßigen Blutungen, die bei etwa jeder zweiten Frau, die postkoital Gestagene einnahm, wenigstens einmal zu beobachten waren (386, 532). Bei der Einnahme von 0,15 bis 0,4 mg Levonorgestrel nach der Kohabitation kam es in 10 bis 30% aller Zyklen zu intermenstruellen Blutungen; ähnliche Erfahrungen wurden auch mit Quingestanol gemacht. In welchem Maße die einmalige postkoitale Anwendung von Levonorgestrel im Zyklus zu Durchbruchsblutungen oder Schmierblutungen führen kann, läßt sich aufgrund der bisherigen Erfahrungen noch nicht genau sagen.

Indikationen und Kontraindikationen für die Postkoitalpille

Die postkoitale Interzeption *sollte nicht als Alternative,* sondern als eine Ergänzung anderer Methoden der Empfängnisverhütung betrachtet werden.
Beim heutigen Stand der Entwicklung wird man der *postkoitalen Östrogentherapie* den Vorzug vor den Gestagenen geben, da letztere offenbar nicht den gleichen Grad an Sicherheit gewähren und im Gegensatz zu den Östrogenen innerhalb von 3 Stunden post coitum eingenommen werden müssen.
Eine Indikation für den Einsatz der Östrogen-Postkoitalpille ist gegeben, wenn ungeschützter Verkehr erfolgte oder eine andere Methode der Kontrazeption versagt haben könnte. Wenn auch bisher keine thromboembolischen Komplikationen nach postkoitaler Einnahme hoher Östrogendosen beobachtet worden sind, so sollte man mit ihrer Anwendung zurückhaltend sein, wenn
- Kontraindikationen gegen die Verabreichung von Östrogenen vorliegen (s. S. 153),
- aus der Vorgeschichte bekannt ist, daß die Patientin bei Einnahme von Sexualhormonen an starker Übelkeit leidet,
- wenn zu erfahren ist, daß die Patientin generell auf die Einnahme von Pharmaka mit Magenbeschwerden, Übelkeit und Erbrechen reagiert.

Falls es nicht möglich ist, auf die parenterale Verabreichung der Östrogene auszuweichen (s. S. 146), so sollte die Insertion eines Kupfer-Intrauterinpessars in Erwägung gezogen werden.

Erfolgt die Konsultation erst *4 oder 5 Tage post coitum,* so sollte grundsätzlich kein Östrogenpräparat mehr gegeben werden, sondern – sofern hier wiederum keine Kontraindikationen vorliegen – ein *Kupfer-Intrauterinpessar* eingelegt werden. Da die Implantation erst ca. 6 Tage nach der Ovulation erfolgt, kann die Insertion bis zu diesem Zeitpunkt vorgenommen werden. Aus den bisherigen Erfahrungsberichten ist zu entnehmen, daß die postkoitale Insertion von Kupfer-Intrauterinpessaren außerordentlich wirksam ist (642). Inerte Intrauterinpessare sollten für diese Indikation nicht verwendet werden, da sie im Gegensatz zu den mit einer Kupferwicklung versehenen Pessaren nicht sofort wirksam werden.

Bevor man sich aber zur postkoitalen Anwendung eines Kupfer-Intrauterinpessars entschließt, sollte selbstverständlich festgestellt werden, ob die Frau nicht bereits schwanger ist, an einer entzündlichen Erkrankung der inneren Genitalorgane oder an einer venerischen Infektion leidet.

Anwendung der hormonalen Kontrazeptiva

Bevor eine bestimmte Methode zur Empfängnisverhütung empfohlen wird, sollte vorher eine gründliche allgemeine und gynäkologische Anamnese erhoben und die Patientin untersucht werden. Darüber hinaus sollten die Anwendungsweise, die Sicherheit sowie die Häufigkeit und Schwere eventueller Nebenwirkungen und Risiken der in Frage kommenden Methoden in einer der Patientin verständlichen Weise besprochen werden. Nur so ist es möglich, unnötige Risiken zu vermeiden und der Patientin ein Kontrazeptivum zu empfehlen, dem sie vertrauen kann und das bei den gegebenen Umständen die beste Wahl darstellen dürfte.

Erhebung der Anamnese

Die Erhebung einer gründlichen Anamnese ist von größter Bedeutung, da sich viele Risikofaktoren nur an Hand der Vorgeschichte einer Patientin erkennen lassen. Folgende Fragen sollten im Rahmen der Anamnese gestellt werden:

Gynäkologisch-geburtshilfliche Anamnese
- In welchem Alter trat die erste Menstruation ein?
- Hatte die Patientin seitdem regelmäßige Zyklen mit Blutungen von normaler Dauer und Länge?
- Litt sie jemals an Vor-, Nach- oder Zwischenblutungen (spontan oder postkoital)?
- War die sonstige pubertäre Entwicklung normal?
- Litt sie jemals an Dysmenorrhö oder an Beschwerden aus dem Formenkreis des prämenstruellen Syndroms?
- Wurde die Patientin jemals mit Sexualhormonen behandelt (Präparate, Dauer, Dosierung, Indikationen)?
- War die Patientin jemals schwanger (Geburten, Fehlgeburten, Interruptiones, Extrauteringraviditäten)?
- Kam es während der Schwangerschaften bzw. bei den Geburten oder Fehlgeburten zu Komplikationen, insbesondere zu
  - Präeklampsie (EPH-Gestose),
  - Schwangerschaftshochdruck,
  - Schwangerschaftsikterus und -pruritus,
  - Varikosis,
  - thromboembolischen Erkrankungen,
  - Störungen des Kohlenhydratstoffwechsels?
- Wurde gestillt?
- Bestehen oder bestanden jemals andere gynäkologische Beschwerden, insbesondere
  - Kolpitiden (Mykosen, Trichomonaden),
  - Venerische Erkrankungen,

- Unterleibsschmerzen (irregulär, zyklisch, dauernd), insbesondere aufgrund von
    Adnexerkrankungen,
    Endometriose,
    Lageveränderungen des Uterus,
    Senkungserscheinungen,
- Tumoren im Genitalbereich wie
    Myome bzw. Uterus myomatosus,
    Ovarialzysten oder -tumoren,
- Brustbeschwerden wie
    Mastodynie (zyklusgebunden, ein- oder beidseitig),
    Mastopathia fibrosa cystica,
    Galaktorrhö,
- zyklusgebundene Kopfschmerzen oder Migräne?
• Wurden regelmäßige Vorsorgeuntersuchungen durchgeführt (Datum und Ergebnis des letzten Zytotests bzw. der letzten Mammo- und/oder Thermographie)?
• Hatte sich die Patientin einer Unterleibs- oder Brustoperation unterzogen?
    - Ovarialzysten, -tumoren,
    - Myomektomie,
    - Endometrioseoperationen,
    - Adnexektomie (Extrauteringravidität, Salpingitis),
    - Ablatio mammae bzw. Probeexzsionen,
    - Mammaplastik (Reduktions- bzw. Augmentationsplastiken, Inlays)?
• War die Patientin jemals an einem malignen Tumor bzw. einer Vorstufe im Genitalbereich erkrankt:
    - Carcinoma in situ bzw.
    - schwere Dysplasie der Zervix,
    - Mammakarzinom?

Psychosoziale und psychosexuelle Anamnese

• In welchem Stadium der Familienbildung befindet sich die Patientin:
    - in absehbarer Zeit kein Kinderwunsch,
    - Kontrazeption wird als Überbrückungsmaßnahme betrachtet, da in absehbarer Zeit ein weiteres Kind gewünscht werden wird,
    - mit ziemlicher Sicherheit ist keine weitere Schwangerschaft mehr erwünscht.
• Welche Methoden der Empfängnisverhütung hat die Patientin bisher kennengelernt?
    - Wie beurteilt sie die bisher genutzten Methoden?
    - Was hat sie an diesen auszusetzen, z. B. Versagen oder zu große Unsicherheit, Unbequemlichkeit oder unangenehme Nebenwirkungen wie Blutungen, Schmerzen usw.?
• Handelt es sich um eine Erst- bzw. Neueinstellung (z. B. nach einer Geburt) oder um einen Wechsel auf eine neue Methode (z. B. wegen irregulärer Blutungen)?
• Welche Erwartungen setzt die Patientin in die zur Diskussion stehende bzw. zu empfehlende Methode der Empfängnisverhütung?
    - Soll sie absolut sicher sein?
    - Würde sie bestimmte Begleiterscheinungen in Kauf nehmen?
    - Soll nur eine gewisse Zeit bis zur nächsten Schwangerschaft überbrückt werden?

Anwendung der hormonalen Kontrazeptiva

- Befürchtet die Patientin, daß z. B. die „Pille" oder eine Intrauterinspirale ihre spätere Fertilität in Frage stellen könnten?
- Befürchtet die Patientin, die empfängnisverhütende Methode könnte das Entstehen von Krebs oder anderen Erkrankungen begünstigen?
- Hat die Patientin regelmäßigen Verkehr? Äußert sie sich über mangelnde Erlebnisfähigkeit, Anorgasmus oder verminderte Libido?
- Lebt die Patientin in einer festen Partnerschaft oder bestehen nur lose bzw. multiple Bindungen?
- Welche Einstellung hat der Partner zur Frage der Empfängnisverhütung? Welches Maß an Kooperation wäre zu erwarten, wenn sich auf Grund von Risikofaktoren keine für die Frau vertretbare Methode anböte?
- Hat die Patientin mit der bisher angewandten Methode der Empfängnisverhütung schlechte Erfahrungen gemacht:
  - mangelnde Libido,
  - Antriebsschwäche,
  - Gewichtszunahme,
  - Zwischenblutungen, verstärkte Blutungen,
  - Unterleibsschmerzen,
  - Entzündungen im Genitalbereich?
- In welchem sozialen Milieu lebt die Patientin? Berufliche und sonstige Umstände?
- Sind die Voraussetzungen für eine regelmäßige und genaue Anwendung der zu empfehlenden Methode gegeben?

Allgemeine Anamnese
Die folgende Liste enthält selbstverständlich nur die wichtigsten anamnestischen Punkte:
- schwere Allgemeinerkrankungen (Tumoren, Tbc),
- Hochdruck, Herz- und Kreislauferkrankungen,
- Diabetes mellitus,
- Augen- und Innenohrleiden (Glaukom, Otosklerose),
- Gallenblasenerkrankungen,
- Lebererkrankungen (Hepatitis; cholestatische Erkrankungen),
- Arterielle Verschlußerkrankungen,
- Varizen, Thrombophlebitis, thromboembolische Erkrankungen,
- Porphyrie, Sichelzellanämie,
- Störungen der Blutgerinnung,
- Bluterkrankungen (Anämien, Leukosen),
- Pigmentstörungen,
- gastrointestinale Störungen (Resorptionsstörungen, häufiges Erbrechen bzw. häufige Diarrhöen, Gastritiden).

Ferner sollte unbedingt erfragt werden, ob
- die Patientin raucht oder geraucht hat (wieviel, seit wann bzw. bis wann),
- Alkohol trinkt (wieviel? welche Art?),
- häufig bzw. regelmäßig Medikamente einnimmt (Dosis, Art, Häufigkeit, Dauer der Einnahme).

Familienanamnese
Hier sollte vor allem ermittelt werden, ob Eltern oder Geschwister an folgenden Erkrankungen litten:

- Genitalkarzinome,
- Diabetes mellitus,
- thromboembolische Erkrankungen,
- Hochdruck,
- Übergewicht.

Bei dieser Gelegenheit sollten alle jungen Mädchen bzw. Frauen, die für die Zukunft noch Kinder wünschen, befragt werden, *ob nachweislich Schutz gegen eine Rötelninfektion besteht.* Denn die Zeit, in der aktive Kontrazeption betrieben wird, könnte sinnvoll zu einer Impfung genutzt werden, um entsprechenden Komplikationen bei einer späteren Schwangerschaft vorzubeugen. Man kann davon ausgehen, daß bis zu 20% der Frauen keinen ausreichenden Schutz gegen Röteln besitzen (277). Sofern nicht aus dem Mütterpaß oder anderen Unterlagen zu entnehmen ist, daß ein ausreichend hoher Antikörpertiter (1:64) vorliegt, sollte Blut zur Durchführung eines Hämagglutinationstests auf Röteln entnommen werden.

Untersuchung

Es wäre völlig unrealistisch – und auch nicht berechtigt –, vor jeder Verordnung eines Kontrazeptivums bzw. im Rahmen der Kontrolluntersuchung eine volle internistische Untersuchung zu fordern oder durchzuführen. Im Rahmen der allgemeinen Untersuchung sollten jedoch die folgenden Befunde festgehalten werden:
- Gewicht und Körpergröße,
- Blutdruck,
- Struma bzw. Symptome eines Hypo- oder Hyperthyreoidismus,
- Varikosis, Ödemneigung,
- Lymphadenopathien,
- Hepatomegalie (Palpation des rechten Oberbauchs!),
- Pigmentverschiebungen,
- androgenetische Erscheinungen (Seborrhö, Akne, Hirsutismus, im Extremfall Virilisierungserscheinungen)?

Ferner sollte der Urin auf Eiweiß und Zucker untersucht werden. Ein Blutbild bzw. eingehende Untersuchungen der Leberfunktion, der Serumlipide, der Glukosetoleranz müssen nur bei Vorliegen von Symptomen bzw. von anamnestischen Hinweisen veranlaßt werden.

Die gynäkologische Untersuchung umfaßt
- die Inspektion und Palpation der Mammae (Zysten, Knoten, Sekretion aus den Mamillen, Hyper- bzw. Hypomastie, Narben von Probeexzisionen, plastischen Operationen),
- die Untersuchung des äußeren Genitales (Entzündungen, Deszensus vaginae, Fluor, Ulzera),
- die Untersuchung des inneren Genitales (Portioerosionen, -polypen, -ulzerationen, -tumoren, Blutungsherde, Ektropion, Emmet-Risse),
- die Palpation des Uterus und der Adnexe (Vergrößerungen, Lagenveränderungen, Schmerzhaftigkeit, Ovarialtumoren bzw. -zysten).

Nach kolposkopischer Betrachtung der Portio (mit Jod- und Essigsäureprobe) wird ein Zytotest entnommen. Wenn erforderlich, wird eine Mammographie durchgeführt.

Aus Anamnese und Untersuchung sowie dem Gespräch mit der Patientin sollte sich der Arzt ein Bild darüber machen,
- ob Risikofaktoren gegen hormonale Kontrazeptiva bzw. Intrauterinspiralen bestehen,
- welche Erwartungen die Patientin mit dem neuen Kontrazeptivum verbindet.

Auswahl des Kontrazeptivums

Bei der Auswahl eines Kontrazeptivums sollte sich der Arzt zunächst fragen:
- Ist die Patientin aus medizinischen Gründen einer besonderen Risikogruppe (s. S. 153) zuzuordnen?
- Scheiden bestimmte Kontrazeptiva (z. B. die Minipille oder die Temperaturmethode von vornherein aus, da die Voraussetzungen für eine regelmäßige und regelgerechte Anwendung nicht gegeben sind?
- Gehört die Patientin vom Alter her in eine Problemgruppe, d. h. ist sie weniger als 18 Jahre oder mehr als 40 Jahre alt?

Da die Kontrazeptionsberatung bei Jugendlichen und bei Frauen in der Prämenopause eine Reihe ganz spezieller Probleme aufwirft, wird das Vorgehen bei diesen zwei Problemgruppen gesondert behandelt (s. S. 169 bzw. S. 176).

Das Vorgehen bei Frauen der Geschlechtsreife (18 bis 40 Jahre):
Die Auswahl eines Kontrazeptivums wird davon beeinflußt, ob
- die Patientin einen hohen Grad an Sicherheit erwartet (was in der Praxis meist der Fall ist),
- die Patientin aufgrund der Aufklärung durch den beratenden Arzt bestimmte Begleiterscheinungen akzeptieren würde (z. B. die Verstärkung der Menstruation bei Intrauterinpessaren), wenn diese durch offensichtliche Vorteile kompensiert werden würden (im gegebenen Beispiel durch die fehlende Leberbelastung oder den Wegfall der täglichen Tabletteneinnahme).

Weiterhin wird die Auswahl von
- den bisherigen Erfahrungen (günstigen und ungünstigen!) mit Kontrazeptiva,
- der Sexualpraxis (z. B. sollte bei selten ausgeübtem Sexualverkehr eine Barrieremethode als Alternative in Betracht gezogen werden),
- den Lebensumständen (z. B. ist die Minipille für die Frauen wenig geeignet, deren berufliche Tätigkeit einen korrekten Einnahmerhythmus erschwert) und
- dem Lebensalter (Frage der relativen Fertilität) beeinflußt.

Hormonale Kontrazeptiva, die außer den Gestagenen auch Östrogene enthalten, sollten unter keinen Umständen verordnet werden, wenn die aus Tab. 16 ersichtlichen absoluten Kontraindikationen bestehen.

Besondere Vorsicht ist auch bei den in Tab. 17 aufgeführten, relativen Kontraindikationen bzw. Risikofaktoren geboten.

Daraus ergibt sich auch, daß bei Eintreten einer Schwangerschaft oder bei plötzlichem Auftreten der in Tab. 18 aufgeführten Beschwerden bzw. Erkrankungen das *sofortige Absetzen oraler Kontrazeptiva* geboten ist.

Wie auf S. 182 ausführlicher dargestellt ist, stellen *Ovulationshemmer bei folgenden Indikationen* das Mittel der Wahl dar, da in diesen Fällen ein therapeutischer Effekt zu erwarten ist:
- Dysmenorrhö,

Auswahl des Kontrazeptivums

Tabelle 16 Absolute Kontraindikationen für hormonale Kontrazeptiva (Ö = Östrogene, G = Gestagene)

Schwangerschaft	(Ö, G)
Thromboembolien, Thrombophlebititis, zerebrale Apoplexien bzw. Vorgeschichte dieser Erkrankungen	(Ö)
Morbus Raynaud, periphere Durchblutungsstörungen	(Ö)
Leberzellschäden, schwere Leberfunktionsstörungen, Dubin-Johnson- und Rotor-Syndrom, cholestatischer Ikterus, Schwangerschaftsikterus	(Ö, G)
Sichelzellanämie oder chronische hämolytische Anämie	(Ö, G)
Hochdruck über 160/95 mmHg	(Ö)
latenter Diabetes	(Ö)
hormonabhängige maligne Tumoren, Melanome, Morbus Hodgkin	(Ö, G)
zyklusabhängige Migräne*	(Ö)*
ungeklärte abnormale Genitalblutung	(Ö, G)

* Ausnahme s. S. 293

Tabelle 17 Relative Kontraindikationen bzw. Risikofaktoren für hormonale Kontrazeptiva

Hochdruck (bzw. Vorgeschichte)
Koronar-, Arterio- und Zerebralsklerose
Herz- und Kreislauferkrankungen
Hyperkoagulabilität, Gefäßverletzungen
Mikroangiopathien (Retina, Niere, Haut, Muskel)
Migräne
Nierenerkrankungen
Dyspnoe
Beinkrämpfe
Diabetes
Porphyrie
Gallenblasenerkrankungen
Uterus myomatosus
Hypophysenadenom
Laktation
Amenorrhö, Zyklusstörungen, instabiler Zyklus
Epilepsie, Chorea
Adipositas
Rauchen
Alter über 35 Jahre
Hyperlipoproteinämie
Hypertriglyzeridämie
Hypercholesterinämie
erniedrigtes HDL, erhöhtes LDL
Bewegungsmangel, Bettruhe
bevorstehende Operation oder kleinere Eingriffe
Hyperpigmentierung
ungünstige Familienanamnese (Hochdruck, Diabetes etc.)

154 Anwendung der hormonalen Kontrazeptiva

Tabelle 18   Gründe für ein sofortiges Absetzen von oralen Kontrazeptiva

---

Schwangerschaft
erstmaliges Auftreten von Migräne oder starken Kopfschmerzen
flüchtige zerebrale Attacken
akute Sehstörungen
Thrombophlebitiden oder thromboembolische Erscheinungen bei längerer Immobilisierung (z. B. nach Unfällen)
cholestatischer Ikterus
Oberbauchschmerzen (Lebererkrankungen?)
starker Blutdruckanstieg
Vergrößerung von Myomen
6 Wochen vor einer geplanten Operation

- Hypermenorrhö,
- prämenstruelles Syndrom,
- androgenetische Störungen der Haut.

Da Ovulationshemmer eine weitaus größere Verbreitung als Depotgestagene und die Minipille aufweisen und von den Patientinnen eher akzeptiert werden, muß zunächst grundsätzlich entschieden werden, ob ein

- östrogenhaltiges Kontrazeptivum verordnet werden darf.

Wenn diese Frage bejaht werden kann, so stellt sich das Problem, ob eine zusätzliche therapeutische Indikation für die

- Anwendung von Sexualhormonen besteht (z. B. Hypermenorrhö oder Hirsutismus, s. S. 182), die es gestatten würde, von den heute gültigen Dosierungsregeln (s. S. 155) abzugehen.

Falls östrogenhaltige Kontrazeptiva nicht verordnet werden dürfen, so stellt sich die Frage, ob ein hoher Grad an

- Sicherheit gefordert wird, wie ihn z. B. die Minipille nicht ganz bieten kann. Wenn diese Forderung besteht, wäre als Alternative die *Injektion eines Depotgestagens* in Betracht zu ziehen. Für dessen Anwendung spräche ferner, wenn die
- regelmäßige Anwendung von oral wirksamen Kontrazeptiva aufgrund der Lebensführung nicht gewährleistet ist, oder die
- normale Wirkungsweise durch häufige gastrointestinale Erkrankungen bzw. durch Interferenz mit anderen Pharmaka (s. S. 196) in Frage gestellt ist.

Wie auch beim Gebrauch anderer Medikamente sollte man versuchen, *mit einer begrenzten Auswahl an Präparaten, die ein gewisses therapeutisches Spektrum bieten, auszukommen.* Für die **Praxis** empfiehlt sich beispielsweise:

Kombinationspräparate: 3 niedrig dosierte Präparate mit unterschiedlichen Gestagenkomponenten (Norgestrel, Norethisteron bzw. ähnlich wirksame Gestagene (s. Anhang).

3 Präparate, die 50 µg Östrogen und höhere Dosen der erwähnten Gestagene enthalten.

1 antiandrogenhaltiges Präparat.

Zweiphasenpräparate: 1 normophasisches Präparat.

Reine Gestagene: 1 Minipille
   beide Depotgestagene

Reine Östrogene: 1 Östrogen-Postkoitalpille.

Es bleibt dem Arzt überlassen, an Hand der eigenen Erfahrung und mit Hilfe der mehr als 60 Präparate umfassenden Aufstellung im Anhang eine eigene Präferenzliste zusammenzustellen.

Dosierung und Wahl der Gestagenkomponente

Da das Auftreten gefährlicher Nebenwirkungen im wesentlichen von der Östrogendosis in den Ovulationshemmern abhängig ist, *sollte grundsätzlich zunächst ein niedrig dosiertes Kombinationspräparat mit weniger als 50 µg Östrogen in Betracht gezogen werden.* Wie bereits auf S. 115 dargelegt wurde, muß die Patientin darüber aufgeklärt werden, daß die Bezeichnung „niedrig dosiert" nicht als ein Hinweis auf mangelnde Zuverlässigkeit des Kontrazeptivums zu verstehen ist, sondern aus dem Vergleich mit den früher üblichen Präparaten entstanden ist. Dabei gibt man einer Reduzierung möglicher Nebenwirkungen den Vorzug vor einer optimalen Zykluskontrolle. Höhere Dosen von Östrogenen sollten erst dann Anwendung finden, wenn die Patientin nicht mehr gewillt ist, unregelmäßige Blutungen bei der Einnahme von niedrig dosierten Präparaten zu akzeptieren und wenn keine östrogenbedingten Nebenwirkungen zu erwarten sind bzw. keine Kontraindikationen gegen höhere Östrogendosen vorliegen.

Auch heute wird noch gelegentlich die Frage gestellt, ob man nicht auf der Grundlage eines „Hormonstatus" einen „passenden" Ovulationshemmer verordnen könne. *Für die phänotypische Einteilung von Frauen in „östrogenbetonte", „gestagenbetonte" und „androgenbetonte" Typen gibt es – soweit man Frauen mit androgenetischen Erscheinungen außer Acht läßt – keine endokrinologische Begründung* (786). Es gibt wohl Frauen, die auf die Einnahme von Östrogenen mehr als andere mit Übelkeit, Ödembildung und Gewichtszunahme reagieren, doch weisen solche Patientinnen den gleichen Zyklusverlauf der Sexualhormonspiegel wie jene Frauen auf, die die Östrogene gut vertragen. Der Versuch, mit Hilfe einer „Hormonbestimmung" östrogenempfindliche Frauen zu erkennen, ist also völlig überflüssig. Hierfür bietet eine gründliche Anamnese bessere Möglichkeiten.

Da es außer der Schwangerschaft und dem adrenogenitalen Syndrom kein Beispiel für einen erhöhten Progesteronspiegel bei der Frau gibt, erübrigt sich auch jede weitere Diskussion über den sogenannten *„Gestagentyp"* (s. Abb. 44). Obwohl es viele Frauen

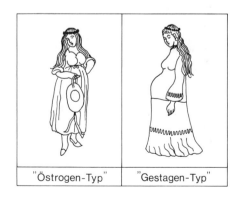

Abb. 44   Die sogenannten „hormonellen Konstitutionstypen" der Frau.

"Östrogen-Typ"   "Gestagen-Typ"

156 Anwendung der hormonalen Kontrazeptiva

gibt, die auf Gestagene mit mehr Beschwerden reagieren als andere, läßt sich diese Disposition nicht durch Hormonanalysen ihres Serums feststellen.
Grundsätzlich anders stellt sich jedoch die Sachlage dar, *wenn eine Frau stark androgenetisch stigmatisiert ist,* d. h. an Seborrhö, Akne, verstärkter Körperbehaarung an den Prädilektionsstellen (s. S. 182) bzw. an androgenetischer Alopezie leidet.
Da Norgestrel den Anteil des freien Testosterons im Serum erhöhen kann (s. S. 261), ist bei androgenetischen Hautaffektionen die Verordnung von Präparaten mit diesem Gestagen nicht zu empfehlen. Hier sollte man Präparaten mit anderen Gestagenen den Vorzug geben, sofern nicht überhaupt eine Indikation zur Verabreichung eines antiandrogenhaltigen Kombinationspräparats gegeben ist (s. S. 182 und Tab. 11).
Weiterhin sollte bei der Wahl der Gestagenkomponente, d. h. bei der Auswahl eines Kombinationspräparates, beachtet werden, daß
- Progesteronderivate keine Veränderung der Glukosetoleranz bewirken, dafür aber den Triglyzeridspiegel im Serum stark ansteigen lassen;
- bei Präparaten der Norethisterongruppe beide Parameter verschlechtert werden, und zwar in Relation zur Östrogendosis;
- norgestrelhaltige Präparate dagegen die Glukosetoleranz verringern und die Insulinresistenz erhöhen, dafür aber den Triglyzeridspiegel nicht beeinflussen;
- norgestrelhaltige Präparate die blutdrucksteigernde Wirkung der Östrogene antagonistisch modifizieren, während solche mit Gestagenen der Norethisterongruppe eher einen ungünstigen Einfluß auf den Östrogeneffekt haben;
- norgestrelhaltige Kombinationspräparate das Gerinnungssystem praktisch nicht beeinflussen.

Deshalb sollten bei einem Blutdruck über 140/90 mmHg bzw. bei Thrombosegefahr – wenn überhaupt – norgestrelhaltige Kombinationspräparate mit niedriger Östrogendosis verschrieben werden, sofern keine reinen Gestagenpräparate in Frage kommen. Bei Hochdruck über 160/95 mmHg sollten höchstens noch Gestagene und bei Werten über 200/120 mmHg überhaupt keine Sexualsteroide mehr verordnet werden (s. S. 243).
Gestagenbetonten Kombinationspräparaten bzw. reinen Gestagenen sollte bei Vorliegen einer Endometriumhyperplasie, bei Mastalgie oder Mastopathie I. und II. Grades der Vorzug gegeben werden.
Die Verordnung von Gestagenpräparaten ist weiterhin bei Hyperprolaktinämie, Hypophysenadenom, Epilepsie, idiopathischen Ödemen, post partum bzw. post abortum, bei Chloasma und anderen Pigmentstörungen sowie allgemein bei Vorliegen verschiedener Risikofaktoren (s. Tab. 17) angezeigt.
Während der Laktationsperiode kann Depot-Medroxyprogesteronazetat verwendet werden, ebenso bei einer Vorgeschichte von Schwangerschaftsikterus. Bei Migräne können Depotgestagene sogar eine Besserung bewirken.
Dagegen sollte Depot-Medroxyprogesteronazetat nicht bei subklinischem oder Prädiabetes verwendet werden. In diesen Fällen wäre der Minipille der Vorzug zu geben.
Auch bei Schilddrüsenerkrankungen sollten reine Gestagenpräparate verschrieben werden, da Östrogene die Diagnostik beeinträchtigen.
Dagegen sind reine Gestagenpräparate bei Follikelzysten nicht zu empfehlen.
Hinsichtlich der Auswahl der hormonalen Kontrazeptiva sei auf die Präparateliste im Anhang verwiesen.

Verordnung

Die Patientin sollte über die Sicherheit, Risiken, Begleiterscheinungen und Nebenwirkungen der Kontrazeptiva gründlich orientiert, nicht aber indoktriniert werden. Vor allem bei der Erstverordnung bzw. beim Präparatewechsel ist eine ausführliche Aufklärung durch den Arzt von großer Bedeutung, da dieser für etwa 80% der Patientinnen die wichtigste Informationsquelle darstellt, während nur etwa die Hälfte den Beipackzettel liest (219).

Wenn das Präparat zum ersten Mal eingenommen wird, beginnt man bereits am ersten Tag der Menstruation. Im Gegensatz zu früheren Empfehlungen ist es dann nämlich nicht mehr erforderlich, während der ersten 14 Tage ein zusätzliches Kontrazeptivum zu benutzen, da die kontrazeptive Wirkung des Präparates sofort einsetzt (475). Dies gilt gleichermaßen für Ovulationshemmer wie für Minipillen, wobei letztere dann ohne jede Pause – auch bei Blutungen oder dem Ausbleiben einer Menstruation – eingenommen werden. Der erste Einnahmezyklus dauert dann wohl nur 22 bis 23 Tage, doch dürften sich daraus bei entsprechender Aufklärung der Patientinnen keine Schwierigkeiten ergeben. Allerdings führt diese Verfahrensweise zu einem anderen Problem. Wenn die Patientin am 1. Tag der Menstruation mit der Einnahme eines Ovulationshemmers beginnt, läßt sich oft nicht eindeutig feststellen, ob die Blutung von normaler Stärke ist, so daß sich zu diesem Zeitpunkt eine Schwangerschaft nicht sicher ausschließen läßt. Daraus folgt, daß Patientinnen, die keinen Wechsel von einer anderen kontrazeptiven Methode vornehmen, in den Wochen vor dem Beginn der Einnahme des Ovulationshemmers eine chemische oder Barrieremethode anwenden müssen.

Wenn die Packung eines Ovulationshemmers (mit 21 Tabletten) beendet ist, wird eine 7tägige Pause eingelegt, während sich bei Packungen mit 22 Tabletten die Einnahmepause über 6 Tage erstreckt. Es ist sehr wichtig, daß nach dieser Pause die Einnahme ohne Rücksicht auf den Blutungsbeginn wiederaufgenommen wird. Wenn nämlich bei Ausbleiben der Blutung während der Einnahmepause die Patientin den Zeitraum bis zur nächsten Tabletteneinnahme ausdehnt, um abzuklären, ob sie infolge eines Versagens der Pille schwanger geworden ist, dann kann es vielleicht gerade wegen des verspäteten Einnahmebeginns der nächsten Packung doch noch zu einem Versagen kommen.

Bei Frauen, die mit der Einhaltung des tablettenfreien Intervalls Schwierigkeiten haben, empfiehlt sich ein Wechsel auf eine Packung mit 28 Tabletten, von denen die letzten sieben wirkstofffrei sind („Plazebos") und nur der Überbrückung der „Tablettenpause" dienen. Dieser Modus bietet sich auch für Frauen mit verzögerten oder sehr schwachen Abbruchsblutungen an, da diese dazu neigen, in Erwartung einer „richtigen" Blutung das Intervall zu verlängern. Es gibt auch Präparate im Handel, deren hormonfreie Tabletten Eisen enthalten. Da aber die Dosis nicht ausreichen würde, um eine Anämie wirksam zu bekämpfen, die Einnahme bei gesunden Frauen jedoch entbehrlich ist, sollte man dieser Zugabe nicht allzuviel Bedeutung beimessen.

Für die kontrazeptive Sicherheit der Minipille ist es von besonderer Wichtigkeit, daß die Einnahme regelmäßig, d. h. stets zur gleichen Tageszeit, erfolgt. Aus dem gleichen Grund sollten bei Anwendung von Depotpräparaten die angegebenen Intervalle zwischen zwei Injektionen nicht überschritten werden (s. Abb. 42).

Im Gegensatz zur Minipille ist es bei der Einnahme von Ovulationshemmern nicht erforderlich, die Tabletten zur gleichen Tageszeit einzunehmen, da die kontrazeptive Sicherheit auch dann gewährleistet ist, wenn einmal eine Tablette einige Stunden später einge-

nommen wird. Da derartige Unregelmäßigkeiten bei den niedrig dosierten Kombinationspräparaten zu irregulären Blutungen und Schmierblutungen führen können, *sollte man grundsätzlich empfehlen, die Tabletten stets zur gleichen Tageszeit einzunehmen.*
Bei der Erstverordnung sollte die Patientin ferner darauf hingewiesen werden, daß die kontrazeptive Sicherheit in Frage gestellt sein kann, wenn es zu häufigem Erbrechen oder anhaltendem Durchfall kommt (s. S. 199), oder wenn andere Medikamente eine Zeitlang eingenommen werden müssen (s. S. 196). Leiden die Patientinnen während der Einnahme von Ovulationshemmern an starker Übelkeit, so kann oft eine Besserung erzielt werden, wenn das Präparat abends eingenommen wird.
Um über die Häufigkeit von Begleiterscheinungen sowie über das Zyklusverhalten verwertbare Fakten zu erhalten, hat es sich bewährt, wenn auch Frauen unter der Behandlung mit hormonalen Kontrazeptiva einen *Menstruationskalender* führen.
Die **Erstverordnung** sollte in der Regel nur für 3 bis 4 Monate erfolgen. Dabei sollten die Patientinnen darauf hingewiesen werden, daß die anfangs häufig auftretenden unerfreulichen Begleiterscheinungen (s. S. 298) meist innerhalb der ersten 3 Monate zurückgehen. Wenn dieser Zeitraum verstrichen ist, sollte eine Kontrolluntersuchung erfolgen, in deren Verlauf entschieden werden muß, ob ein Wechsel auf eine andere Methode erforderlich erscheint oder nicht.
Bei der **Kontrolluntersuchung** wird – mit Ausnahme des Zytotests, der nur bei entsprechendem Befund wiederholt werden müßte – in der gleichen Weise vorgegangen wie bei der Erstuntersuchung. Die weiteren Kontrollen sollten dann im Abstand von etwa 6 Monaten erfolgen, wobei man jedoch die Patientin anweisen sollte, unbedingt mit dem Arzt in Verbindung zu treten, wenn
- sie meint, aufgrund eines Versagens der Pille schwanger zu sein,
- keine Entzugsblutung auftritt,
- häufig Zwischenblutungen auftreten,
- die Häufigkeit von Migräneanfällen ansteigt,
- Sehstörungen,
- Beinschmerzen,
- oder andere Komplikationen auftreten, sofern diese nicht eindeutig als unabhängig von der Hormoneinnahme erkannt worden sind.

Einnahmemodus bei Langstreckenflügen

Bei Langstreckenflügen werden heute oft erhebliche Unterschiede in der Ortszeit zwischen Abflugs- und Zielort überbrückt. So landet z. B. ein Flugzeug, das um 10.00 MEZ in Frankfurt am Main gestartet ist, um 12.30 EST in New York. Diese Zeitverschiebung führt vor allem bei Frauen, die sehr oft Flüge in östlicher oder westlicher Richtung absolvieren (Stewardessen!), zu Unsicherheiten über den Einnahmemodus von Ovulationshemmern oder Minipillen. Es sei daran erinnert, daß die kontrazeptive Sicherheit von Minipillen wesentlich davon abhängig ist, daß das Intervall zwischen 2 aufeinanderfolgenden Tabletten nicht wesentlich über 24 Stunden hinaus verlängert wird (als Toleranzgrenze gelten 3 Stunden). Auch bei der Anwendung der heute weit verbreiteten, niedrig dosierten Ovulationshemmer kann ein Überschreiten des üblichen Intervalls zu Zwischenblutungen führen, wenn auch in diesem Falle die kontrazeptive Sicherheit nicht gefährdet ist.

Bei den im folgenden gegebenen Beispielen wird davon ausgegangen, daß die Patientin die „Pille" üblicherweise um 8.00 morgens einnimmt.
Der ideale Einnahmemodus bestände darin, daß jeweils die Zeitdifferenz zwischen Abflugs- und Zielort berechnet wird und die „Pille" konsequent alle 24 Stunden eingenommen wird, z. B.:
Die Patientin fliegt in den Morgenstunden nach Montreal. Die normale Einnahmezeit ist 8.00 morgens, was einer Ortszeit von 13.00 EST entspräche. Am Abflugtag wird die Pille also morgens zur gewohnten Zeit genommen und am nächsten Tag (d. h. in Amerika) um 13.00 EST. Um wieder auf die gewohnte Zeit von 7.00 bis 8.00 morgens zu kommen, wird dann (am 2. Tag in Amerika) die Pille wieder morgens eingenommen. Die Verkürzung des Einnahmeintervalls ist zu vertreten.
Wenn die Patientin nach Europa zurückkehrt, bleibt sie bei der morgendlichen Einnahme, wobei wieder ein verkürztes Intervall in Kauf genommen wird. Dieses Vorgehen eignet sich selbstverständlich nicht für längere Reisen oder für Frauen, die sehr häufig größere Strecken fliegen.
In diesem Fall kann nach der folgenden Regel vorgegangen werden:
Flugrichtung Ost-West: Der Unterschied in der Ortszeit zwischen Abflugs- und Zielort beträgt nicht mehr als 3 Stunden: Die Tabletten werden weiterhin um 8.00 Ortszeit eingenommen (die 3stündige Verlängerung des Intervalls ist noch tolerabel).
Wenn der Unterschied mehr als 3 Stunden beträgt, wird die nächste Tablette bereits um 20.00 Ortszeit des Ankunftsortes eingenommen.
Diese Zeit wird beibehalten, bis wieder eine Änderung nach der gleichen Regel erforderlich ist; oder man geht wieder auf die morgendliche Einnahme über, indem man ausnahmsweise bereits einmal schon nach 12 Stunden, d. h. wieder morgens, die nächste Tablette einnimmt.
Flugrichtung West-Ost: Der Unterschied in der Ortszeit zwischen Abflugs- und Ankunftsort beträgt nicht mehr als 9 Stunden: Die Tabletten werden weiterhin zur gewohnten Zeit um 8.00 eingenommen (das erste Intervall ist verkürzt).
Der Unterschied beträgt mehr als 9 Stunden:
Die nächste Tablette wird erst um 20.00 Ortszeit eingenommen (das Intervall ist höchstens auf 27 Stunden verlängert).
Diese Einnahmezeit wird dann wiederum beibehalten, bis ein Wechsel erforderlich ist oder eine Umstellung auf die morgendliche Einnahme gewünscht wird.

Empfehlungen beim Vergessen der Einnahme

Nicht selten kommt es in der täglichen Praxis vor, daß die Einnahme einer oder mehrerer Tabletten eines oralen Kontrazeptivums vergessen wird. Man schätzt, daß annähernd ein Drittel aller Frauen gelegentlich eine Tablette vergißt. Auf die Zahl der Zyklen bezogen dürften bei fast 10% eine Tablette und bei etwa 1% mehr als 3 Tabletten ausgelassen werden (266). Aus Sorge darüber, daß sie deswegen vielleicht schwanger geworden sind, wenden sich dann viele Frauen ratsuchend an den Arzt.
Bei einer solchen Beratung sollte man beachten,
- wieviele Tabletten vergessen wurden,
- welche Tabletten (an welchem Zyklustag) vergessen wurden,
- ob ein Kombinations-, Sequentialpräparat oder eine Minipille vergessen wurde.

Auch wenn sich in den meisten dieser Fälle die fehlende Einnahme einer Tablette zuerst in einer Reaktion des Endometriums bemerkbar macht, was keine Rückschlüsse auf die Gonadotropinsuppression zuläßt, so stellt eine Durchbruchsblutung doch einen wichtigen Hinweis auf den Abfall der Serumkonzentration der synthetischen Sexualsteroide dar. Das Vergessen einer oder mehrerer Tabletten führt oft zu Durchbruchs- oder Schmierblutungen (315), die meist am folgenden Tag auftreten (791). Insgesamt dürfte die Häufigkeit solcher Blutungen auf etwa das 10fache ansteigen, wobei eine Korrelation mit der Zahl der vergessenen Tabletten deutlich wird (266, 438, 791). Da diese Durchbruchs- und Schmierblutungen selbst durch Einnahme von 2 Tabletten am folgenden Tag nicht mehr verhindert werden können, sollte die ausgelassene Tablette sofort nach Bemerken des Fehlers eingenommen werden (791). Bei Vergessen mehrerer Tabletten kann man auch häufig damit rechnen, daß sich der Beginn der Entzugsblutung im einnahmefreien Intervall verschiebt (315).

Bei der Bewertung der kontrazeptiven Sicherheit dürften Einnahmefehler eine wichtige Rolle spielen, denn die meisten ungewollten Schwangerschaften, die während der Behandlung mit oralen Kontrazeptiva eintreten, hängen wohl mit dem Vergessen von Tabletten zusammen (266, 780).

Aus einer Untersuchung aus dem Jahre 1964 geht hervor, daß beim Auslassen von 1 bis 5 Tabletten schon mit einer Schwangerschaftsrate von 2–3 pro 100 Frauenjahre zu rechnen ist (628). Diese Rate erhöht sich auf über 40, wenn die Zahl der vergessenen Tabletten zwischen 6 und 19 beträgt. Bei der Beurteilung dieser Zahlen sollte aber beachtet werden, daß es sich hier um eine der ersten Untersuchungen dieser Art handelt, und daß damals die Ersteinnahme an Tag 5 des Zyklus begann, so daß in den ersten beiden Wochen die volle Sicherheit nicht gegeben war und das Auslassen einer Tablette das Risiko zusätzlich erhöhte.

Auch ist grundsätzlich damit zu rechnen, daß bei einem Versagen der hormonalen Kontrazeptiva die betroffenen Frauen eine geringere Zahl der nicht eingenommenen Tabletten angeben, als es tatsächlich der Fall ist.

Bei der Beurteilung des Problems der Einnahmefehler kann man zunächst einmal davon ausgehen, daß es nach dreiwöchiger Einnahme eines Kombinationspräparats mehrere Tage dauert, bis die Follikelreifung wieder in Gang kommt, d. h., daß während der 6- bis 7tägigen Einnahmepause voller kontrazeptiver Schutz besteht. Allerdings bleibt hierbei die Frage offen, ob dies auch zutrifft, wenn die Einnahme bereits nach 7 oder 12 Tagen unterbrochen werden würde. Auf der anderen Seite konnte gezeigt werden, daß in den überwiegenden Fällen die Ovulation unterdrückt wird, wenn ein niedrig dosiertes Kombinationspräparat erst ab Tag 10 des Zyklus anstatt an Tag 1 eingenommen wird (177).

Andere Untersuchungen mit einem niedrig dosierten Kombinationspräparat (30 µg Äthinylöstradiol + 0,15 mg Norgestrel) ergaben, daß die Unterdrückung der Gonadotropine und der Ovarialsteroide aufrechterhalten bleibt, wenn bereits am 4. Einnahmetag eine Tablette vergessen wurde (557). Daraus kann man schließen, daß bei Kombinationspräparaten – auch bei niedrig dosierten – durch das Auslassen einer Tablette der kontrazeptive Schutz nicht gefährdet ist, sofern nicht andere Faktoren wie gastrointestinale Störungen oder eine medikamentöse Behandlung dazukommen (s. S. 196).

Kritischer muß das Vergessen einer Tablette der ersten Phase eines Sequentialpräparates, in der außer der Gonadotropinhemmung durch das Östrogen kein anderer kontrazeptiver Effekt wirksam ist, sowie das Vergessen einer Minipille, unter deren Behandlung viele Frauen ovulieren, betrachtet werden.

Daraus ergeben sich für das Vorgehen bei Vergessen von Tabletten die folgenden Konsequenzen.

Vergessen von Kombinationspräparaten

Wenn ein oder zwei Tabletten vergessen worden sind und an diesem Tag bzw. diesen beiden Tagen keine Kohabitation stattfand, so werden die ausgelassenen Tabletten sofort eingenommen, wenn der Einnahmefehler bemerkt wird. Danach kann die Einnahme in der gewohnten Weise weitergeführt werden.

Auch wenn in solchen Fällen selbst bei stattgefundenem Koitus eine Konzeption ziemlich unwahrscheinlich ist, so kann zur Sicherheit bzw. zur Beruhigung der Patientin innerhalb von 12 Stunden post cohabitationem eine Dosis von 100 µg Äthinylöstradiol und 0,5 mg Norgestrel eingenommen werden. Die für diesen Zweck erforderlichen erhöhten Dosierungen anderer Östrogen-Gestagen-Kombinationen können zur Zeit noch nicht angegeben werden, da über die postkoitale Anwendung anderer Kombinationspräparate noch keine Erfahrungsberichte vorliegen.

Ein weitaus einfacheres Verfahren besteht darin, bei Vergessen einer oder zweier Tabletten kurzerhand die Einnahme der Pille zu beenden und die Abbruchsblutung abzuwarten. Nachdem es zur Blutung gekommen ist – was im Falle einer Schwangerschaft nicht zu erwarten wäre – wird die nächste Packung nach 6 bzw. 7 Tagen der Einnahmepause begonnen. Ob sich dieses Vorgehen auch für die ersten Tage des Einnahmezyklus eignet, ist fraglich.

Werden mehr als zwei Tabletten vergessen, so sollte die Entscheidung, ob die Einnahme sofort beendet oder fortgesetzt werden soll, sich danach richten, ob es zu Zwischenblutungen kommt (s. S. 122). Wenn es, bedingt durch die Umstände, nicht mehr möglich ist, eine Postkoitalpille zu verordnen, so sollte die Einlage eines Kupfer-Intrauterinpessars in Betracht gezogen werden (s. S. 147).

Vergessen von Sequentialpräparaten

Wenn eine Tablette der ersten Phase (reine Östrogene) vergessen worden ist, so muß bedacht werden, daß motile Spermien in einem östrogenstimulierten Zervikalsekret mehrere Tage überleben können. Obwohl gezeigt werden konnte, daß selbst die Verlängerung des einnahmefreien Intervalls auf 10 Tage die Zahl der Versager nicht erhöht (315), sollte man – um jedes Risiko zu vermeiden – innerhalb der auf S. 143 angegebenen Zeiträume nach der Kohabitation entweder ein Östrogen- oder ein Gestagenpräparat zur postkoitalen Kontrazeption verordnen, oder ein Kupfer-Intrauterinpessar einlegen.

Wenn eine oder mehrere Tabletten der zweiten Phase vergessen wurden, so wird in der für Kombinationspräparate empfohlenen Weise vorgegangen.

Vergessen der Minipille

Da die Zuverlässigkeit der Minipille geringer ist als die der Östrogen-Gestagen-Präparate und es bei vielen Frauen mehr oder weniger regelmäßig zur Ovulation kommt (s. S. 131), hängt der kontrazeptive Effekt gerade dieser Präparate in besonderem Maße von der regelmäßigen Einnahme ab.

Die Minipille soll immer zur gleichen Tageszeit eingenommen werden, wobei eine Verzögerung von 3 Stunden noch toleriert werden kann. Denn die optimale Wirkung des Gestagens auf den Zervixschleim stellt sich erst 7 bis 9 Stunden nach der Einnahme ein und hält auch nur eine begrenzte Zeit an. Wie bei anderen Präparaten nimmt die Zahl

der Schwangerschaften mit der Zahl der vergessenen Tabletten zu (503), wobei schon nach 1 oder 2 vergessenen Tabletten Konzeptionen registriert wurden.
Wenn eine Tablette vergessen wurde, aber keine Kohabitation stattfand, kann auf weitere Maßnahmen verzichtet werden. Wenn die Patientin jedoch am Tag des Auslassens der Tablette Verkehr hatte, so bieten sich folgende Möglichkeiten an:
Wird der Einnahmefehler innerhalb von 3 Stunden post cohabitationem bemerkt, so kann die Patientin 0,6 mg Levonorgestrel auf einmal nehmen (s. S. 144). Da mit anderen Gestagenen, insbesondere Norethisteron, keine vergleichbaren guten Erfahrungen bei der postkoitalen Anwendung gemacht wurden, läßt sich die mit Norgestrel bewährte Maßnahme (Einnahme einer hohen Dosis) nicht auf Norethisteron oder Lynestrenol übertragen.
Bemerkt die Patientin den Einnahmefehler später, so könnte innerhalb von 12 Stunden eine Dosis von 0,5 mg Levonorgestrel und 100 µg Äthinylöstradiol verabreicht werden. Ist der zeitliche Abstand größer bzw. unsicher, sollte man dem Kupfer-Intrauterinpessar den Vorzug geben.
Kommt es aber im Zusammenhang mit dem Vergessen von Ovulationshemmern oder Minipillen zu Zwischenblutungen, wonach dann keine Entzugsblutung während des tablettenfreien Intervalls auftritt, so sollte durch eine zeitlich richtig eingesetzte HCG-Bestimmung im Serum (s. S. 122) festgestellt werden, ob eine Schwangerschaft vorliegt, bevor die Einnahme wieder begonnen wird.
Die ähnlich gelagerte Problematik des Versagens hormonaler Kontrazeptiva durch interkurrente Erkrankungen bzw. aufgrund der Einnahme von anderen Pharmaka wird auf S. 196 diskutiert.

Präparatewechsel

Dem heute weltweit zu beobachtenden Trend zu niedrig dosierten Ovulationshemmern zufolge müssen viele Frauen von einem höher auf ein niedrig dosiertes Präparat umgestellt werden, wobei sich diese Klassifizierung in erster Linie auf den Östrogenanteil bezieht. In der älteren Literatur wurde häufig darauf hingewiesen, daß es dabei zu einer Art „Rebound-Phänomen" kommen könne. Ob dies wirklich zutrifft, sei dahingestellt, doch dürfte die Zahl der Schwangerschaften, die bei einem solchen Präparatewechsel – aus welchen Gründen auch immer – eingetreten sind, insgesamt gering sein (286). Bei einem Wechsel auf ein Sequentialpräparat wäre tatsächlich ein gewisses Risiko denkbar; doch dürfte dieses heute gegenstandslos geworden sein, da die Sequentialpräparate dank ihres hohen Östrogenanteils selbst zu den höher dosierten Präparaten zu zählen sind.
Ähnlich wie bei der Erstversorgung wurde bisher meist vorgeschlagen, nach einem Wechsel auf ein niedriger dosiertes Präparat während der ersten vierzehn Tage eine zusätzliche kontrazeptive Maßnahme zu ergreifen. Dieses umständliche Vorgehen kann vermieden werden, wenn man mit der Einnahme des neuen Präparats nicht erst nach der 6- bis 7tägigen Einnahmepause beginnt, sondern schon am 1. Tag der Entzugsblutung oder sogar ohne jede Pause im Anschluß an die letzte Tablette des alten Präparates. Im ersteren Falle wird natürlich vorausgesetzt, daß die Patientin in der üblichen Weise 2 bis 3 Tage nach dem Absetzen des Präparates menstruiert und nicht etwa verspätet. Wird überhaupt keine Einnahmepause eingelegt, dann sollte die Patientin darauf hingewiesen werden, daß die Menstruation absichtlich gehemmt wird. Durch diese Modifikationen wird die Häufigkeit von Zwischenblutungen usw. nicht erhöht (622).

Bei einem Wechsel von einem Ovulationshemmer auf die Minipille sollte diese am 1. Tag der Menstruation begonnen werden, obwohl die Einnahme ebenso gut im Anschluß an die letzte Tablette des Ovulationshemmers aufgenommen werden könnte.
Wenn die Umstellung von einem niedrig dosierten Ovulationshemmer auf ein höher dosiertes Präparat geplant ist, so beginnt man mit der Einnahme des neuen Präparates nach der für das alte Präparat üblichen Einnahmepause von 6 bis 7 Tagen. Der Wechsel von einer Minipille auf einen Ovulationshemmer erfolgt ohne Einnahmepause. Dabei beginnt man mit der Einnahme des Ovulationshemmers während der ersten drei Tage einer Blutung, wenn die Menstruationen einigermaßen regelmäßig aufgetreten sind. Anderenfalls nimmt man die Umstellung zu einem beliebigen Zeitpunkt vor, d. h. ohne Rücksicht auf den Menstruationszyklus.

Ist eine „Pillenpause" empfehlenswert?

Viele Frauen legen Wert darauf – wobei sie nicht selten auch noch vom Arzt dazu angehalten bzw. ermuntert werden – in regelmäßigen Abständen, z. B. einmal im Jahr für die Dauer von 2 bis 3 Monaten, den Ovulationshemmer abzusetzen. Dieser „Pillenpause" liegt die oberflächlich sehr vernünftig anmutende Überlegung zugrunde, daß damit der Organismus wenigstens zeitweise nicht durch die Sexualsteroide belastet wird. Gleichzeitig kann überprüft werden, ob die Fertilität noch erhalten ist, so daß im Hinblick auf einen späteren Kinderwunsch möglichen Schwierigkeiten vorgebeugt werden könnte. Man kann davon ausgehen, daß nahezu jede zweite Frau in regelmäßigen Abständen den Ovulationshemmer absetzt, während nur eine Minderheit von ca. 10% auf eine Unterbrechung der Einnahme verzichtet (771).
Inzwischen hat man jedoch erkannt, daß die sogenannte Pillen- oder Ovulationshemmeramenorrhö (s. S. 226) nach Absetzen der oralen Kontrazeptiva nur bei 1 bis 2% der Frauen auftritt, und zwar unabhängig davon, ob regelmäßige Pillenpausen eingelegt worden waren. *Daraus ist zu schließen, daß eine Amenorrhö nach Beendigung der Einnahme von Ovulationshemmern weder durch zeitweilige Einnahmepausen zu verhindern ist, noch mit der Einnahmedauer zusammenhängt.* Nachdem aber Frauen mit Zyklusstörungen und insbesondere junge Mädchen mit instabilem Zyklus (s. S. 173) an sich schon zur Amenorrhö neigen, sollten Ovulationshemmer in diesen Fällen nur bei strenger Indikation verordnet werden.
Wenn man einmal von der besonderen Situation bei Jugendlichen und, in geringerem Maße, auch bei präklimakterischen Frauen absieht, sprechen verschiedene Argumente gegen die „Pillenpause". So wurde ein großer Teil der Frauen, die einen Schwangerschaftsabbruch vornehmen lassen, während einer solchen Pause schwanger. Auch ist die Veränderung verschiedener Serumparameter, z. B. der Anstieg der Gerinnungsfaktoren und der Plättchenaggregation sowie die Verminderung der Konzentration des Antithrombin III, vor allem in den ersten Einnahmemonaten spürbar und geht dann oft erheblich zurück (s. S. 254). Da die Anpassungs- und Kompensationsmechanismen einen gewissen Zeitraum erfordern, stellt eine häufige Unterbrechung der Einnahme eine Art hormonales „Wechselbad" mit häufig nachteiligen Auswirkungen auf den Organismus dar.
Die Gefahr einer Schwangerschaft ist während einer Einnahmepause besonders groß, weil die Ovulation im ersten Zyklus nach dem Absetzen des Präparates oft verspätet erfolgt, d. h., zu einem Zeitpunkt, an dem sich die Patientin unter Umständen bereits wieder

„sicher" fühlt. Überdies zeigt die Erfahrung, daß es viele Ärzte versäumen, den Rat für eine Einnahmepause durch die Empfehlung eines geeigneten Kontrazeptivums zu ergänzen. Dementsprechend setzen auch viele Frauen den Ovulationshemmer vorübergehend ab, ohne vorher den Arzt konsultiert zu haben.
Eine Einnahmepause kann also nur dann empfohlen werden, wenn gewichtige Umstände – z. B. eine Operation (s. S. 166) – dafür sprechen, den Organismus für einige Zeit zu entlasten. Daraus folgt, daß das Absetzen von Ovulationshemmern nur gerechtfertigt ist, wenn
- unerwünschte Nebenwirkungen oder Komplikationen erheblichen Ausmaßes auftreten (s. Tab. 18),
- die Patientin schwanger werden will,
- die Patientin „pillenmüde" bzw. mit der Methode unzufrieden ist,
- sich eine vorteilhaftere Alternativmethode anbietet,
- sich Risikofaktoren addieren, die eine weitere Einnahme auch bei guter Verträglichkeit verbieten (z. B. Rauchen, Alter über 35 Jahre; s. Tab. 17).

Abweichungen vom üblichen Einnahmemodus

Die Frage nach dem Für und Wider der „Pillenpause" ist eng verknüpft mit dem Problem, wie lange Ovulationshemmer oder die Minipille angewendet werden können. Außerdem ergeben sich in der Praxis immer wieder Situationen, in denen der normale Einnahmerhythmus von 21 oder 22 Tagen mit einer 7- bzw. 6tägigen Pause verändert werden muß.

Menstruationsverschiebung mit Ovulationshemmern
Da die psychische und physische Leistungsfähigkeit der Frau in der prämenstruellen Phase meist verringert ist, gibt es viele Situationen (Examina, sportliche Wettkämpfe, Urlaubsreisen, Hochzeitsreise u. v. a.), in denen eine Verschiebung der Menstruation der Frau einen ganz erheblichen Vorteil bringen würde. Bei Frauen, die Östrogen-Gestagen-Präparate benutzen, ist eine Vorverlegung oder Verschiebung der Menstruation relativ problemlos (798). Dabei unterscheidet sich das Vorgehen bei Kombinations-, Stufen- und Sequentialpräparaten.
Verschiebung der Menstruation: Die Einnahme eines Kombinationspräparates wird über die übliche Dauer von 21 oder 22 Tagen hinaus fortgesetzt, und zwar bis zu einem Zeitpunkt, der 2 bis 3 Tage vor dem gewünschten Termin der nächsten Blutung liegt. Dabei muß die Tabletteneinnahme ohne Unterbrechung fortgesetzt werden, wofür eine neue Packung des Ovulationshemmers angebrochen werden muß. Diese unvollständige Packung sollte dann besser weggeworfen werden, um Mißverständnisse zu vermeiden.
Bei Zwei- und Dreistufenpräparaten sollte zur Menstruationsverlegung nur die zweite bzw. die dritte Stufe einer neuen Packung verwendet werden. Allerdings ist zu beachten, daß es bei niedrig dosierten Kombinationspräparaten leichter zu Zwischenblutungen kommt, so daß sie für diese Zwecke nicht besonders gut geeignet sind.
Im Falle eines normophasischen Sequentialpräparates werden im Anschluß an die 22. Tablette ohne Unterbrechung die Tabletten der zweiten Phase einer neuen Packung (also die östrogen- und gestagenhaltigen Pillen) um so viele Tage weitergenommen, wie die Abbruchsblutung verzögert werden soll.
Im allgemeinen kann man auf diese Weise *eine Menstruationsverschiebung von minde-*

stens 7 Tagen herbeiführen, ohne befürchten zu müssen, daß es zu Durchbruchsblutungen kommt.
Bei Verwendung von Packungen mit 28 Tabletten, bei denen es sich um 21 hormonhaltige Tabletten und 7 wirkstoffreie Plazebos handelt (s. S. 106), muß unbedingt sichergestellt werden, daß die Patientin nicht aus Unkenntnis des Sachverhalts versucht, die Menstruation mit den Plazebos zu verschieben.
Vorverlegung der Menstruation: Bei Anwendung eines Kombinationspräparates können die letzten 1 bis 7 Tabletten weggelassen werden, um die Menstruation früher eintreten zu lassen. Für jeden Tag, um den die Blutung vorverlegt werden soll, wird eine Tablette weniger eingenommen. Nach der 6- oder 7tägigen Pause wird dann die erste Tablette einer neuen Packung eingenommen.
Es ist nicht empfehlenswert, mehr als 7 Tabletten einer Packung wegzulassen.
Bei Zwei- und Dreistufenpräparaten wird in der gleichen Weise vorgegangen, wenn die Menstruation vorverlegt werden soll. Beispielsweise werden 4 Tabletten der letzten Stufe weggelassen, wenn die Menstruation vier Tage früher beginnen soll. Wenn eine Frau ein normophasisches Sequentialpräparat verwendet, bieten sich zwei Möglichkeiten zur Vorverlegung der Menstruation: Falls es bereits vor Beginn einer neuen Packung feststeht, daß die Abbruchsblutung, die der nächsten Packung folgen wird, eher als sonst eintreten soll, so werden einige oder alle der (weißen) Östrogentabletten der 1. Phase übergangen. Soll die Menstruation z. B. um 5 Tage vorverlegt werden, so überspringt man die ersten 5 Östrogentabletten und beginnt sofort mit der sechsten. Wird die Notwendigkeit einer Vorverlegung der Menstruation erst bekannt, nachdem die 7 Östrogentabletten bereits eingenommen wurden, so läßt man, wie im Falle der Kombinationspräparate, die entsprechende Zahl an Tabletten vom Ende der Packung weg.

Unterdrückung der Menstruation durch Ovulationshemmer

Wenn im einnahmefreien Intervall zwischen zwei Packungen von Ovulationshemmern starke Migräneanfälle auftreten, muß entschieden werden, ob eine nicht-hormonale Methode der Kontrazeption als Alternative gewählt werden soll, *oder ob durch die ununterbrochene Einnahme des Präparates eine Art iatrogene Amenorrhö herbeigeführt wird.* Werden die Migräneattacken durch den Abfall des Steroidhormonspiegels im Blut ausgelöst, so kann auf diese Weise tatsächlich ein Wiederauftreten derartiger Beschwerden verhindert werden. Dabei muß aber unbedingt beachtet werden, daß diese Anfälle eine Indikation zum Absetzen jeglicher hormonaler Kontrazeption darstellen, falls sie sich unter der Behandlung häufen oder verschlimmern.
Eine Unterdrückung der Menstruation kann auch bei Frauen angezeigt sein, die im „pillenfreien" Intervall an starker Dysmenorrhö leiden oder keine Abbruchsblutung bekommen. Da viele Patientinnen bei einer Menstruationshemmung glauben, der Ovulationshemmer (oft ein „niedrig dosiertes" und deshalb dem Laien manchmal suspektes Präparat) habe versagt und sie seien jetzt schwanger, bietet sich dann die ununterbrochene Einnahme eines Ovulationshemmers als einzige Möglichkeit an, die hormonale Kontrazeption beizubehalten. So wurden mit einem Behandlungsschema, bei dem ein Ovulationshemmer mit 2,5 mg Lynestrenol und 50 µg Äthinylöstradiol pro Tablette jeweils für die Dauer von 3 Monaten (= 84 Tage) eingenommen wurde, recht gute Erfahrungen gemacht. Keine der auf diese Weise behandelten 196 Frauen wurde schwanger und die Mehrzahl (über 80%) war mit diesem unorthodoxen Einnahmeschema sehr zufrieden, da sie weniger unter menstruationsgebundenen Beschwerden zu leiden hatten.

Die im ersten 3monatigen Einnahmezyklus relativ häufigen (ca. 25%) Schmierblutungen gingen im vierten Monat auf nur 4% und die Durchbruchsblutungen von 3% auf 0,3% zurück. Unter dieser Behandlung wurde vor allem über eine Gewichtszunahme von mehr als 2 kg sowie über Kopfschmerzen und Mastodynie geklagt. Allerdings betrafen diese Beschwerden nur etwa 10% des untersuchten Kollektivs (476), was der üblichen Rate entspricht.

Es liegt kein Hinweis dafür vor, daß der menstruelle Rhythmus einer Eigenrhythmik des ZNS unterliegt, deren Störung Folgen haben könnte. Hinsichtlich ihrer Auswirkungen auf den Organismus ist die 3monatige oder auch längere Unterdrückung der Menstruation durch Ovulationshemmer eher im Sinne einer Pseudogravidität zu verstehen.

Sofern keine Kontraindikation gegen die Anwendung von Östrogenen vorliegt, dürfte diese Art von hormonaler Kontrazeption im Hinblick auf die Zykluskontrolle deutliche Vorteile gegenüber der Anwendung von Depot-Medroxyprogesteron besitzen.

An dieser Stelle sollte auch erwähnt werden, daß in manchen Kulturkreisen eine zeitweilige Unterdrückung der Menstruation für die Frau gewisse Vorteile bringen kann. In vielen Ländern bestehen – z. B. für Moslems oder orthodoxe Juden – während der Menstruation oder einige Tage post menstruum sexuelle Tabus. Hindufrauen sollten während der Menses ihrem Mann keine Mahlzeiten zubereiten, während die Buddhistin während der Zeit der Blutung dem Tempel fernzubleiben hat (476, 874).

Da es während der ununterbrochenen Einnahme eines Ovulationshemmers zu einer hochgradigen Atrophie des Endometriums kommt, sollte man von einer drei- oder mehrmonatigen Einnahme eines Ovulationshemmers ohne Pause mit dem Ziel einer kalkulierten Unterdrückung der Menstruation absehen, wenn eine Frau in absehbarer Zeit noch einmal schwanger werden will. Es sollte auch nicht übersehen werden, daß es bei diesem Einnahmemodus zu einer 25%igen Erhöhung der gesamten monatlichen Steroiddosis kommt, was eine nicht zu unterschätzende Mehrbelastung der Leber bedeutet.

Aufgrund theoretischer Erwägungen darf man annehmen, daß diese Methode nicht weniger zuverlässig ist als die in konventioneller Weise eingenommenen Ovulationshemmer, da durch die dauernde Einnahme eines Kombinationspräparates die Voraussetzungen für eine Aszension der Spermien durch das Zervikalsekret bzw. die Implantation eines fertilisierten Ovums außerordentlich verschlechtert sind.

Ferner dürfte diese Methode von denjenigen Frauen begrüßt werden, die sich von den noch weit verbreiteten magischen bzw. mythischen Vorstellungen über die Bedeutung der Menstruation für das Wohlergehen der Frau lösen konnten und es vorziehen, von den mit der Menstruation verbundenen Unbequemlichkeiten und Beschwerden befreit zu sein.

Eine Indikation für eine Dauertherapie mit Ovulationshemmern ist also gegeben bei
- zyklusabhängiger Migräne,
- therapieresistenter Dysmenorrhö,
- in manchen Fällen von Menstruationshemmung,
- bei verschiedenen Menstruationsstörungen im Zusammenhang mit der konventionellen Einnahme von Ovulationshemmern.

Absetzen vor Operationen

Wie auf S. 254 ausgeführt wird, kommt es unter der Einwirkung von Ovulationshemmern zu einer Veränderung der Gerinnungsfaktoren im Blut, die zur manifesten Thrombose führen kann. Diese Gefahr ist vor allem dann gegeben, wenn andere Risikofaktoren, wie längere Immobilisierung im Zusammenhang mit Operationen oder eine Schädigung der Intima der Gefäße bei einer Angiographie, wirksam werden.

Aus diesem Grunde sollten östrogenhaltige hormonale Kontrazeptiva 6 Wochen vor einer geplanten Operation bzw. einer Angiographie abgesetzt werden.

Sollte sich dies nicht durchführen lassen (z. B. in Notfallsituationen), so muß eine Thromboseprophylaxe mit Heparin in Dosierungen, die den jeweiligen Umständen entsprechen, durchgeführt werden (s. S. 257). Da viele Thrombosen bereits während des Eingriffs entstehen, ist es wichtig, z. B. die niedrig dosierte Heparinprophylaxe schon vor dem Eingriff zu beginnen.

Bei Frauen, die reine Gestagenpräparate zur Kontrazeption anwenden, sind solche Maßnahmen nicht notwendig.

Zulässige Einnahmedauer von Ovulationshemmern

Eines der schwierigsten Probleme bei der Beratung von Frauen über Empfängnisverhütung ist die Frage der zulässigen Anwendungsdauer von hormonalen Kontrazeptiva, wobei die östrogenhaltigen Ovulationshemmer im Mittelpunkt der Betrachtung stehen müssen.

Bei der Diskussion der Frage nach der zulässigen Anwendungsdauer muß man von der Tatsache ausgehen, daß sich noch immer keine echte akzeptable Alternative für die hormonalen Kontrazeptiva abzeichnet.

Im Einzelfall ist das Abwägen von Nutzen und Risiko sehr problematisch, auch wenn eine solche Bilanz für größere Kollektive möglich erscheint. Dies beruht vor allem darauf, daß unsere Kenntnisse über die Nebenwirkungen hormonaler Kontrazeptiva trotz einer kaum noch übersehbaren Flut von Einzeldaten immer noch lückenhaft ist, was zum guten Teil der in allen ihren Auswirkungen nicht mehr erfaßbaren großen Zahl von Präparaten zuzuschreiben ist. Der verständliche Wunsch des Arztes nach einer Art von Formel, mit deren Hilfe er für jede Situation und jede Altersklasse das geeignete Präparat und dessen zulässige Anwendungsdauer ermitteln kann, wird leider Utopie bleiben.

Darüber hinaus dürften sich viele Ärzte durch die neuere und neueste Literatur verunsichert fühlen, denn einige der bisher als gesichert geltenden Nebenwirkungen und Zusammenhänge – z. B. die „Pillenamenorrhö" – müssen heute in Frage gestellt werden. Auf der anderen Seite ist es heute noch nicht möglich, aus den recht besorgniserregenden Veränderungen der Intima von uterinen Arterien, die während der Einnahme von Ovulationshemmern beobachtet worden sind, verwertbare Schlüsse hinsichtlich einer zulässigen Anwendungsdauer der Ovulationshemmer zu ziehen (s. S. 256).

Verständlicherweise wird sich das Zögern des Arztes, einer mehr oder weniger uneingeschränkten Einnahme von Ovulationshemmern zuzustimmen, unter Umständen auf die Einstellung der Patientin gegenüber der hormonalen Kontrazeption übertragen, die oft schon aufgrund von Berichten in den Medien oder Gesprächen mit Freundinnen und Bekannten in Sorge ist, die „Pille" könne zum Entstehen von Brustkrebs beitragen oder sie später daran hindern, noch einmal ein Kind zu empfangen.

Da es also zum gegenwärtigen Zeitpunkt keine Möglichkeit gibt, allgemeinverbindliche Empfehlungen über die zulässige Anwendungsdauer von hormonalen Kontrazeptiva zu formulieren, wird der Arzt weiter darauf angewiesen sein, seine Entscheidung von der

Berücksichtigung aller günstigen und ungünstigen Gesichtspunkte des individuellen Falles abhängig zu machen.

Wenn keine Risikofaktoren vorliegen (s. S. 153) *und die Patientin nicht raucht, so gibt es im Augenblick keinen Grund, bei einer Patientin zwischen dem 20. und 35. Lebensjahr die Anwendungsdauer zu begrenzen, sofern*
- keine weiteren Risikofaktoren hinzukommen (z. B. Hochdruck, latenter Diabetes, cholestatische Lebererkrankungen, Morbus Raynaud) und
- keine akuten Komplikationen auftreten (z. B. thromboembolische Erkrankungen, plötzliche Migräneanfälle).

Dabei sollte ein Ovulationshemmer 6 Wochen vor einer Operation und 3 Monate vor einer geplanten Schwangerschaft abgesetzt werden.

Erweist sich die langjährige Einnahme eines Ovulationshemmers (d. h. mehr als 5 Jahre) als problemlos, so sollte man sich bei der Entscheidung, ob die Methode beibehalten oder ein Wechsel vorgenommen werden sollte, davon leiten lassen, ob
- die Patientin auch ohne greifbare Symptome mit der Methode unzufrieden („pillenmüde") ist, oder
- ob die weitere Einnahme über den Konzeptionsschutz hinaus andere Vorteile bietet, z. B. eine Verminderung von übermäßig starken Blutungen oder von Beschwerden bei Dysmenorrhö und Mastodynie bzw. eine Besserung der Symptome bei androgenetischen Hautaffektionen (s. S. 182).

Auch schon in dieser Altersgruppe sollte man das Rauchen als einen potentiellen Risikofaktor bewerten, obwohl zur Zeit noch keine Informationen vorliegen, daß dies tatsächlich der Fall ist. Raucherinnen, die das 30. Lebensjahr noch nicht erreicht haben und Ovulationshemmer einnehmen, sollte man vorsorglich den Rat geben, den Nikotinabusus einzustellen. Eine Begrenzung der Anwendungsdauer von Ovulationshemmern scheint hierbei allerdings noch nicht indiziert zu sein. Kommen jedoch noch weitere Risikofaktoren hinzu, dann sollte der Ovulationshemmer möglichst durch eine andere kontrazeptive Methode ersetzt werden.

Raucherinnen im Alter zwischen 30 und 35 Jahren, die mehr als 5 Jahre lang Ovulationshemmer eingenommen haben, sollten entweder mit dem Rauchen aufhören oder auf den Ovulationshemmer verzichten. Im Falle einer Risikosituation sollte man auch dann nach einem Ersatz für den Ovulationshemmer suchen, wenn die Patientin das Rauchen einstellt.

Bei Frauen über 35 Jahren sollte der Gebrauch eines Ovulationshemmers grundsätzlich – also auch bei Nichtraucherinnen – in Frage gestellt werden. Eine Frau dieser Altersklasse, die raucht und noch weiteren Risikofaktoren ausgesetzt ist, sollte keine Ovulationshemmer erhalten, sofern nicht ganz gewichtige Gründe für deren Anwendung sprechen, was in der Praxis kaum vorkommen dürfte (418). Wenn die Patientin dem Rat des Arztes nicht nachkommt, sollte dies im Krankenblatt vermerkt werden.

Als Alternative sollte bei Frauen über 35 Jahren eine andere Methode der Kontrazeption oder die Sterilisation in das Gespräch gebracht werden. Wie aus Tab. 19 zu ersehen ist, ist die kumulative Mortalitätsrate bei Einnahme von Ovulationshemmern bis in das Klimakterium hinein wesentlich höher als nach der Sterilisation der Frau (oder besser noch der des Mannes!).

Sind bei einer über 35jährigen Frau keine Risikofaktoren gegeben, so sollte man die weitere Einnahme eines Ovulationshemmers davon abhängig machen, ob ihr daraus gesundheitliche Vorteile erwachsen würden. So wäre beispielsweise die Umstellung auf

ein Intrauterinpessar nicht empfehlenswert, wenn eine Patientin – nach Absetzen des Ovulationshemmers – an starken Blutungen leidet.
Entscheidet man sich für die Weiterführung der hormonalen Kontrazeption, sollte erwogen werden, ob der Ovulationshemmer nicht durch ein reines Gestagenpräparat ersetzt werden könnte.
Die bisherigen Ausführungen bezogen sich selbstverständlich nur auf die Verordnung von niedrig dosierten Ovulationshemmern. Bei Anwendung höher dosierter Präparate sollte der eventuelle therapeutische Nutzen stets sorgfältig gegen das hierbei erhöhte Risiko einer unerwünschten oder gefährlichen Nebenwirkung abgewogen werden.
Von größter Wichtigkeit ist, daß die „Pille" (wie auch jede andere Methode der Empfängnisverhütung) nie abgesetzt wird, bevor nicht besprochen wurde, auf welche Weise sich die Patientin künftig schützen wird. Selbstverständlich stellen Notfallsituationen dabei eine Ausnahme dar.
Im Sinne der bisherigen Ausführungen sind bezüglich der Anwendungsdauer von Minipillen keine prinzipiellen Beschränkungen angezeigt. Dies trifft auch auf die Depotgestagene zu, allerdings mit dem Vorbehalt, daß sie nicht oder wenigstens nicht für längere Zeit injiziert werden sollten, wenn eine Patientin von vornherein die Absicht hat, nach einiger Zeit wieder schwanger zu werden.
Die besondere Problematik der Anwendungsdauer von Ovulationshemmern bei Jugendlichen und bei Frauen in der Perimenopause wird in den folgenden Abschnitten besprochen.

Anwendung hormonaler Kontrazeptiva durch Jugendliche

Unsere Gesellschaft wird in zunehmendem Maße mit dem Problem konfrontiert, daß Jugendliche über die Möglichkeiten der Empfängnisverhütung beraten werden müssen.
Hierbei spielt ohne Zweifel die Tatsache eine Rolle, daß das junge Mädchen heute das Stadium der Geschlechtsreife viel früher erreicht als dies noch vor einigen Generationen der Fall war. Dabei nahm in Europa das Menarchenalter in jeder Generation um etwa 10 Monate ab (643); während 50% der Mädchen im Jahre 1845 im Alter von 15 Jahren menstruierten, war dies 1965 schon bei der Hälfte der 12jährigen der Fall (643). Gleichzeitig scheint sich auch ein gewisser Wandel bei der Ausreifung der Ovarialfunktion zu vollziehen. Im Durchschnitt dürfte sich der Zyklus heute innerhalb von 3 Jahren nach der Menarche soweit stabilisiert haben, daß es regelmäßig zur Ovulation kommt. Daraus folgt, daß bei einer beträchtlichen Zahl von Mädchen schon im 14. und 15. Lebensjahr mit Ovulationen gerechnet werden muß. Sie können demnach schwanger werden, wenn sie Sexualbeziehungen aufnehmen. Wenn auch neuere Zahlenangaben über die Häufigkeit anovulatorischer Zyklen bei jungen Mädchen verschiedenen Alters fehlen, so könnte es sich als ein verhängnisvoller Fehler erweisen, wenn man darauf vertrauen würde, daß die Fertilität in diesem Alter sehr niedrig ist. Nicht nur in den industrialisierten Ländern üben Jugendliche in zunehmendem Maße in immer jüngeren Jahren Sexualverkehr aus. Sicher ist diese Entwicklung nicht durch die Akzeleration der körperlichen Entwicklung bedingt. Die Gründe für diesen Wandel im Verhaltensmuster dürften vor allem in Veränderungen der sozialen Verhältnisse und soziologischen Umstände, dem Verblassen überlieferter Wertvorstellungen und dem manchmal ganz erheblichen konformistischen Druck durch Altersgenossen zu suchen sein. Dabei muß festgestellt wer-

den, daß ein großer Teil der christlichen Kirchen – ganz im Gegensatz zum Islam – in der Frage des vorehelichen Geschlechtsverkehrs eine permissive Haltung einnimmt.

Aus dieser veränderten Grundhaltung heraus ergeben sich nicht nur für die Jugendlichen selbst, sondern auch für die Eltern, den Arzt, den Erzieher, Pfarrer, Fürsorger, Sexualberater usw. ganz erhebliche Probleme, denen man weder durch Verbote, Überredungsversuche, noch durch Beharren auf Wertvorstellungen, die dem Jugendlichen fremd sind, Herr werden kann.

Es ist im höchsten Maße beunruhigend, daß die Jugendlichen heute zwar im Durchschnitt sexuell viel früher reif werden als noch vor wenigen Jahrzehnten, daß *aber ihre Kenntnisse über die Möglichkeiten einer Schwangerschaftsverhütung erschreckende Lücken aufweisen*. So machten 50% der Jugendlichen aus New York, die zwischen dem 13. und 19. Lebensjahr Geschlechtsverkehr gehabt hatten, die Angabe, nie ein Verhütungsmittel gebraucht zu haben (460). Angesichts dieses Sachverhalts darf es nicht verwundern, daß z. B. in den USA jährlich etwa 800000 Jugendliche schwanger werden (460). Obwohl hinsichtlich des Anteils sexuell aktiver Jugendlicher sehr unterschiedliche Angaben über die Verwendung von Kontrazeptiva gemacht werden (488), darf man unterstellen, daß eine sehr große Anzahl von Jugendlichen weder beim ersten Koitus noch später der Frage der Empfängnisverhütung Beachtung schenkt.

Noch beunruhigender ist die immer wieder gemachte Beobachtung, daß viele Jugendliche auch dann keine Verhütungsmittel verwenden, wenn sie im landläufigen Sinn des Wortes aufgeklärt sind, wenigstens über ein Minimum an Information über Kontrazeption verfügen und sich durchaus Kontrazeptiva verschaffen könnten. Auch hier ist es sehr schwierig, eine einleuchtende Begründung für diese Diskrepanz zwischen Wissensstand und Verhalten zu geben. Zum guten Teil dürfte sie in der Neigung der Jugendlichen begründet sein, die Konsequenzen sexueller Aktivität in irrationaler Weise zu negieren, etwa in dem Sinne von „es kann doch mir nicht passieren". Dieses Verdrängungsphänomen führt dann zu der Frage, wie viele der sexuell aktiven Jugendlichen, vor allem die jüngeren, in ihrer allgemeinen geistigen und emotionalen Entwicklung schon das Stadium erreicht haben, in dem die Problematik einer bewußten und auch dem Partner gegenüber verantwortungsbewußten Kontrazeption rational verarbeitet werden kann (563). Da viele Eltern nicht in der Lage sind, Fragen der Sexualität und damit auch der kontrazeptiven Praxis mit ihren Kindern rechtzeitig und in einer wirkungsvollen Weise zu diskutieren, und auch der Sexualkundeunterricht keine wesentliche Wende brachte, bzw. verbesserungsbedürftig ist, geraten viele Jugendliche beim Schritt in die sexuelle Aktivität in eine Lage, der sie eigentlich aufgrund ihrer bisherigen Lebenserfahrung, ihrer geistigen und sozialen Entwicklung und den Lebensumständen nicht gewachsen sein können. Die Realität ist dann oft so beschaffen, daß die Jugendlichen in eine Konfliktsituation hineinsteuern, wenn sie die aus ihrer sexuellen Aktivität erwachsenden Probleme und Ängste mit den Eltern oder anderen Bezugspersonen diskutieren möchten. Nicht nur Eltern und Lehrer, auch der Arzt fühlt sich in einer solchen Situation schnell überfordert, und Beratungsstellen, in denen die fachliche Kompetenz für eine Sexualberatung gegeben sein mag, bieten oft nicht die äußeren Voraussetzungen, die sie für einen Teenager akzeptabel und attraktiv machen würden. In welchem Ausmaß ein Gefühl der Vereinsamung oder des Nichtverstandenseins dazu beitragen kann, daß es zur ungeplanten Gravidität kommt, geht aus einer neueren Untersuchung aus den USA hervor (563). Etwa $1/5$ der jungen Mädchen, die schwanger geworden waren, weil sie keinerlei Verhütungsmittel benutzten, machten die Angabe, daß sie vielleicht in ihrem

Innersten den Wunsch hatten, ein Kind zu gebären, um die Liebe, Zuneigung und Beachtung finden und ausüben zu können, die ihnen im Leben bisher versagt zu sein schien.
Auch das Austragen einer ungewollten Schwangerschaft bringt für die Jugendlichen erhebliche Risiken mit sich, da Schwangerschaften im Jugendalter (vor allem vor dem 16. Lebensjahr) durch das gehäufte Auftreten von EPH-Gestose, Anämie, niedrigem Geburtsgewicht und kongenitalen Mißbildungen (Anenzephalus, Spina bifida, okzipitale Meningozele) belastet ist. Dies hat zur Folge, daß die perinatale Mortalität höher ist als bei älteren Frauen, und die Kinder einem größeren Risiko unterliegen, später an Epilepsie, an geistiger oder motorischer Retardierung zu leiden (880).
Die Säuglings- und Müttersterblichkeit ist in dieser Altersklasse deutlich erhöht. So sterben ca. 6% aller Säuglinge, die von unter 15jährigen Müttern geboren worden waren, vor Vollendung des ersten Lebensjahres. Das Risiko einer jungen Frau, die vor dem 15. Lebensjahr schwanger wurde, an einer Komplikation während der Schwangerschaft oder Geburt zu sterben, ist um mehr als 50% höher als bei 20- bis 24jährigen Frauen. Desgleichen sterben 15- bis 19jährige mindestens doppelt so häufig nach Fehlgeburten wie ältere.
Auch die Zahl der Schwangerschaftsunterbrechungen bei Jugendlichen nimmt in den meisten Ländern erheblich zu. So wurden im Jahre 1976 in den USA von insgesamt 1,3 Millionen Schwangerschaften bei Frauen unter 20 Jahren nicht weniger als 314 000 legal abgebrochen, weitere 152 000 endeten mit einer Fehl- oder Totgeburt.
Aus den bisherigen Ausführungen ergibt sich also der Schluß, daß Jugendliche ungeachtet der Probleme, die sich z. B. aus der Verschreibung von Ovulationshemmern ergeben können, ganz besonders einer intensiven und auf die speziellen Bedürfnisse und Umstände dieser Altersgruppe zugeschnittene Beratung in Fragen der Empfängnisverhütung bedürfen.

Kontrazeptive Beratung Jugendlicher

Da junge Mädchen den Weg zum Frauenarzt und die damit verbundene Untersuchung auch oft dann scheuen, wenn sie über längere sexuelle Erfahrungen verfügen, *sollten auch der Hausarzt und Kinderarzt in der Lage sein, die wichtigsten Informationen über Konzeption und Kontrazeption zu vermitteln.* Hierbei besteht das Problem oft nicht nur darin, der jungen Patientin ein gewisses Basiswissen über die menschliche Fortpflanzung zu vermitteln und so zur Kontrazeption zu motivieren. Meistens müssen auch Vorurteile abgebaut werden, die durch eine Negativpropaganda in den Medien, schlechte Erfahrungen von Altersgenossinnen, und schließlich auch durch die unsichere Haltung von Ärzten in diesen Fragen entstanden sein können. Es ist keineswegs ungewöhnlich, daß eine junge Patientin mit der vorgefaßten Meinung zum Gynäkologen kommt, die „Pille" komme für sie überhaupt nicht in Frage.
Ohne für eine unkritische Verschreibungspraxis plädieren zu wollen, sollte das viel zitierte Axiom, eine unerwünschte Schwangerschaft habe für die Jugendliche schwerwiegendere Folgen als eventuelle Nebenwirkungen von Ovulationshemmern, als Leitprinzip der kontrazeptiven Beratung junger Mädchen dienen.
Ein für die Jugendliche geeignetes Kontrazeptivum sollte nicht nur sicher, zuverlässig und nebenwirkungsarm, sondern – entsprechend der besonderen Situation dieser Altersklasse – einfach anzuwenden und nicht kostspielig sein. Aus diesem Grunde käme z. B. ein Scheidenpessar kaum in Betracht.

Bezüglich der Anamnese und dem Untersuchungsgang gilt auch für Jugendliche sinngemäß die Darstellung auf S. 148.

Dabei sollte zunächst sorgfältig eruiert werden, ob das junge Mädchen wirklich ein Kontrazeptivum benötigt. Es ist nicht ungewöhnlich, daß der Arzt mit dem Ansinnen nach Verschreibung eines Ovulationshemmers o. ä. aufgesucht wird, obwohl die nähere Befragung ergibt, daß die junge Patientin noch keinen Verkehr gehabt hat und für die nahe Zukunft auch nicht erwartet. Wenn der Arztbesuch nicht von einer überängstlichen Mutter arrangiert wurde, die die Tochter in gut gemeinter Absicht, aber ohne akuten Anlaß zum Frauenarzt schickt, so steckt oft der Wunsch des Mädchens dahinter, es den anderen in der Klasse oder der Gruppe gleichzutun, die schon die „Pille" nehmen.

So skurril eine solche Beratungssituation im Einzelfall auch erscheinen mag, so sollte die Patientin auf keinen Fall mit dem wohlmeinenden Rat entlassen werden, sich erst dann wieder vorzustellen, wenn ein Kontrazeptivum wirklich erforderlich ist. Es sollte vielmehr betont werden, daß es zwar auf der einen Seite keine gute Idee ist, die „Pille" ohne echte Notwendigkeit einzunehmen, daß es aber andererseits ein erhebliches Risiko bedeutet, auch nur einigemale Sexualverkehr ohne Verhütungsmaßnahmen zu haben. Die Anwendungsweise von Spermiziden und Kondomen sollte erklärt werden, wobei deren mangelnde Sicherheit bei Anwendung durch Unerfahrene betont werden sollte. Da man das Auffassungsvermögen der jungen Patientin in einem solchen Gespräch schnell überfordern kann, empfiehlt es sich, ihr eine geeignete Aufklärungsschrift (die z. B. bei der „Pro Familia" erhältlich ist) in die Hand zu geben oder deren Kauf zu empfehlen. In der eigenen Praxis hat sich hierfür besonders das Taschenbuch „Samspel" von PETER JACOBI (Beltz, Weinheim 1972) bewährt.

Die Beratung sollte nicht abgeschlossen werden, bevor sich der Arzt vergewissert hat, daß die Patientin über mechanische und chemische Kontrazeptiva ausreichend orientiert ist und daß sie sich zur weitergehenden Beratung vorstellen wird, wenn es die Situation erfordert. Schließlich sollte auch darauf hingewiesen werden, *daß sie im Notfall mit der Verordnung der Postkoitalpille rechnen kann.*

Benötigt das junge Mädchen dauernden Kontrazeptionsschutz?

Da viele Teenager nicht regelmäßig oder nur selten Geschlechtsverkehr haben, stellt sich bei der Beratung gegebenenfalls die Frage, ob die Verschreibung eines Ovulationshemmers der Verhältnismäßigkeit der Mittel entspricht.

Man wird diese Frage nur dann verneinen können, wenn man keinen Zweifel daran hat, daß die Patientin (und deren Partner) z. B. ein spermizides Vaginalovulum in Verbindung mit einem Kondom zuverlässig und regelmäßig anwendet. Man sollte die Patientin in diesem Zusammenhang durchaus ermutigen, ihren Freund oder Partner zur Beratung einmal mitzubringen, *um die gemeinsame Verantwortung bei der Kontrazeption herausstellen zu können.* Man sollte sich allerdings bezüglich der Resonanz auf einen solchen Appell keinen Illusionen hingeben, da es ja schon bei Verheirateten eher die Ausnahme als die Regel ist, daß der Ehemann zur Familienplanungssprechstunde (oder zur Konfliktberatung!) mitkommt.

Wenn irgendwelche Zweifel bestehen, daß eine kontrazeptive Methode, die nur im Zusammenhang mit dem Sexualakt angewendet werden muß, die gewünschte Sicherheit bietet, so sollte man nicht zögern, ein hormonales Kontrazeptivum zu verschreiben (s. S. 152), sofern keine gewichtigen Kontraindikationen vorliegen. Fällt die Entscheidung zugunsten einer nicht-hormonalen Methode der Empfängnisverhütung, so sollte auch hierbei dafür gesorgt werden, daß die Patientin über die Möglichkeiten der postkoitalen Interzeption orientiert ist.

Indikationen für die Verschreibung eines hormonalen Kontrazeptivums an Jugendliche

Wenn eine Methode der Kontrazeption erforderlich ist, die dauernden Schutz gewährleistet, so bieten sich nur zwei echte Alternativen an, nämlich die hormonalen Kontrazeptiva und die Intrauterinpessare. Wenn auch unbestritten ist, daß eine ungeplante Schwangerschaft, die möglicherweise in einer Abtreibung oder Freigabe des Kindes zur Adoption endet, die Gesundheit, die Psyche und die Zukunft der minderjährigen Mutter schwerer belasten dürfte als die möglichen Nebenwirkungen der Kontrazeption (359), *so sollte dies nicht so verstanden werden, daß die Anwendung beider kontrazeptiver Methoden bei Jugendlichen problemlos sei.*

Im Falle der Ovulationshemmer wird in erster Linie befürchtet, daß diese Präparate die spätere Fertilität der jungen Frauen beeinträchtigen, indem sie die noch labilen Steuerungsvorgänge des ovariellen Zyklus (s. S. 54) nachhaltig stören. Erfreulicherweise ergaben bisher alle Nachuntersuchungen von Mädchen, die – zum Teil schon vor der Menarche – mit ovulationshemmenden Dosen von Sexualsteroiden zwecks Wachstumshemmung bei Hochwuchs behandelt worden waren, keinerlei Hinweis darauf, daß diese Behandlung zu späteren Zyklusstörungen führte (452). Allerdings steht auch heute noch die Antwort auf die Frage aus, ob und in welcher Weise Ovulationshemmer die Aussichten auf eine spätere Normalisierung des Zyklus bei anovulatorischen Zyklusstörungen oder Spätmenarche bzw. Pubertas tarda verschlechtern können. Es gibt zwar keinen Beweis für die Annahme, daß Ovulationshemmer bei jungen Mädchen häufiger zur Postpillenamenorrhö führen als bei älteren Frauen; man muß aber davon ausgehen, daß normalerweise bei 15- bis 17jährigen Mädchen anovulatorisch verlaufende Zyklen häufiger auftreten als z. B. bei 20- bis 25jährigen Frauen. Da man bisher nicht ausschließen kann, daß die zeitweilige Unterdrückung der gonadotropen Funktion durch Ovulationshemmer eine solche Störung mit der Zeit verstärken bzw. die spontane Ausheilung verzögern oder verhindern kann, *so sollte man bei jungen Mädchen mit unregelmäßigen Zyklen, Oligomenorrhö oder Amenorrhö mit der Verschreibung von Ovulationshemmern außerordentlich zurückhaltend sein.*

Wird nach sorgfältiger Abwägung des Pro und Kontra (in das die Patientin einbezogen werden sollte!) ein Ovulationshemmer verschrieben, so sollte es auf jeden Fall ein **niedrig dosiertes Präparat** sein, sofern nicht in einem Ausnahmefall z. B. ein antiandrogenhaltiges Kombinationspräparat (z. B. wegen Hirsutismus) indiziert ist.

Mit anderen Worten: Bei unregelmäßigem Zyklus sollte ein Ovulationshemmer nur dann verordnet werden, wenn dies die einzige Methode zu sein scheint, um die Patientin vor einer Schwangerschaft zu bewahren. Dies gilt ganz besonders für Mädchen, die das 16. Lebensjahr noch nicht vollendet haben!

Besteht dabei sogar der begründete Verdacht, daß das Präparat nicht regelmäßig und ordnungsgemäß eingenommen wird, so muß im Falle besonderer Unzuverlässigkeit oder Verwahrlosung die Anwendung eines Depotgestagens (s. S. 134) in Betracht gezogen werden.

Das Wachstum eines jungen Mädchens wird durch die – im Vergleich zu früher – niedrigen Steroiddosen in den Ovulationshemmern nicht nennenswert beeinflußt.

Bei Patientinnen mit stabilem Zyklus oder nur geringfügigen Abweichungen von der

174 Anwendung der hormonalen Kontrazeptiva

Norm sollte man anstreben, mit Hilfe der Basaltemperaturmessung über etwa 2 Monate festzustellen, ob Ovulationen stattfinden. Dies ist selbstverständlich um so wichtiger, je jünger das Mädchen ist; doch sollte man aus diesem Nachweis eines ovulatorischen Zyklus keinen Fetisch machen. Schon manches Mädchen konzipierte während der Zeit der mehrwöchigen Temperaturmessung. Auf der anderen Seite zeigen sich viele Jugendliche der Verordnung von Ovulationshemmern gegenüber viel aufgeschlossener, wenn sie selbst anhand einer biphasischen Basaltemperaturkurve feststellen können, daß sie einen normalen Zyklus haben.

Wenn der Nachweis des Eisprungs erbracht worden ist und keine Kontraindikationen vorliegen (s. S. 153), so besteht gegen die Verschreibung eines Ovulationshemmers kein Einwand. Da bei jüngeren Frauen und Mädchen die Zuverlässigkeit der Intrauterinpessare weitaus geringer ist als die der Ovulationshemmer und die Zahl der Komplikationen gleichfalls recht hoch ist, stellt heute ein hormonales Kontrazeptivum auch für das junge Mädchen die erste Wahl dar. So ergab eine skandinavische Studie, daß es nach Einlegen eines Kupfer-T-Pessars bei 13- bis 20jährigen Nulligravidae in 20% der Fälle zur Ausstoßung kam. In weiteren 25% der Fälle mußte das Pessar – häufig wegen Verdachts auf Adnexitis – entfernt werden. Auch der Pearl-Index lag mit 4,6 in einem kaum noch vertretbaren Bereich. Im Gegensatz dazu erwies sich die Fortsetzungsrate in einem vergleichbaren Kollektiv, das ein niedrig dosiertes Kombinationspräparat anwendete, mit ca. 85% nach einem Jahr als recht zufriedenstellend (863).

Auch wenn die *Minipille* vom Wirkungsprinzip her das Mittel der Wahl wäre und selbst wenn manche Mädchen angeben, daß sie unter der Minipille bei weitem weniger unter Antriebsschwäche litten wie unter Kombinationspräparaten (489), so kann ihre Anwendung aus praktischen Erwägungen nur mit Vorbehalt empfohlen werden, da eine schlechte Zykluskontrolle von Jugendlichen erfahrungsgemäß kaum toleriert wird. Die Wahl wird deshalb auf einen niedrig dosierten Ovulationshemmer vom Kombinationstyp fallen (s. Anhang, Präparateliste). Es liegen keine Beweise für die Annahme vor, daß Sequentialpräparate bei Jugendlichen von Vorteil wären.

Eine Entscheidung zugunsten der Einnahme eines Ovulationshemmers wird man vor allem dann treffen, wenn eine Patientin an starker Dysmenorrhö, unregelmäßigen oder verstärkten Blutungen und – mit Vorbehalt – an einer anderweitig therapieresistenten Akne leidet. Dabei sollte unmißverständlich klar gemacht werden, daß es sich bei Zyklusstörungen und Dysmenorrhö nicht um eine kausale, sondern um eine rein symptomatische Therapie handelt, weshalb nach deren Absetzen mit einem Rezidiv gerechnet werden muß.

Mädchen unter 16 Jahren sollten selbstverständlich möglichst keine Ovulationshemmer einnehmen. Wenn eine 14- oder 15jährige jedoch regelmäßige, ovulatorische Zyklen hat, sexuell aktiv ist und möglicherweise sogar schon einmal schwanger gewesen ist, so wird man von dieser Regel, die sowieso mehr auf einem schwer definierbaren Unbehagen als auf verwertbaren Fakten beruht, abgehen müssen, um Schlimmeres zu verhindern.

Bevor ein Ovulationshemmer verordnet oder weiter verschrieben wird, sollte in Fällen von Promiskuität, häufigem Partnerwechsel und einer Vorgeschichte von venerischen Infektionen überlegt werden, ob nicht der Kombination von Kondom und Spermizid der Vorzug zu geben wäre.

Andere, mehr traditionelle Methoden der Kontrazeption wie die Rhythmusmethode, die Temperaturmethode und der Coitus interruptus (326) sollten zwar als Alternativen nicht völlig in den Hintergrund gedrängt werden, *können aber Jugendlichen nur im Ausnahmefall empfohlen werden.*

Einnahmedauer und -pausen bei Jugendlichen
Eine prinzipielle Befürwortung regelmäßiger Einnahmepausen und eine Begrenzung der Anwendungsdauer von Ovulationshemmern bei Jugendlichen geht ebenso an den Erfordernissen der Praxis vorbei wie ein völliger Verzicht auf das Absetzen der „Pille". Einnahmepausen und -begrenzungen wurden in der Vergangenheit zweifellos aus einer gewissen Ängstlichkeit heraus getroffen (weil die Verordnung der „Pille" vielleicht die Fertilität eines jungen Mädchen stören könne) und hatten in diesem Sinne eine gewisse Alibifunktion.

Man kann davon ausgehen, daß Ovulationshemmer auch bei den Jugendlichen mit stabilem, d. h. ovulatorischem Zyklus selten die wirkliche Ursache einer Zyklusstörung nach Absetzen des Präparates sind, daß sie aber andererseits die langsame Entwicklung einer Zyklusstörung wohl maskieren, nicht aber verhindern können. Im Falle einer primären Oligomenorrhö oder einer anderen anovulatorischen Zyklusstörung kann z. Z. weder bewiesen noch ausgeschlossen werden, daß die Suppression der hypothalamo-hypophysären Achse prognostisch ungünstig ist. In dem Sonderfall des Syndroms der polyzystischen Ovarien dürfte die temporäre Ruhigstellung der Ovarialfunktion sogar von Vorteil sein. Bei der Frage, ob nach ca. 6 Monaten Einnahme eines Ovulationshemmers eine Pillenpause eingelegt werden soll, um mit Hilfe der Basaltemperaturmessung den Eisprung nachzuweisen, muß man sich an der Motivation der Patientin, ihrer Vorgeschichte und dem Sexualleben orientieren. Wenn die Wahrscheinlichkeit gering ist, daß sie in dieser Pause eine andere Methode zur Empfängnisverhütung sachgerecht anwendet, erscheint das Risiko einer derartigen Pause gegenüber dem Nutzen zu groß. Macht die Patientin sich dagegen erhebliche Sorgen, die frühe Anwendung der „Pille" könne dazu führen, daß sie später einmal keine Kinder bekommen würde, so ist es für sie wahrscheinlich sehr beruhigend, anhand einer biphasisch verlaufenden Temperaturkurve demonstriert zu bekommen, daß sich ihre Ovarialfunktion beim Absetzen schnell erholt. Sollte kein Eisprung nachweisbar sein, ist dies ein Anlaß, um mit der Patientin die eventuelle Umstellung auf eine andere Methode der Kontrazeption zu besprechen.

Auch hinsichtlich der zulässigen Anwendungsdauer lassen sich keine pauschalen Empfehlungen geben. Es gibt keine Hinweise darauf, daß eine 3- bis 4jährige Anwendungsdauer mehr Probleme mit sich bringt als eine auf 2 Jahre begrenzte. Man sollte jedoch anstreben, nach einigen Jahren eine Umstellung auf eine nicht-hormonale Methode vorzunehmen, damit latent vorhandene Zyklusstörungen erkennbar werden, bevor die Patientin in das Stadium der Familienbildung eintritt.

Rechtliche Probleme bei Jugendlichen
Da Jugendliche unter 18 Jahren nur beschränkt geschäftsfähig sind, muß bei der kontrazeptiven Beratung und der Verschreibung von Ovulationshemmern mit besonderer Sorgfalt vorgegangen werden. Es gilt auch hier uneingeschränkt, daß ein Eingriff des Arztes in die körperliche Unversehrtheit nur dann nicht als Körperverletzung angesehen wird, wenn das *Einverständnis* des Patienten vorliegt (278). In dieser Situation ist es jedoch nicht von Belang, daß die Patientin nicht voll geschäftsfähig ist. Wichtig ist nur, daß sie die Art des Eingriffs (z. B. die Verordnung eines Ovulationshemmers), seine Bedeutung, die Auswirkungen auf ihre Gesundheit und die Anwendungsweise voll verstanden hat.

Es ist deshalb von größter Wichtigkeit, daß die Aufklärung der Jugendlichen in einer Sprache erfolgt, die ihr verständlich ist.

Über die Erwägungen, die zur Verordnung eines Ovulationshemmers oder zur Empfehlung einer anderen Methode führen, sowie über die erfolgte Aufklärung sollte in der Patientenkartei ein sorgfältiges Protokoll geführt werden.

Auch wenn Mädchen unter 16 Jahren nach § 182 StGB vor dem Sexualverkehr zu bewahren sind, sollte man trotzdem eine Verschreibung vornehmen, wenn die Gefahr einer ungeplanten Schwangerschaft real erscheint; doch sollte gerade hierbei besonders sorgfältig vorgegangen werden.

Den Eltern gegenüber bleibt der Arzt an seine ärztliche Schweigepflicht gebunden – sofern keine Ausnahmesituation gegeben ist (409).

Anwendung von hormonalen Kontrazeptiva in der Perimenopause

Bei der kontrazeptiven Beratung von Frauen, die sich in der Perimenopause befinden, begegnet man der paradoxen Situation, daß aufgrund der veränderten Lebensumstände und Erwartungen ein außerordentlich hohes Maß an Sicherheit gefordert wird, obwohl die Konzeptionserwartung an sich viel geringer ist als bei jüngeren Frauen und mit jedem weiteren Lebensjahr weiter abnimmt.

Die *Perimenopause* wird sinngemäß in die *Prä-* und *Postmenopause* unterteilt. Als Prämenopause bezeichnet man arbiträr den Zeitraum vom 40. Lebensjahr bis zum Sistieren der Menstrualfunktion.

Da in dieser Lebensphase erfahrungsgemäß das Auftreten einer Reihe von Risikofaktoren wie z. B. Adipositas, Hypertonus, Hyperlipidämie zunimmt, ist es verständlich, daß auch die Mortalitätsrate im Zusammenhang mit der Einnahme von Ovulationshemmern ansteigt.

Aus Tab. 19 ist eindeutig abzulesen, daß das Risiko, an einer im Zusammenhang mit der Anwendung von Ovulationshemmern aufgetretenen Erkrankung zu versterben, mit der Dauer der Einnahme steigt. Es liegt für Frauen, die die „Pille" bis zur Menopause einnehmen, mehr als doppelt so hoch wie bei solchen, die die Einnahme vor dem 40. Lebensjahr beenden. Mit anderen Worten: von 500 Frauen, die Ovulationshemmer bis zur Menopause einnehmen, stirbt jeweils eine zwischen dem 30. Lebensjahr und dem Zeitpunkt der letzten menstruellen Blutung entweder an einer schwangerschaftsbedingten Störung (im Falle des Versagens des Kontrazeptivums) oder an den von Ovulationshemmern ausgelösten Komplikationen.

Dieser negativen Bilanz muß jedoch entgegengesetzt werden, daß die Einnahme eines Ovulationshemmers auch für die Frau über 35 oder 40 Jahre erhebliche Vorteile bringen kann: unregelmäßige Menstruationen werden reguliert, starke Blutungen vermindert und Beschwerden aus dem Formenkreis des prämenstruellen Syndroms gebessert. Wie auf S. 231 dargelegt ist, bieten die Ovulationshemmer einen gewissen Schutz vor der Entwicklung fibrozystischer Brusterkrankungen und der Entstehung einer adenomatösen Hyperplasie des Endometriums. Schließlich kann nicht bestritten werden, daß Frauen, die Ovulationshemmer einnehmen, nur selten das Gefühl haben, in die Wechseljahre zu kommen, und dementsprechend kaum an den typischen Beschwerden leiden.

Mehr noch als bei der Kontrazeptionsberatung Jugendlicher sieht sich der Arzt in dem Dilemma, diese widersprüchlichen und sich zum guten Teil gegenseitig ausschließenden Belange miteinander zu vereinen.

Hierbei ist es wichtig, den Zeitpunkt zu erfassen, an dem die Ovarialfunktion soweit erloschen ist, daß keine Konzeption mehr befürchtet werden muß und damit die Indikation zur Fortführung kontrazeptiver Maßnahmen entfällt.

Erscheint eine Weiterführung der Kontrazeption als opportun, so muß in dieser Altersklasse eine besonders sorgfältige Abwägung der Risiken erfolgen, die mit der zur Diskussion stehenden Methode verbunden sind. In diese Überlegung muß selbstverständlich auch die Möglichkeit eingeschlossen werden, daß neben dem Wunsch nach einer sicheren Methode der Empfängnisverhütung gewisse therapeutische Indikationen für die Anwendung von Sexualsteroiden bestehen.

Zweifellos vermindert sich in der Prämenopause die Chance außerordentlich, daß eine Frau – gewollt oder ungewollt – schwanger wird. Schwangerschaften nach dem 50. Lebensjahr kommen ausgesprochen selten vor. So wurde im Jahre 1949 in den USA festgestellt, daß von 24 000 Lebendgeburten nur eine auf eine über 50jährige Frau entfiel.

Mit dem Rückgang der Konzeptionsbereitschaft geht ein markanter Abfall des Ovarialgewichts und der Zahl antraler Follikel im Ovar einher. Daraus sollte man jedoch nicht den Schluß ziehen, daß das Ovar der prämenopausalen Frau nicht mehr imstande ist, zu ovulieren. Aus einer neueren Untersuchung geht nämlich hervor, daß bei Frauen zwischen dem 45. und 55. Lebensjahr, die regelmäßig menstruierten, die Ovulationsrate hoch war (95%); bei unregelmäßigen Menstruationen fanden Ovulationen dagegen weitaus seltener statt (34%).

Daraus ist der für die tägliche Praxis wichtige Schluß zu ziehen, daß die Menstruationsanamnese auch bei dieser Altersgruppe eine erhebliche Aussagekraft besitzt. Frauen mit regelmäßiger Blutung sind im Hinblick auf eine unerwünschte Schwangerschaft offenbar wesentlich mehr gefährdet als Frauen mit Oligomenorrhö.

In den letzten Jahren wurde weithin die Meinung vertreten, *daß ein hoher FSH-Spiegel im Serum ein zuverlässiger Indikator für das Erlöschen der Ovarialfunktion sei.* Longitudinale Studien an prämenopausalen Frauen haben jedoch ergeben, daß es im Verlauf von Wochen und Monaten zu starken Schwankungen kommen kann (411). Dabei kann es nämlich unter der Einwirkung der hohen FSH-Konzentrationen zur Aktivierung noch vorhandener Follikel bzw. deren Östrogensynthese kommen. Unter diesen Umständen kann selbst nach wochenlanger Erhöhung des FSH eine Ovulation ausgelöst werden.

Daraus ergeben sich folgende *diagnostische Probleme:*

- Wenn die prämenopausale Frau einen regelmäßigen Zyklus hat und bisher keine hormonalen Kontrazeptiva einnahm, sollten zwischen dem 18. und 22. Zyklustag Progesteron und FSH im Serum bestimmt werden. Wenn FSH nicht erhöht ist und der Progesteronwert dem einer Lutealphase entspricht, so ist die Verschreibung eines Kontrazeptivums empfehlenswert.
- Auch angesichts eines erhöhten FSH-Spiegels wird man nicht umhin können, zunächst eine kontrazeptive Maßnahme zu empfehlen. Falls keine hormonalen Kontrazeptiva verwendet werden, sollte man bei Vorliegen von anovulatorischen Zyklen ein Gestagen substituieren.
- Auch bei irregulären Zyklusintervallen sollte FSH bestimmt werden. Zwar ist hierbei die Wahrscheinlichkeit einer Schwangerschaft schon sehr reduziert; sie kann aber auch bei einem hohen FSH-Wert vorerst nicht gänzlich ausgeschlossen werden. Nach

178 Anwendung der hormonalen Kontrazeptiva

menschlichem Ermessen muß man wohl nicht mehr mit der Möglichkeit einer Konzeption rechnen, wenn die Patientin mindestens 6 Monate amenorrhoisch war und die Ergebnisse zweier FSH-Bestimmungen eindeutig im klimakterischen Bereich lagen.

Wahl des Kontrazeptivums in der Perimenopause

Bevor man sich für eine Methode der Empfängnisverhütung entscheidet, sollte festgestellt werden, ob
- Östrogene erforderlich sind (klimakterische Erscheinungen),
- Gestagene erforderlich sind (anovulatorische Zyklen),
- Risikofaktoren vorhanden sind,
- eine nicht-hormonale kontrazeptive Methode akzeptabel und die Voraussetzungen für deren richtige und sichere Anwendung gegeben wären,
- eine Sterilisation bzw. Vasektomie als Alternative in Frage käme.

Wie aus Tab. 19 hervorgeht, ist das einmalige Mortalitätsrisiko der Sterilisation wesentlich geringer einzuschätzen als die Einnahme von Ovulationshemmern – bei denen es sich um niedrig dosierte Präparate handelte – bis zur Menopause.

Wenn sich eine Patientin für eine nicht-hormonale Methode der Empfängnisverhütung entscheidet, muß darauf geachtet werden, daß durch eine sachgerechte Verschreibung von Östrogen- und Gestagenpräparaten – z. B. bei klimakterischen Beschwerden oder anovulatorischen Zyklen – möglichen therapeutischen Bedürfnissen Rechnung getragen wird.

Wenn jedoch die Sterilisation der Frau bzw. des Mannes sowie andere nicht-hormonale Methoden nicht in Frage kommen, und wenn keine wesentlichen Risikofaktoren vorliegen, können Ovulationshemmer auch Frauen in der Perimenopause verordnet werden –

Tabelle 19 Mortalitätsrisiko verschiedener Methoden der Familienplanung in Industrieländern (644)

Methode der Familienplanung	Kumulative Mortalitätsrate* per 100 000 Frauen
Keine Kontrazeption	245
Legaler Schwangerschaftsabbruch**	92
Ovulationshemmer bis zur Perimenopause	188
Ovulationshemmer bis zum 40. Lebensjahr, danach IUP oder Kondom	80
Intrauterinpessare	22
Scheidenpessar oder Kondom	55
Scheidenpessar oder Kondom mit legalem Schwangerschaftsabbruch als Notfallösung	14
Sterilisation der Frau	10–20

* Hiermit wird die kumulative Mortalität vom 30. Lebensjahr an bis zur Menopause erfaßt, die auf Komplikationen durch Kontrazeption oder im Zusammenhang mit unerwünschten Schwangerschaften (Methodenfehlern), d. h. Geburten, Aborten, Interruptiones, Extrauteringraviditäten aufgetreten sind.
** Bezieht sich auf den Schwangerschaftsabbruch im 1. Trimenon, wobei unterstellt wird, daß diese Frauen keine empfängnisverhütenden Maßnahmen anwenden und im Mittel 13 Abbrüche durchmachen.

insbesondere bei therapeutischen Indikationen für die Anwendung von Sexualsteroiden. *Dabei sind aber niedrig dosierte Präparate unbedingt vorzuziehen.* Darüber hinaus sollte vor deren Verschreibung sogar geprüft werden, ob nicht vielleicht **reine Gestagenpräparate** (Minipille, Depotgestagen) in Betracht gezogen werden könnten. Geht es beispielsweise um eine Entscheidung zwischen einer Barrieremethode, einem Ovulationshemmer und einem Sequentialpräparat aus konjugierten Östrogenen und einem Gestagen, das nicht ovulationshemmend wirkt, dann sollte man doch dem niedrig-dosierten Kombinationspräparat wegen seiner proliferationshemmenden Wirkung auf östrogenabhängiges Gewebe den Vorzug geben.

Werden ein Ovulationshemmer oder ein anderes hormonales Kontrazeptivum verschrieben, so muß gerade bei perimenopausalen Frauen darauf geachtet werden, daß regelmäßige Kontrollen vorgenommen werden. *Dabei muß jede während der Einnahme hormonaler Kontrazeptiva auftretende unregelmäßige Blutung als möglicher Hinweis auf ein Neoplasma verstanden und einer entsprechenden Therapie zugeführt werden.*

Schließlich sollte man auch daran denken, daß gerade bei Frauen dieses Alters die Einnahme eines Ovulationshemmers über einen Zeitraum von mehr als 5 Jahren als nicht zu vernachlässigender Risikofaktor zu betrachten ist.

Zusammenfassend ist also festzustellen,

- daß Ovulationshemmer bei perimenopausalen Frauen vermieden werden sollten, wenn eine vertretbare Methode der Kontrazeption als Alternative zur Verfügung steht,
- daß Risikofaktoren (s. S. 153) bei perimenopausalen Frauen noch stärker ins Gewicht fallen als bei jüngeren Frauen, daß jedoch in verschiedenen Situationen vor allem den reinen Gestagenpräparaten und den niedrig dosierten Kombinationspräparaten eine therapeutische Indikation zukommt.

Verordnung von hormonalen Kontrazeptiva post partum oder post abortum

Nach einer Entbindung oder einem spontanen bzw. induzierten Abort besteht ein besonderes Bedürfnis nach einem sicheren Kontrazeptivum. Innerhalb von 6 Wochen nach einer Geburt ovulieren 15% der nicht stillenden Mütter, und von diesen würde jede 5. bis 10. innerhalb von 6–12 Wochen post partum ohne Anwendung eines Kontrazeptivums wieder schwanger werden. Ähnliche Verhältnisse liegen auch nach einem Abort vor.

Bei nicht stillenden Frauen kann man davon ausgehen, daß die Ovulation nicht vor dem 36. Tag post partum erfolgt; wird jedoch mit Bromocriptin abgestillt, so kann es schon früher zu einem Eisprung kommen.

Wenn angenommen werden kann, daß die Patientin schon innerhalb des Zeitraums bis zur Nachuntersuchung 6 Wochen post partum ungeschützten Verkehr haben könnte, sollte man nicht zögern, auch schon 4 Wochen nach der Entbindung ein hormonales Kontrazeptivum einzusetzen. Hierbei muß aber beachtet werden, daß in der Postpartalzeit die Thrombosegefahr erhöht ist. Wenn keine Minipille in Betracht kommt (233), sollte einem niedrig dosierten Kombinationspräparat der Vorzug gegeben werden (847). Wird dabei mit der Einnahme bereits 4 Wochen post partum begonnen, so ist es nicht erforderlich, eine Abbruchsblutung auszulösen bzw. eine Schwangerschaft auszuschlie-

ßen. Wenn bis zum Zeitpunkt der Nachuntersuchung (6 Wochen post partum) noch keine spontane Blutung eingetreten ist, so sollte entweder durch die Gabe eines Gestagens (z. B. 7 Tage lang 4 mg/die Chlormadinonacetat) eine Abbruchsblutung herbeigeführt oder die erste spontane Blutung abgewartet werden.
Im Einzelfall kann ein Ovulationshemmer bereits anläßlich der Entlassung von der Wochenstation verordnet werden, doch sollte man in dieser Weise nur bei unzuverlässigen Patientinnen vorgehen.
Entgegen einer weit verbreiteten Meinung ist die Depotinjektion von Medroxyprogesteronazetat aus verschiedenen Gründen zur postpartalen Kontrazeption gut geeignet, da die Injektion eine Woche nach der Entbindung, d. h. bei der Entlassung der Frau von der Wochenstation, möglich ist. Die Ergebnisse entsprechen den an menstruierenden Frauen gewonnenen Erfahrungen. Die Involution des Uterus sowie die Stärke und Dauer der Lochien werden nicht beeinflußt (831).
Nach einem spontanen oder induzierten Abort müssen die kontrazeptiven Maßnahmen sofort angewandt werden, da sich die Ovarialfunktion bereits 2 bis 4 Wochen post abortum (einschließlich ektopischer Schwangerschaften) wieder normalisiert (847). Bei einer Schwangerschaftsdauer von 8–15 Wochen findet die erste Ovulation 2–3 Wochen nach dem Abort statt, während es nach einer 16–20 Wochen dauernden Schwangerschaft innerhalb von 4–6 Wochen zum Eisprung kommt. Insgesamt ist bei 75–90% aller Fälle der erste Zyklus post abortum ovulatorisch (847).

Hormonale Kontrazeption in der Laktationsperiode

Entgegen einer häufig vertretenen Ansicht *ist während der Stillperiode kein absolut sicherer Schutz vor einer erneuten Schwangerschaft gegeben.* Selbst wenn 9 Monate lang voll gestillt wird (und das Kind keine Flaschennahrung erhält), kann es in diesem Zeitraum mit einer Wahrscheinlichkeit von 5% zur Konzeption kommen (247).
Da der Zeitpunkt der ersten Ovulation und Menstruation individuell sehr unterschiedlich und nicht vorhersehbar ist, stellt sich in der Praxis oft die Frage, ob und wann nach der Geburt eines Kindes stillenden Müttern ein hormonales Kontrazeptivum verordnet werden kann.
Wie auch andere Pharmaka werden die in den Ovulationshemmern enthaltenen Östrogene und Gestagene in nicht unerheblichen Mengen in der Milch ausgeschieden und gelangen auf diese Weise beim Stillen in den kindlichen Organismus. Aus verschiedenen Untersuchungen geht hervor, daß etwa 0,1% der von der Mutter eingenommenen Hormondosis in jeweils 600 ml Milch sezerniert werden (583, 584, 585, 630) (s. S. 229). Wenn diese Menge an sich auch nicht sehr groß ist, so kann doch eine mögliche Wirkung der Steroide – vor allem der Östrogene – auf den Stoffwechsel des Säuglings nicht ganz ausgeschlossen werden.
Auch wenn bisher keine nachteiligen Wirkungen auf das Kind bekannt geworden sind, sollte man mit der Verabreichung von östrogenhaltigen Kontrazeptiva an voll stillende Mütter zurückhaltend sein. Der Organismus des Säuglings ist kurz nach der Geburt für den Stoffwechsel von synthetischen Steroidhormonen noch nicht völlig eingerichtet, und die verminderte Proteinbindung beeinflußt die Verteilung und Metabolisierung der Sexualsteroide (660). Auch sind die glomeruläre Filtrationsrate und die tubuläre Sekretion – insbesondere bei Frühgeborenen – kurz nach der Geburt noch nicht voll entwickelt.

Die bisherigen Erfahrungen zeigen, daß kaum mit Nebenwirkungen zu rechnen ist, wenn stillende Mütter hormonale Kontrazeptiva einnehmen. Allerdings kann es bei der Einnahme östrogenhaltiger Präparate durch stillende Mütter beim Säugling gelegentlich zu einer temporären Gynäkomastie kommen.
Indirekt könnte die kindliche Entwicklung dann beeinflußt werden, wenn Ovulationshemmer den Milchfluß verringern. Über die Auswirkungen hormonaler Kontrazeptiva auf die Milchmenge liegen jedoch widersprüchliche Angaben vor. So beobachtete man bei der Anwendung eines Kombinationspräparates eine deutliche Abnahme der Milchsekretion (87), während in einer anderen Untersuchung kein solcher Effekt festgestellt werden konnte (738). Unterschiedliche Erfahrungen wurden auch mit reinen Gestagenpräparaten gemacht. Im Gegensatz zur Minipille (z. B. 0,35 mg Norethisteron täglich), bei deren Einnahme die Milchmenge zurückging (815), *scheint Depot-Medroxyprogesteronazetat die sekretorische Leistung der Brustdrüse sogar zu steigern* (831). Darüber hinaus verringert dieses Depotgestagen – im Gegensatz zu den Ovulationshemmern – nicht die Dauer der Laktation (831).
Sowohl östrogenhaltige Kontrazeptiva (87) als auch die Minipille (815) können die Zusammensetzung der Milch in ungünstiger Weise beeinflussen, während Medroxyprogesteronazetat nur einen geringen Effekt hat (831).
Aus diesem Grunde sollten Kombinations- und Sequentialpräparate während der Stillzeit nur bei entsprechender Indikation verordnet werden. An ihrer Stelle sollte das Depotgestagen Medroxyprogesteronazetat als geeignete Alternative in Betracht gezogen werden, zumal während der Zeit des Stillens eine Amenorrhö nicht als ungewöhnlich empfunden wird.

Einnahme von hormonalen Kontrazeptiva durch Kinder

Wenn Kinder irrtümlich oder beim Spiel hormonale Kontrazeptiva einnehmen, ist zwar im allgemeinen nicht mit schweren Intoxikationen zu rechnen, doch treten 10 bis 20 Stunden nach der Ingestion bei etwa 20% der Fälle Übelkeit, Erbrechen und Leibschmerzen auf. Die Schwere des Krankheitsbildes ist von der Menge der eingenommenen Tabletten abhängig; gelegentlich kommt es auch zu einem vorübergehenden Anstieg der Transaminasen im Serum. Sind mehr als 20 Tabletten eingenommen worden, sollte eine Magenspülung durchgeführt und aus Sicherheitsgründen die Leberfunktion durch Bestimmung der Transaminasen überwacht werden (748).

Therapeutische Indikationen für Ovulationshemmer

Wie aus dem Abschnitt „Nebenwirkungen" (S. 212) zu entnehmen ist, können bei der Anwendung hormonaler Kontrazeptiva nicht nur unerwünschte und zum Teil auch gefährliche Begleiterscheinungen auftreten; bei vielen Frauen können Ovulationshemmer auch ausgesprochen günstige Auswirkungen haben (s. Abb. 47), so daß ihr Einsatz als Therapeutika bei verschiedenen Indikationen gerechtfertigt ist.

Androgenisierungserscheinungen an der Haut

Hormonale Kontrazeptiva – insbesondere Präparate mit einem stark antiandrogen wirksamen Gestagen – *können bei Seborrhö, Akne, androgenetischer Alopezie und Hirsutismus eine deutliche Besserung bewirken.*
Dies ist darauf zurückzuführen, daß Sexualsteroide (bei beiden Geschlechtern) das Wachstum der Haare und die Talgproduktion beeinflussen, wobei – mit Ausnahme der Kopfbehaarung – die Androgene fördernd und die Gestagene hemmend wirken. Im Bereich der Kopfhaut bestehen umgekehrte Verhältnisse.
Bei der Frau stimulieren die endogenen Androgene, die auch unter normalen physiologischen Verhältnissen vom Ovar und von der Nebennierenrinde sezerniert werden, das Wachstum der Scham- und Achselbehaarung.
Man spricht von Hirsutismus, wenn Androgene das Wachstum des feinen Terminalhaares an den sogenannten Prädilektionsstellen, nämlich im Bereich der Oberlippe, des Kinns und der Linea alba, perimamillär, prästernal, perianogenital und an den Innenseiten der Oberschenkel, in einer dem männlichen Geschlecht entsprechenden Weise stimulieren.
Beim Hirsutismus handelt es sich also nicht um einen De-novo-Haarwuchs – die Anlage der Haarfollikel ist ja bereits im 5. Fetalmonat abgeschlossen –, sondern um eine Umwandlung des Flaumhaares in verstärktes Terminalhaar, wobei Schaftdicke und Länge zunehmen und die Pigmenteinlagerung erhöht wird.
Eine Klassifizierung des Hirsutismus nach dem Schweregrad ist problematisch, doch genügt für klinische Belange die folgende Einteilung (546):
- Leichter Hirsutismus = geringgradige Verstärkung der Behaarung an den Prädilektionsstellen in kosmetisch schon störender Weise.
- Mittelschwerer Hirsutismus = deutliches Wachstum des Terminalhaares an zumindest einigen Prädilektionsstellen.
- Schwerer Hirsutismus = entstellende Vergröberung des Terminalhaares an allen Prädilektionsstellen sowie eine Verstärkung der sonstigen Stamm- und Extremitätenbehaarung.

Vom Hirsutismus zu unterscheiden ist die nicht androgenabhängige *Hypertrichose*. Hierbei handelt es sich um eine Verstärkung des Terminalhaares am gesamten Körper bzw.

Androgenisierungserscheinungen an der Haut

auch begrenzt auf Unterarme, Unterschenkel und die Lumbosakralregion. Klinisch ist eine Abgrenzung der Hypertrichose vom Hirsutismus oft schwierig.

Da die Androgene nicht nur die mitotische Aktivität der Haarwurzel, sondern auch die Sebumproduktion fördern, kommt es bei einer Androgenisierung häufig zur Seborrhö und Akne. Als *Seborrhö* bezeichnet man die Folgen einer vermehrten Talgproduktion, d. h., fettige Haut, fettiges Haar und Schuppenbildung. Wenn es bei einer erhöhten Sebumproduktion zu einer Hyperkeratose des Haarfollikelepithels kommt, kann die Mündung des Follikels verengt oder verstopft werden. Der Rückstau von Talg oder Keratinmaterial kann zu Entzündungen bzw. zu Sekundärinfektionen führen. Die davon ausgehende Pustelbildung bedingt das Krankheitsbild der *Akne*.

Da die Androgene an der Kopfhaut eine andere Wirkung haben als an den restlichen Hautbezirken, kann es bei einer Androgenisierung auch zu einem diffusen Haarausfall des telogenen Haares kommen, das durch kurzes und dünnes Haar vom Vellustyp ersetzt wird. Dieser Haarausfall, bei dem eine genetische Disposition eine Rolle spielt, betrifft vor allem die temporalen oder zentroparietalen Anteile („Geheimratsecken").

Von diesen Androgenisierungserscheinungen muß die *Virilisierung* (zusätzlich Klitorishypertrophie, tiefer werdende Stimme, Muskelhypertrophie, Rückgang des subkutanen Fettgewebes mit Mammahypoplasie, Amenorrhö) unterschieden werden. Während bei den Androgenisierungserscheinungen oft keine eindeutige hormonelle Störung nachweisbar ist, handelt es sich bei der Virilisierung stets um eine schwerwiegende Endokrinopathie, die nicht selten durch einen androgenproduzierenden Tumor des Ovars oder der Nebennierenrinde verursacht wird.

Als Ursachen der Androgenisierungserscheinungen kommen folgende Vorgänge in Frage:
- erhöhte Testosteronproduktion und -sekretion durch die Nebennierenrinde oder das Ovar,
- vermehrte Umwandlung von weniger androgen wirksamen Vorstufen in der Peripherie in Testosteron,
- Zunahme des freien Testosterons im Serum durch Verringerung der Bindungskapazität des SHBG (s. S. 261),
- vermehrte Umwandlung von Testosteron in den Haarfollikeln in das hier metabolisch aktive 5α-Dihydrotestosteron (DHT),
- zunehmende Reaktion der Haarfollikel auf Testosteron oder DHT in einer molekularbiologisch noch nicht geklärten Weise.

Aus diesen Zusammenhängen ist ersichtlich, daß bei vielen Fällen von androgenetischen Erscheinungen die Testosteronkonzentration im Serum durchaus im Normalbereich liegen kann. Gleichzeitig wird aber auch deutlich, daß Ovulationshemmer mit einer antiandrogen wirksamen Gestagenkomponente bei Androgenisierungserscheinungen therapeutisch eingesetzt werden können.

Diagnostik bei Androgenisierungserscheinungen

Vor der Behandlung androgenetischer Erkrankungen mit solchen Präparaten muß zunächst ausgeschlossen werden, daß folgende endokrine Störungen kausal verantwortlich sind (800):
- adrenogenitales Syndrom (AGS),
- Nebennierenrindenadenom oder -karzinom,

- polyzystische Ovarien (PCO),
- testosteronproduzierende Ovarialtumoren (Thekome, Luteome, Arrhenoblastome),
- Cushing-Syndrom,
- Akromegalie,
- Intersexualität,
- Einnahme von Anabolika, Androgenen, Kortikosteroiden, ACTH, Diazoxiden, Diphenylhydantoin etc.

Bezüglich einer eingehenderen Diagnostik wird auf die Lehrbücher der Gynäkologie und Endokrinologie verwiesen. In der Praxis hat sich gezeigt, daß mehr als 90% der Fälle idiopathischer Natur sind, d. h., daß mit den heutigen diagnostischen Mitteln die Rolle des Ovars und der Nebennierenrinde nicht abgrenzbar ist.
Weiterhin sollten folgende Punkte beachtet werden:
- Dauer der Androgenisierungserscheinungen,
- Alter beim ersten Auftreten,
- Nimmt die Schwere der Veränderungen zu?
- Bestehen gleichzeitig Zyklusstörungen?
- Liegen Anzeichen für ein Cushing-Syndrom oder eine andere Endokrinopathie vor?

Durch Inspektion und die allgemeine bzw. gynäkologische Untersuchung sollen vor allem folgende Fragen abgeklärt werden (800):
- Schwere und Ausmaß der Androgenisierungserscheinungen?
- Virilisierungserscheinungen?
- Defeminisierungserscheinungen (Mammahypoplasie, Uterushypoplasie, maskuliner Phänotyp)?
- Polyzystische Ovarien?
- Intersexualität?

Hormonalysen

In jedem Falle sollten während der frühen Follikelphase morgens zwischen 8 und 11 Uhr im Abstand von 20 Minuten 3 Blutproben (wegen der episodischen, zyklischen und zirkadianen Rhythmik) für die Bestimmung von Testosteron und DHEA-Sulfat (das nur in der Nebennierenrinde gebildet wird) entnommen werden. Die *Hormonanalysen* können dabei auch an den vereinigten Proben durchgeführt werden (545, 732).
Eine eingehendere Diagnostik ist erforderlich bei
- Testosteronwerten von mehr als 1,0 ng/ml,
- DHEA-Sulfat-Werten von mehr als 7000 ng/ml,
- zunehmendem Hirsutismus,
- Virilisierungserscheinungen,
- schweren Zyklusstörungen,
- Versagen der hochdosierten Antiandrogene nach über einjähriger Therapie.

Bei Verdacht auf PCO sollte zusätzlich LH bestimmt werden, in unklaren Fällen auch Prolaktin.
Wenn ein Verdacht auf einen androgenproduzierenden Tumor der Nebennierenrinde oder des Ovars besteht, so muß eine weitere Abklärung durch Tomographie, Katheterisierung des Venensystems zum Nachweis lokalisierter, hoher Konzentrationen von Testosteron und DHEA-Sulfat bzw. durch eine chirurgische Exploration erfolgen.
Die früher bevorzugten und z. T. aufwendigen Funktionstests wie z. B. der Dexamethason-Hemmtest und der HCG-Stimulationstest sollten wegen ihrer geringen Spezifität

nicht mehr zum Einsatz kommen. Da das freie Testosteron im Serum gut mit dem Gesamttestosteron korreliert und nur in 5% der Fälle eine Diskrepanz zu erwarten ist, erübrigt sich in der klinischen Praxis auch der Einsatz dieser technisch aufwendigen Bestimmungsmethode (545, 732).

Therapie bei Androgenisierungserscheinungen

Da sich die herkömmlichen Ovulationshemmer (s. S. 104) bei weitem nicht als so effektiv erwiesen haben wie Präparate, die ein *antiandrogen wirksames Gestagen* enthalten, wird in diesem Abschnitt im wesentlichen nur der Einsatz letzterer behandelt (s. Tab. 20). Zu diesen Gestagenen zählen neben dem Medroxyprogesteronazetat und dem Chlormadinonazetat vor allem das Cyproteronazetat, das hinsichtlich seiner gestagenen wie auch antiandrogenen Partialwirkung am höchsten einzuschätzen ist.

Aus diesem Grunde unterscheidet man bei Vorliegen von Androgenisierungserscheinungen zwischen der
- Behandlung mit konventionellen Ovulationshemmern,
- hochdosierten Therapie mit Cyproteronazetat und Äthinylöstradiol (289, 545),
- niedrig dosierten Therapie mit Cyproteronazetat bzw. Chlormadinonazetat und Äthinylöstradiol (545).

Hochdosierte Therapie mit Cyproteronazetat

Diese auch als *umgekehrtes Zweiphasensystem* bekannte Therapieform wird seit 1969 angewandt (289) und sollte den Fällen von schwerem Hirsutismus bzw. jenen Fällen vorbehalten bleiben, bei denen andere Therapien versagt haben.

Tabelle 20 Applikationsformen von Cyproteronazetat (CPA) bei Frauen (546)

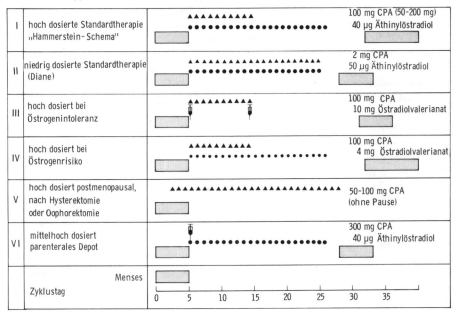

Man verabreicht täglich 100 mg Cyproteronazetat vom 5. bis zum 14. Zyklustag und zusätzlich 40 µg Äthinylöstradiol täglich vom 5. bis 25. Zyklustag. Dabei ist zwar die tägliche Gestagendosis mehr als dreimal so hoch wie die erforderliche Transformationsdosis im gesamten Zyklus, doch wäre eine geringere Dosis von Cyproteronazetat wegen der im Verhältnis zum Gestageneffekt doch relativ schwachen antiandrogenen Wirkung in diesen Fällen nicht sinnvoll.

Obwohl die Einnahme von Cyproteronazetat schon am 14. Zyklustag beendet wird, kommt es erst 3–7 Tage nach Beendigung der Östrogeneinnahme zur Entzugsblutung. Deshalb muß man beim umgekehrten Zweiphasensystem von dem bei Ovulationshemmern üblichen Schema abgehen und die nächste Einnahme *grundsätzlich erst am 5. Tag der Entzugsblutung wieder beginnen.*

Da Cyproteronazetat bei männlichen Feten eine Feminisierung bewirken würde, wenn es in eine unerkannte Schwangerschaft hinein eingenommen werden würde, sollten die Patientinnen darüber aufgeklärt werden, daß bei diesem Therapieschema während der Einnahmepause – im Gegensatz zu den konventionellen Ovulationshemmern – kein absoluter Konzeptionsschutz besteht. Denn das Zeitintervall zwischen der letzten Tabletteneinnahme und dem Blutungsbeginn kann verlängert sein. Dagegen besteht während der Anwendung des umgekehrten Zweiphasensystems kontrazeptive Sicherheit.

Aufgrund der Speicherung des Cyproteronazetats im Fettgewebe und der darauf beruhenden verzögerten Ausscheidung kommt es leicht zu Dauerblutungen, weshalb weder eine Dauertherapie mit Cyproteronazetat allein noch in Kombination mit Äthinylöstradiol zu empfehlen ist.

Bezüglich verschiedener Modifikationen der hochdosierten Cyproteronazetattherapie sowie weiterer Einzelheiten sei auf eine neuere Übersichtsarbeit verwiesen (546).

Niedrig dosierte Therapie mit Cyproteronazetat bzw. Chlormadinonazetat

Im Gegensatz zur hoch dosierten Antiandrogentherapie handelt es sich bei den hierbei verwendeten Präparaten um wirksame Ovulationshemmer.

Für Fälle von Seborrhö, Akne und Alpezia androgenetica sowie für leichtere Fälle von Hirsutismus steht ein Kombinationspräparat zur Verfügung, welches pro Tablette die wesentlich niedrigere Dosis von 2 mg Cyproteronazetat (zusammen mit 50 µg Äthinylöstradiol) enthält. Da hierdurch der Depoteffekt des Cyproteronazetats entscheidend vermindert wird, gelten für die Anwendung dieses Präparats die für Kombinationspräparate üblichen Grundsätze. In seiner Wirkung ähnlich ist ein Kombinationspräparat mit 3 mg Chlormadinonazetat und 100 µg Mestranol.

Ein chlormadinonazetathaltiges Sequentialpräparat (s. Anhang) sollte wegen der hohen, in der ersten Phase nicht von Gestagenen modifizierten Östrogendosis nur bei sorgfältiger Beachtung der bekannten Risikofaktoren verordnet werden.

Im Gegensatz zum Hirsutismus ist bei einer androgenetischen Alopezie die niedrig dosierte Therapie mit Cyproteronazetat und Chlormadinonazetat effektiver als die hochdosierte, weshalb diese hierbei keine Anwendung finden sollte.

Prognose bei Therapie mit Antiandrogenen

Sofern der Hirsutismus nicht durch einen Tumor bedingt ist, kann man mit der hochdosierten Cyproteronazetattherapie bei 65–80% der Frauen zufriedenstellende Ergebnisse erzielen, wobei die Therapie allerdings konsequent mindetens 10–12 Monate lang durchgeführt werden muß.

Bei Anwendung der niedrig dosierten Therapie ist die Erfolgsquote (etwa 50%) deutlich niedriger (546). Deshalb muß u. U. auf die hochdosierte Therapie umgestellt werden, wenn sich die Behandlung als erfolglos erweist.
Hinsichtlich der Prognose gilt erfahrungsgemäß folgendes:
- Patientinnen mit eindeutig erhöhter ovarieller oder adrenaler Androgensekretion sprechen besser auf eine Behandlung an als solche mit „normalen" Werten.
- Der Erfolg ist um so geringer, je länger der Hirsutismus bestanden hat. Demgemäß ist die Prognose bei älteren Patientinnen oft schlechter.
- Nicht alle Körperstellen reagieren in der gleichen Weise. Im Thoraxbereich ist der beste Erfolg zu erwarten, gefolgt von der Linea alba, dem Gesicht und den Extremitäten. Aus diesem Grunde sollte man gegebenenfalls gezielte kosmetische Enthaarungsmaßnahmen (Elektroepilation) in den Behandlungsplan einbeziehen.

Im Gegensatz zum Hirsutismus spricht Akne auch nach jahrelangem Bestehen gut auf eine niedrig dosierte Therapie an. Dabei kann nach eigener Erfahrung der Therapieerfolg auch nach Absetzen dieser Präparate durch die kontinuierliche Anwendung von Östriol (1–2 mg täglich) oft recht gut erhalten werden.

Versagen der Antiandrogentherapie

Obwohl unter der Behandlung mit Cyproteronazetat die Serumandrogene deutlich erniedrigt werden, läßt sich bei etwa einem Drittel der hirsuten Frauen selbst nach einjähriger hochdosierter Therapie keine sichtliche Besserung erzielen. Die Ursachen für dieses Versagen sind unbekannt, doch dürften Abweichungen im Metabolismus bzw. im molekularbiologischen Bereich verantwortlich sein (s. S. 183 und 288). Möglicherweise ist auch die Reaktion hirsuter Frauen auf eine Behandlung mit Cyproteronazetat – aufgrund der Speicherung im Fettgewebe – von der Menge des Körperfetts abhängig.
Bei Versagen der niedrig dosierten Therapie sollte ein Versuch mit dem umgekehrten Zweiphasensystem unternommen werden. Erweist sich auch dieses primär oder sekundär als unwirksam, so kann man durch die i. m. Injektion einer öligen Lösung von 300 mg Cyproteronazetat am 5. Zyklustag sowie der täglichen Einnahme von 40 µg Äthinylöstradiol durchaus noch eine Besserung erreichen. Die verschiedenen Therapieverfahren bzw. deren Modifikationen (z. B. bei Östrogenintoleranz) sind in Tab. 20 dargestellt (546).
Über die therapeutische Bedeutung einer *Prolaktinhemmung durch Bromocriptin* für die Behandlung des Hirsutismus läßt sich z. Z. nicht mehr sagen, als daß in Einzelfällen auffällige Besserungen beobachtet werden konnten. Auch über den Wert einer zusätzlichen adrenalen Suppression mit Kortikosteroiden läßt sich noch keine abschließende Aussage treffen.

Die Nachbehandlung bei Antiandrogentherapie

Die hoch dosierte Therapie sollte nicht länger als 1 Jahr angewandt werden. Zur Erhaltung des erzielten Therapieerfolgs eignen sich die auf S. 186 erwähnten Kombinationspräparate mit Cyproteronazetat bzw. Chlormadinonazetat, womit in etwa der Hälfte der Fälle der Status quo erhalten werden kann (546). Für die Anwendung dieser Präparate gelten die gleichen Regeln wie für andere Ovulationshemmer mit einem Östrogenanteil von 50 µg.
Wenn auf Ovulationshemmer mit einer niedrigeren Östrogendosis ausgewichen werden muß, sollten norgestrelhaltige Präparate vermieden werden.

Menstruationsbezogene Beschwerden

Im allgemeinen haben Ovulationshemmer einen günstigen Einfluß auf die physischen und emotionalen Aspekte der Menstruation. So tritt die Blutung – wenn man die niedrig dosierten Kombinationspräparate außer acht läßt – auch bei Frauen mit unregelmäßigem Zyklus meist pünktlich und in voraussagbarer Weise ein. Die Blutung selbst ist in den meisten Fällen kürzer, schwächer und weniger schmerzhaft als sonst (s. S. 118).
Wenn auch unbestritten ist, daß orale Kontrazeptiva in vielen Fällen nicht das ideale Therapeutikum darstellen (z. B. im Vergleich mit einer zyklusgerechten Gestagensubstitution), so bewirken sie bei dysfunktionellen Blutungen und Menorrhagien meist eine Besserung der Beschwerden. Wie auf S. 97 dargestellt wurde, beruht die Verminderung der Blutungsintensität und -dauer auf der antiproliferativen Wirkung der Ovulationshemmer auf das Endometrium.
Frauen, die Ovulationshemmer einnehmen, leiden weniger an Eisenmangelanämien und Anämien unspezifischer Ätiologie (686). Von besonderer Wichtigkeit ist die Verminderung der Blutungsstärke und -dauer bei Fällen von Thrombozytopenie, Afibrinogenämie und anderen hämorrhagischen Diathesen (325).

Dysmenorrhö

Mit Dysmenorrhö bezeichnet man krampfartige Schmerzzustände, die während der Menstruation vor allem bei Teenagern und jungen Frauen auftreten. Sie werden durch starke und unkoordinierte myometriale Kontraktionen hervorgerufen, so daß es wohl zu einer relativen Ischämie des Uterus kommt. Das Erscheinungsbild kann durch Prostaglandine verstärkt und durch Relaxantien der glatten Muskulatur verringert werden, wobei Kinine eine Rolle spielen dürften. Endometriumsfragmente und Koagel regen den Uterus gegebenenfalls zu noch stärkeren Kontraktionen an. Die Bedeutung dieses Krankheitsbildes kann man daran ermessen, *daß jede zweite Frau zumindest vorübergehend unter schmerzhaften Regelblutungen leidet.* In den meisten Fällen handelt es sich um eine primäre, d. h. funktionell bedingte Dysmenorrhö, deren Ursache nicht faßbar ist. Psychische Faktoren spielen in der Genese der Dysmenorrhö sicherlich eine wesentliche Rolle, doch tragen auch organische Veränderungen wie eine Hypoplasie des Uterus oder eine fixierte Lageanomalie zu dem Beschwerdebild bei.
Da dysmenorrhoische Beschwerden meist nur im ovulatorischen Zyklus auftreten, ist die Anwendung von Ovulationshemmern oder der Minipille als Therapeutikum gerechtfertigt, wenn sich andere Gestagene (z. B. Dydrogesteron) oder Prostaglandin-Synthetase-Hemmer (z. B. Aspirin) als unwirksam erweisen oder aus anderen Gründen nicht eingesetzt werden können.
Die Wirksamkeit von Östrogen-Gestagen-Kombinationen bei der Behandlung der Dysmenorrhö war schon erkannt worden, bevor derartige Präparate überhaupt als Kontrazeptiva eingesetzt wurden. Erfahrungsgemäß reagieren Frauen, die besonders starke Schmerzen haben, sehr gut auf die Gabe von Ovulationshemmern.
So verminderte sich nach der Behandlung mit Ovulationshemmern die Zahl der Frauen mit schwerer Dysmenorrhö innerhalb von 6 Monaten von 34% auf 2%, und mit mäßigen Beschwerden von 32% auf 16%, während der Anteil beschwerdefreier Frauen von 32% auf 78% anstieg (159). Ähnlich günstige Erfahrungen wurden auch mit einem niedrig

dosierten Kombinationspräparat (35 µg Äthinylöstradiol + 0,75 mg Lynestrenol) gemacht (791).
Wenn die Behandlungserfolge bei der Dysmenorrhö auch sehr zufriedenstellend sind, so muß man sich doch im klaren darüber sein, daß es sich dabei nicht um eine kausale Therapie handelt und deshalb Dauerheilungen selten sind.
Vor der Verabreichung eines Ovulationshemmers sollte sichergestellt werden, daß es sich bei der Dysmenorrhö nicht um die Folge einer Endometriose, von Adhäsionen oder Entzündungserscheinungen im kleinen Becken handelt.

Mittelschmerz

Der im Zusammenhang mit der Ovulation auftretende Schmerz kann gelegentlich ein Ausmaß erreichen, daß die Patientin das Bett hüten muß und arbeitsunfähig ist. In einer solchen Situation kann die differentialdiagnostische Abgrenzung einer akuten Appendizitis schwierig werden. Wenn es das Beschwerdebild erforderlich macht, können die Schmerzzustände durch Einnahme eines Ovulationshemmers für die Dauer der Einnahme unterdrückt werden, wobei sich nach 4- bis 6monatiger Behandlung eventuell eine Dauerheilung einstellt (285).

Prämenstruelles Syndrom

Unter dem Sammelbegriff *prämenstruelles Syndrom* faßt man eine Anzahl unterschiedlicher Symptome zusammen, die in den letzten 10 Tagen vor dem Eintritt der Menstruation auftreten. Die Dauer und Stärke dieser Beschwerden, vor allem Reizbarkeit, Angstzustände, Lethargie, depressive Verstimmungen, Dysphorie, Mastodynie, Wasserretention und plötzliche Gewichtszunahme sind sehr unterschiedlich. Am häufigsten sind Frauen im 3. und 4. Lebensjahrzehnt betroffen. Die Genese dieses vielschichtigen Syndroms ist noch immer ungeklärt, obwohl das zeitliche Zusammentreffen der Beschwerden mit der Lutealphase des Zyklus auf eine ätiologische Rolle des Progesterons schließen läßt. Vermutlich handelt es sich um eine relativ geringfügige Störung im Zusammenspiel verschiedener Hormone (neben Progesteron vor allem Aldosteron, Prolaktin und Östradiol), die eine Flüssigkeitsverschiebung zwischen extra- und intrazellulären Räumen zur Folge hat. Die Bedeutung dieses Syndroms sollte nicht unterschätzt werden. So stellte sich heraus, daß jeder zweite tödliche Unfall von geschlechtsreifen Frauen an den letzten 4 Tagen vor bzw. während der Menstruation erfolgt (162) und daß auch andere Unfälle, Suizide und Krankenhausaufnahmen während dieser Zyklusphase gehäuft sind (851).
Es herrscht Übereinstimmung darüber, daß Ovulationshemmer oder die Minipille das Beschwerdebild des prämenstruellen Syndroms wesentlich bessern können, wobei die Angaben über die Effektivität einer solchen Behandlung erwartungsgemäß weit streuen. Die in der Studie des RCGP ermittelte Besserungsquote von 29% liegt wohl viel niedriger als die aus Sammelstatistiken ersichtlichen Angaben (285), dürfte aber realistischer sein. Ob jedoch orale Kontrazeptiva bei dieser Indikation wirksamer sind als andere Gestagene, Bromocriptin oder Diuretika (191), läßt sich zur Zeit nicht entscheiden.
Betont werden muß, daß Ovulationshemmer bei depressiven Verstimmungen, die nicht zyklussynchron auftreten, keine Wirkung zeigen.

Therapeutische Indikationen für Ovulationshemmer

Zyklusabhängige Migräne

Wie auf S. 154 dargestellt ist, sollten Ovulationshemmer normalerweise abgesetzt werden, wenn im Zusammenhang mit ihrer Anwendung migräneartige Kopfschmerzen auftreten. Kommt es jedoch nur im einnahmefreien Intervall zu derartigen Attacken, so lassen sich diese durch die dauernde Einnahme eines Ovulationshemmers oder durch die Umstellung auf ein Depotgestagen möglicherweise vermeiden. Auf Einzelheiten wird auf S. 165 näher eingegangen.

Menstruationsverschiebung

Die Verlegung der Menstruation kann bei Frauen, die im Prämenstruum oder während der Menstruation starke Beschwerden haben oder deren Leistungsfähigkeit beeinträchtigt ist, eine echte therapeutische Indikation für die Verschreibung eines Ovulationshemmers darstellen. Das Vorgehen wurde auf S. 164 ausführlich beschrieben.

Endometriose

Als *Endometriose* oder Endometriosis externa bezeichnet man eine gynäkologische Erkrankung, die durch schwere bis schwerste Schmerzen vor und während der Menstruation, Dyspareunie und unregelmäßige Blutungen gekennzeichnet ist. Diese Beschwerden beruhen auf ektopischen Endometriumherden, die sich im Bereich der inneren Genitalien, des Douglas-Raumes, jedoch auch an anderen Stellen der Bauchhöhle und selbst an entfernten Körperstellen finden lassen. Unter dem Einfluß der Sexualhormone kommt es auch in diesen versprengten Elementen zu Blutungen. Das eingedickte Blut („Schokoladenzysten") führt in der Umgebung zu erheblichen Entzündungserscheinungen, die wiederum Verwachsungen benachbarter Organe zur Folge haben können.
Bei der gynäkologischen Untersuchung findet sich oft ein retroflektierter Uterus, der in dieser Situation fixiert ist, eine knotige Verdickung im Adnexbereich und vor allem im Bereich der Ligg. sacrouterina. Durch die Verwachsungen der Eileiter führt die Endometriose oft zur Sterilität. In manchen Fällen wird sogar die Entstehung eines Ovarialkarzinoms begünstigt.
Die erste wirksame hormonale Therapie der Endometriose wurde mit Enovid (399) durchgeführt, wobei dieses hochdosierte Kombinationspräparat in steigender Dosierung zur Erzeugung einer Pseudogravidität verabreicht wurde. Die Erfolgsquoten lagen bei nachgewiesener Endometriose zwischen 70% und 95% (671, 885). Auch durch die Verabreichung eines Ovulationshemmers im üblichen 21tägigen Zyklus wurden symptomatische Besserungen erzielt, doch muß bei dieser Therapieform beachtet werden, daß es hierbei nicht zur Atrophie der Endometrioseherde kommt (269, 612, 827).
Bevor Ovulationshemmer gezielt zur Behandlung einer Endometriose eingesetzt werden – meist im Zusammenhang mit dem Wunsch nach Kontrazeption –, sollte das Ausmaß des Krankheitsbildes festgestellt werden. Im Falle von grobknotigen und zystischen Veränderungen der Adnexe, ausgedehnten Adhäsionen und einer Retroflexio uteri fixata muß zuerst durch eine Laparoskopie festgestellt werden, ob eine Indikation zu einer sofortigen Operation besteht oder nicht. Wenn dies nicht der Fall ist, so wird man heute sowohl für die Vor- als auch die Nachbehandlung einem reinen Gestagenpräparat oder Danazol den Vorzug geben (273). In beiden Fällen wird die Behandlung über einen Zeitraum von mindestens 4 bis 6 Monaten ohne Pause im Sinne einer Pseudogravidität durchgeführt. Während dieser Zeit ist voller Konzeptionsschutz gegeben (870).

Zyklusabhängige Porphyrie

Bei der *zyklusabhängigen Porphyrie,* die bei vielen Frauen in zeitlichem Zusammenhang mit der Menstruation auftritt, ist die Verabreichung von Ovulationshemmern mit Östrogendosen bis zu 50 µg erfolgversprechend (325). Beispielsweise konnte bei Patientinnen mit akuter intermittierender Porphyrie durch die Behandlung mit oralen Kontrazeptiva über mehrere Jahre das Auftreten der Schübe, die von Bauchkoliken, Erbrechen, Hochdruck und Tachykardie begleitet waren, völlig unterdrückt werden. Allerdings kam es bei einem Teil der Frauen zu einer kryptogenen arteriellen Hypertonie mit diastolischen Blutdruckwerten zwischen 100 und 120 mmHg (722). Bei der Einnahme von hormonalen Kontrazeptiva ist aber auch zu beachten, daß eine latente Porphyrie durch Sexualsteroide manifest werden kann (s. S. 272).

Funktionelle Zysten des Ovars

Unter der Einnahme von Ovulationshemmern werden weniger Ovarialtumoren diagnostiziert als bei Frauen, die keine derartigen Präparate einnehmen (686). Wenn es auch gewisse Hinweise darauf gibt, daß der Verlauf bei malignen Erkrankungen des Ovars günstig beeinflußt wird, so dürfte es sich bei diesem deutlichen Rückgang der Tumoren im wesentlichen um *funktionell bedingte Ovarialzysten* gehandelt haben (s. S. 219). Rezidivieren solche Zysten oder verursachen sie Beschwerden, so ist der Einsatz von Ovulationshemmern zur Rezidivprophylaxe gerechtfertigt, sofern ein malignes Neoplasma mit einiger Sicherheit ausgeschlossen werden kann (Ultraschall, evtl. Laparaskopie, Verlauf, Alter beim Auftreten). Es sei in diesem Zusammenhang darauf hingewiesen, daß die operative Behandlung rezidivierender funktioneller Zysten bei jungen Frauen verhängnisvolle Folgen für deren spätere Fertilität haben könnten.

Benigne Erkrankungen der Mamma

Wie auf S. 231 dargestellt ist, vermindern hormonale Kontrazeptiva auch die Häufigkeit benigner Brusterkrankungen, was vor allem auf die Wirkung der Gestagenkomponente zurückzuführen ist. Besonders deutlich tritt dieser Schutzeffekt bei Frauen mittleren Alters auf.
Wenn man benigne Brusterkrankungen auch nicht als eigentliche therapeutische Indikation für die Anwendung von Ovulationshemmern bezeichnen kann, so stellen derartige Beschwerden ohne Zweifel ein Argument für die Verschreibung eines hormonalen Kontrazeptivums dar. Dabei sollte man Kombinationspräparaten, die gestagenbetont sind, den Vorzug geben.

Klimakterische Ausfallserscheinungen

Die Anwendung hormonaler Kontrazeptiva bei Frauen in der Perimenopause bzw. bei klimakterischen Beschwerden wird auf S. 176 ausführlich behandelt.

Weitere Indikationen für den therapeutischen Einsatz von Ovulationshemmern

Zu den günstigen Nebenwirkungen der Ovulationshemmer zählt auch ein gewisser Schutzeffekt gegenüber der „rheumatischen Arthritis", der allerdings nach Absetzen wieder rasch verschwindet. Bemerkenswert ist dabei, daß die normalerweise mit steigendem Lebensalter zunehmende Häufigkeit dieser Erkrankung unter der Behandlung mit oralen Kontrazeptiva ausbleibt. Als mögliche Ursache vermutet man eine gewisse Unterdrückung autoimmunologischer Reaktionen durch die Sexualhormone (692), (s. S. 280). In ähnlicher Weise erklärt man auch die Verringerung des Auftretens von *Schilddrüsenerkrankungen* unter der Behandlung mit Ovulationshemmern (s. S. 221). Es ist auch gelegentlich über therapeutische Erfolge bei der Behandlung von *Myasthenia gravis* und *Sklerodermie* mit – vor allem gestagenbetonten – Ovulationshemmern berichtet worden (325). Zur Zeit läßt sich jedoch hierüber keine abschließende Aussage treffen.

Behandlung junger Mädchen mit Hochwuchs

Es ist bekannt, daß die Behandlung hochwüchsiger Mädchen im Alter zwischen 11 und 14 Jahren mit hohen Dosen von Äthinylöstradiol (0,3–0,5 mg/die) + Norethisteron (10–15 mg/die) (430, 900) zu einer Hemmung des Wachstums führt – vermutlich aufgrund der Inhibition der hepatischen Somatomedinproduktion und nicht, wie bisher angenommen, wegen des vorzeitigen Schließens der Knochenepiphysen (846). Die hierzu benötigten Steroidmengen liegen allerdings um das 5- bis 10fache höher als die Dosierungen der heute verwendeten Ovulationshemmer, die das Längenwachstum praktisch nicht beeinflussen.

Ovulationshemmer und funktionelle Sterilität

Vor allem in der Vergangenheit wurden Ovulationshemmer zur Behandlung einer funktionellen Sterilität angewandt, wobei man annahm, daß es nach der Suppression der hypothalamo-hypophysären Achse für etwa 3 Zyklen beim Absetzen zu einem „Rebound-Effekt", d. h. zu einer verstärkten Gonadotropinfreisetzung kommt (284). Es liegen jedoch bis heute keine Beweise dafür vor, daß durch eine solche Behandlung echte Erfolge erzielt werden können. Darüber hinaus dürften gerade bei Oligo- oder Amenorrhö durch die Einnahme hormonaler Kontrazeptiva die Zyklusstörungen eher verschlimmert als gebessert werden.

Bei gesunden Frauen ist es andererseits durchaus denkbar, daß durch die Behandlung mit Ovulationshemmern die Sensitivität von Hypothalamus und Hypophyse so verändert wird, daß es nach Absetzen der hormonalen Kontrazeptiva kurzfristig zu einer verstärkten Sekretion der Gonadotropine und dadurch zu einem gesteigerten Follikelwachstum kommt. Möglicherweise erklärt dies die erhöhte Mehrlingsrate bei Frauen, die in den ersten beiden Monaten nach Absetzen der Ovulationshemmer konzipiert hatten (s. S. 202).

Zuverlässigkeit von hormonalen Kontrazeptiva

Bewertung durch den Pearl-Index

Für die Auswahl einer empfängnisverhütenden Methode kommt neben der Zykluskontrolle und der Häufigkeit von Komplikationen vor allem der **Zuverlässigkeit** die größte Bedeutung zu.
Als vergleichbaren Maßstab für die kontrazeptive Sicherheit verwendet man auch heute noch meist den sogenannten Pearl-Index, obwohl dieser vom wissenschaftlichen Standpunkt aus große Schwächen aufweist. Er beruht auf der 1932 von R. PEARL aufgestellten Formel, mit der die Zahl der ungewollten Schwangerschaften, die bei Anwendung einer bestimmten antikonzeptiven Methode pro 100 Frauenjahre eintreten, abgeschätzt wird (611):

$$\text{Pearl-Index} = \frac{\text{Zahl der ungewollten Schwangerschaften} \cdot 12 \cdot 100}{\text{Zahl der beobachteten Zyklen}}$$

Als Bezugsgröße dient die Zahl der in 100 „ungeschützten" Frauenjahren möglichen (gewollten) Schwangerschaften, für die die Angaben zwischen 20 und 90 schwanken, und womit bereits die Fragwürdigkeit des Pearl-Index deutlich gemacht wird. Als hypothetische Grenzfälle könnte man entweder 100 fertile Frauen, die 1 Jahr lang ungeschützten Verkehr haben, oder 1 fertile Frau, die 100 Jahre lang Verkehr hat, als Grundlage für eine Berechnung annehmen. Dabei wird ein einigermaßen regelmäßiger Geschlechtsverkehr vorausgesetzt.
Bei der Beurteilung der Zuverlässigkeit kontrazeptiver Maßnahmen unterscheidet man zwischen der *theoretischen (biologischen) Effektivität*, die eine perfekte Anwendung der Methode ohne Fehler erfordert, und der *Gebrauchseffektivität (klinischen Effektivität)*, die die Rate ungeplanter Schwangerschaften unter realen Bedingungen einschließlich aller Irrtümer erfaßt (812).
Von praktischer Bedeutung ist natürlich nur die Gebrauchseffektivität, die die tatsächlichen Verhältnisse in der Durchschnittsbevölkerung beschreibt. Bei der Ermittlung des Pearl-Index wird meist durch eine sogenannte statistische Bereinigung der Tatsache Rechnung getragen, daß schwangere Frauen nicht mehr fertil sind und aus dem Untersuchungskollektiv ausscheiden, d. h., daß für Lebend-, Tot- und Fehlgeburten sowie für Aborte Korrekturen vorgenommen werden müssen.
Schon aus der Unterscheidung zwischen einer theoretischen und der realen Effektivität, aber noch deutlicher aus den in Tab. 21 aufgeführten Schwankungsbreiten der Pearl-Indices läßt sich ersehen, *daß diese Zahlen nur die Aufstellung einer ungefähren Rangliste der Zuverlässigkeit zulassen,* daß aber die Angabe eines einzelnen Pearl-Index nahezu wertlos ist. Dies hängt wohl damit zusammen, daß bei vielen Untersuchungen zur Bestimmung des Pearl-Index die erforderlichen Kriterien nicht beachtet werden, nämlich:
- Die Auswahl der Probandinnen muß dem repräsentativen Querschnitt der Bevölkerung entsprechen, da Intelligenz, Erziehung, Gewohnheiten und die sozioökonomischen Verhältnisse das Auftreten von Irrtümern oder Einnahmefehlern beeinflussen. Auch die Erfahrung über kontrazeptive Maßnahmen vermindert die Fehlerquote. Da

194 Therapeutische Indikationen für Ovulationshemmer

Tabelle 21 Pearl-Index der verschiedenen schwangerschaftsverhütenden Methoden (nach Angaben aus der Literatur)

Methode	Pearl-Index
Kombinationspräparate	0,03–0,1
niedrigdosierte Kombinationspräparate	0,03–0,22
normophasische Sequentialpräparate	0,03–0,1
Depot-Medroxyprogesteronazetat	0,03–1,2
Sequentialpräparate	0,2 –1,4
Depot-Norethisteronönanthat	0,03–3,6
Sterilisation	0,05–5
Minipille	0,4 –4,3
Basaltemperaturmethode (streng)	0,5 –3
Intrauterinpessar	0,8 –6
Diaphragma + Creme	2 –25
Kondom	7 –14
Portiokappe	6 –29
Spermizide, Vaginalcreme, Ovula, Spray usw.	5 –42
Koitus interruptus	10 –38
Zeitwahl (Knaus-Ogino)	14 –35
Scheidenspülung	21 –41
keine Methode	60 –80
Postkoitalpille	0,01–2,6%

ältere Frauen im allgemeinen erfahrener sind und zudem die Fertilität mit dem Alter abnimmt, muß die Altersverteilung repräsentativ sein.
- Die Zahl der Probandinnen muß genügend groß sein, da das Erfassen statistisch signifikanter Unterschiede bei seltenen Ereignissen (wie z. B. ungewollte Schwangerschaften während der Einnahme von Ovulationshemmern) große Zahlen erfordert. So würde der Nachweis einer signifikanten Verdopplung der Schwangerschaftsrate von 0,2 auf 0,4 pro 100 Frauenjahre die Beobachtung von 9000 Frauen über ein Jahr erfordern (737)! Diese Forderung wird nur in den wenigsten Berichten erfüllt.
- Die zu untersuchende Methode muß regelmäßig über einen längeren Zeitraum (mindestens 1 Jahr) angewandt werden, damit auch saisonbedingte oder jahreszeitliche Einflüsse erfaßt werden. Der Zeitraum, in dem eine Schwangerschaft nicht möglich ist, muß berücksichtigt werden. Es ist bekannt, daß die meisten Versager aufgrund von Einnahmefehlern in den ersten beiden Monaten der Anwendung auftreten. Diese Patientenfehler nehmen bei längerem Gebrauch mit steigender Erfahrung ab. Aus diesem Grunde ist es nicht zulässig, Frauen mit kurzer und mit langer Anwendungsdauer bei der Kalkulation zu kombinieren (779). Auch ändert sich mit der Dauer der Studie der Anteil, der wegen Einnahme- oder Methodenfehler, wegen Nebenwirkungen oder aus persönlichen Gründen die kontrazeptive Maßnahme abbricht.
- Die Frauen müssen fertil sein, und eine vergleichbare Kohabitationsfrequenz sollte gewährleistet sein. Theoretisch gesehen, erwartet man ein häufigeres Versagen einer Methode bei höherer Kohabitationsfrequenz. So wurde festgestellt, daß Paare mit hoher sexueller Aktivität als kontrazeptive Methode die Sterilisation des Mannes, Ovulationshemmer, Intrauterinpessare oder Diaphragma bevorzugen, während von

solchen mit geringerer sexueller Aktivität vor allem die Rhythmusmethode, Scheidenspülung oder Sterilisation der Frau angewandt werden (357).
- Das Maß an Aufklärung und Beratung der Probandinnen über die jeweilige zu untersuchende Methode darf die zu erwartenden Verhältnisse in der Praxis nicht übertreffen.
- Die Auswahl der Probandinnen sollte berücksichtigen, ob sie überhaupt kein Kind mehr wünschen oder ob für später noch ein Kinderwunsch besteht, da die Motivation zur Kontrazeption einen großen Einfluß auf die Zuverlässigkeit hat.
- Bei der Auswahl der Probandinnen muß berücksichtigt werden, ob diese schon Erfahrungen mit der zu testenden oder mit ähnlichen Methoden gemacht hatten.

Da sich Methodenfehler und Patientenfehler nicht exakt differenzieren lassen, kann man durch eine entsprechende Auswahl der Probandinnen und des Untersuchungskonzeptes einen sehr niedrigen Pearl-Index erzielen. Die gelegentlich für hormonale Kontrazeptiva berichteten Pearl-Indices von 0,01 oder gar 0 dürften bei einer breiten Anwendung in der Bevölkerung mit den Realitäten nur wenig gemein haben.

Die theoretische Effektivität der Kombinationspräparate – der zweifellos sichersten reversiblen kontrazeptiven Methode – dürfte in Wirklichkeit einem Pearl-Index von 0,07 (zwischen 0,03 und 0,1) entsprechen (811). Da aber Einnahmefehler in der Praxis vorzukommen pflegen, sollte der reale Pearl-Index auch bei den Kombinationspräparten deutlich höher liegen. Ähnlich zuverlässig sind auch die niedrig dosierten Kombinationspräparate, obwohl sich bei ihnen Einnahmefehler etwas mehr bemerkbar machen könnten.

Zu den sehr sicheren Präparaten zählt man auch das Depot-Mederoxyprogesteronazetat und die normophasischen Sequentialpräparate, während die „klassischen Sequentialpräparate" und die Minipille als etwas weniger zuverlässig einzustufen sind, zumal sich bei ihnen Einnahmefehler weitaus stärker auswirken dürften.

Aus Tab. 21 ist zu entnehmen, daß neben den hormonalen Kontrazeptiva auch die streng durchgeführte Temperatur-Rhythmus-Methode zu den sehr sicheren kontrazeptiven Maßnahmen zählt. Bei dieser Methode, die eine korrekte Führung und Interpretation der Basaltemperaturkurve erfordert, wird der Sexualverkehr mehr oder weniger auf die postovulatorische Zyklusphase begrenzt. Die Sicherheit beruht darauf, daß innerhalb von 24 Stunden nach der Ovulation, d. h. noch vor dem Anstieg der Basaltemperatur, ein unbefruchtetes Ei degeneriert (811).

Bei Anwendung der Intrauterinpessare liegt die Schwangerschaftsrate erheblich höher, da hierbei schon die Zahl der ektopischen Schwangerschaften relativ hoch ist und auch mit einer gewissen Dunkelziffer an Mikroaborten zu rechnen ist.

Bei der Postkoitalpille wird die Versagerquote nicht als Pearl-Index, sondern in Prozent angegeben, weil es sich hierbei um Einzelergebnisse und nicht um eine Dauermethode handelt.

Bewertung durch die Life-Table-Methode

Im Vergleich zum Pearl-Index läßt sich mit der *Life-Table-Methode* (810) die Versagerquote einer kontrazeptiven Maßnahme genauer erfassen. Hierbei wird mit einem kumulativen Verfahren während der Anwendung einer bestimmten Methode über einen längeren Zeitraum für jede folgende Sechsmonatsperiode der Prozentsatz der Frauen erfaßt, die nicht schwanger geworden sind. Dadurch steigt mit zunehmender Versuchsdauer die Zahl der Versager langsam an. Durch kumulative Multiplikation der aufeinan-

Tabelle 22 Kumulative Raten des Schutzes vor einer ungewollten Schwangerschaft (Life-Table) bei Anwendung eines hochdosierten Sequentialpräparats (779)

Zahl der Zyklen (kumulativ)	Zahl der Schwangerschaften	Zahl der Frauen	Anteil der geschützten Frauen (%)	kumulativer Anteil der geschützten Frauen (%)
0	–	5335	100,0	100,0
6	22	3504	99,5	99,5
12	7	2108	99,7	99,2
18	6	913	99,5	98,7
24	1	374	99,7	98,4
30	0	198	100,0	98,4
36	1	153	99,3	97,8

der folgenden Prozentzahlen der einzelnen Sechsmonatsabschnitte erhält man nach einer bestimmten Zeitdauer der Anwendung den Anteil der Frauen, die durch die jeweilige Methode geschützt sind.
Aus Tab. 22 ist ersichtlich, daß z. B. bei der Einnahme eines hochdosierten Sequentialpräparats die Wahrscheinlichkeit einer Schwangerschaft für jede Sechsmonatsperiode zwischen 99,3 und 100% liegt, so daß insgesamt die Wahrscheinlichkeit, innerhalb von 3 Jahren bei Einnahme dieses Präparats nicht schwanger zu werden, für jede Frau 97,8% beträgt. Darin eingeschlossen sind sowohl Einnahmefehler als auch das in der Methode selbst begründete Versagen (779).
Aus der Tab. 22 wird auch deutlich, daß die Zahl der Frauen, die das Präparat einnehmen, um so mehr abnimmt, je länger der Test andauert. Als Ursache werden dabei neben einer Schwangerschaft aufgrund einer unkorrekten Einnahme oder eines Versagens vor allem Nebenwirkungen sowie persönliche Gründe angegeben. Man erkennt aber auch, daß die meisten Versager zu Beginn der Einnahme auftreten, wobei der Mangel an Erfahrung eine Rolle spielen dürfte. Dies ist ein weiterer Hinweis darauf, daß eine solche Studie über einen längeren Zeitraum durchgeführt werden muß.
Ein zusätzlicher Vorteil der Life-Table-Methode liegt darin, daß gleichzeitig auch das Auftreten von Nebenwirkungen verfolgt werden kann.

Beeinträchtigung der Wirksamkeit durch Pharmaka

Der Pearl-Index dient als Anhaltspunkt für die Zuverlässigkeit eines Kontrazeptivums, d. h. er gibt die zu erwartende durchschnittliche Versagerquote (Schwangerschaften pro 100 Frauenjahre) an. In der Vergangenheit schrieb man dieses Versagen meist einer Unaufmerksamkeit der Frauen bei der Einnahme zu.
Inzwischen hat man aber erkannt, *daß die Sicherheit eines hormonalen Kontrazeptivums durch die gleichzeitige Einnahme anderer Medikamente gefährdet sein kann.* In vielen Fällen aktivieren solche Substanzen bereits in der üblichen Dosierung die Metabolisierung der synthetischen Sexualsteroide in der Leber, so daß der zur kontrazeptiven Wirkung nötige Serumspiegel der Östrogene und Gestagene nicht mehr erreicht wird.
Diese möglichen Wechselwirkungen haben vor allem deswegen an Bedeutung gewonnen, weil mit der zunehmenden Reduzierung der Östrogendosis in den Kombinations-

präparaten auf 30 µg oder noch weniger die Grenze der kontrazeptiven Sicherheit erreicht ist.
In den letzten Jahren ist eine Vielzahl von Berichten über das Auftreten von Zwischenblutungen erschienen, wenn zusätzlich zur „Pille" andere Medikamente wie Tuberkulostatika, Antibiotika, Antikonvulsiva usw. eingenommen wurden (s. Tab. 23). Solche Schmierblutungen oder Spottings sind die ersten Anzeichen dafür, daß die kontrazeptive Sicherheit nicht mehr gewährleistet ist; die wachsende Zahl von Schwangerschaften unter solchen Medikationen trotz regelmäßiger Einnahme eines Ovulationshemmers macht dies deutlich.
In den überwiegenden Fällen induzieren diese Substanzen mikrosomale Enzyme der Leber, vor allem Hydroxylasen, Oxydasen und Glukuronyltransferasen, *und erhöhen dadurch die Inaktivierung und Ausscheidung der Steroide.* Viele dieser Medikamente (z. B. Barbiturate, Hypoglykämika, Tranquillizer, Psychopharmaka) stimulieren auf diese Weise bei chronischer Anwendung ihre eigene Metabolisierung.
Andererseits können Pharmaka auch dadurch die antikonzeptive Wirkung synthetischer Sexualsteroide gefährden, indem sie die enzymatische Umwandlung von Mestranol in das hormonell aktive Äthinylöstradiol oder die der Gestagene Ethynodioldiazetat, Lynestrenol oder Norethisteronazetat in das wirksame Norethisteron inhibieren.
Die Antibiotika wiederum stören die enterohepatische Zirkulation der Sexualsteroide, bei der die Darmflora eine wichtige Funktion ausübt.

Wirkung von Tuberkulostatika

Die ersten Berichte über Wechselwirkungen zwischen oralen Kontrazeptiva und Pharmaka bezogen sich auf *Rifampicin,* das zur Therapie der Tuberkulose eingesetzt wird. Bei den betreffenden Patientinnen traten trotz regelmäßiger Einnahme von Ouvlationshemmern häufig Schmierblutungen auf, und es wurde eine Reihe von Schwangerschaften registriert.
Die Ursache liegt darin, daß Rifampicin (z. B. 600 mg täglich) verschiedene Oxydasen und Hydroxylasen in den Mikrosomen der Leber induziert, so daß die Halbwertszeit von Äthinylöstradiol bzw. von Norethisteron um mehr als die Hälfte abnimmt (31, 34, 84, 85) und der Serumspiegel der kontrazeptiven Steroide stark abfällt. *Deshalb sollten bei einer Behandlung mit Rifampicin keine niedrig dosierten Kontrazeptiva verwendet werden.*
Die starke Wirkung dieses Tuberkulostatikums auf hepatische Enzymsysteme zeigt sich übrigens auch darin, daß gleichzeitig eingenommene Medikamente wie Tolbutamid, Hexobarbital, Warfarin, Digitoxin, Kortikosteroide sowie Antikoagulantien schneller aus dem Serum eliminiert werden (31).

Wirkung von Antikonvulsiva

Schon in der Studie der RCGP wurde festgestellt, daß die Versagerquote bei Epileptikerinnen, die orale Kontrazeptiva einnahmen, höher war als bei gesunden Frauen mit hormonaler Kontrazeption. Dies dürfte damit zusammenhängen, daß ähnlich wie Rifampicin auch die Antiepileptika durch Induktion hepatischer Oxydasen und Hydroxylasen die Serumkonzentration von Äthinylöstradiol und Norethisteron reduzieren. Beispielsweise wurden bei täglicher Gabe von 50–100 mg Phenobarbital häufig Schmierblutungen und einige Schwangerschaften registriert (309). Auch Primidon und Phenytoin wirken als Enzyminduktoren. Darüber hinaus erhöhen Phenytoin und möglicherweise auch Phenobarbital die SHBG-Kapazität im Serum (38), so daß durch vermehrte Proteinbindung die Konzentration der freien, biologisch wirksamen Steroide noch mehr reduziert wird. Auch bei solchen Medikationen sind höher dosierte Ovulationshemmer oder die Umstellung auf ein Intrauterinpessar zu empfehlen.

Wirkung von Antibiotika

Es gibt einige Berichte über Durchbruchsblutungen oder Schwangerschaften trotz Einnahme von Ovulationshemmern bei Behandlung mit Chloramphenicol, Ampicillin, Nitrofurantoin, Neomycin, Tetracyclin, Phenoxymethylpenicillin und Sulfamethoxypyridazin (5, 35).

Die Ursache sieht man in einer *Beeinträchtigung des enterohepatischen Kreislaufs*. Die kontrazeptiven Steroide werden in der Leber metabolisiert, zu Glukuroniden konjugiert und in dieser Form mit der Galle ausgeschieden. Die Exkretion der Steroide wird normalerweise dadurch verzögert, daß die im Darm vorhandenen Bakterien mit Hilfe ihrer β-Glukuronidase einen Teil dieser Konjugate enzymatisch spalten, so daß die freien Steroide reabsorbiert werden können. Auf diese Weise wird über die enterohepatische Zirkulation ein zu schnelles Absinken der Steroidplasmaspiegel verhindert.

Wenn durch Einnahme von Antibiotika die Darmflora geschädigt wird, kann der enterohepatische Kreislauf z. B. von Äthinylöstradiol und Norethisteron unterbrochen werden (32) und die Steroide werden überwiegend fäkal ausgeschieden. Durch die Reduktion der Halbwertszeit und den Abfall der Steroidspiegel kann dann die Grenze der kontrazeptiven Sicherheit – vor allem bei niedrig dosierten Präparaten – unterschritten werden.

Allerdings konnten bei einer Studie mit 11 Frauen, die zusätzlich zu einem Kombinationspräparat entweder täglich 250 mg Ampicillin oder ein Plazebo einnahmen, keine

---

Tabelle 23   Pharmaka, die die Sicherheit kontrazeptiver Steroide beeinträchtigen können (144)

Hypnotika, Sedativa: Barbiturate, Glutethimid, Carbromal, Methyprylon
Antikonvulsiva: Phenytoin (Diphenylhydantoin), Methylphenobarbital, Phenobarbital, Primidon
Antipsychotika: Chlorpromazin, Promethazin
Tranquillizer: Chlordiazepoxid, Diazepam, Meprobamat
Migränemittel: Dihydroergotamin
Analgetika: Phenacetin, Pyrazolon (Aminophenazon)
Muskelrelaxantien: Orphenadrin, Carisoprodol
Entzündungshemmer: Phenylbutazon
Antihistaminika: Diphenhydramin
Antibiotika und Sulfonamide: Chloramphenicol, Nitrofurantoin, Ampicillin, Neomycin, Phenoxymethylpenicillin, Sulfamethoxypyridazin, Tetrazykline
Tuberkulostatika: Rifampicin
Hypoglykämika: Tolbutamid, Carbutamid
Zytostatika: Cyclophosphamid
Lipidsenkende Substanzen: Clofibrat

Unterschiede hinsichtlich der endogenen Östradiol-, Progesteron- oder Gonadotropinspiegel festgestellt werden (232). Möglicherweise ist ein Versagen des Kontrazeptivums nur bei einer bestimmten Disposition der Patientin zu erwarten.

Analgetika, Tranquillizer und andere Medikamente, auch Phenacetin- oder Pyrazolonhaltige Analgetika, das Migränemittel Dihydroergotamin, Tranquillizer wie Meprobamat, Chlordiazepoxid (Librium), Diazepam (Valium) (309), sowie Phenylbutazon und Aminophenazon, die verschiedene Enzymsysteme der Leber induzieren, können – vor allem bei chronischer Anwendung – die Wirkung kontrazeptiver Steroide soweit herabsetzen, daß Durchbruchsblutungen oder Schwangerschaften zu erwarten sind (Tab. 23).

Einfluß gastrointestinaler Störungen auf die Sicherheit von Ovulationshemmern

Nach oraler Einnahme kontrazeptiver Steroide erfolgt bereits im Magen und anschließend im Intestinaltrakt eine schnelle Absorption, so daß im allgemeinen innerhalb von 2 Stunden die maximalen Serumkonzentrationen erreicht werden.

Bei diesen Absorptionsprozessen spielen Wasserlöslichkeit, Fettlöslichkeit, die Verweildauer der Steroide, sowie der pH-Wert im Magen und die enzymatische Aktivität im Intestinum eine wichtige Rolle.

Daher kann die Möglichkeit nicht ausgeschlossen werden, daß bei *Diarrhö* wegen der verkürzten Verweildauer der Steroide der normale Serumspiegel an synthetischen Steroiden nicht erreicht wird.

Andererseits können Antazida und Substanzen, *die die intestinale Motilität oder Perfusion verändern*, die Absorption beeinträchtigen. So wurde nachgewiesen, daß das Antazidum Magnesiumtrisilicat synthetische Östrogene und Gestagene relativ stark bindet, wobei Mestranol stärker betroffen ist als Äthinylöstradiol (393).

In ähnlicher Weise verringert auch das in Anti-Diarrhö-Präparaten häufig enthaltene Kaolin die im gastrointestinalen Trakt zur Verfügung stehende Steroidmenge, so daß die zur kontrazeptiven Wirkung benötigten Plasmaspiegel möglicherweise nicht erreicht werden.

Beeinflussung der späteren Fertilität durch hormonale Kontrazeptiva

Wiederherstellung der Fertilität nach dem Absetzen von Ovulationshemmern

Bei vielen Frauen, die Ovulationshemmer vorübergehend anwenden wollen, um zu einem späteren Zeitpunkt schwanger zu werden, besteht die Befürchtung, daß durch die Einnahme hormonaler Kontrazeptiva ihre Fertilität beeinträchtigt werden könnte.
Inzwischen liegen die Ergebnisse einiger größerer Untersuchungen zu diesem Problem vor. Sie zeigen deutlich, daß die Wahrscheinlichkeit einer dauernden Sterilität bei Frauen, die Ovulationshemmer eingenommen hatten, nicht größer ist als bei unbehandelten Frauen.
Eine prospektive Studie mit 2000 Primiparae und 3000 Multiparae ergab, daß Frauen, welche die Einnahme oraler Kontrazeptiva wegen Kinderwunsch beenden, im Vergleich zu anderen einige Monate länger warten müssen, bevor sie schwanger werden (837) (Abb. 45). In einem Zeitraum bis zu 2½ Jahren – in einer anderen Untersuchung waren es nur 3 Monate (295) – nach Absetzen der Ovulationshemmer ist die Fertilität vorüber-

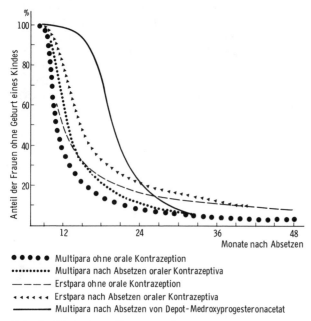

●●●●● Multipara ohne orale Kontrazeption
•••••••••• Multipara nach Absetzen oraler Kontrazeptiva
— — — Erstpara ohne orale Kontrazeption
◄◄◄◄◄ Erstpara nach Absetzen oraler Kontrazeptiva
——— Multipara nach Absetzen von Depot-Medroxyprogesteronacetat

Abb. 45 Wiederherstellung der Fertilität nach dem Absetzen verschiedener hormonaler Kontrazeptiva (837, 646).

gehend etwas eingeschränkt. Dieser Unterschied gleicht sich jedoch anschließend wieder aus.
Spätestens 3 ^{1}/$_2$ Jahre nach dem Absetzen hormonaler Kontrazeptiva entspricht die Geburtenrate der von Frauen, die andere kontrazeptive Maßnahmen angewandt hatten (837) (s. Abb. 45).
Dabei stellt sich dieser Ausgleich bei Nulliparae, die auch ohne vorherige Behandlung mit Ovulationshemmern seltener konzipieren als Frauen, die schon Kinder haben, später ein als bei Multiparae (837), (s. Abb. 45).
Die Dauer der Einnahme hormonaler Kontrazeptiva hat bei jungen Frauen keinen Einfluß auf die Fertilität, während sie bei älteren Frauen, bei denen das Wiedereintreten der Fertilität im Durchschnitt länger auf sich warten läßt als bei jungen, eine gewisse Rolle spielt (837).
Vielleicht sollte – um den Vorteil eines sicheren Kontrazeptivums wie der „Pille" richtig würdigen zu können – an dieser Stelle erwähnt werden, daß nach einer Abruptio jede folgende Schwangerschaft als Risikoschwangerschaft zu betrachten ist, da nur 36% der Geburten ohne Komplikationen ablaufen und die perinatale Mortalität 3% beträgt (729).
Die erste spontane Menstruation findet überwiegend 6 bis 8 Wochen nach Absetzen der oralen Kontrazeptiva statt, und zwar bei 70% der Frauen im ersten Zyklus und bei 98% innerhalb von 3 Monaten (321), wobei es sich allerdings noch häufig um anovulatorische Zyklen handelt.
Demnach klingt die Suppression des Funktionskreises Hypothalamus-Hypophyse-Ovar meist innerhalb von 2 Wochen nach Beendigung der Einnahme ab. Falls es im ersten oder zweiten Zyklus nach Absetzen von Ovulationshemmern zur Konzeption kommt, muß diese Verschiebung bei der Berechnung des Geburtstermins einkalkuliert werden.
Ein überzeugender Beweis für eine kausale Rolle von Sexualsteroiden in der Genese der sogenannten Ovulationshemmeramenorrhö, die an anderer Stelle (s. S. 226) ausführlich besprochen wird, konnte bis jetzt nicht erbracht werden. In den meisten Fällen werden die Frauen amenorrhoisch, die schon vor der Einnahme von Ovulationshemmern unter Zyklusstörungen litten.
Bei den Depotpräparaten ist aus Gründen der Pharmakokinetik der Wiedereintritt der Fertilität weitaus länger verzögert. Während noch 1 Jahr nach der letzten Injektion einer öligen Lösung von Norethisteronönanthat nur bei 8% der Frauen die Menstruation ausbleibt, kann die Infertilität nach der Injektion einer mikrokristallinen Suspension von 150 mg Medroxyprogesteronazetat wesentlich länger andauern (s. S. 138). Dies beruht darauf, daß aus dem kristallinen Primärdepot an der Injektionsstelle noch monatelang kontrazeptiv wirksame Mengen des Gestagens freigesetzt werden können. *Im Durchschnitt ist eine Konzeption ca. 1 Jahr nach der letzten Injektion möglich.* Für die früher häufig angenommene Erhöhung der Fertilität nach Absetzen der Ovulationshemmer (Rebound-Effekt) gibt es keine Beweise. Im Einzelfall kann natürlich nicht ausgeschlossen werden, daß es nach Beendigung der hypothalamo-hypophysären Suppression zu einer gesteigerten Freisetzung der Gonadotropine kommt, die wiederum zu einer verstärkten Stimulierung des Follikelwachstums führen könnte.

Nachwirkungen der Ovulationshemmer auf spätere Schwangerschaften

Nachwirkungen bei Konzeption nach dem Absetzen

Es wurde häufig die Befürchtung geäußert, daß die Einnahme hormonaler Kontrazeptiva negative Auswirkungen auf nachfolgende Schwangerschaften haben könnte.

Erfreulicherweise besteht heute kein Zweifel mehr daran, daß sich solche Schwangerschaften weder im Verlauf noch in der Dauer von denen unbehandelter Frauen signifikant unterscheiden, selbst wenn die Konzeption unmittelbar nach dem Absetzen erfolgte (182). Auch der Verlauf der Geburt und die Häufigkeit von Komplikationen wie Wehenschwäche, kindliche Asphyxie, Geburtsstillstand usw., waren nicht durch eine frühere Einnahme von Ovulationshemmern beeinflußt. Schwangerschaftsanämien und EPH-Gestosen scheinen nach Anwendung oraler Kontrazeptiva vor der Konzeption sogar seltener zu sein (182).

Darüber hinaus haben großangelegte Untersuchungen an Tausenden von Kindern eindeutig ergeben, *daß die Einnahme hormonaler Kontrazeptiva vor Beginn einer Schwangerschaft die Häufigkeit von Mißbildungen nicht erhöht* (684, 687, 839). Auch fand man dabei keinen Hinweis auf eine Häufung bestimmter Mißbildungsarten wie z. B. des Mongolismus oder der Zahl der Fehlgeburten. Ähnliches gilt für andere Chromosomenanomalien (90, 321, 683, 687), für die Frühgeborenenquote und die perinatale Kindersterblichkeit (182, 683).

Hormonale Kontrazeptiva, die vor der Konzeption abgesetzt wurden, wirken sich später weder auf Größe und Gewicht der Neugeborenen, noch auf die Geschlechtsverteilung aus, wobei auch der Zeitraum nach dem Absetzen, die Zusammensetzung des Präparats und die Einnahmedauer ohne Bedeutung sind (682, 683). Ebenso wenig beeinflussen sie die Intelligenz künftiger Kinder, auch wenn dies nach Geschlecht oder Alter getrennt beurteilt wird (236).

Wenn die Mehrlingsrate insgesamt auch unverändert ist (682), so scheint im Falle einer Konzeption während der ersten beiden Monate nach Absetzen die Wahrscheinlichkeit von Zwillingen erhöht zu sein (92). Ob hierbei ein möglicher „Rebound-Effekt", d. h., eine gesteigerte Gonadotropinsekretion nach dem plötzlichen Wegfall der Suppression von Hypothalamus und Hypophyse eine Rolle spielt, kann nicht beantwortet werden. Die bisherigen Beobachtungen sprechen auch dafür, daß bei einer Konzeption während der Einnahme hormonaler Kontrazeptiva der Anteil der Zwillinge deutlich erhöht ist (296, 344, 839). Erfolgte die Konzeption im dritten Monat nach Absetzen oder später, so gibt es hinsichtlich der Zwillingsraten keinen Unterschied mehr.

Auch nach Anwendung von Depotgestagenen (Medroxyprogesteronazetat) konnte bei den folgenden Schwangerschaften keine erhöhte Mißbildungsrate festgestellt werden (291). Da aber im Falle dieses Depotpräparats das synthetische Steroid noch lange Zeit nach der letzten Injektion aus dem Depot freigesetzt wird und daher ein männlicher Fet möglicherweise gefährdet werden könnte, sollte bei dieser Methode ein größerer Zeitabstand zwischen Absetzen und geplanter Konzeption angestrebt werden.

Auswirkungen bei Konzeption während der Einnahme

Im Gegensatz zu Schwangerschaften, die nach dem Absetzen von Ovulationshemmern konzipiert wurden, *kann eine erhöhte Mißbildungsrate bei Kindern, deren Mütter während der Frühschwangerschaft synthetische Sexualsteroide eingenommen hatten, nicht ganz ausgeschlossen werden.* Wenn bisher auch keine wirklichen Beweise für einen solchen Zusammenhang erbracht werden konnten (611), sollten grundsätzlich bei Verdacht auf eine Schwangerschaft keine hormonalen Kontrazeptiva eingenommen werden. Dies gilt sinngemäß auch für die Behandlung der Amenorrhö mit oralen, kurz wirksamen Östrogen-Gestagen-Präparaten, deren Anwendung als „hormonaler Schwangerschaftstest" seit 1974 als kontraindiziert gilt. Es wird sich wohl nie ganz vermeiden lassen, daß im Falle des Versagens eines hormonalen Kontrazeptivums die Einnahme während eines mehr oder weniger langen Zeitraums in der Frühschwangerschaft fortgesetzt wird, bevor die Diagnose gestellt wird. So hatten in den USA in den letzten 5 Monaten vor der Konzeption 30% der Frauen, und nach der letzten Menstruation immerhin noch 2,4% der Schwangeren orale Kontrazeptiva eingenommen (746).

Weil ein Kausalzusammenhang zwischen Mißbildungen und der Einnahme von hormonalen Kontrazeptiva in der Frühschwangerschaft nicht erwiesen ist (288), läßt sich in solchen Fällen ein Schwangerschaftsabbruch keinesfalls juristisch rechtfertigen.

Störungen der Sexualdifferenzierung, wie sie in den fünfziger Jahren durch Anwendung der ersten synthetischen Gestagene an schwangeren Frauen hervorgerufen wurden, *sind nicht mehr zu erwarten,* da die heute verwendeten Präparate in der gebräuchlichen niederen Dosierung praktisch keine androgenen Nebenwirkungen mehr haben. Eine Ausnahme stellt hierbei das Cyproteronazetat dar, das aufgrund seiner starken antiandrogenen Partialwirkung bei männlichen Feten eine Feminisierung hervorrufen könnte.

Auf Grund einiger – allerdings sehr umstrittener – Untersuchungen wurde der Verdacht geäußert, daß ein Zusammenhang zwischen kongenitalen Mißbildungen und der Einnahme von synthetischen Sexualsteroiden während der Frühschwangerschaft bestehen könnte. Dabei handelte es sich vorwiegend um Phokomelien, angeborene Herzfehler sowie multiple Mißbildungen von Wirbeln, Anus, Herz, Luftröhre, Ösophagus, Nieren und Gliedmaßen (306, 344, 345, 588, 589, 590). Es wurde auch berichtet, daß bei „Versagen der Pille" Mongolismus und Chromosomenanomalien häufiger auftraten (297).

Andererseits konnte man gerade bei Hypospadien, einer Mißbildung, für die man häufig eine Behandlung mit hohen Gestagendosen während der Schwangerschaft verantwortlich machte, keine Zunahme feststellen, wenn während der Frühschwangerschaft orale Kontrazeptiva eingenommen worden waren.

Von gewissem Interesse ist der Befund, daß in den meisten Fällen Knaben betroffen waren, wenn nach Einnahme hormonaler Kontrazeptiva in der Frühschwangerschaft bei den Neugeborenen Mißbildungen festgestellt wurden (344, 688). Dennoch kann man aus einer geschlechtsspezifischen Häufung bestimmter Mißbildungen nicht den Schluß ableiten, daß dafür Sexualhormone, z. B. synthetische Gestagene, verantwortlich seien. Beispielsweise werden Spina bifida und Anenzephalie häufiger bei weiblichen Feten beobachtet, auch wenn die Mütter zuvor nicht mit Sexualsteroiden behandelt worden waren (343).

Hinsichtlich der Häufigkeit von Mißbildungen fand man in mehreren großen prospektiven Untersuchungen keinen signifikanten Zusammenhang mit der Einnahme von hor-

monalen Kontrazeptiva während der Frühschwangerschaft (10, 684, 687, 839). Dieser offenkundige Widerspruch zu verschiedenen Berichten über einen angeblichen Zusammenhang zwischen der Einnahme von Steroidhormonen in der Schwangerschaft und bestimmten Mißbildungen geht wohl darauf zurück, daß die solchen Berichten zugrundeliegenden Untersuchungen unter erheblichen methodischen Mängeln litten. Dazu zählen meist die Art der Dokumentation (z. B. retrospektive Befragungen), die Auswahl der Kontrollgruppen und die viel zu kleinen Fallzahlen.
Selbst wenn einmal bei einer solchen Untersuchung eine signifikante Korrelation gefunden werden würde, könnte man daraus keine Kausalität ableiten (587), da einerseits eine teratogene Wirkung der Gestagene oder Kombinationspräparate nicht bewiesen ist und auf der anderen Seite der mögliche Einfluß anderer Faktoren berücksichtigt werden muß. Gerade in diesem Zusammenhang könnte die Wirkung von Medikamenten oder Genußmitteln eine entscheidende Rolle spielen.
Nur selten wird auf den generell zu hohen Arzneimittelverbrauch während der Schwangerschaft hingewiesen; immerhin nehmen 3 von 4 schwangeren Frauen im ersten Trimenon Medikamente ein, wobei es sich bei einem Drittel der Fälle um 4 oder mehr verschiedene Arzneimittel handelt. Teratogene Wirkungen können dabei u. a. von Hydantoin, Disulfiram, Thyroxin, Amphetaminen, Aspirin, anästhetischen Gasen, Röntgenstrahlen, schweren Infektionen und nicht zuletzt von Alkohol und Nikotin ausgehen.
Vor allem das **Zigarettenrauchen** während der Schwangerschaft stellt ein erhebliches Risiko dar und führt zu vermehrten Komplikationen, einer Reduktion des Geburtsgewichts, zu Frühgeburten, Aborten und erhöhter perinataler Mortalität. Vermutlich stellt Rauchen ein erheblich größeres Risiko für die Entwicklung von Mißbildungen dar als die Einnahme hormonaler Kontrazeptiva, denn es gibt eindeutige Hinweise, daß die Einnahme von Ovulationshemmern und gleichzeitig starker Zigarettenkonsum synergistisch das Entstehen von Mißbildungen in erheblichem Maße fördern könnten (93). Angesichts der Tatsache, daß überdurchschnittlich viele Frauen, die hormonale Kontrazeptiva anwenden, rauchen, Alkohol trinken und Aspirin einnehmen (746), sollten Berichte über einen Kausalzusammenhang zwischen dem Auftreten von Mißbildungen und der Einnahme von Sexualsteroiden in der Frühschwangerschaft skeptischer beurteilt werden, als dies vielfach geschehen ist.
Da auf der anderen Seite die Möglichkeit solcher schädlicher Wirkungen aber auch nicht ausgeschlossen werden kann, sollte die Behandlung Schwangerer mit synthetischen Sexualhormonen nur bei echter Indikation erfolgen; selbstverständlich sollte vor jeder Verordnung hormonaler Kontrazeptiva ausgeschlossen werden, daß eine Schwangerschaft vorliegt.

Mißbildungen nach der Behandlung mit Diäthylstilböstrol

Das einzige synthetische Sexualhormon, bei dessen Anwendung während der Schwangerschaft es möglicherweise zu einer Schädigung des Feten kommt, scheint Diäthylstilböstrol zu sein. Dieses Östrogen, bei dem es sich nicht um ein Steroid, sondern um ein Stilbenderivat handelt, war in der Vergangenheit in den USA zur Abortprophylaxe eingesetzt worden. Nach einer Latenzzeit von 7 bis 28 Jahren traten bei einer Anzahl von Mädchen, deren Mütter in der Schwangerschaft dieses Hormon eingenommen hatten, *Adenokarzinome von Vagina und Zervix* auf. Zwar erscheint bei geschätzten 2 Millionen behandelter Frauen die Zahl von 300 Fällen als relativ gering, doch deutet auch das

Auftreten von benignen Veränderungen an Vagina und Zervix bei einem Drittel der Mädchen während der Pubertät auf einen schädlichen Einfluß im Verlauf der Sexualdifferenzierung des Feten. In entsprechender Weise fand man auch bei Knaben häufiger Nebenhodenzysten, Penishypoplasien und Fertilitätsstörungen, wenn die Mütter mit Diäthylstilböstrol behandelt worden waren (287).

Es ist nicht bekannt, ob diese Wirkungen auf den Feten mit der chemischen Struktur des Stilbens bzw. seiner Metaboliten oder mit dem Östrogeneffekt zusammenhängen. Möglicherweise ist die Ursache darin zu suchen, daß der Fet nicht die nötige Enzymausstattung zur Metabolisierung einer solchen Substanz aufweist.

Diäthylstilböstrol, das in der Bundesrepublik nie zur Abortprophylaxe verwendet wurde, ist seit längerer Zeit aus dem Handel gezogen und sollte auch hinsichtlich eines möglichen Einsatzes als „Postkoitalpille" wegen des damit verbundenen Risikos als kontraindiziert gelten.

Unerwünschte Nebenwirkungen und Komplikationen der hormonalen Kontrazeption

Den vielfältigen Vorteilen der hormonalen Kontrazeption steht eine kaum noch zu überblickende Zahl von Berichten über die verschiedensten Nebenwirkungen gegenüber, die die „Pille" bei vielen Frauen verursacht haben soll. Da es sich zum Teil um recht ernsthafte Komplikationen handelt, sollte man bei der Abwägung des Nutzens und Risikos hormonaler Kontrazeptiva der Beantwortung der Frage nicht ausweichen, ob der Wunsch von Millionen Frauen nach einer bequemen und sicheren Methode der Fertilitätskontrolle es rechtfertigt, *mögliche gefährliche Nebenwirkungen in Kauf zu nehmen.* Bevor eine Beurteilung dieses Problems versucht werden kann, muß erst geklärt werden, in welchem Ausmaß die Berichte über unerwünschte oder gefährliche Nebenwirkungen den Tatsachen entsprechen; denn viele dieser Veröffentlichungen besitzen wegen mangelhafter statistischer Absicherung nur eine begrenzte oder gar keine Aussagekraft.

Grundsätzlich ist eine Definition des Begriffs **„Nebenwirkung"** problematisch, da man damit stets nur einen bestimmten Aspekt des Wirkungsspektrums einer Substanz beschreibt. So kommt den Östrogenen und Gestagenen nicht nur eine Schlüsselstellung bei der Steuerung der Fortpflanzungsvorgänge zu, sondern sie haben auch einen wesentlichen Anteil am Ablauf vieler anderer physiologischer Vorgänge im Organismus. Deutlich wird dies z. B. beim Ausfall der endogenen Östrogenproduktion nach der Menopause, der eine Atrophie des Koriums und einen Verlust an Knochensubstanz zur Folge haben kann.

In diesem Sinne wären Nebenwirkungen gewissermaßen nur ein Dosisproblem, denn wo Wirkungen auftreten, muß eine physiologische Funktion angenommen werden.

In der Praxis konnte immer wieder festgestellt werden, daß viele unangenehme oder gefährliche Nebenwirkungen auf eine zu hohe Dosis oder Konzentration der Sexualsteroide zurückzuführen sind.

Ferner ist das Ausmaß von Nebenwirkungen wegen der synergistischen und antagonistischen Wechselwirkung auch vom jeweiligen Verhältnis zwischen Östrogenen und Gestagenen im Präparat abhängig.

Grundsätzlich sollten alle hormonalen Kontrazeptiva in einer möglichst niedrigen Dosierung angewandt werden, da jedes Steroid unabhängig von seiner biologischen Wirkung eine Belastung des Lebermetabolismus darstellt und mit anderen exogenen bzw. mit endogenen Substanzen um die verschiedenen aktiven Enzyme konkurriert. Darüber hinaus können auf Grund der Wechselwirkungen der Steroide mit intrazellulären Membranen auch in Nicht-Zielzellen die Permeabilität der Mitochondrien und die Aktivität lysosomaler Enzyme verändert werden. Aus diesem Grunde wäre auch der Gesamtsteroidgehalt eines Präparates unabhängig von der hormonalen „Potenz" von Bedeutung (111).

Es besteht kein Zweifel, daß die in den letzten Jahren erkennbare Bevorzugung von Präparaten mit einer Östrogendosis von weniger als 50 µg zu einer weitgehenden Reduzierung der meisten negativen Wirkungen der oralen Kontrazeptiva (z. B. der thromboembolischen Erkrankungen) geführt hat.

Inzwischen haben große prospektive Untersuchungen gezeigt, daß einerseits das Risiko ernsthafter Nebenwirkungen weder bagatellisiert noch überbewertet werden sollte, andererseits die unbestreitbaren Vorteile der hormonalen Kontrazeption bei verschiedenen Störungen (Regeltempoanomalien, Eisenmangelanämie, benigne Brusterkrankungen) bei der Ermittlung des Nutzen-Schaden-Verhältnisses beachtet werden müssen.

Im Grunde kann die Bedeutung der Nebenwirkungen hormonaler Kontrazeptiva nur dann richtig eingeschätzt werden, wenn man sie mit Komplikationen anderer empfängnisverhütender Methoden vergleicht.

So muß man bei der Verwendung z. B. von Intrauterinpessaren damit rechnen, daß die Wahrscheinlichkeit eines Krankenhausaufenthaltes als Folge von Komplikationen fünfmal so hoch ist wie bei oralen Kontrazeptiva. Die größten Risiken gehen dabei von Perforationen (bis zu 1%) und von Infektionen (bis zu 2,7%) aus. Besonders bedenklich sind dabei Perforationen durch kupferhaltige Intrauterinpessare, die sofort operativ entfernt werden sollten, weil Kupfer als Enzymgift lokale Reaktionen wie Ileus, Verwachsungen oder Infektionen hervorrufen kann.

Daneben besteht vor allem bei Nulligravidae die Gefahr einer klinisch oft nicht erkennbaren Salpingitis, die später zur Sterilität führen kann.

Mit diesen wenigen Hinweisen sei nur angedeutet, daß jede kontrazeptive Methode neben Vorteilen auch ihre Nachteile hat. Es wäre aber verhängisvoll, wenn die Sorge vor möglichen Nebenwirkungen dazu führen würde, auf die gegebenen Möglichkeiten der Kontrazeption zu verzichten und der Abtreibung das Feld zu überlassen.

Aussagekraft verschiedener Untersuchungskonzepte

Da es bei der Anwendung hormonaler Kontrazeptiva ohne Zweifel zu schwerwiegenden Gesundheitsschäden kommen kann, ist es die Aufgabe der medizinischen Forschung, allen diesbezüglichen Verdachtsmomenten sorgsam nachzugehen. *Es dürfte in der Tat kaum ein Medikament geben, das im Hinblick auf mögliche Nebenwirkungen ebenso gut untersucht worden ist wie die hormonalen Kontrazeptiva.* Man wird selten eine einschlägige Fachzeitschrift finden, die nicht einen oder mehrere Artikel zu dieser Problematik enthält. Wenn auch den Medien eine wichtige Rolle zukommt, diese Probleme in das öffentliche Bewußtsein zu bringen, so wurden doch in der Vergangenheit häufig Berichte, deren Aussage einer späteren Überprüfung nicht standhielten, auf der Suche nach Schlagzeilen überzeichnet oder aus politischen oder soziologischen Beweggründen einseitig dargestellt. Auf der anderen Seite muß anerkannt werden, daß es ohne den Druck der öffentlichen Meinung kaum zu großangelegten prospektiven Untersuchungen gekommen wäre, die ja dann den Nutzen und die Vorteile der hormonalen Kontrazeptiva in weitaus höherem Maße bestätigten als dies zu erwarten gewesen wäre.

Grundsätzlich sollten alle Aussagen über vermutete Zusammenhänge zwischen der Anwendung hormonaler Kontrazeptiva und dem Auftreten bestimmter Erkrankungen aus dem Blickwinkel erfolgen, daß die Wahrscheinlichkeit einer zufälligen Koinzidenz mit der Häufigkeit der Anwendung steigt. So konnte mit Hilfe kontrollierter prospektiver Untersuchungen in vielen Fällen nachgewiesen werden, daß die Häufigkeit bestimmter Erkrankungen bei Einnahme von Ovulationshemmern sich nicht von der der Gesamtbevölkerung unterschied. *Andererseits bedeutet selbst eine hoch signifikante Korrelation zwischen zwei Parametern noch keinen Kausalzusammenhang, auch wenn es plausibel*

208 Nebenwirkungen und Komplikationen

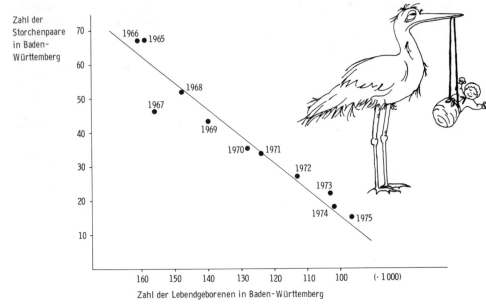

Abb. 46 Korrelation zwischen dem Rückgang der Storchenpopulation und der Abnahme der Geburtenzahl in Baden-Württemberg.

erscheint. Dies sei anhand des altbekannten Scherzes demonstriert, daß nämlich seit dem Rückgang der Störche die Zahl der Geburten abnimmt.

Wie in Abb. 46 dargestellt ist, nahm die Zahl der Storchenpaare in Baden-Württemberg von 67 im Jahre 1965 auf 15 im Jahre 1975 ab (43). Gleichzeitig ging die Geburtenzahl in diesem Bundesland von 159 000 auf 97 000 zurück. Zwischen beiden Parametern wurde eine Korrelation ermittelt, die hochsignifikant ($p < 0,001$) ist. Trotzdem wäre es voreilig, daraus zu schließen, daß für den Geburtenrückgang die Abnahme der Storchenpopulation kausal verantwortlich ist.

Orale Kontrazeptiva gehören heute nicht nur zu den am häufigsten verwendeten, sondern auch zu den am sorgfältigsten überwachten Medikamenten. Trotzdem bleibt es – insbesondere bei seltenen Erkrankungen – schwierig, schlüssige Beweise für einen Kausalzusammenhang mit der Anwendung eines oralen Kontrazeptivums zu liefern. Dies ist nur durch langwierige und außerordentlich aufwendige Untersuchungen an großen Kollektiven möglich. Andererseits erfordern plötzlich auftretende Verdachtsmomente eine schnelle Abklärung, wobei die Ergebnisse solcher Studien nur Trends oder Verhältniszahlen darstellen können und keine wirkliche Beweiskraft haben. In diesem Sinne haben alle Untersuchungsmethoden, von der Kasuistik bis zur epidemiologischen Studie, ihre Existenzberechtigung, wobei ihre Aussagekraft und ihr Stellenwert sehr unterschiedlich zu bewerten sind.

Man unterscheidet dabei zwischen *retrospektiven* und *prospektiven epidemiologischen Studien* (Epidemiologie = Lehre von der Verteilung und den Faktoren bestimmter Erkrankungen), wobei die letzteren die höchste Aussagekraft haben.

Prospektive Studien (Kohortenstudien)

Bei diesen Studien werden aus einem großen Kollektiv zwei Gruppen – nach Möglichkeit randomisiert – ausgewählt. Während die eine Gruppe über einen zuvor festgelegten Zeitraum täglich orale Kontrazeptiva einnimmt, dient die andere, unbehandelte Gruppe als Kontrolle. Innerhalb des Untersuchungszeitraums werden beide Gruppen in gleicher Weise überwacht und untersucht.

Prospektive Studien erfordern eine ausgedehnte Vorbereitung, eine langdauernde Überwachung der Teilnehmer und – vor allem bei seltenen Krankheiten – eine große Teilnehmerzahl. Sie sind zwar aufwendig und teuer, bergen aber die wenigsten Fehlerquellen in sich und sind zur Erfassung vieler Krankheitsbilder geeignet. Sie ermöglichen nicht nur einen Vergleich zwischen behandelten und unbehandelten Personen, sondern liefern auch Daten über die Häufigkeit von Erkrankungen.

Im speziellen Fall der Untersuchung hormonaler Kontrazeptiva ist es allerdings kaum möglich, eine echte Randomisierung vorzunehmen, da der Entschluß für oder gegen eine kontrazeptive Maßnahme individuellen Einflüssen unterliegt. Auch kann das Ausscheiden einzelner Teilnehmer das Ergebnis der Untersuchung beeinflussen. Als Vorteil kann geltend gemacht werden, daß mit dieser Methode auch zuvor nicht vermutete Zusammenhänge erkannt werden können.

Die wichtigsten prospektiven Studien, die zwischen 1968 und 1970 begonnen wurden, sind folgende:

1. Royal College of General Practitioners Oral Contraception Study in Großbritannien (1400 Ärzte, ca. 23 000 Frauen mit und ca. 23 000 Frauen ohne orale Kontrazeption);
2. Oxford/Family Planning Association Study in Großbritannien (17 Kliniken, 9500 Frauen mit oraler Kontrazeption, 3200 Frauen mit Intrauterinpessar, 4300 Frauen mit Diaphragma).
3. Kaiser-Permanente Contraceptive Drug Study (Walnut Creek) in den USA (Klinik, 16 600 Frauen insgesamt);
4. Boston Area Survey in den USA (1970: 20 000 Frauen mit und 46 000 ohne orale Kontrazeption; 1970–1972 12 000 Frauen mit und 12 000 Frauen ohne orale Kontrazeption).

Es hat sich gezeigt, daß bei leichten Störungen wie Übelkeit, Stimmungsänderung, Kopfschmerzen, die nicht meßbar oder nachweisbar sind, sondern nur durch Befragung erfaßt werden, die Möglichkeit einer Voreingenommenheit des Arztes und der Patientin groß ist. Auch wird man durch häufigere Befragungen sowie durch die Verwendung eines ausführlichen Fragebogens mehr Nebenwirkungen registrieren als durch die Frage, ob denn Beschwerden aufgetreten seien. Diese Fehlerquellen können durch Anwendung von Doppelblindstudien mit Plazebokontrollen und Überkreuzuntersuchungen, die stets eine weit geringere Häufigkeit von leichten Nebenwirkungen erbringen als offene Versuchsreihen, ausgeschaltet werden.

Retrospektive Studien

Diese Art der Untersuchung stellt die weniger aussagekräftige Alternative zu den schwierigen und aufwendigen prospektiven Studien dar. Während man bei letzteren die Häufigkeit von pathologischen Zuständen bei zwei großen Kollektiven, von denen das eine als Kontrolle dient, über einen festgelegten Zeitraum ermittelt, geht man bei einer retrospektiven Studie von einer meist relativ kleinen Gruppe aus, bei der bestimmte

Störungen aufgetreten sind und vergleicht dabei den Prozentsatz der Frauen, die Ovulationshemmer eingenommen hatten, mit einer nachträglich festgelegten Vergleichsgruppe.

Retrospektive Studien erfordern eine genaue Registrierung der Symptome und einigermaßen gleichmäßig verteilte Variable. Sie sollten sich mit randomisierten Kollektiven befassen, bei denen keine Unterschiede in der Motivation oder Zugänglichkeit zur Behandlung gegeben sein sollten. Sie können auf keinen Fall eine Ursache-Wirkungs-Beziehung herstellen, sondern höchstens einen möglichen Zusammenhang aufzeigen.

Kasuistiken beschreiben die Erkrankung einzelner Patienten und die Einflüsse, denen der Patient ausgesetzt war. Obwohl mögliche Zusammenhänge nur diskutiert werden können und sie deshalb wenig aussagekräftig sind, haben sie ihre Bedeutung als Quelle erster Verdachtsmomente und können zum Ausgangspunkt kontrollierter Studien werden.

Bei **Fall-Kontroll-Studien** vergleicht man eine Gruppe von Frauen, die an einer bestimmten Erkrankung leiden, mit einer ähnlich zusammengesetzten Gruppe, die die entsprechenden Symptome nicht aufweist. Dabei wird der Prozentsatz der Frauen unter oraler Kontrazeption in den beiden Gruppen ermittelt und der Unterschied berechnet. Diese Studien, die auch als Schätzungen des relativen Risikos bezeichnet werden, stellen nur einen Vergleich an, ohne eine Information über die Gesamthäufigkeit der Erkrankung zu vermitteln. Es ist auch nicht möglich, unerwartete Zusammenhänge zu erkennen.

Andererseits erbringen Fall-Kontroll-Studien schnelle Ergebnisse und sind vor allem für die Erfassung seltener Krankheiten geeignet, deren Auftreten man nicht (wie bei prospektiven Studien) abwarten muß, bis sich die erwarteten Zusammenhänge nachweisen lassen. Die Gefahr falscher Schlüsse ist allerdings groß, wenn die Zusammensetzung der miteinander verglichenen Gruppen (Alter, ethnische oder regionale Herkunft, sozioökonomischer Status, Bildung, gesundheitlicher Allgemeinzustand, Risikofaktoren usw.) unterschiedlich ist. Auch spielen Umfang und Vollständigkeit der Aufzeichnungen, die ja nachträglich überprüft und zusammengestellt werden, eine große Rolle.

Trendanalysen, Risiko- oder **Mortalitätsstatistiken** untersuchen die Häufigkeit oder die Mortalitätsrate bestimmter Krankheiten in einem großen Kollektiv. Dabei werden Änderungen in den Sterberaten aufgrund einzelner Krankheiten in einem bestimmten Zeitraum mit einer möglichen Änderung des Gebrauchs von oralen Kontrazeptiva während des gleichen Zeitabschnitts und in der gleichen Bevölkerungsgruppe verglichen. Wenn dabei parallele Änderungsmuster festgestellt werden können, würde dies auf einen möglichen Zusammenhang hinweisen. Es kann bei dieser Methode jedoch nicht ausgeschlossen werden, daß die Veränderungen aufgrund anderer, *nicht erfaßter Einflüsse* stattgefunden haben. Weiterhin muß darauf geachtet werden, daß der Anteil der behandelten Frauen genügend groß ist, da kleine Veränderungen der Krankheitshäufigkeit unter der Einnahme oraler Kontrazeptiva nicht erfaßt werden. Ebenso gehen starke Änderungen bei besonderen Untergruppen, deren spezifische Kriterien (z. B. Risikofaktoren) nicht eigens erfaßt werden, in dem großen Kollektiv unter.

Eine wichtige Erkenntnis der neuesten Studien über orale Kontrazeptiva und Kreislauferkrankungen ist die Tatsache, daß *Frauen mit unterschiedlichen Dispositionen* (Alter, Risikofaktoren wie Rauchen, Adipositas usw.) verschiedenen Risiken ausgesetzt sind. So potenziert Rauchen bei Frauen über 35 Jahren das Risiko einer Kreislauferkrankung unter dem Einfluß von Ovulationshemmern erheblich.

Aussagekraft verschiedener Untersuchungskonzepte

Die Schwächen solcher statistischen Untersuchungen werden allerdings deutlich, wenn man beispielsweise bedenkt, daß in den USA in den frühen siebziger Jahren die Mortalität bei Kreislauferkrankungen allgemein abnahm, obwohl gleichzeitig der Gesamtverbrauch an oralen Kontrazeptiva um ein Drittel anstieg. Im Gegensatz dazu hatte eine große prospektive Studie bei Einnahme von Ovulationshemmern eine Verdopplung der Mortalitätsrate im Vergleich zu unbehandelten Frauen ermittelt. Die Ursache dieser Diskrepanz dürfte in anderen, nicht beachteten Faktoren wie Ernährung, medizinische Überwachung oder körperliche Bewegung zu suchen sein, deren Auswirkungen die wirklichen Trends überdecken.

Ein weiterer kritischer Punkt liegt bei Risikostatistiken darin, daß neben der Häufigkeit auch die Dauer der Erkrankung sowie der Behandlungserfolg die berechneten Zahlen beeinflussen. Offensichtlich kann bei einer besseren Behandlung die Mortalität von der Häufigkeit der Erkrankung abweichen. Darüber hinaus spielen die diagnostischen Definitionen eine Rolle, da sie sich im Laufe der Zeit oder regional ändern können.

Eine sinnvolle Beurteilung vieler retrospektiver Studien wird oft dadurch erschwert, daß die Schwankungsbreiten der verschiedenen Variablen (ethnische, kulturelle oder sozioökonomische Zusammensetzung) zu groß sind. So kann in Afrika der Steroidmetabolismus ganz andere Dimensionen annehmen als etwa in einem asiatischen Land. Selbst bei verwandten Völkern, die sich hauptsächlich in ihrer geographischen Verteilung unterscheiden, können unerwartete Fehlerquellen auftreten; wenn bei skandinavischen Frauen während der Schwangerschaft häufiger eine idiopathische Gelbsucht auftritt, dann würde eine erhöhte Rate dieser Erkrankung unter der Behandlung mit Ovulationshemmern nicht überraschen.

Vor allem muß die *Einschätzung des relativen Risikos in der richtigen Relation und Proportion gesehen werden.* Wenn z. B. eine Krankheit nur eine unter 1 Million Frauen betrifft, so bedeutet eine vergleichsweise Erhöhung des Risikos (durch die Einnahme von Sexualhormonen) auf das Zehnfache eigentlich, daß von einer Million Frauen nur 10 betroffen sind. Unter diesen Umständen wäre ein Absetzen des Präparates nicht zu verantworten. Andererseits bedeutet bei der Häufigkeit von 100 pro 1 Million eine Verdopplung des absoluten Risikos durch die Medikation bereits eine Zunahme um 100 Fälle – eine Zahl, die nicht mehr zu vernachlässigen ist, obwohl das relative Risiko weitaus geringer ist als im ersten Falle.

Die emotionalen Belastungen, denen jede Diskussion über die Nebenwirkungen der Ovulationshemmer ausgesetzt ist, sind die Folge des unausweichlichen Risikos jeder Prophylaxe. Schließlich nehmen Millionen „gesunder" Frauen regelmäßig hochwirksame Hormone ein, doch müssen die davon ausgehenden Gefahren im Zusammenhang mit den physischen, psychischen und sozialen Risiken einer unerwünschten Schwangerschaft oder einer Abtreibung gesehen werden. Eine rational begründete Entscheidung über die Wahl einer kontrazeptiven Methode kann nur unter Berücksichtigung des Verhältnisses von Nutzen und Risiko erfolgen (Tab. 24).

Auf einen Vergleich mit den Risiken alltäglicher Gegebenheiten wie Sport oder Straßenverkehr soll an dieser Stelle gar nicht eingegangen werden.

Abschließend soll jedoch daran erinnert werden, daß alle Aussagen über Ursache-Wirkungs-Beziehungen, die aufgrund von retrospektiven und auch prospektiven Studien gemacht werden, keinesfalls auf der Basis eines naturwissenschaftlichen Beweises erfolgen, sondern lediglich der Beurteilung verschiedener Fakten durch den jeweiligen Autor entspringen.

212 Nebenwirkungen und Komplikationen

Tabelle 24 Mortalität bei Schwangerschaft oder Kontrazeption (jährliche Rate pro 100 000 Frauen zwischen 15 und 44 Jahren [636])

Kontrazeptions-methode	Fehlerzahl pro 100 Frauenjahre	Zahl der Schwangerschaften	Todesfälle bei Schwangerschaften	Todesfälle durch die Methode	Todesfälle insgesamt
INDUSTRIELÄNDER					
keine Kontrazeption	0,0	60 000	15	0	15
orale Kontrazeption	1,0	1 000	1	3	4
Intrauterinpessar	3,0	3 000	1	1	2
Kondom und Diaphragma	20,0	15 000	4	0	4
ENTWICKLUNGSLÄNDER					
keine Kontrazeption	0,0	60 000	300	0	300
orale Kontrazeption	2,0	2 000	10	3	13
Intrauterinpessar	3,0	3 000	15	1	16
Kondom und Diaphragma	20,0	15 000	75	0	75

Nebenwirkungen, allgemeines

Die Besprechung der in den folgenden Abschnitten aufgeführten unerwünschten oder gefährlichen Nebenwirkungen gründet sich im wesentlichen auf die Ergebnisse einiger großer, prospektiver Untersuchungen in Großbritannien und den USA (s. S. 209).

Es zeigte sich, daß die Zahl der vermuteten Nebenwirkungen wesentlich geringer war, als man zuvor erwartet hatte (Abb. 47), und daß viele subjektive Beschwerden nicht häufiger registriert wurden als bei den unbehandelten Kontrollgruppen.

Einen ätiologischen Zusammenhang mit der Einnahme oraler Kontrazeptiva darf man heute mit einiger Wahrscheinlichkeit bei Harnwegsinfektionen, ekzematösen Erkrankungen, Hypertension, Pruritus, Erythema nodosum, tiefen Beinvenenthrombosen, Chloasma, Gallenblasenerkrankungen, zerebralen Insulten und oberflächlichen Beinvenenthrombosen vermuten.

Auch wenn die unangenehmen und gefährlichen Nebenwirkungen der oralen Kontrazeptiva verständlicherweise und zum Teil auch mit Recht ein erhebliches öffentliches Interesse erregen, so sollte nicht übersehen werden, daß bei vielen Frauen hormonale Kontrazeptiva auch günstige Auswirkungen haben können, die im Einzelfall mögliche Nachteile aufwiegen können (Abb. 48).

Zu den nützlichen Nebenwirkungen zählen nicht nur subjektive Empfindungen wie gesteigertes Wohlbefinden, sondern vor allem auch die Linderung von Menstruationsbeschwerden und die Verringerung des Blutverlustes während der Menses, die sich – gerade bei den zur Anämie neigenden Frauen – als günstig erweisen kann.

Inzwischen hat man auch nachweisen können, daß die Sexualsteroide nicht nur die Entstehung von Karzinomen der Brust oder der Ovarien nicht fördern, sondern – ganz im Gegenteil – sogar eine gewisse Schutzwirkung gegenüber dem Entstehen benigner Brusterkrankungen haben können.

Nebenwirkungen, allgemeines 213

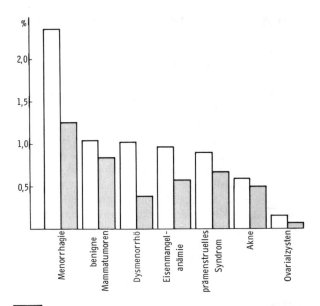

Abb. 47 Die Häufigkeit günstiger Nebenwirkungen bei der Einnahme von Ovulationshemmern (636).

□ Kontrollen
▨ unter oralen Kontrazeptiva

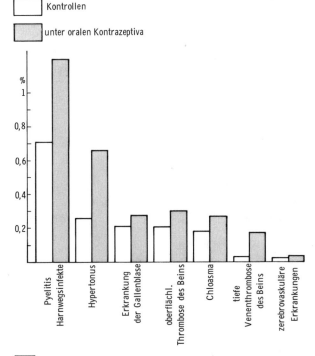

Abb. 48 Die Häufigkeit unerwünschter Nebenwirkungen bei der Einnahme von Ovulationshemmern (636).

□ Kontrollen
▨ unter oralen Kontrazeptiva

Mortalität bei Anwendung von Ovulationshemmern

Die schon lange gehegte Vermutung, daß das Mortalitätsrisiko durch die Einnahme hormonaler Kontrazeptiva erhöht wird, konnte inzwischen bestätigt werden. In der Untersuchung des Royal College of General Practitioners (RCGP) wurde beispielsweise festgestellt, daß die Zahl der Todesfälle in der Gruppe mit oralen Kontrazeptiva um 40% höher lag als in der Kontrollgruppe (690).

Bei der Aufschlüsselung nach Todesursachen stellte sich heraus, daß hierfür vor allem *Kreislauferkrankungen* wie subarachnoidale Blutungen und Myokardinfarkte verantwortlich waren. Die Häufigkeit der Todesfälle als eine Folge von Kreislauferkrankungen erhöhte sich nämlich durch die Einnahme von oralen Kontrazeptiva auf das Fünffache. Dieser Unterschied war im Gegensatz zu den anderen Todesursachen signifikant. Darüber hinaus stellte man fest, daß **zusätzliche Risikofaktoren** eine entscheidende Rolle spielen, denn Kreislauferkrankungen als Todesursache wurden vor allem bei Frauen über 35 Jahren beobachtet (Abb. 49), und hier wiederum bei denen, die Ovulationshemmer über einen Zeitraum von mehr als 5 Jahren eingenommen hatten (Abb. 50). Die kreislaufschädigende Wirkung der oralen Kontrazeptiva wird ferner durch das Rauchen von Zigaretten verstärkt; allerdings erhöht sich das Risiko, wegen der Einnahme von Ovulationshemmern an einer Kreislauferkrankung zu sterben, bei Raucherinnen in dem gleichen Maße wie bei Nichtraucherinnen (Abb. 51).

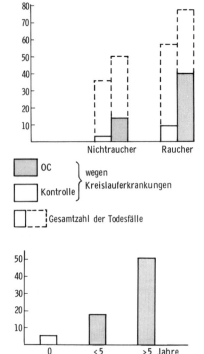

Abb. 49 Die altersabhängige Zunahme von Todesfällen auf Grund von Kreislauferkrankungen bei Einnahme von Ovulationshemmern (690).

Abb. 50 Zusammenhang zwischen der Dauer der Einnahme von Ovulationshemmern und der Mortalitätsrate pro 100000 Frauenjahre (690).

Mortalität bei Anwendung von Ovulationshemmern 215

Im Durchschnitt starb von 5000 Frauen, die Ovulationshemmer einnahmen, eine Patientin zusätzlich an einer Kreislauferkrankung. Dabei belief sich das zusätzliche Risiko bei Frauen unter 35 Jahren auf nur 1 pro 20000, während es zwischen 35 und 44 Jahren auf 1 pro 3000 und bei über 45jährigen auf 1 pro 700 anstieg! Nachdem aber die überwältigende Mehrheit der Frauen mit oraler Kontrazeption in den jüngeren Altersgruppen zu finden ist (Tab. 25), müssen diese Zahlen in der richtigen Relation gesehen werden.

In Übereinstimmung mit den Ergebnissen der Oxford/Family Planning Association Contraceptive Study (836) und der Studie von TIETZE u. Mitarb. (814) bestätigte die Untersuchung des Royal College Schlußfolgerungen aus früheren Fall-Kontroll-Studien. Al-

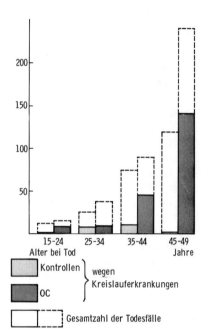

Abb. 51 Kumulativer Effekt von Rauchen und dem Gebrauch der Ovulationshemmer bezüglich des Mortalitätsrisikos von Kreislauferkrankungen (pro 100000 Frauenjahre); (690).

Tabelle 25 Altersverteilung der Teilnehmerinnen an der Studie des Royal College of General Practitioners 1968

Alter	mit oraler Kontrazeption		Kontrollen	
	Zahl	Prozent	Zahl	Prozent
15–19	1 291	5,5	742	3,3
20–24	7 006	29,7	6 392	28,1
25–29	6 094	25,8	6 394	28,1
30–34	4 692	19,9	4 667	20,5
35–39	2 905	12,3	2 804	12,3
40–44	1 291	5,5	1 374	6,0
>45	332	1,4	393	1,7
	23 611	100,0	22 766	100,0

lerdings zeigte es sich nun, daß als Todesursache ein breites Spektrum von Kreislaufkrankheiten in Frage kommt, nämlich neben den bereits erwähnten subarachnoidalen Blutungen und Myokardinfarkten auch maligne Hypertension, mesenteriale Arterienthrombose und pulmonare Embolie.

Man nimmt an, daß hormonale Kontrazeptiva Veränderungen im Kreislaufsystem verursachen – möglicherweise über eine Verschiebung der kardiovaskulären Dynamik –, die beim Vorhandensein anderer Risiken oder Prädispositionen wie rheumatischen oder kongenitalen Herzerkrankungen zum letalen Ausgang führen können. Aus der Tatsache, daß von 9 Todesfällen wegen kardiovaskulärer Erkrankungen 4 Frauen schon einige Zeit zuvor mit der Einnahme von Ovulationshemmern aufgehört hatten, ergibt sich, daß derartige Veränderungen im Kreislaufsystem nicht so schnell reversibel zu sein scheinen.

Diese Untersuchungen bestätigen die Bedeutung zusätzlicher Risikofaktoren bei Kreislauferkrankungen wie *Rauchen, Hyperlipoproteinämie, Diabetes, Hochdruck* oder *Übergewicht*, die die negative Wirkung oraler Kontrazeptiva auf das Kreislaufsystem – vor allem von älteren Frauen – in einem synergistischen Sinne verstärken können.

Deshalb ist eine sorgfältige Anamnese und Auswahl der Frauen vor der Verschreibung von Ovulationshemmern sowie eine regelmäßige Überwachung (Blutdruckmessung) unbedingt erforderlich (s. S. 148). Bei Beachtung dieser Prinzipien müßte sich das Mortalitätsrisiko in Grenzen halten oder sogar senken lassen.

Bei einer nüchternen Betrachtung der britischen Studie ergeben sich allerdings auch einige Ansatzpunkte für kritische Bemerkungen. So kann man mit Sicherheit annehmen, daß ein erheblicher Prozentsatz der Teilnehmerinnen an dem Programm, das seit 1968 läuft, noch Präparate mit einer Östrogendosis von mehr als 50 µg eingenommen hatte und somit im Vergleich zur heutigen Situation, in der das Schwergewicht auf niedrig dosierten Präparaten liegt oder liegen sollte, einem erhöhten Risiko ausgesetzt waren (331). Außerdem sind die absoluten Zahlen der Todesfälle noch zu klein, um sichere Zusammenhänge zwischen Alter der Patientin, Einnahmedauer der oralen Kontrazeptiva und den Mortalitätsrisiken finden zu können. Auch darf nicht übersehen werden, daß die Mehrzahl der Frauen aus gehobeneren sozialen Schichten stammte, damit wohl einer besseren ärztlichen Überwachung unterlag, und daß bei der Auswahl der Kollektive Frauen mit schweren Erkrankungen vermutlich nicht entsprechend berücksichtigt wurden. Dies könnte auch die im Vergleich zur Gesamtbevölkerung viel zu niedrige Gesamtzahl der Todesfälle in beiden Gruppen erklären.

In ähnlicher Weise ließe sich auch die Tatsache verstehen, daß die angegebenen Todesfälle aufgrund von Kreislauferkrankungen im Verhältnis zu anderen Todesursachen überrepräsentiert sind. Rechnet man die Zahlen auf die Gesamtbevölkerung um, so erhält man Mortalitätsrisiken, die mit der Realität nicht mehr konform gehen. Unter der Annahme, daß ca. 20% aller Frauen im reproduktionsfähigen Alter orale Kontrazeptiva einnehmen, müßte nämlich die Todesursache „kardiovaskuläre Erkrankung" für diese Altersgruppe vermehrt in der Statistik erscheinen. Dies trifft aber nicht zu, zumal in den letzten 20 Jahren derartige Todesfälle trotz der zunehmenden Verbreitung der Ovulationshemmer allgemein abgenommen haben, und sich keinerlei Unterschiede zwischen Männern und Frauen finden lassen.

Abschließend sollte darauf hingewiesen werden, daß bei der Auswahl der geeigneten Kontrazeptionsmethode nicht das Mortalitätsrisiko, das sowieso minimal ist, sondern die Zuverlässigkeit und Verträglichkeit im Vordergrund stehen sollte. *Wenn man von der*

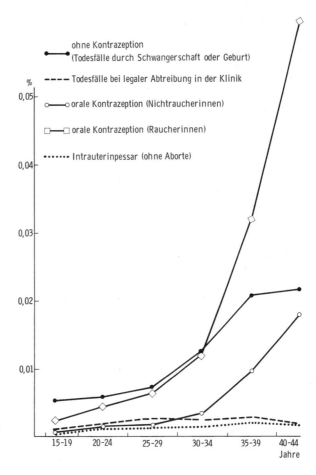

Abb. 52 Der Einfluß von oralen Kontrazeptiva, Intrauterinpessaren, schwangerschaftsbedingten Komplikationen und dem Rauchen auf die Zahl der jährlichen Todesfälle in den USA (813).

Gruppe der Frauen über 35 Jahre absieht, ist das Mortalitätsrisiko bei der Einnahme von hormonalen Kontrazeptiva niedriger im Vergleich zu den schwangerschaftsbezogenen Todesfällen (Abb. 52) (813), und nicht viel höher als bei Anwendung von Intrauterinpessaren.

Auch wenn die Mortalitätsrate bei legalen Schwangerschaftsabbrüchen relativ niedrig ist, kann angenommen werden, daß sie bei illegalen Abtreibungen auf das Zehnfache ansteigt.

Nebenwirkungen an der Hypophyse

Die meisten hormonalen Kontrazeptiva unterdrücken die Produktion und Sekretion der Gonadotropine. Dabei hemmen die synthetischen Steroide im Sinne eines negativen Feedbacks nicht nur die Freisetzung des hypothalamischen Releasing-Hormons (LH-

RH), sondern verringern auch die hypophysäre Sensitivität gegenüber dem LH-RH und beeinflussen die funktionelle Kapazität der Hypophyse.

Diese Effekte der Ovulationshemmer, die jedoch nach Absetzen innerhalb einiger Wochen völlig reversibel sind, sind hauptsächlich von der Östrogendosis abhängig (179, 734, 735). Aus diesem Grund ist die LH- und FSH-Sekretion im LH-RH-Test bei den üblichen Kombinations- und Sequentialpräparaten (50 µg oder mehr Östrogene) am stärksten supprimiert, während niedrig dosierte Kombinationspräparate nicht so stark unterdrücken (177, 178). Reine Gestagenpräparate (Minipille, Depotgestagene) haben nur bei höherer Dosierung einen gewissen Hemmeffekt auf den LH-RH-Test (178, 179, 817).

Insgesamt scheint es sich bei dieser Blockierung der Hypophyse um die Folge einer anhaltenden Suppression der LH-RH-Freisetzung aus dem Hypothalamus zu handeln, da sie durch massive LH-RH-Infusion durchbrochen werden kann (179).

Sowohl die basale als auch die TRH-stimulierte Prolaktinfreisetzung ist unter Kombinations- und Sequentialpräparaten erhöht (178, 735), wobei diese Wirkung auch nach Absetzen noch einige Zeit anhalten kann. Da die Minipille und Depotgestagene die Prolaktinsekretion nicht beeinflussen, dürfte die Östrogenkomponente – möglicherweise über eine Hemmung des PIF – für die erwähnten Änderungen verantwortlich sein.

Östrogenhaltige Kontrazeptiva scheinen auch die Neurohypophyse zu beeinflussen, da unter einer solchen Behandlung die Serumkonzentration des Neurophysins ansteigt (672), das als Trägerprotein für Vasopressin und Oxytocin gemeinsam mit diesen beiden Peptiden im Hypothalamus gebildet und in den Hypophysen-Hinterlappen transportiert wird.

Hypophysenadenome: In einer 1978 veröffentlichten Studie wurde die Vermutung geäußert, daß Ovulationshemmer an der Entwicklung Prolaktin-sezernierender Hypophysenadenome beteiligt sein könnten (745). Von 42 Frauen mit Amenorrhoe und erhöhten Prolaktinspiegeln, die transphenoidal operiert wurden, bestand bei 57% ein Amenorrhö-Galaktorrhö-Syndrom während der Einnahme oder unmittelbar nach Absetzen der oralen Kontrazeptiva. In 40 der 42 Fälle wurde die Diagnose eines Hypophysenadenoms histologisch gesichert, wobei dieses meist auch Prolaktin enthielt. Bei über der Hälfte der Patientinnen sank der Prolaktinspiegel post operationem in den Bereich der Norm ab, und der Zyklus normalisierte sich. Die Autoren nahmen an, daß Ovulationshemmer zwar nicht an der Pathogenese der Hypophysenadenome beteiligt sind, daß aber möglicherweise bereits vorhandene Mikroadenome unter dem Einfluß der Östrogenkomponente zum Wachstum und zur Prolaktinsekretion stimuliert werden könnten.

Ein kausaler Zusammenhang konnte jedoch in einer anderen, kleinen Fall-Kontroll-Studie nicht gefunden werden (148). Vielmehr wurde die Vermutung geäußert, daß die in den letzten Jahren gestiegene Zahl der erfaßten Fälle von Hypophysenadenomen eher auf *diagnostische und chirurgische Fortschritte* als auf eine Wirkung der kontrazeptiven Steroide zurückzuführen ist.

Bestätigt wird diese Annahme durch eine Detailanalyse zweier großer prospektiver Studien, die insgesamt etwa 55 000 Frauenjahre umfaßten. Dabei wurde festgestellt, daß zwischen der Häufigkeit des Auftretens von Hypophysenadenomen bei Frauen, die Ovulationshemmer einnehmen, und unbehandelten Frauen *kein signifikanter Unterschied* besteht (887).

Übrigens kann neben der Tomographie auch die Zunahme der Somatotropinfreisetzung nach insulininduzierter Hypoglykämie zur Diagnose herangezogen werden. Bei Hypophysentumoren ist die Sekretion im Vergleich zu funktionellen Störungen signifikant reduziert (36).

Nebenwirkungen am Ovar

Nach längerer Behandlung mit Kombinationspräparaten findet man im Ovar eine weitgehende Inhibition des Follikelwachstums und eine Zunahme des Bindegewebes (496). Diese morphologischen Veränderungen bilden sich meist während der ersten Zyklen nach Absetzen wieder zurück. Bei Sequentialpräparaten treten dagegen Fibrosen seltener auf.
Bei Anwendung von Depotgestagenen erfolgt zumindest während der primären Phase der Ovulationshemmung eine Fibrosierung des Ovars, die vermutlich für die verzögerte Wiederherstellung einer normalen Ovarfunktion verantwortlich ist. Die Minipille bewirkt keine morphologischen Veränderungen, doch kann man eine Beeinträchtigung der Corpus-luteum-Funktion und ein gehäuftes Auftreten von Follikelzysten feststellen (496).
Ovarialtumoren: Hormonale Kontrazeptiva fördern nicht das Entstehen maligner Ovarialtumoren. Im Gegenteil, verschiedene Untersuchungen führten zu dem Schluß, daß Ovulationshemmer möglicherweise vor dem Entstehen von Ovarialkarzinomen schützen (126, 573). Das Risiko einer solchen Erkrankung geht offenbar mit der Zahl der Schwangerschaften und auch mit der Dauer der Einnahme von Ovulationshemmern signifikant zurück (126). Anscheinend verringert die Unterbrechung des regelmäßigen Zyklusgeschehens das Risiko eines Ovarialkarzinoms. Andererseits erhöhen Übergewicht, Gallenblasenerkrankungen und Intoleranz gegenüber hormonalen Kontrazeptiva das Risiko. Ob die bei der Ovulation entstehenden Mikrotraumen im ovariellen Oberflächenepithel oder dessen Kontakt mit der östrogenreichen Follikelflüssigkeit eine ätiologische Bedeutung haben, ist nicht geklärt.
Ovulationshemmer vermindern auch das Auftreten von benignen Ovarialtumoren und -zysten (598, 686, 839). In der Studie der RCGP (686) wird berichtet, daß solche Veränderungen bei unbehandelten Frauen dreimal häufiger auftraten als bei Frauen unter der Behandlung mit oralen Kontrazeptiva. Durch Einnahme von Ovulationshemmern kann sogar eine Remission funktioneller Zysten bewirkt werden. Die Dosis der Präparate spielt in diesem Zusammenhang keine Rolle, da es lediglich auf die Hemmung der Ovulation ankommt.
Die große Untersuchung des Boston Collaborative Drug Surveillance Program an 25 000 Frauen (598) ergab, *daß die Häufigkeit funktioneller Zysten* (Follikel-, Corpus-luteum- und Theka-Luteinzysten) *unter der Behandlung mit Ovulationshemmern im Vergleich zu unbehandelten Frauen auf ein Zehntel zurückgeht.* Bei nicht-funktionellen Zysten fand man hingegen keinen Unterschied.
Bei Einnahme der Minipille ist die Ovarialtätigkeit weitgehend erhalten. Aus diesem Grund schützt ein derartiges reines Gestagen nicht vor der Entstehung von Ovarialzysten wie ein Ovulationshemmer.
Polyzystische Ovarien stellen keine Kontraindikation für die Anwendung von Ovulationshemmern dar. Die Ruhigstellung der gestörten Sekretion von LH und Testosteron dürfte sogar prognostisch günstig sein.

Nebenwirkungen an der Nebennierenrinde

Obwohl Östrogene und östrogenhaltige Kontrazeptiva einen beträchtlichen Einfluß auf die Sekretion, Proteinbindung, Metabolisierung und urinäre Ausscheidung der Steroidhormone haben, scheinen sie in den Regelkreis zwischen Hypothalamus, Hypophyse und Nebenniere nur wenig einzugreifen.
Allerdings sind einige wichtige laboranalytische Parameter verändert. Unter anderem sind die Gesamtkortikosteroide, das Gesamtcortisol und Aldosteron (s. Abschn. Hypertension) im Serum unter der Behandlung mit Ovulationshemmern erhöht. Dies beruht in erster Linie darauf, daß die Östrogene durch Stimulierung der Transkortinsynthese das proteingebundene Cortisol erhöhen, wodurch Abbau und Ausscheidung des Cortisols verringert werden. Bei unveränderter Cortisolsynthese findet man daher weniger 17-Ketosteroide und Kortikosteroide im Urin. Auch das freie (biologisch wirksame) Plasmacortisol steigt meist leicht an und verursacht eine geringfügige Suppression der ACTH-Sekretion – entweder durch einen direkten Einfluß auf die Hypophyse oder indirekt über den Hypothalamus. Dies könnte auch die reduzierte Reaktion im Metopirontest erklären. Der unter der Behandlung mit oralen Kontrazeptiva normal ausfallende ACTH-Stimulationstest deutet aber darauf hin, daß die Funktion der Nebennierenrinde praktisch nicht beeinträchtigt ist.
Niedrig dosierte Kombinationspräparate und reine Gestagenpräparate scheinen dagegen weder die Gesamtkortikosteroide noch das freie Cortisol zu erhöhen.
Bei der Behandlung mit Progesteronderivaten wie z. B. Depot-Medroxyprogesteronazetat (308) in höherer Dosierung, die einen gewissen adrenokortikoiden Effekt haben, kann die ACTH-Sekretion durch einen direkten negativen Feedback-Effekt sogar unterdrückt sein, was auch eine Verringerung der Cortisolproduktion nach sich ziehen könnte.
Allerdings beeinflußte die Verabreichung von 100 mg Cyproteronazetat täglich bei hirsuten Frauen weder die Cortisol- und ACTH-Spiegel noch den ACTH-Test (754).

Nebenwirkungen an der Schilddrüse

Orale Kontrazeptiva beeinflussen den Funktionszustand der Schilddrüse normalerweise nicht, was durch normale Werte des freien (biologisch wirksamen) Thyroxins demonstriert wird.
Es gibt weder Berichte über die Entwicklung von Hyperthyreosen oder Hypothyreosen, noch von Schilddrüsenadenomen bei Behandlung mit Ovulationshemmern.
Östrogene bzw. östrogenhaltige Kontrazeptiva können jedoch eine Erkrankung der Schilddrüse vortäuschen, da sie die Werte einiger Laborparameter verändern. Aus diesem Grunde können Schilddrüsenfunktionstests zu einer Fehldiagnose verleiten, wenn dem Arzt die Einnahme oraler Kontrazeptiva nicht bekannt ist. Dies hängt damit zusammen, daß die Östrogenkomponente die Bindungskapazität des Thyroxin-bindenden Globulins (TBG) im Serum erhöht. Da die jeweiligen Gestagene antagonistisch wirken können, entscheidet die Zusammensetzung der Präparate über das Ausmaß dieser Veränderungen. Dagegen stören reine Gestagenpräparate wie die Minipille oder Depot-Gestagene die Schilddrüsendiagnostik nicht.
Die Folge der erhöhten Bindungskapazität des TBG ist ein Anstieg des proteingebundenen Jods (PBJ), des Gesamtthyroxins (T_4) und Gesamttrijodthyronins (T_3), sowie eine

Tabelle 26   Risiko einer Schilddrüsenerkrankung pro 1000 Frauenjahre (n = Zahl der Erkrankungen bei insgesamt 200 000 Frauenjahren)

Diagnose	unbehandelt (n) Risiko	während der Einnahme von Ovulationshemmern (n) Risiko	nach Absetzen der Ovulationshemmer (n) Risiko
Euthyreote Schilddrüsenvergrößerung	(106) 0,98	(45) 0,68	(33) 0,80
Thyreotoxikose	(67) 0,63	(29) 0,44	(24) 0,57
Myxödem	(32) 0,30	(11) 0,17	(15) 0,35
insgesamt	(205) 1,90	(85) 1,30	(72) 1,72

Abnahme des T_3-Uptake-Werts. Dagegen sind die TSH-Sekretion aus der Hypophyse nicht verändert und die Reaktion auf TRH normal.

Unter der Behandlung mit Ovulationshemmern sollten daher erhöhte PBJ-Werte nicht fälschlich als Hinweis auf eine Hyperthyreose und ein erniedrigter T_3-Uptake-Wert nicht als Ausdruck einer Hypothyreose interpretiert werden. In diesen Fällen sollte stattdessen zur Schilddrüsendiagnostik nur das TSH, der TRH-Test und der freie Thyroxinindex (FT_4-I) herangezogen werden, der mit dem effektiven freien Thyroxin im Serum (nur 0,03% des Gesamt-T_4 ist nicht proteingebunden) gut korreliert und unter der Behandlung mit oralen Kontrazeptiva – ähnlich wie in der Schwangerschaft – meist relativ normale Werte ergibt.

Da andererseits bei alleiniger Bestimmung von Gesamt-Thyroxin im Falle einer echten Hypothyreose diese Erkrankung übersehen werden kann, wenn die Patientin Ovulationshemmer einnimmt, sollte auch hier der FT_4-Index bestimmt werden.

Aus den gleichen Gründen sollten hyperthyreote Frauen während einer spezifischen Schilddrüsentherapie keine oralen Kontrazeptiva einnehmen, da dadurch die Kontrolle der Schilddrüsenfunktion erschwert ist und die Gefahr einer falschen Therapie besteht.

Auf Grund einer kürzlich veröffentlichten Studie kann man davon ausgehen, daß Schilddrüsenerkrankungen während der Einnahme von Ovulationshemmern sogar signifikant seltener auftreten (229). Danach beträgt das Risiko aller Schilddrüsenerkrankungen insgesamt 1,3 pro 1000 Frauenjahre während der Behandlung mit oralen Kontrazeptiva gegenüber 1,9 bei unbehandelten Frauen (Tab. 26).

Folglich scheinen Ovulationshemmer in gewissem Maße – und nur für die Dauer der Einnahme – vor der Entwicklung einer Struma oder eines Hypothyreoidismus schützen zu können. Möglicherweise beruht dieser Effekt auf einer Hemmung autoimmunologischer Prozesse, die bei der Ätiologie dieser Erkrankungen eine Rolle spielen können. Einen ähnlichen Zusammenhang vermutet man nämlich bei der Reduzierung der „rheumatischen Arthritis" unter der Behandlung mit oralen Kontrazeptiva.

Nebenwirkungen auf das Genitale

Nebenwirkungen am Uterus

Im allgemeinen rufen orale Kontrazeptiva eine glanduläre Atrophie und eine vorzeitige Differenzierung des Stroma in prädeziduales Gewebe hervor (s. S. 96 und 146).

Bei Kombinationspräparaten findet man je nach der individuellen Disposition, der Zusammensetzung und Dosierung des Präparates und insbesondere der Einnahmedauer Veränderungen des Endometriums, die zwischen einer unvollständigen sekretorischen Umwandlung und einer völligen Atrophie variieren.

Da die kontrazeptive Wirkung der Ovulationshemmer mit den Veränderungen im Endometrium und der Menstruation verknüpft ist, beruhen menstruelle Störungen letzten Endes auf der *Dosis der Östrogen- und Gestagenkomponente*. Je niedriger die Dosis der Östrogene und Gestagene ist, um so öfter findet man eine reduzierte Blutung; denn der Unterschied im Hormonspiegel nach dem Entzug bestimmt die Blutungsmenge. Schmier- oder Zwischenblutungen sind demnach als Folge eines relativen Östrogenmangels zu verstehen, starke Blutungen als Auswirkung höherer Östrogendosen. Bezüglich der Gestagendosis sieht man noch keinen klaren Zusammenhang, doch scheinen niedrige Gestagendosen Schmierblutungen zu begünstigen.

Im allgemeinen überwiegt der positive Effekt der oralen Kontrazeptiva auf Menstruationsbeschwerden (s. S. 118). In der Mehrzahl der Fälle ist die Blutung nämlich regelmäßiger, schwächer, kürzer und weniger schmerzhaft als sonst.

Bei Frauen mit dysfunktionellen Blutungen oder Menorrhagien können orale Kontrazeptiva häufig eine Besserung bewirken. Eine Verminderung der Blutung um die Hälfte oder mehr findet man bei 50–70% der Frauen (123, 580, 581).

Mit der Verringerung des Blutverlustes ist auch ein nicht zu unterschätzender Schutz gegen Eisenmangelanämie und Anämien unspezifischer Ätiologie verbunden (686).

Bei schmerzhaften Begleiterscheinungen der Menstruation, z. B. bei spastischer Dysmenorrhö, die insbesondere bei jungen Frauen auftreten, bewirken orale Kontrazeptiva fast immer eine Besserung – eine Indikation zur therapeutischen Verschreibung (s. S. 188).

Wenn bei Kombinationspräparaten das Gestagen zu stark überwiegt, kann es zur Endometriumatrophie kommen, da die proliferative Wirkung der Östrogene verhindert wird. In diesen Fällen sind die Blutungen viel schwächer oder können ganz ausbleiben (Menstruationshemmung s. S. 120), wobei sich eine Therapie mit einem Sequentialpräparat anbietet. Es kann aber auch zu Zwischenblutungen (protrahierten Abbruchsblutungen) aufgrund des relativen Östrogenmangels kommen, die manchmal selbst durch hohe Hormondosen nicht abgefangen werden können.

Wenn in der einnahmefreien Woche die Entzugsblutung ausbleibt, kann dies auf einem deutlichen Anstieg der Östrogene in dieser Zeit beruhen, wodurch der Abfall der synthetischen Hormone aufgefangen wird (s. S. 121).

Obwohl man auch bei Sequentialpräparaten nach längerer Einnahme eine Reduzierung der Schleimhaut finden kann, zeigt das Endometrium im Vergleich zur Behandlung mit Kombinationspräparaten eine zyklusgerechtere Morphologie. Aus diesem Grunde unterscheidet sich die Abbruchsblutung hinsichtlich ihrer Dauer und Stärke praktisch nicht von einer normalen Menstruation. Hypomenorrhöen oder Involution des Uterus sind auch bei langer Anwendung im Gegensatz zu Kombinationspräparaten selten.

Während Östrogene eine glandulär-zystische Hyperplasie des Endometriums hervorrufen können, verursachen reine Gestagenpräparate eine sogenannte *„starre Proliferation"* die sich durch eine ruhende Sekretion mit weitgehender Drüsenatrophie bzw. durch eine echte Atrophie auszeichnet (s. S. 97).

Dies findet man vor allem nach mehrmonatiger Anwendung von Depotgestagenen, so daß während der Behandlung mit der „Dreimonatsspritze" nur selten eine normale Menstruation auftritt. Irreguläre Blutungen treten nach Injektion von 200 mg Norethi-

steronönanthat bei ca. 50% und nach Gabe von 150 mg Medroxyprogesteronazetat bei 70% der Frauen auf. Beim Depot-Medroxyprogesteronazetat kann es vor allem im 2. und 3. Monat zu mehr oder weniger starken Schmierblutungen oder Blutungen kommen, die aber in den folgenden Behandlungsmonaten zurückgehen.
In Abhängigkeit von der Anwendungsdauer bleibt die Regelblutung immer häufiger aus; nach einem Jahr ist bei 35% der Frauen mit Depot-Medroxyprogesteronazetat, aber nur bei 9% der Frauen unter Norethisteronönanthat eine Amenorrhö (Menstruationshemmung) festzustellen (878).
Dagegen verursacht die Minipille nur leichte morphologische Veränderungen und eine irreguläre sekretorische Aktivität im Endometrium. Da in den meisten Fällen Zeichen der Proliferation und der Sekretionsphase vorhanden sind, ist die Häufigkeit und Intensität der Monatsblutung nur wenig verändert.
Bei mehrjähriger Einnahme von Kombinationspräparaten entwickeln sich oft zelluläre Proliferationen der Intima von kleineren arteriellen Uterusgefäßen. Diese sind zwar nach Absetzen langfristig reversibel, könnten aber in anderen Gefäßbezirken zu thromboembolischen Komplikationen führen.
Obwohl Östrogene in der Schwangerschaft eine Hypertrophie und Hyperplasie der Myometriumzellen auslösen, rufen Kombinationspräparate ebenso wie reine Gestagenpräparate *keine Größenzunahme des Uterus hervor* (624).
Im Gegenteil, Ovulationshemmer scheinen einen günstigen Einfluß bei Uterus myomatosus und auf die dabei oft verstärkten uterinen Blutungen auszuüben. Verglichen mit unbehandelten Frauen entwickeln sich während der Einnahme oraler Kontrazeptiva nur halb so viele Myome.
Da Gestagene die Entstehung von Myomen hemmen, ist bei *Uterus myomatosus* eine Behandlung mit einem Kombinationspräparat (bei sorgfältiger Kontrolle!) prinzipiell möglich. Im Falle eines akuten Wachstums muß der Ovulationshemmer abgesetzt und eine Klärung herbeigeführt werden.
Auf Lageanomalien des Uterus und Senkungszustände üben Ovulationshemmer keinen Einfluß aus.
Die Häufigkeit von *Endometriumhyperplasien,* die sich östrogenabhängig entwickeln, scheint mit der Dauer der Einnahme von Sequentialpräparaten zu korrelieren (414). Wenn der Östrogeneffekt nicht durch Gestagene regelmäßig moduliert wird, kann die Hyperplasie in eine atypische adenomatöse Hyperplasie, in ein Carcinoma in situ und schließlich in ein Endometriumkarzinom übergehen. Unter dem Einfluß der in Kombinationspräparaten oder Depotpräparaten enthaltenen Gestagene kann sich eine Endometriumhyperplasie oder ein Carcinoma in situ zurückbilden oder ganz verschwinden. Die Ursache hierfür könnte in einer Verringerung der Östrogenrezeptoren durch Gestagene gesucht werden. Außerdem ist bei Anwendung von Kombinationspräparaten die periodische Abstoßung des Endometriums gewährleistet, so daß Endometriumatypien im Bereich der Funktionalis regelmäßig entfernt werden.
In früheren Untersuchungen wurde vermutet, daß hochdosierte Sequentialpräparate der 1. Generation das Entstehen eines Endometriumkarzinoms bei jungen Frauen fördern können (138, 481, 749), möglicherweise durch eine Progression bereits vorhandener, abnormer Zellen zum Karzinom (s. S. 305).
Doch konnte bis heute der Beweis eines Kausalzusammenhangs zwischen der Einnahme von Sequentialpräparaten und der Entstehung von Endometriumkarzinomen nicht erbracht werden. So ist nicht auszuschließen, daß Sequentialpräparate zur Regulation ab-

normaler Blutungen verordnet wurden, die von einer unerkannten Neoplasie des Endometriums ausgingen. Auf jeden Fall sollte bei Blutungen während der Einnahme von Sequentialpräparaten eine Abrasio durchgeführt werden.
Im Gegensatz zu den Sequentialpräparaten der 1. Generation scheinen Kombinationspräparate eine protektive Wirkung auf das Endometrium hinsichtlich des Entstehens eines Adenokarzinoms auszuüben (241).
Da nach Entfernung einer Blasenmole trophoblastische Zellen im Uterus zurückbleiben können, die nicht immer einer Regression unterworfen sind, kann sich – in wenigen Fällen (2–3%) – ein Choriokarzinom entwickeln. Wenn eine Frau danach einen Ovulationshemmer gebraucht, ist sie im Gegensatz zu anderen einem doppelt so hohen Risiko ausgesetzt, ein Rezidiv zu erleiden (776). Da Ovulationshemmer den HCG-Abfall nach der Entfernung der trophoblastischen Zellen verzögern können, nimmt man an, daß orale Kontrazeptiva das Wachstum trophoblastischer Zellen fördern. Aus diesem Grund sollte man nach der Entfernung einer Blasenmole nicht nur für 2 Jahre von einer Schwangerschaft abraten, sondern in solchen Fällen für einen längeren Zeitraum auch auf eine Behandlung mit Ovulationshemmern verzichten.

Nebenwirkungen auf die Vagina

Im Vaginalsekret besteht normalerweise ein pH-Wert zwischen 3,8 und 4,7, der den Genitaltrakt in gewissem Ausmaß vor aszendierenden Infektionen schützt. Dieser pH-Wert basiert auf dem Gehalt an Milchsäure im Vaginalsekret, die von der Döderlein-Flora aus Glykogen gebildet wird.
Da Östrogene den Glykogengehalt in den Oberflächenzellen des Epithels und im Vaginalsekret erhöhen bzw. die Proliferation des Epithels fördern, führt ein Östrogenmangel zu einem Anstieg des pH-Werts in den alkalischen Bereich. Im Vaginalausstrich findet man dann vorwiegend Parabasalzellen, die kein Glykogen enthalten.
Funktionszytologische Untersuchungen ergaben, daß während der langjährigen Einnahme von Kombinationspräparaten ein für die Gestagenwirkung typisches, nach unzureichender Proliferation umgewandeltes Vaginalepithel vorhanden ist. *Doch lassen sich selbst nach langjähriger Einnahme keine atrophischen Abstrichbilder nachweisen* (890).
Normalerweise sind in den Kombinationspräparaten genügend Östrogene vorhanden, um die Verschiebung des Epithelaufbaus und des pH-Werts in Grenzen zu halten. Lediglich bei Verwendung hormonaler Kontrazeptiva mit zu geringem Östrogengehalt könnte das Auftreten von Soor, Trichomonaden, Kolpitis und Fluor begünstigt sein (670). Auch bei Vorliegen zusätzlicher Faktoren wie Diabetes mellitus, Antibiotikatherapie oder Trichomonadenbehandlung kann das Vaginalmilieu zum Alkalischen verschoben sein.
In einer Reihe von Studien wird über einen signifikanten Anstieg von Vaginalmykosen (vor allem Candida albicans) unter der Behandlung mit Kombinationspräparaten und eine Besserung nach Wechsel auf ein Sequentialpräparat berichtet. Auch in der Untersuchung des Royal College of General Practitioners (686) war die Inzidenz von Vaginitis und Vulvitis, von Candidiasis, Trichomoniasis urogenitalis, Leukorrhö und Pruritus der Genitalorgane während der Einnahme von Ovulationshemmern erhöht. Doch wird gerade in dieser Studie darauf hingewiesen, daß dieser Schluß vermutlich nicht zwingend ist und kein Kausalzusammenhang bestehen dürfte (s. S. 126).
Die vermeintliche Häufung kann z. T. durch die Tatsache erklärt werden, daß Frauen,

die Ovulationshemmer einnehmen, intensiver gynäkologisch überwacht werden als andere. So werden auch leichtere gynäkologische Beschwerden unverhältnismäßig häufig registriert.
Auch zeigen Frauen, die Ovulationshemmer einnehmen, ein aktiveres Sexualverhalten als solche, die keine oder andersartige Kontrazeptiva anwenden, wodurch das Risiko erhöht werden könnte. Letztlich ist das Ausmaß der Beschwerden beim vaginalen Fluor einer stark subjektiven Bewertung ausgesetzt, so daß Vergleiche schwer möglich sind.
Inzwischen setzt sich die Ansicht durch, daß die Behandlung mit Kombinationspräparaten weder zu einem Anstieg der *Candida albicans* und anderer Pilzinfektionen (251) noch zu einem erhöhten Trichomonadenbefall führt. Auch haben orale Kontrazeptiva keinen Einfluß auf die Therapie der vulvovaginalen Candidiasis mit Miconazolnitrat, so daß die Ovulationshemmer nicht abgesetzt werden müssen (608).
Ebenso sind unter hormonaler Kontrazeption Infektionen mit dem *Zytomegalievirus* nicht häufiger (282). Man fand sogar, daß Frauen unter der Behandlung mit Ovulationshemmern signifikant weniger Rezidive von *Herpes progenitalis* – Infektionen erlitten als unbehandelte Frauen. Als Erklärung hierfür könnte eine Suppression von Überempfindlichkeitsreaktionen, eine Stimulation nicht-immunologischer Abwehrmechanismen oder eine Virussuppression angenommen werden.
Darüber hinaus wurde nachgewiesen, daß reine Gestagenpräparate wie Depot-Medroxyprogesteronazetat sogar einen protektiven Effekt gegen Vaginalmykosen (Candida albicans) ausüben; und zwar reduzieren sie die Häufigkeit dieser Infektion um so mehr, je länger die Behandlung dauert. Möglicherweise verbessert die Anwendung dieses Depotgestagens bei therapieresistenten Fällen die Behandlung der Mykosen (818).

Nebenwirkungen auf die Zervix

Während der Behandlung mit Sequentialpräparaten ähnelt die Konsistenz des Zervixschleims den Verhältnissen im Normalzyklus. Dagegen verursacht die Gestagenkomponente der Kombinationspräparate ebenso wie Depotgestagene oder die Minipille eine Reduzierung der Schleimsekretion und eine Erhöhung der Viskosität, so daß die Penetration der Spermatozoen gehemmt ist (s. S. 99). Auch verursachen Kombinationspräparate größere histologische Änderungen in der Zervix als die Sequentialpräparate.
Progesteron und andere Gestagene üben im Zerikalmukus eine gewisse antibakterielle Wirkung aus, die vermutlich dafür verantwortlich ist, daß während der Lutealphase die Zahl der Gonorrhöerreger in der Zervix bei infizierten Patientinnen am geringsten ist. Dies könnte die Erklärung dafür sein, daß laparaskopisch dokumentierte Adnexitiden bei Frauen mit Gonorrhö weitaus seltener sind, wenn diese Ovulationshemmer einnehmen.
Die Häufigkeit von Zervizitis scheint mit der Gestagendosis in den Ovulationshemmern und der Einnahmedauer zu korrelieren; nach 6jähriger Einnahme oraler Kontrazeptiva ist das Risiko verdreifacht (686). Es wurde auch festgestellt, *daß chronische Erosionen und Ulzerationen der Zervix bei Frauen unter der Behandlung mit Ovulationshemmern häufiger sind* (686). Dabei ist jedoch zu beachten, daß Frauen unter hormonaler Kontrazeption meist intensiver gynäkologisch überwacht werden als unbehandelte Frauen, so daß diese Befunde überrepräsentiert sein könnten.
Unter dem Einfluß von Gestagenen können auch adenomatöse Veränderungen (mukusenthaltende Zellen z. B. des Zylinderepithels) entstehen (s. S. 307). Es wird auch ein

Zusammenhang zwischen der Einnahme von Ovulationshemmern und dem häufigeren Vorkommen von Metaplasien und Dysplasien des Portioepithels und der Endozervixschleimhaut vermutet. Dabei muß jedoch beachtet werden, daß so verschiedene Faktoren wie bessere und häufigere gynäkologische Untersuchungen von Frauen unter hormonaler Kontrazeption, das angeblich aktivere Sexualverhalten dieser Frauen, die Möglichkeit schwankender zytologischer Bilder je nach Durchführung des Abstriches, das Einbringen entzündlicher Prozesse in die Kategorie der Dysplasien usw. als mögliche Ursachen ebenso in Frage kommen wie die Einnahme von Sexualsteroiden. Dazu muß auch die Beobachtung gezählt werden, daß Frauen mit Dysplasien der Zervix die Einnahme von Ovulationshemmern als kontrazeptive Maßnahme gegenüber anderen Methoden bevorzugen (261).

Inzwischen gilt es jedoch als sicher, daß hinsichtlich der Inzidenz von Dysplasien der verschiedensten Schweregrade keine Unterschiede zwischen unbehandelten Frauen und Frauen unter der Behandlung mit Ovulationshemmern bestehen.

Nicht hormonale Einflüsse, sondern das Alter beim ersten Koitus und die Zahl der sexuellen Kontakte spielen bei der Genese von Portiokarzinomen eine Rolle, wobei zwischen der sexuellen Aktivität der Frauen und dem Risiko ein Zusammenhang zu bestehen scheint.

Nichtsdestoweniger läßt sich das etwas erhöhte Risiko eines neoplastischen Prozesses am Epithel der Zervix während der Einnahme von Ovulationshemmern nicht allein durch das Sexualverhalten erklären. In der Walnut-Creek-Studie (614) fand man nämlich, *daß die Häufigkeit des Carcinoma in situ der Zervix mit der Einnahmedauer oraler Kontrazeptiva korrelierte*, während dies bei dessen mutmaßlicher Vorstufe, der Zervixdysplasie, nicht der Fall war. Wurde dabei wiederum das Sexualverhalten mit in die Berechnung einbezogen, ging die Signifikanz dieser Korrelation jedoch weitgehend verloren.

In einer anderen amerikanischen Studie stellte man fest, *daß Ovulationshemmer die Progression einer Zervixdysplasie zu einem Karzinom langfristig begünstigen, wobei ein signifikanter Unterschied aber erst nach 6–7jähriger Einnahme sichtbar wurde* (772). Inwieweit hierbei die Sexualaktivität eine Rolle spielt, blieb allerdings ungeklärt.

Aufgrund der Ergebnisse mehrerer großer, prospektiver Untersuchungen bzw. Fall-Kontroll-Studien kann man annehmen, daß kein kausaler Zusammenhang zwischen einem verdächtigen Zytotest bzw. dem Entstehen von Zervixkarzinomen und der Einnahme oraler Kontrazeptiva – sowohl hinsichtlich der Östrogendosis als auch der Einnahmedauer (91) – besteht; doch kann ein fördernder Einfluß der Ovulationshemmer bei der Progression schwerer Dysplasien zu einem Carcinoma in situ nicht ausgeschlossen werden.

Zusammenfassend ist festzustellen, daß orale Kontrazeptiva das Risiko, an einem Zervikalkarzinom zu erkranken, nicht erhöhen, sofern der Papanicolaou-Abstrich vor Beginn der Einnahme unverdächtig war.

Ovulationshemmeramenorrhö

Bei einer gewissen Zahl von Frauen bleibt die Menstruation nach Beeendigung der Einnahme von Ovulationshemmern aus. Man spricht dann – unter der Annahme, daß die kontrazeptiven Steroide kausal verantwortlich sind – von einer *Ovulationshemmeramenorrhö, Post-pill-Amenorrhö oder einem Oversuppression-Syndrom*.

Mit diesem Phänomen sollte man nicht die häufige Verzögerung der ersten Menstruation nach Absetzen von Ovulationshemmern verwechseln, die meist 2 Wochen oder noch später als erwartet auftritt. Mit Ovulationshemmeramenorrhö bezeichnet man definitionsgemäß eine sekundäre Amenorrhö, die für mindestens 6 Monate nach der letzten Tabletteneinnahme besteht. Da viele Patientinnen nach diesem Zeitraum wieder spontan menstruieren, sollte man eigentlich erst von Ovulationshemmeramenorrhö sprechen, wenn die Blutung für 12 Monate ausgeblieben ist.

Man muß derartige Zyklusstörungen jedoch deutlich von den Amenorrhöen unterscheiden, die im Anschluß an eine Behandlung mit Depo-Clinovir (Medroxyprogesteronazetat) auftreten. Diese Störung, mit der man bei einem Drittel der Frauen noch ein Jahr nach der letzten intramuskulären Injektion rechnen muß, beruht nämlich nicht auf einem Defekt im hypothalamischen Feedback-System, sondern auf der *für einen langen Zeitraum noch erhöhten Serumkonzentration des Medroxyprogesteronazetats,* das nur sehr langsam aus dem Primärdepot an der Injektionsstelle resorbiert wird. Wenn das Depot erst einmal aufgebraucht ist, verschwindet diese Substanz schnell aus dem Serum. Danach spielt sich der Zyklus fast immer wieder ein.

Wenn Frauen nach dem Absetzen von Depo-Clinovir wieder schwanger werden wollen, so ist das Intervall zwischen der Beendigung der Anwendung und der ersten Konzeption (s. Abb. 45) wohl länger als im Falle anderer Kontrazeptiva (12 bis 24 Monate); danach bestehen aber keine Unterschiede mehr (731). Bemerkenswerterweise spielt dabei die Zahl der Injektionen, d. h. die Dauer der Anwendung des Depotgestagens, keine Rolle.

Bei Verwendung des Depotgestagens Norethisteronönanthat, dessen Serumkonzentration nach der Injektion vergleichsweise rascher abfällt (s. Abb. 36), bleibt innerhalb eines Jahres nach der letzten Injektion nur bei 8% der Frauen die Menstruation aus.

Normalerweise erfolgt nach Beendigung der Einnahme von Kombinations- oder Sequentialpräparaten bei 98% der Frauen innerhalb von 3 Monaten eine spontane Blutung. Auch nach diesem Zeitraum ist eine spontane Normalisierung des Zyklusgeschehens noch häufig, so daß die unterschiedliche Definition einer „Pillenamenorrhö" für die Diskrepanzen zwischen den verschiedenen Studien zu diesem Thema verantwortlich ist. *Eine länger als 1 Jahr anhaltende Amenorrhö nach Absetzen der oralen Kontrazeptiva tritt nur bei 0,8% der Frauen auf!*

Da die Amenorrhörate bei den Frauen, die keine Ovulationshemmer einnehmen, mit 0,7% nahezu gleich hoch ist, stellt sich die Frage, ob es das sogenannte „Oversuppression-Syndrom" tatsächlich gibt, oder ob es sich dabei nicht um Zyklusstörungen handelt, die sich zufällig während oder nach der Einnahme kontrazeptiver Steroide entwickelt haben, aber durch die Einnahme solcher Präparate kaschiert werden. Wenn auch bisher kein kausaler Zusammenhang nachgewiesen werden konnte, so kann doch im Einzelfall ein störender Einfluß von Ovulationshemmern bei *instabilem Zyklus* nicht ausgeschlossen werden. Dies dürfte vor allem dann der Fall sein, wenn die psychische Verfassung der Frauen eine Prädisposition zu hypothalamischen Störungen erkennen läßt (362). In diesem Zusammenhang dürften auch die Berichte zu interpretieren sein, die ein häufigeres Auftreten der Ovulationshemmeramenorrhö bei Frauen mit später Menarche, mit primär unregelmäßigem Zyklus (meist Oligomenorrhöen), bei untergewichtigen (292), bei intellektuellen oder psychiatrisch behandelten Frauen beschreiben.

Gerade dem Gewicht scheint eine gewisse Bedeutung zuzukommen; sowohl bei starkem Übergewicht als auch untergewichtigen (292, 294) Frauen wie z. B. Fotomodellen,

Sportlerinnen, Tänzerinnen sowie bei Anorexie scheint die Ovulation bei einer bestimmten Gewichtsgrenze auszubleiben. Inwiefern hier psychische Faktoren eine Rolle spielen, ist ungeklärt.

Auf jeden Fall muß bei langfristigem Ausbleiben der Menstruation nach Absetzen der Kontrazeptiva die Ursache der Störung gesucht werden, wie dies üblicherweise bei einer Amenorrhö geschieht. Beachtet werden muß, daß auch ein zunächst klinisch silentes hypophysäres Mikroadenom unter dem Einfluß von Östrogenen wachsen könnte, wobei der meist sehr hohe Prolaktinspiegel die Ovarialfunktion stören würde.

Bei manchen Frauen kann sich auch während (nicht wegen!) der Einnahme der Ovulationshemmer die psychische Ausgangslage verändern.

Aus verschiedenen Untersuchungen ist bekannt, daß sich die Ovulationshemmeramenorrhö von anderen Amenorrhöformen nicht unterscheidet, wenn man sie entsprechend der verschiedenen diagnostischen Kategorien (primäre Zyklusstörung, Hyperprolaktinämie, Anorexia nervosa, Amenorrhö nach Gewichtsreduzierung, psychiatrische Behandlung, Clomiphen-reaktive Amenorrhö usw.) miteinander vergleicht (339). Auch beim LH-RH-Test oder der Bewertung anderer endokriner Parameter lassen sich keine Unterschiede erkennen (350, 816).

Bei Ovulationshemmeramenorrhö kann man in ca. 25% der Fälle mit einer *Galaktorrhö* rechnen, die oft mit einer *Hyperprolaktinämie* verbunden ist. Bei rund einem Drittel dieser Patientinnen dürfte ein Prolaktin sezernierender Hypophysentumor die Ursache sein (828).

Man weiß heute, daß weder die Zusammensetzung des Präparats, noch die Zahl der vorherigen Schwangerschaften, noch das Alter eine Rolle spielen. Selbst nach einer durch HMG-HCG-Behandlung induzierten Schwangerschaft kann die „Pillenamenorrhö" fortdauern, und 14- bis 18jährige Mädchen sind nicht mehr gefährdet als ältere Frauen.

Auch die Einnahmedauer hat auf die Häufigkeit des Auftretens der Amenorrhö keinen Einfluß, denn bereits nach 3monatiger Einnahme kann die Regelblutung für Jahre ausbleiben. *Aus diesem Grunde bringt eine sogenannte Pillenpause zur Überprüfung der Fertilität keinerlei Nutzen, sondern ist wegen der Gefahr einer unerwünschten Schwangerschaft eher nachteilig* (s. S. 163).

Vor Beginn einer Therapie muß natürlich festgestellt werden, ob möglicherweise eine Schwangerschaft vorliegt.

Weiterhin muß ausgeschlossen werden, ob ein *Hypophysenadenom* vorhanden ist (Prolaktinbestimmung, Tomogramm), die *Menopause* vorzeitig eingetreten ist (FSH-Bestimmung) oder ob es sich um ein *Stein-Leventhal-Syndrom* handelt (LH- und Testosteronbestimmung). Hierbei ist zu bemerken, daß polyzystische Ovarien keine Kontraindikation für Ovulationshemmer darstellen; im Gegenteil – die zeitweilige Suppression der Ovarialfunktion durch Kombinationspräparate ist eher als günstig anzusehen.

Die Therapie bei Ovulationshemmeramenorrhö richtet sich danach, ob bei der Patientin Kinderwunsch besteht oder nicht. Bei Frauen mit sehr niedrigen Östrogenwerten (negativer Gestagentest), die nicht schwanger werden wollen, ist evtl. eine Substitutionstherapie in Betracht zu ziehen. Jedoch sollte man beachten, daß die Spontanheilungsquote sehr hoch ist, wenn man Geduld hat.

Frauen mit Kinderwunsch sollten auf keinen Fall mit Sexualsteroiden in gonadotropinhemmenden Dosierungen behandelt werden, da dies die Störung eher noch verstärken könnte. Wenn die basale Östrogenproduktion noch erhalten ist (positiver Gestagentest!), bietet eine Behandlung mit Clomiphen eine gute Prognose. Auch bei niedrigen Östrogenspiegeln (negativer Gestagentest) ist die Prognose an sich recht günstig, doch muß man hier die im Vergleich zur Therapie mit Clomiphen weitaus aufwendigere Gonadotropintherapie einsetzen. Erweist sich der Prolaktinspiegel als erhöht, so ist eine Behandlung mit Bromocriptin das Mittel der Wahl und erfolgversprechend.

Nebenwirkungen auf die Brustdrüse

Da die Funktion des Brustdrüsengewebes in hohem Maße von Sexualhormonen gesteuert wird, überrascht es nicht, daß die Anwendung von hormonalen Kontrazeptiva zu erheblichen Begleiterscheinungen an den Mammae führen kann. Zu unterscheiden ist hierbei zwischen
- dem Einfluß auf die Laktation,
- der Beeinflussung zyklusabhängiger Beschwerden (Mastodynie) und
- der Rolle der Östrogene, der Gestagene sowie des Prolaktins bei der Entstehung von benignen und malignen Mammatumoren.

Beeinflussung der Laktation durch Ovulationshemmer

Noch vor wenigen Jahren, als Bromocriptin nicht zur Verfügung stand, wurden Östrogene und Androgene in hohen Dosen zum Abstillen eingesetzt. Wenn auch der hemmende Einfluß der Ovulationshemmer aufgrund ihrer vergleichsweise viel niedrigeren Dosierung geringer anzusetzen ist als die Wirkung der für diese Indikationen zur Verfügung stehenden Spezialpräparate, so konnte doch gezeigt werden, daß östrogenhaltige Präparate die Laktation hemmen und sowohl die Quantität als auch die Qualität der Milch in ungünstiger Weise beeinflussen (87). Von den reinen Gestagenpräparaten erniedrigen *Nortestosteronderivate* wie z. B. Norethisteron in niedriger Dosierung („Minipille") deutlich die Menge sowie den Fett- und Kalziumgehalt der Milch (815). Dagegen haben *Progesteronderivate* nahezu keinen nachteiligen Effekt auf die Milchsekretion. So erhöht das Depotpräparat Medroxyprogesteronazetat sogar die Laktation, wobei der Lipidgehalt der Milch etwas absinkt, während die Proteinkonzentration zuzunehmen scheint (831).

Eine gewisse Gefährdung der Säuglinge könnte allerdings davon ausgehen, daß während der Behandlung stillender Mütter mit hormonalen Kontrazeptiva zwischen 0,02% und 0,1% der gesamten eingenommenen Steroiddosis in der Milch erscheint (583, 584, 585, 630). Dabei konnte für das Verhältnis zwischen der Steroidkonzentration in der Milch und dem Serumspiegel der Mutter ein Quotient ermittelt werden, der bei d-Norgestrel (1:7) wesentlich niedriger war als beim Medroxyprogesteronazetat (1:1). Dementsprechend betrug die Norgestrelkonzentration in der Milch nach Einnahme eines Kombinationspräparats, welches 0,15 bzw. 0,25 mg Norgestrel enthielt, zwischen 0,25 und 0,5 ng/ml (583), während eine Woche nach der Injektion von Depot-Medroxyprogesteronazetat zwischen 5,6 und 16,5 ng des Steroids pro ml Milch gemessen wurden. Dies dürfte darauf beruhen, daß post partum das SHBG im Serum der Frau stark erhöht ist. Dadurch wird die Eliminierung des Norgestrels, das vom SHBG mit großer Affinität gebunden wird, aus dem Serum weitgehend reduziert, so daß seine Serumkonzentration auf das 6- bis 8fache ansteigt (586). Die Einnahme synthetischer Östrogene verstärkt zusätzlich

diesen Effekt durch Stimulierung der SHBG-Produktion in der Leber. Im Gegensatz zu Norgestrel hat Medroxyprogesteronazetat nur eine sehr geringe Affinität zum SHBG.
Bei Äthinylöstradiol beträgt das Verhältnis zwischen Milch- und Serumkonzentration 1:4 (585), wobei man annehmen kann, daß der Säugling etwa 0,02% der Östrogendosis der Mutter aufnimmt.

Ob derartig geringe Östrogenmengen beim Kind eine nachteilige Wirkung ausüben können, ist noch nicht endgültig geklärt. Jedenfalls zeigte die Milch von Frauen, die ein verhältnismäßig hoch dosiertes Kombinationspräparat einnahmen, im biologischen Versuch keinerlei östrogene Wirkung (584). Auch nach der Verabreichung von Äthinylöstradiol an laktierende Ratten und Rhesusaffen konnten keine Auswirkungen auf die Jungen beobachtet werden (72, 847). Andererseits könnte man die bei Säuglingen gelegentlich auftretende, flüchtige Gynäkomastie durchaus als Nebenwirkung der von der Mutter eingenommenen östrogenhaltigen Präparate werten.

Wie bereits auf S. 180 dargestellt wurde, sollten während der Stillzeit nach Möglichkeit keine hormonalen Kontrazeptiva, zumindest keine östrogenhaltigen Präparate, verordnet werden.

Übrigens beeinflussen Ovulationshemmer die häufig post partum auftretende Vergrößerung der Mammae nicht. Wenn nicht gestillt wird, ist gegen ihre Einnahme post partum nichts einzuwenden. Die genaue Terminierung der ersten Regelblutung nach der Entbindung durch den Ovulationshemmer wird dabei durchaus als positiv empfunden (s. S. 179).

Mastodynie

Viele Frauen, vor allem jene im 4. Lebensjahrzehnt, klagen über prämenstruelle Spannungsgefühle in der Brust. Diese allgemein als Mastodynie oder Mastalgie bezeichneten Beschwerden beruhen zum Teil auf einer Volumenzunahme der Mammae um ca. 100 ml in der 2. Zyklushälfte als Folge einer Wasserretention. Da derartige Beschwerden, die aller Wahrscheinlichkeit nach östrogenabhängig sind, auch bei Frauen relativ häufig sind, die keine Ovulationshemmer einnehmen und einen ovulatorischen Zyklus aufweisen, ist eine Inzidenz von 2% bis 5% unter der Einwirkung von Ovulationshemmern nicht sehr bemerkenswert.

Ohne Zweifel kann es bei Einnahme von Ovulationshemmern zu einer Zunahme des Brustvolumens kommen. Diese Größenzunahme betrug in einer Untersuchungsreihe kurz vor dem Eintreten der Abbruchsblutung im Mittel 66 ml (531). *Kommt es als Folge der Östrogeneinnahme zur Mastalgie, so sollte man die Patientin auf ein Präparat mit einer niedrigeren Östrogendosis und höheren Gestagendosis umstellen.* Da derartige Beschwerden auch durch eine zyklische Gestagentherapie (z. B. 10 mg Norethisteronazetat vom 16. bis 25. Tage des Zyklus) verringert werden können – es kommt zu einem Rückgang des Ödems und der Gewebeverdichtung –, ist u. U. auch ein Wechsel auf ein reines Gestagenpräparat in Betracht zu ziehen.

Galaktorrhö bei Einnahme von Ovulationshemmern

Es ist bekannt, daß Östrogene und auch östrogenhaltige orale Kontrazeptiva die Prolaktinsekretion stimulieren – und zwar mit großer Wahrscheinlichkeit über eine Hemmung der PIF-Freisetzung aus dem Hypothalamus (s. S. 57). Man muß bei ca. 30% der Frauen, die Kombinationspräparate einnehmen, mit einer mehr oder weniger starken Erhöhung des Prolaktinspiegels rechnen, wobei weder die Östrogendosis noch die Einnahmedauer eine Rolle spielen (666).

Wenn auch manche Frauen während der Einnahme von Ovulationshemmern die Absonderung milchiger Flüssigkeit aus den Mamillen (oft nur bei Druck) bemerken, so tritt eine *Galaktorrhö* meist erst nach dem Absetzen von Ovulationshemmern auf, da diese Präparate (wie auch die Östrogene) zwar die Prolaktinsekretion stimulieren, gleichzeitig aber die Laktation durch eine direkte Wirkung auf die Milchdrüsen hemmen. Eine derartige, nach dem Absetzen von Ovulationshemmern manifest werdende Galaktorrhö ist oft mit einer Amenorrhö verbunden, wobei in vielen Fällen eine Hyperprolaktinämie nachweisbar ist. Es wird geschätzt, daß etwa 25% der sogenannten Ovulationshemmeramenorrhöen das Begleitsymptom Galaktorrhö aufweisen (s. S. 228). Dabei muß beachtet werden, daß bei etwa einem Drittel der Frauen mit Hyperprolaktinämie und Galaktorrhö ein Mikro- oder Makroprolaktinom des Hypophysenvorderlappens vorhanden ist.

In jedem Falle sollte bei einer hyperprolaktinämischen Amenorrhö mit oder ohne Galaktorrhö eine eingehende endokrinologische und neuroradiologische Untersuchung erfolgen, um einen raumeinengenden Prozeß im Bereich der Sella zu erkennen.

Bei Galaktorrhö kann es als Folge der hormonellen Stimulation der Brustdrüsen zur Hyperplasie und Galaktostase kommen, was wiederum eine chronische (bakterielle oder nicht bakterielle) Mastitis zur Folge haben kann.

Benigne und maligne Brusterkrankungen und die Anwendung von Ovulationshemmern

Obwohl orale Kontrazeptiva auch bei längerer Einnahmedauer keinen wesentlichen Einfluß auf das histologische Bild des Brustdrüsengewebes haben, kann nicht bestritten werden, daß die Sexualhormone bei der Entstehung benigner Prozesse des Brustdrüsengewebes wie der *Dysplasia cystica fibroadenomatosa* eine gewisse Rolle spielen und auch in vielen Fällen auf maligne Tumoren einwirken können, sofern diese Östrogen- oder Progesteronrezeptoren aufweisen. Für die Richtigkeit dieser Annahme spricht einmal die Beobachtung, daß viele Frauen während der Einnahme oraler Kontrazeptiva gewisse Brustveränderungen bemerken, und zum anderen, daß die Häufigkeit von proliferativen Mammaerkrankungen durch die Anwendung von Ovulationshemmern verringert wird.

Es überrascht deshalb nicht, daß unzählige Versuche unternommen worden sind, um die Frage zu klären, ob Ovulationshemmer am Brustdrüsengewebe karzinogen wirken können. Obwohl die Brustdrüse ohne Zweifel als ein Zielorgan der Östrogene und Gestagene anzusehen ist, haben alle bisherigen Studien ergeben, *daß die Häufigkeit von Brustkrebs bei Einnahme oraler Kontrazeptiva nicht ansteigt* (89, 160, 210, 211, 212). Beim heutigen Wissensstand muß man sogar zu dem Schluß kommen, daß – wie bereits früher vermutet wurde (835) – Ovulationshemmer in gewissem Maße zumindest vor benignen Brusterkrankungen schützen. *Das Risiko, an einer gutartigen Veränderung der Mammae zu erkranken, nimmt in signifikanter Weise mit der Dauer der Einnahme ab* (89, 207, 599, 686, 689, 839) und geht nach fünfjähriger Einnahmedauer auf die Hälfte zurück (Abb. 53) (s. S. 304).

Es kann als gesichert angesehen werden, daß diese erfreuliche Nebenwirkung der Ovulationshemmer den Gestagenen zu danken ist, da der Schutzeffekt um so eindrucksvoller

232 Nebenwirkungen und Komplikationen

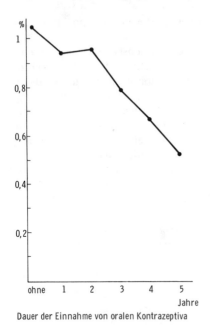

Abb. 53 Zusammenhang zwischen dem ersten Auftreten benigner Erkrankungen der Mammae und der Einnahmedauer von Ovulationshemmern (686).

ist, je höher die Gestagene dosiert sind (689). Aus diesem Grund können bei einer Mastopathie I. und II. Grades gestagenbetonte Kombinationspräparate mit niedrigem Östrogengehalt oder besser noch reine Gestagene eingesetzt werden. Bei einer Mastopathie III. Grades sollte man allerdings auch hiervon absehen. Über die Stadieneinteilung der Mastopathien orientiert Tab. 27.
Bei benignen Brusterkrankungen macht sich der günstige Einfluß der Ovulationshemmer besonders bei fibrozystischen Formen bemerkbar, während das Auftreten und das Wachstum von Fibroadenomen weniger beeinflußt werden (599, 686, 709). Wenn das histologische Bild von Fibroadenomen in einzelnen Fällen auch durch Ovulationshemmer beeinflußt zu werden scheint – die Veränderungen ähneln jenen in der Schwangerschaft –, so ist ein kausaler Zusammenhang doch nicht beweisbar (114, 210, 252, 651).
Obwohl die eigentlichen Ursachen für die Entwicklung von Mammakarzinomen unbekannt sind, könnte man aus der Tatsache, daß das Risiko für eine bösartige Brusterkrankung bei den Frauen höher ist, die zuvor an benignen Brustveränderungen litten, zumindest in einem gewissen Prozentsatz der Fälle auf eine Progression von benignen zu malignen geweblichen Veränderung schließen (167, 184, 648, 740, 834). Wenn dieser Zusammenhang beweisbar wäre, müßte der günstige Einfluß von Ovulationshemmern gegenüber benignen Brusterkrankungen auch einen gewissen Rückgang maligner Tumoren zur Folge haben.
Tatsächlich kann man aber aus einer derartigen Koinzidenz nur ableiten, daß irgendwelche Faktoren – zu denen Sexualhormone im Sinne eines Kofaktors durchaus zählen könnten – sowohl benigne als auch maligne Erkrankungen verursachen. In diesem Zusammenhang ist von gewissem Interesse, *daß einigen bisher nicht identifizierten Faktoren im Seminalplasma eine Schutzfunktion hinsichtlich der Entstehung eines Mammakarzi-*

Tabelle 27 Klassifizierungsvorschläge der Mastopathia fibrosa cystica (40)

Gruppe	Semb (1928)	Kiaer (1954)	Prechtel (1975)	
I	Fibroadenomatosis simplex (microcystica)	Grad 1: Kleine Zysten geringen Ausmaßes, Fibrose, geringe Epithelreaktion	Mastopathie I, nicht proliferierend, d. h. ohne intraduktale Epithelproliferation	(70%)
II	Fibroadenomatosis cystica (simplex) mit fibroepithelialen Drüsenproliferationen	Grad 2: Sklerosierende Adenose (blunt duct adenosis) mit Epithelproliferationen	Mastopathie II, mit intraduktaler Epithelproliferation, ohne Atypien (regulär proliferierend)	(21%)
III	Fibroadenomatosis cystica papillomatosa, d. h. Formen mit papillärer Epithelhyperplasie	Grad 3: Massive Epitheliose und Adenose, entsprechend intraduktalem und lobulärem Karzinom in situ	Mastopathie III, (Parenchymdysplasie) mit intraduktaler Epithelproliferation und Atypien mäßigen Grades	(5%)

noms zugeschrieben wird. Überraschender Weise sind Frauen, die kontrazeptive Methoden benutzen, bei denen keine transvaginale Resorption von Spermabestandteilen möglich ist (Kondom, Coitus interruptus), einem fünffach erhöhten Risiko zur Entwicklung eines Mammakarzinoms ausgesetzt (248).

Obwohl in der Studie des RCGP eine gewisse Tendenz erkennbar war, daß das Risiko, an einem Mammakarzinom zu erkranken, durch die Einnahme von Ovulationshemmern verringert wird, kann man doch nicht von einer Schutzwirkung der oralen Kontrazeption gegenüber malignen Neoplasien der Brustdrüse sprechen. Diese zunächst überraschende Tatsache läßt sich vielleicht damit erklären, daß hormonale Antikonzeptiva vor allem bei denjenigen fibrozystischen Brustdrüsenerkrankungen protektiv wirken, bei denen nur wenige oder keine atypischen duktalen Epithelzellen nachweisbar sind (473).

Allerdings erwies sich die Prognose eines Mammakarzinoms bei Frauen, die Ovulationshemmer einnahmen, besser als bei Vergleichspersonen, bei denen auch mehr Tumoren im fortgeschrittenen Stadium festgestellt wurden. Da das Tumorwachstum bei Frauen, die früher einmal hormonale Kontrazeptiva eingenommen hatten, auch einen klinisch günstigeren Verlauf zu nehmen schien, zog man den Schluß, daß Ovulationshemmer möglicherweise einen für das Überleben günstigen Einfluß auf das Wachstum und die Ausbreitung maligner Mammatumoren haben könnten (838).

Es muß also eindeutig festgestellt werden, daß es keinen Beweis für die Annahme gibt, daß Ovulationshemmer kausal an der Entwicklung eines Mammakarzinoms beteiligt sind (384, 765, 834), und daß die Befunde einer kalifornischen Arbeitsgruppe über eine positive Korrelation zwischen der Einnahme von Ovulationshemmern und dem Risiko von Brustkrebs (605) von keiner anderen Untersuchung bestätigt werden konnten.

Die weit verbreitete Ansicht, daß viele Schwangerschaften und eine lange Stillzeit nach jeder Schwangerschaft vor der Entstehung von Brustkrebs schützen, läßt sich nicht aufrechterhalten. *Vielmehr scheint das Alter der Frau bei der ersten Schwangerschaft ein ausschlaggebender Faktor zu sein,* da Frauen, die nach dem 35. Lebensjahr zum ersten-

mal schwanger wurden, dreimal häufiger an einem Mammakarzinom erkranken als solche, die bereits vor dem 18. Lebensjahr Mutter wurden (485).
Auch wenn Ovulationshemmer beim Auftreten eines Brustkrebses sofort abgesetzt werden sollten, da ein Drittel der Mammakarzinome östrogenabhängig ist (d. h. Östrogenrezeptoren enthält), so kann doch nicht ausgeschlossen werden, daß die Einnahme von hormonalen Kontrazeptiva schon in jungen Jahren wie eine Schwangerschaft eine schützende Wirkung gegenüber Epithelatypien des Brustdrüsengewebes haben könnte (140, 484).

Erkrankungen des Kreislaufsystems

Die meisten Todesfälle, die auf die Einnahme oraler Kontrazeptiva zurückgeführt werden, werden durch Kreislauferkrankungen verursacht. Wie bereits erwähnt, ist das Mortalitätsrisiko vor allem bei Frauen über 35 Jahre, bei Raucherinnen und bei einer Einnahmedauer von 5 und mehr Jahren erhöht (s. S. 214).
Insgesamt erhöht sich das Risiko bei der Einnahme von Ovulationshemmern auf 25,8 Todesfälle pro 100000 Frauenjahre gegenüber nur 5,5 pro 100000 Frauenjahre bei Frauen, die keine hormonale Kontrazeption betreiben. Während aber das Risiko bei Frauen unter 35 Jahren durch die Ovulationshemmer nur unwesentlich auf 9 pro 100000 Frauenjahre ansteigt, stellt die Zahl von 42,6 pro 100000 Frauenjahre bei der *Altersgruppe zwischen 35 und 44 Jahren ein Risiko dar, das nicht bagatellisiert werden kann* (619).
Es muß aber darauf hingewiesen werden, daß das Rauchen ein größeres Risiko für Herz- und Kreislauferkrankungen darstellt als die Einnahme von Ovulationshemmern (619). Da der Nikotinkonsum wiederum die durch hormonale Kontrazeptiva bedingten Risiken stark vergrößert, *muß man starkes Rauchen als Kontraindikation für den Gebrauch der „Pille" ansehen.*
Die zur Verfügung stehenden Zahlen reichen noch nicht aus, um das Risiko bei der Einnahme eines bestimmten Präparats abzuschätzen. Deshalb hat man versucht, mit Hilfe laboranalytischer Bestimmungen die Wirkungen der verschiedenen Östrogene und Gestagene bzw. ihrer Kombinationen auf einzelne metabolische Parameter zu erfassen.
Es hat sich gerade im Hinblick auf die Kreislauferkrankungen gezeigt, daß die mit der Einnahme der Ovulationshemmer zusammenhängenden Veränderungen verschiedener Plasmafaktoren im wesentlichen auf die Beeinflussung des Leberstoffwechsels durch Sexualsteroide zurückzuführen sind.
Ungeachtet all dieser Bemühungen gibt es heute nur wenige Parameter, wie z. B. die Plasma-Fibrinogen-Chromatographie oder die Bestimmung des HDL, des LDL und der Triglyzeride, die eine Gefährdung, z. B durch eine Thromboembolie oder einen Myokardinfarkt andeuten könnten. Aber auch in diesen Fällen ist der Wert solcher laboranalytischer Maßnahmen umstritten.
Wichtig ist vor allem eine regelmäßige Überwachung des Blutdrucks und die Beachtung der verschiedenen Risikofaktoren. Insbesondere sollte dem Auftreten klinischer Symptome wie Migräne, Sehstörungen, Halbseitensymptomen, Brustschmerzen, Dyspnoe und Beinkrämpfen die gebührende Aufmerksamkeit gewidmet werden.
Zu den wichtigsten Risikofaktoren zählt man Hypertension, Zigarettenrauchen, Adipositas, Hypercholesterinämie, Diabetes, Gallenblasenerkrankungen, Nierenerkrankun-

gen, Operationen, Bewegungsmangel und eine ungünstige Familienanamnese, die das Auftreten verschiedener Kreislauferkrankungen während der Einnahme von Ovulationshemmern begünstigen können (619).
Den negativen Einfluß des Rauchens versucht man vor allem mit seinen Wirkungen auf die Gefäßwände und das Herz zu erklären. Man nimmt an, daß das Nikotin die Gefäßwände beeinflußt und durch Vasokonstriktion bzw. Erhöhung der Thrombozytenreaktion die Gerinnbarkeit des Blutes erhöht (562). Auch verringert Rauchen die Deformierbarkeit der Erythrozyten und erhöht dadurch die Viskosität des Blutes (464). Darüber hinaus steigt die Serumkonzentration der freien Fettsäuren an, während die des HDL-Cholesterins abnimmt (21, 94). Dies fördert die Entstehung arteriosklerotischer Veränderungen.
Auch reduziert das mit dem Rauchen aufgenommene Kohlenmonoxid die dem Herzen zur Verfügung stehende Sauerstoffmenge, während Nikotin gleichzeitig die kardiale Aktivität erhöht und damit den Sauerstoffbedarf des Herzens noch mehr vergrößert.
Adipositas, Hypercholesterinämie und Diabetes treten oft gemeinsam auf. Hier liegt die zusätzliche Gefährdung vor allem in den gesteigerten Cholesterin- und Triglyzeridkonzentrationen im Serum, die die Bildung arteriosklerotischer Veränderungen der Gefäßwände begünstigen.
Die Risiken beim Diabetes mellitus liegen sowohl in der Förderung von Mikroangiopathien (Niere, Retina, Haut, Muskulatur) wie auch von Makroangiopathien (Koronar-, Arterio- und Zerebralsklerose). Es ist bekannt, daß Glukose und Insulin die Freisetzung der freien Fettsäuren aus dem Fettgewebe regulieren. Dabei hemmt Insulin die Lipolyse, so daß ein Insulinmangel über eine Steigerung der Lipolyse den Serumspiegel der freien Fettsäuren und damit die Bildung der Triglyzeride in der Leber erhöht.

Hypertonus bei Einnahme von Ovulationshemmern

Die Behandlung mit östrogenhaltigen Ovulationshemmern ruft bei den meisten Frauen schon während der ersten zwei Jahre einen leichten, aber signifikanten Anstieg des systolischen und – weniger ausgeprägt – des diastolischen Blutdrucks hervor (867), wobei jedoch keine pathologischen Werte erreicht werden (Abb. 54). Dabei ist der systolische Druck um durchschnittlich etwa 5 mmHg und der diastolische Druck um 1,5 mmHg gegenüber unbehandelten Kontrollpersonen erhöht (216, 217). Allerdings basieren diese Werte auf Untersuchungen mit Präparaten, deren Östrogenanteil zwischen 50 und 100 µg lag. Die bisher vorliegenden Ergebnisse über die Wirkung niedrig dosierter Ovulationshemmer deuten darauf hin, daß Präparate mit einer Östrogendosis von 30 µg eine geringere oder gar keine Blutdruckerhöhung verursachen (106, 865). Doch sind diese Aussagen noch nicht genügend abgesichert, um daraus Empfehlungen ableiten zu können.
Der durch orale Kontrazeptiva hervorgerufene Blutdruckanstieg geht meist innerhalb von 3 Monaten nach Absetzen zurück und erreicht im Durchschnitt sogar etwas niedrigere Werte als zuvor (217). Das Einlegen einer „Pillenpause" ist aber wegen dieser geringfügigen Blutdruckerhöhungen nicht gerechtfertigt.
Eine echte Hypertension (über 140/90 mmHg) wurde bei ca. 4% der Frauen, die orale Kontrazeptiva einnahmen, festgestellt. Dies stellt gegenüber unbehandelten Frauen mehr als eine Verdoppelung dar. Die Entwicklung eines Hochdrucks, der mit zunehmendem Alter – vor allem bei Frauen über 35 Jahren – vermehrt auftritt (217), ist dabei nicht vorhersehbar (Abb. 55). Die *Häufigkeit* scheint allerdings mit der Einnahmedauer

236 Nebenwirkungen und Komplikationen

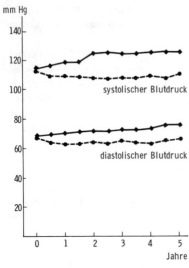

●——● unter oraler Kontrazeption
●---● unbehandelte Frauen

Abb. 54 Anstieg des Blutdrucks unter der Einnahme von Kombinationspräparaten bei normotensiven Frauen (867).

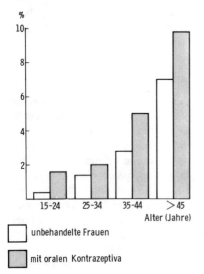

□ unbehandelte Frauen
▨ mit oralen Kontrazeptiva

Abb. 55 Der Einfluß von Ovulationshemmern auf die altersbedingte Zunahme des Hypertonus (217).

zuzunehmen, denn nach vierjähriger Behandlung findet man 2 bis 3mal häufiger eine Hypertonie als im ersten Jahr (686, 867). Auch bei schwerer Hypertonie geht der Blutdruck in den meisten Fällen nach Absetzen des Ovulationshemmers wieder zurück, doch kann dies weitaus länger dauern als bei den leichteren Blutdruckerhöhungen. In den Fällen, in denen der Hochdruck noch 1 Jahr nach Absetzen erhöht ist, kann man annehmen, daß es sich um eine latente essentielle Hypertension handelt, die unter der Wirkung der hormonalen Kontrazeptiva manifest wurde. Aus diesem Grunde bleibt die Frage, bei wieviel Frauen mit echter Hypertonie die Einnahme von Ovulationshemmern als Ursache anzusehen ist, unbeantwortet.

Auch im Falle einer leichten und reversiblen Erhöhung des Blutdrucks vergrößert sich doch das Risiko von zerebralen Thrombosen und Blutungen sowie von arteriellen Koronarerkrankungen. Aus vielen epidemiologischen Untersuchungen ist bekannt, daß sich aus der Höhe des systolischen Blutdrucks die Gefahr einer kommenden kardiovaskulären Erkrankung in gewissem Ausmaß abschätzen läßt (371). Immerhin ist unter der Einnahme von Präparaten mit Östrogendosen zwischen 50 und 100 µg das Risiko kardio- und zerebrovaskulärer Erkrankungen 5mal höher und steigt nach 5jähriger Einnahme sogar auf das 10fache.

Prädisponierende Faktoren beim Hypertonus

Vielfach wird angenommen, daß die Zahl der Schwangerschaften, schwangerschaftsbedingten Hypertonien oder Schwangerschaftsgestosen in der Vorgeschichte die Entwicklung einer Hypertonie während der Einnahme oraler Kontrazeptiva begünstigen; dies konnte jedoch nicht bestätigt werden (136, 217, 653), obwohl noch ein Zusammenhang mit einer vorherigen Toxämie diskutiert wird (136, 760). Auch das Vorkommen von Hypertonus in der Familienanamnese oder überstandene Nierenerkrankungen lassen keine echte Beziehung zum durch Ovulationshemmer induzierten Hochdruck erkennen (136, 866). Aus diesen Gründen besteht in Fällen mit vorangegangener Hypertonie keine absolute Kontraindikation gegen Ovulationshemmer, doch sollte vorsichtshalber anderen kontrazeptiven Maßnahmen der Vorzug gegeben werden.

Während zwischen dem Blutdruckanstieg bei Einnahme von Ovulationshemmern und der gelegentlich beobachteten Gewichtszunahme (Wasserretention) kein kausaler Zusammenhang besteht, scheint *eine bereits bestehende Adipositas ein echter prädisponierender Faktor zu sein* (508).

In diesem Zusammenhang sollte man den Einfluß des Faktors „Alter" nicht unterschätzen. So ist bekannt, daß der Blutdruck kontinuierlich und langsam mit dem Alter ansteigt (Abb. 56), und zwar sowohl bei unbehandelten Frauen als auch während der Einnahme oraler Kontrazeptiva (216, 217). Die an sich leichte Erhöhung des Blutdrucks durch Ovulationshemmer trägt dann dazu bei, daß die Grenze zum Hypertonus näherrückt (Abb. 56), insbesondere bei einer gegebenen Veranlagung zum Hochdruck.

Auch eine leichte Blutdruckerhöhung kann angesichts zusätzlicher Risikofaktoren wie Rauchen, Nierenerkrankungen, Diabetes, Übergewicht oder Hyperlipidämie gefährlich werden. Überdies wurde auch festgestellt, daß durch Ovulationshemmer induzierte metabolische Änderungen – z. B. eine verschlechterte Glukosetoleranz oder erhöhte Pyruvat- und Serumlipidkonzentrationen – bei gleichzeitigem Hypertonus sich deutlich verstärken (508). Ähnlich wie der erhöhte Blutdruck selbst gehen diese Abweichungen von der Homöostase nach dem Absetzen der „Pille" meist langsam wieder in den Normbereich zurück.

Man könnte daraus schließen, daß viele der unerwünschten Nebenwirkungen eine gemeinsame biochemische Basis haben, die z. B. Änderungen im Metabolismus, im Körpergewicht oder im Blutdruck hervorruft und im Einzelfall klinisch manifest werden läßt (508).

In einigen Fällen kann sich aus einer Hypertension eine maligne Nephrosklerose entwickeln, die irreversibel ist. Deshalb sollte der Blutdruck während der Einnahme hormona-

238 Nebenwirkungen und Komplikationen

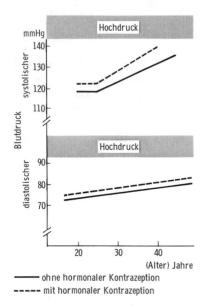

—— ohne hormonaler Kontrazeption
- - - - mit hormonaler Kontrazeption

Abb. 56 Die Verstärkung des altersabhängigen Anstiegs des Blutdrucks durch hormonale Kontrazeptiva (systolischer Blutdruck > 140 mmHg, diastolischer Blutdruck > 90 mmHg)

ler Kontrazeptiva regelmäßig überwacht und die Ovulationshemmer im Falle eines starken Anstiegs abgesetzt werden.

Ursachen und Zusammenhänge: *Man nimmt heute an, daß ein von den hormonalen Kontrazeptiva induzierter Hochdruck in einem gewissen – nicht aber kausalen – Zusammenhang mit der erhöhten Bildung von Angiotensin, einer verstärkten Natrium- und Wasserretention und einem Anstieg des Plasma- und Herzminutenvolumens steht.* Dies könnte seine Ursache in einer Veränderung des Renin-Angiotensin-Aldosteron-Systems haben, obgleich bei der Auslösung eines Hypertonus noch andere Faktoren eine Rolle spielen dürften.

Renin-Angiotensin-Aldosteron-System

Es ist seit langem bekannt, daß das Renin-Angiotensin-Aldosteron-System durch die Einnahme östrogenhaltiger Kontrazeptiva verändert wird, wobei vermutlich die Östrogenkomponente im Sinne einer allgemeinen Stimulierung der Proteinsynthese in der Leber eine wichtige Rolle spielt.

Allerdings korrelieren die Veränderungen des Blutdrucks weder mit den Plasmakonzentrationen des Angiotensin II, des Aldosterons oder Cortisons (867), noch mit dem Plasmavolumen, Schlagvolumen und Herzminutenvolumen. Bei Einnnahme hormonaler Kontrazeptiva sind nämlich diese Parameter sowohl bei normotensiven (852) als auch bei hypertensiven Frauen erhöht (865). Aus diesem Grunde muß ein anderer Mechanismus für das Entstehen eines Hypertonus angenommen werden (61).

Für die allgemeine geringfügige Blutdruckerhöhung, die sich nach längerer Einnahme von oralen Kontrazeptiva bei den meisten Frauen einstellt, könnte jedoch das Renin-Angiotensin-Aldosteron-System verantwortlich sein (Abb. 57).

Normalerweise wird die Synthese und Freisetzung des Reninsubstrats Angiotensinogen

Erkrankungen des Kreislaufsystems 239

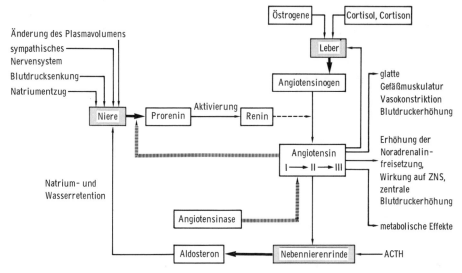

Abb. 57 Die Regulation des Blutdrucks durch das Renin-Angiotensin-Aldosteron-System.

aus der Leber überwiegend von den Glukokortikoiden Cortisol, Cortison und Cortikosteron sowie von Angiotensin II beeinflußt. In der Schwangerschaft werden aber auch die Östrogene wirksam (665).
Dementsprechend wird unter dem Einfluß der in den Ovulationshemmern enthaltenen Östrogene in der Leber vermehrt *Angiotensinogen* gebildet und in den Blutkreislauf freigesetzt (62, 753). Dabei steigt die Plasmakonzentration des Angiotensinogens auf das 3- bis 4fache der normalen Werte an (62, 379) (Abb. 58). Dieses stark erhöhte Substratangebot hat zur Folge, daß das aus der Niere stammende Enzym *Renin* in zunehmendem Maße Angiotensin I aus Angiotensinogen bildet, aus dem wiederum enzymatisch Angiotensin II entsteht (s. Abb. 57). Während der Einnahme von Ovulationshemmern findet man einen Anstieg des Angiotensin II im Plasma auf das 2- bis 3fache (379); (Abb. 58). Durch einen positiven Feedback-Effekt auf die Angiotensinogensynthese in der Leber verstärkt das erhöhte Angiotensin II möglicherweise seine eigene Entstehung (665).
Andererseits scheinen die hohen Angiotensinkonzentrationen durch eine negative Feedback-Wirkung auf die juxtaglomerulären Zellen der Niere die Sekretion des Prorenins zu hemmen (s. Abb. 57), da bei der Einnahme hormonaler Kontrazeptiva die *Reninkonzentration* im Plasma auf die Hälfte abfällt (60, 62, 317, 379, 445, 574) (s. Abb. 58). Deshalb trifft die Vermutung, daß die von Ovulationshemmern verursachte Hypertension auf einer Störung des negativen Feedback-Effekts von Angiotensin II auf die Reninfreisetzung aus der Niere beruht (710, 753), wohl nicht zu.
Nachdem aber die *enzymatische Aktivität des Renins* im Plasma auf etwa das 3fache ansteigt (Abb. 58), (62), ist trotz der Reduzierung der Reninkonzentration im Plasma die Bildung des Angiotensin aus dem Angiotensinogen erhöht.
Das vermehrt gebildete Angiotensin II greift nun in erster Linie an der glatten Gefäßmuskulatur an und verursacht durch Vasokonstriktion eine Blutdruckerhöhung. Daneben steigert Angiotensin II die Noradrenalinfreisetzung und beeinflußt das Nervensy-

240 Nebenwirkungen und Komplikationen

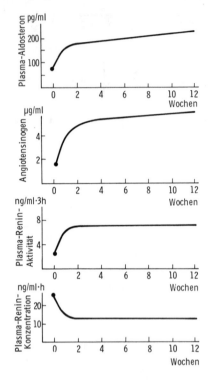

Abb. 58 Der Einfluß von Ovulationshemmern auf die Serumkonzentration von Renin, Angiotensin und Aldosteron sowie auf die Plasma-Renin-Aktivität (62, 379).

stem. Die gefäßverengende Wirkung des Angiotensin II macht sich vor allem in der Niere bemerkbar, wo der renale Blutdruckfluß während der Einnahme von Ovulationshemmern signifikant reduziert ist (317).
Eine wichtige Funktion des Angiotensin II besteht in der Stimulierung der Sekretion von Aldosteron und Desoxycortikosteron aus der Nebennierenrinde. Ein erhöhter Angiotensin-II-Spiegel ruft einen *Anstieg der Aldosteronkonzentration* im Plasma auf mehr als das Doppelte (62, 379), (s. Abb. 58), und damit eine zunehmende Retention von Natrium und Wasser hervor. Die Folge ist nicht nur ein Anstieg des Plasmavolumens, sondern auch eine leichte Gewichtszunahme.
Normalerweise wird die Aktivierung des Renin-Angiotensin-Aldosteron-Systems während der Einnahme von oralen Kontrazeptiva recht gut kompensiert, so daß meistens nur eine geringfügige Blutdruckerhöhung stattfindet.
In manchen Fällen jedoch kann sich ein Hochdruck entwickeln, der aber – sofern die Nierenfunktion nicht irreversibel geschädigt wird – nach Absetzen des Ovulationshemmer auch wieder zurückgehen kann.
Ebenso wie die überwiegend geringfügige Blutdruckerhöhung normalisiert sich das Renin-Angiotensin-Aldosteron-System in den meisten Fällen – wenn auch nur langsam – nach dem Absetzen der Ovulationshemmer (153).
Auf der Suche nach anderen Faktoren, die vielleicht an der Entwicklung eines Hochdrucks beteiligt sind, konnte bei Patienten mit maligner Hypertonie ein Polypeptid isoliert werden, das die vaskuläre Sensivität gegenüber Angiotensin II und Noradrenalin

erhöht (529). Es ist aber nicht bekannt, ob Ovulationshemmer die Bildung dieser Substanz beeinflussen.
Weiterhin wurde vermutet, daß eine abnormal niedrige Inaktivierungsrate des Angiotensins durch die Plasmaangiotensinase an der Pathogenese der arteriellen Hypertonie beteiligt sein könne. Man stellte nämlich fest, daß die Aktivität dieser Peptidase während der Behandlung mit Ovulationshemmern bei normotensiven Frauen um die Hälfte zunahm, so daß der Anstieg des Angiotensins zumindest teilweise kompensiert wurde. Bei hypertensiven Frauen jedoch war die Aktivität der Angiotensinase unverändert oder sogar verringert (796).

Begünstigende Faktoren für die Entstehung eines Hypertonus
Es gibt Hinweise dafür, daß auch die *Dopaminaktivität* im Zentralnervensystem ganz wesentlich an der Entstehung eines Hochdrucks beteiligt ist. Denn man konnte bei Patientinnen mit gleichzeitig auftretender Hyperprolaktinämie und Hypertonie durch die Gabe von Bromocriptin nicht nur das Prolaktin, sondern auch den Blutdruck erheblich reduzieren (465). Auch wurde festgestellt, daß bei ovulationshemmerinduziertem Hochdruck eine direkte Korrelation zwischen der Dopamin-β-hydroxylase-Aktivität im Plasma und dem arteriellen Blutdruck besteht (675). In diesem Zusammenhang ist ferner von Interesse, daß Katecholöstrogene (2-Hydroxy-Derivate der Östrogene), die in der Leber aus Östrogenen gebildet werden, die Inaktivierung des Adrenalins kompetitiv hemmen. Da insbesondere 2-OH-Äthinylöstradiol ein starker Inhibitor ist, könnte die Östrogenkomponente der Ovulationshemmer auf diesem Wege zur Erhöhung des Blutdrucks beitragen.
Es wird auch die Möglichkeit diskutiert, daß Veränderungen in den renalen Arteriolen und Glomeruli – vielleicht im Zusammenhang mit einer renalen thrombotischen Mikroangiopathie – für das Entstehen der Hypertension verantwortlich sein könnten. Es wurde nämlich nachgewiesen, daß bei Frauen, die während der Einnahme östrogenhaltiger Kontrazeptiva aufgrund venöser Okklusionen an Lendenschmerzen und Hämaturie litten, die Thrombozytenaggregation und die fibrinolytische Aktivität im Plasma verändert waren (358). Desgleichen konnte man bei derartigen Beschwerden während der Einnahme von Ovulationshemmern angiographisch intrarenale vaskuläre Abnormalitäten nachweisen, obwohl histologisch nur geringe Veränderungen zu erkennen waren (371). Schließlich wurde festgestellt, daß östrogenhaltige Kontrazeptiva, nicht aber reine Gestagene, Änderungen in der peripheren Zirkulation hervorrufen (462). Dazu kommt noch, daß die Östrogenkomponente stimulierend auf das Myokard wirkt, wodurch das Schlagvolumen und damit der kardiale Ausstoß erhöht werden (461).

Wirkung von Östrogenen und Gestagenen auf den Blutdruck
Es wird heute nicht bezweifelt, daß für die Blutdruckerhöhung bei Einnahme von Ovulationshemmern im wesentlichen die Östrogenkomponente verantwortlich ist (154, 760). So kann durch die tägliche Gabe von 50 µg Äthinylöstradiol über 6 Monate eine signifikante Erhöhung des Blutdrucks verursacht werden (760). Da bei der Verwendung von Präparaten mit einer Östrogendosis von 30 µg im Gegensatz zu solchen mit 50 µg keine Blutdruckerhöhung einzutreten scheint, *wirken Östrogene wohl von einer gewissen Mindestdosis an blutdrucksteigernd* (106). Dafür spricht ferner, daß der während der Einnahme von höher dosierten Kombinationspräparaten angestiegene Blutdruck nach einem Wechsel auf Präparate mit 30 µg Östrogenen wieder zurückgeht (106).

Obwohl es sich bei diesen Untersuchungen nicht um Doppelblindstudien (bei Blutdruckmessungen kann die Erwartungshaltung des Arztes das Ergebnis beeinflussen!) handelte und nur kleine Kollektive untersucht wurden, ihre Aussagekraft also mit Vorbehalt gesehen werden muß, ist einem niedrigdosierten Präparat in der Regel der Vorzug zu geben.

In ähnlicher Weise führte auch ein Wechsel von einem Kombinationspräparat mit 50 µg Östrogenen zu einem reinen Gestagenpräparat (Minipille) zum Rückgang der Hypertension innerhalb von 6 Monaten, ohne jedoch Normalwerte zu erreichen (865). Nachdem aber die Minipille bei einigen Frauen, die wegen der hormoninduzierten Hypertonie Ovulationshemmer abgesetzt hatten, wieder einen gewissen Blutdruckanstieg bewirkte, sollte auch bei einem Wechsel zu niedrigdosierten Präparaten eine regelmäßige Überwachung erfolgen (865).

Diese Erfahrungen mit Minipillen deuten darauf hin, *daß auch Gestagene in bestimmten Fällen eine Blutdruckerhöhung verursachen können.* So stellte man fest, daß eine Erhöhung des Gestagenanteils auf die – für heutige Begriffe allerdings relativ hohe – Dosis von 3 bzw. 4 mg Norethisteronazetat zu einer Zunahme des Blutdrucks führte, auch wenn die Östrogendosis gleich blieb (689). Vor allem Norethisteron scheint die Wirkung der Östrogene auf den Blutdruck in ungünstiger Weise zu modifizieren (689). Im Gegensatz dazu übt Norgestrel einen antagonistischen Einfluß auf die blutdrucksteigernde Wirkung des Äthinylöstradiols aus (122). *Deshalb sollte man bei gefährdeten Patientinnen Präparaten mit diesem Gestagen den Vorzug geben.*

Reine Gestagenpräparate wie Ethynodioldiazetat, Norgestrel oder die Depotgestagene Norethisteronönanthat (200 mg) und Medroxyprogesteronazetat (150 mg) erhöhen den Blutdruck nicht, sondern scheinen ihn sogar geringfügig zu senken (75, 154, 760, 878).

Der Anstieg des Aldosterons im Plasma während der Einnahme von Kombinationspräparaten wird der Östrogenkomponente zugeschrieben (62, 63), da Äthinylöstradiol das Renin-Angiotensin-Aldosteron-System aktiviert (594). Infolgedessen verursachen die Östrogene eine leichte Natrium- und Wasserretention (134), obwohl nicht ausgeschlossen werden kann, daß diese Wirkung zum Teil unabhängig vom Aldosteron ist und direkt über spezifische Östrogenrezeptoren in den Nierentubuli verläuft (181, 355).

Darüber hinaus erhöhen die Östrogene und östrogenhaltige Kombinationspräparate signifikant – aber in reversibler Weise – das Körpergewicht, das Plasma-, Schlag- und Herzminutenvolumen sowie den arteriellen Blutdruck (852, 461). Allerdings findet man diese Änderungen bei den meisten Frauen unabhängig davon, ob sich ein Hochdruck entwickelt oder nicht.

Dagegen dürften die in den Antikonzeptiva verwendeten Gestagene kaum eine Wirkung auf das Renin-Angiotensin-Aldosteron-System ausüben. Zwar besitzt Progesteron einen natriuretischen Effekt in Gegenwart von endogenem Aldosteron (442, 443, 760). Dieser antagonistische Effekt gegenüber Aldosteron hat aufgrund des Natriumverlustes eine kompensatorische Erhöhung der Reninaktivität (152) und damit der Angiotensin- und Aldosteronkonzentration (593) zur Folge und beruht wohl auf einer kompetitiven Besetzung der Aldosteronrezeptoren in der Niere (853).

Im Gegensatz dazu binden synthetische Gestagene wie Medroxyprogesteronazetat, Ethynodioldiazetat, Norethisteron und Chlormadinonazetat praktisch nicht an die Aldosteronrezeptoren der Niere (854). Es wurde aber festgestellt, daß Medroxyprogesteronazetat, Ethynodioldiazetat und Norethisteron eine gewisse Natriumretention bewirken (152). Aus diesem Grunde können Gestagene bei prämenstruellen ödematösen Beschwerden, die von dem natriuretischen Effekt des Progesterons ausgehen, eine Besserung bewirken.

Therapeutische Maßnahmen bei Hochdruck unter Ovulationshemmern
Bei allen Kontrolluntersuchungen sollte eine Messung des Blutdrucks erfolgen, d. h. 3, 6 und 12 Monate nach der Erstverschreibung, danach in halbjährlichen Abständen (Abb. 59).
Da die Entstehung eines Hypertonus während der Einnahme von Ovulationshemmern normalerweise eine gewisse Zeit benötigt, kann die drohende Gefahr im allgemeinen rechtzeitig durch eine regelmäßige Blutdruckmessung erkannt werden.
Während geringfügige Blutdruckerhöhungen bei der Einnahme von Ovulationshemmern nahezu ohne Bedeutung sind und kein Absetzen rechtfertigen, ist bei einer *echten Hypertension* (140/90 mmHg) ein Wechsel auf ein niedrigdosiertes Präparat oder auf ein reines Gestagenpräparat geboten, ggfs. sogar ein Wechsel auf eine nicht-hormonale Methode der Kontrazeption. Wenn der Blutdruck auch nach dem Absetzen des hormonalen Kontrazeptivums erhöht bleibt, ist eine internistische Abklärung und Behandlung mit Antihypertensiva erforderlich. Wie aus Abb. 59 zu ersehen ist, sollte bei Blutdruckwerten über 160/95 auf östrogenhaltige Präparate verzichtet werden, während bei einem Blut-

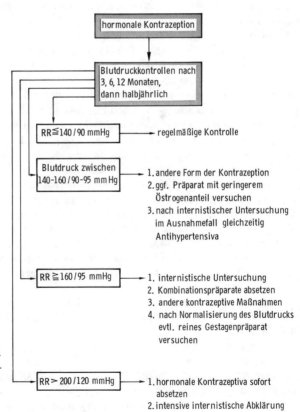

Abb. 59 Die Kontrolle des Blutdrucks bei Einnahme von Ovulationshemmern: Das diagnostische und therapeutische Vorgehen (378).

druck von mehr als 200/120 auch keine Gestagene mehr gegeben werden sollten (378). Eine gleichzeitige Gabe von Ovulationshemmern und Antihypertensiva kommt auch bei engmaschiger Überwachung nur im Ausnahmefall in Betracht.

Koronare Durchblutungsstörungen und Myokardinfarkt

Der in den letzten Jahren nachgewiesene Einfluß hormonaler Kontrazeptiva auf die Häufigkeit von **Koronarerkrankungen** und **Myokardinfarkten** ist wohl unbestreitbar, doch hat sich herausgestellt, daß bei deren Entstehung zusätzliche Risikofaktoren eine entscheidende Rolle spielen. Aus diesem Grund ist es unerläßlich, *bei der Abschätzung des Risikos das Alter, die Rauchgewohnheiten, eine Hypercholesterinämie und das Körpergewicht zu beachten.*

Man nimmt heute an, daß die meisten Herzinfarkte, die während der Einnahme von Ovulationshemmern auftreten, nicht auf arteriosklerotischen Veränderungen beruhen, sondern *durch thromboembolische Vorgänge und strukturelle Veränderungen der Arterienwand* (Hypokinese oder Akinese der Ventrikelwand) *bedingt werden*. In letalen Fällen fand man vorwiegend okklusive Thromben in den Koronararterien, dagegen keine oder nur geringe arteriosklerotische Veränderungen. Meist fehlen in der Familienanamnese auch die üblichen Risikofaktoren Hypertension, Diabetes oder Herzinfarkt. Dagegen scheint Zigarettenrauchen eine potenzierende Wirkung auszuüben – vor allem bei Frauen über 35 Jahren.

Insgesamt erhöhen orale Kontrazeptiva das Risiko eines nichttödlichen Herzanfalls auf das 3- bis 4fache (492, 493, 494, 741). Bei jüngeren Frauen, die nicht rauchen und auch keine anderen Risikofaktoren aufweisen, ist das Risiko nur geringfügig erhöht (342, 352). Bei Frauen über 35 Jahren steigt die Häufigkeit von Koronarerkrankungen durch die Ovulationshemmer jedoch stark mit zunehmendem Alter an (352, 491, 492).

Im Gegensatz zum Schlaganfall und zur Thromboembolie scheint der akute Herzinfarkt eine typische Erkrankung von Rauchern zu sein. Starkes Rauchen (über 15 Zigaretten täglich) erhöht das Risiko eines Myokardinfarkts auch bei Frauen, die keine Ovulationshemmer benutzen, auf über das Dreifache (342, 619, 741). Die Einnahme von Ovulationshemmern führt bei Raucherinnen zu einer gewaltigen Zunahme des Herzinfarktrisikos auf das 39fache (342, 741). *Dementsprechend sollten Frauen, die über 35 Jahre alt sind und rauchen, keine hormonalen Kontrazeptiva mehr verordnet werden.* Obwohl die Meinungen darüber noch geteilt sind, scheint das Risiko für Koronarerkrankungen nach Absetzen der hormonalen Kontrazeptiva mit der Zeit zurückzugehen (741).

Entscheidend für das Abwägen des Risikos ist jedoch das Vorliegen von Risikofaktoren, vor allem Rauchen und Hypertonie, aber auch Adipositas, Hypercholesterinämie, Diabetes, Gallenblasenerkrankungen (wobei Alkoholgenuß das Risiko nicht etwa steigert, sondern vermindert!) (494, 619). *Liegen mehr als 3 dieser Risikofaktoren vor – einschließlich der Einnahme von Ovulationshemmern – so steigt die Häufigkeit von Herzinfarkten auf das 128fache an.* Es besteht sicher eine erhebliche Gefährdung, wenn das Gesamtcholesterin im Serum 270 mg/dl und der diastolische Blutdruck 100 mmHg überschreiten und die Patientin übergewichtig ist und raucht (595).

Bei jüngeren Frauen scheint die Dauer der Einnahme von Ovulationshemmern noch keine Rolle zu spielen, während sie bei Frauen über 35 Jahren ein zusätzliches Risikomoment darstellt (342, 741).

Obwohl bei anderen Kreislauferkrankungen ein Zusammenhang mit der Östrogendosis

wahrscheinlich ist, konnte dies für den Herzinfarkt nicht nachgewiesen werden (491, 741). Ebenso fand man hier wie auch bei anderen Fragestellungen keine Unterschiede zwischen Äthinylöstradiol und Mestranol (741).
Im Zusammenhang mit den unerwünschten Nebenwirkungen der Ovulationshemmer auf das kardiovaskuläre System ist vielleicht von Interesse, daß Östrogene bei Versuchstieren das Minutenvolumen erhöhen (826), indem sie vermutlich direkt auf den Herzmuskel einwirken (157, 396).
Da bei manchen Frauen, die orale Kontrazeptiva einnehmen, das Blutvolumen und der Blutdruck erhöht sind, könnte eine chronische Überbeanspruchung des Herzmuskels durch erhöhtes Volumen oder erhöhten Druck die Funktion der linken Herzkammer beeinträchtigen. Nach neueren Untersuchungen mit Hilfe der Sonographie konnte jedoch gezeigt werden, daß Ovulationshemmer bei jungen, gesunden Frauen keine Anomalien hinsichtlich der Größe, Konfiguration und Funktion des linken Ventrikels hervorrufen.
So beruhigend dies auch sein mag, sollte man doch bedenken, daß dies ganz anders aussehen könnte, wenn eine Frau bei Einnahme von Ovulationshemmern eindeutig hypertensiv wird (391).

Pathogenese von Koronarerkrankungen
Auch wenn koronare Thrombosen und nicht atheromatöse Veränderungen die Hauptursache von Herzinfarkten darstellen, so können doch vaskuläre Veränderungen, z. B. *intimale Proliferationen* oder Lipidablagerungen in den Koronararterien fördernd wirken. Dabei muß beachtet werden, daß Störungen im Lipidmetabolismus nicht nur eine wesentliche Ursache der Arteriosklerose sind, sondern auch die Aggregation der Thrombozyten verändern können. Es gilt heute als sicher, daß zwischen der Häufigkeit von Koronarerkrankungen und den Lipiden im Serum Zusammenhänge bestehen. Inzwischen hat man erkannt, daß die Bestimmung der einzelnen Lipoproteinfraktionen – insbesondere des HDL (High-Density-Lipoprotein-Cholesterin) und des LDL (Low-Density-Lipoprotein-Cholesterin) eine recht gute Aussagekraft besitzt (268, 370).
Koronare Herzerkrankungen sind normalerweise bei Männern 5mal häufiger als bei Frauen, und Männer haben auch deutlich niedrigere HDL-Serumspiegel als Frauen (21). Dies läßt auf einen schützenden Effekt der weiblichen Sexualhormone schließen. Tatsächlich erhöhen Östrogene bei postmenopausalen Frauen das HDL und senken LDL und damit das Gesamtcholesterin.
Es gilt heute als gesichert, daß HDL eine kardioprotektive Wirkung besitzt und als wichtigster Lipidindikator für das Koronarrisiko zu betrachten ist (268, 370). Dementsprechend erhöhen niedrige HDL-Cholesterinspiegel und hohe LDL-Konzentrationen das Risiko eines Myokardinfarktes (268, 530), vor allem deshalb, weil LDL der Hauptträger des Cholesterins im Serum ist.
Bei der Arteriosklerose, die als eine der wichtigsten Ursachen des Herzinfarktes anzusehen ist, bestehen die Atherome überwiegend aus Cholesterinester (253). Obwohl eine proliferative Verdickung der Arterienwand auch durch Hypertension oder andere Traumata ausgelöst werden kann, verschlimmern Cholesterinablagerungen das Risiko eines Myokardinfarkts.
Die wasserunlöslichen Lipide werden in Form der verschiedenen Lipoproteine im Serum transportiert, die komplexe Verbindungen aus Cholesterin, Triglyzeriden, Phospholipiden und Proteinen darstellen (Tab. 28a und 28b). Die Proteinkomponenten werden

Tabelle 28a Zusammensetzung der Lipoproteinfraktionen

Lipidfraktion	Protein	Phospholipide	Cholesterin	Triglyzeride
VLDL*	9%	18%	13%	60%
LDL	20%	23%	45%	10%
HDL	50%	30%	18%	2%

* VLDL = Very low density Lipoprotein

Tabelle 28b Risikogrenzwerte und %-Anteil am Gesamtcholesterin

Gesamtcholesterin	220 mg/dl	(100%)
VLDL	30 mg/dl	(15%)
LDL	140 mg/dl	(65%)
HDL	55 mg/dl	(20%)

dabei in der Leber und im Intestinum gebildet, so daß sich die Wirkung der Sexualsteroide mit ihrem Einfluß auf den Lebermetabolismus erklären läßt.

Aus dem VLDL, das in der Leber gebildet wird, entsteht das LDL, das im Fettgewebe Cholesterin aufnimmt und als wichtigstes Transportprotein für Cholesterin gilt (253). Aus dem Serum heraus wird das LDL von spezifischen Rezeptoren der Zelloberfläche gebunden und gelangt durch Endozytose in die Zelle. Wenn jedoch das LDL einen bestimmten Spiegel übersteigt, dann kann Cholesterin – vor allem im Bereich von Läsionen der Gefäßwand – über rezeptorunabhängige Prozesse in die Zelle gelangen und dort unkontrolliert als Cholesterinester akkumuliert werden. Die Folge sind Proliferationen dieser Zellen bis in die Intima der Gefäße (253).

Dagegen hat HDL, das ebenfalls in der Leber gebildet wird, *eine der Cholesterinablagerung entgegengerichtete Funktion.* Im Bereich zwischen Serum und Zelle aktiviert es ein Enzym, welches Cholesterin in Cholesterinfettsäureester verwandelt und dessen Eindringen in die Zellen erschwert; in dieser Form transportiert HDL das Cholesterin in die Leber, wo es eliminiert wird (370). Damit reinigt HDL die Arterienwände von den Cholesterinablagerungen (8) und hemmt darüber hinaus die Aufnahme von LDL und VLDL (Very-Low-Density-Lipoprotein) in die Endothelzellen.

Die Triglyzeride stellen die größte Fettfraktion im menschlichen Organismus dar. Sie werden vor allem durch VLDL aus der Leber in das Fettgewebe transportiert, wo sie hydrolysiert und als Fettsäuren aufgenommen werden. Aus diesem Grunde ist bei Hypertriglyzeridämie auch das VLDL im Serum erhöht. Ein Zusammenhang zwischen erhöhten Triglyzeridspiegeln und dem Auftreten eines Herzinfarktes wird angenommen.

Es wurde schon lange versucht, mit Hilfe laboranalytischer Methoden die Gefahr einer Koronarerkrankung zu erkennen. Das Gesamtcholesterin, welches im wesentlichen die Fraktionen des LDL und VLDL repräsentiert, ist kein guter Indikator für eine bevorstehende Herzerkrankung. Auch die Bestimmung des Verhältnisses von HDL zum LDL oder zum Gesamtcholesterin ist hierfür nicht besonders gut geeignet, da sie nichts über die absoluten Werte aussagt. Am besten läßt sich ein erhöhtes Risiko durch die Bestimmung des HDL und – mit Abstrichen – des LDL erkennen. Allerdings erfordern solche

Erkrankungen des Kreislaufsystems 247

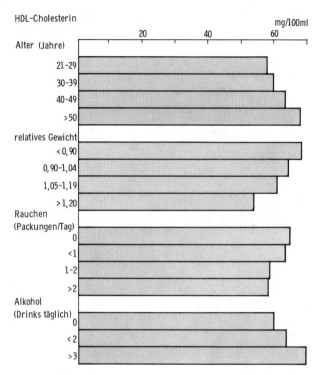

Abb. 60 Der Zusammenhang zwischen Alter, relativem Körpergewicht, Rauchen und Alkoholgenuß und dem Serumspiegel des HDL-Cholesterins (94).

Aussagen erhebliche Ansprüche an die Präzision des Labors, da bereits ein Abfall des HDL um 20% ein erhöhtes Risiko signalisiert (268).
Die zusätzliche Gefahr eines Myokardinfarkts durch Übergewicht und starkes Rauchen läßt sich indirekt an den Veränderungen der HDL-Konzentrationen im Serum erkennen. Sowohl bei zu hohem relativen Körpergewicht als auch bei einem Verbrauch von mehr als 15 Zigaretten täglich sinkt der HDL-Spiegel signifikant um etwa 10% ab (21, 94); (Abb. 60).
Dagegen scheint Alkohol durch Erhöhung der HDL-Konzentration um 20% oder mehr einen schützenden Effekt auszuüben (94). Es wurde auch festgestellt, daß körperliche Bewegung bzw. sportliche Betätigung den HDL-Spiegel ansteigen lassen. Daraus ergibt sich, daß auch mangelnde körperliche Betätigung ein gewisses Risiko darstellt.

Die Rolle der Sexualsteroide bei der Entstehung von Koronarerkrankungen

Die Berichte über die Wirkung der verschiedenen hormonalen Kontrazeptiva auf die Serumlipide stimmen zum größten Teil darin überein, daß die jeweilige Gestagenkomponente der Ovulationshemmer mehr oder weniger die Wirkung des Östrogens hemmt.
Die Östrogene scheinen die Triglyzeride, Phospholipide (Abb. 61), *das Gesamtcholesterin, das HDL- und das VLDL-Cholesterin dosisabhängig zu erhöhen,* wobei sich Äthi-

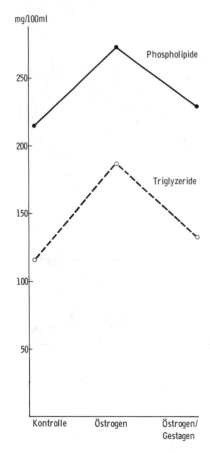

Abb. 61 Der Einfluß von Östrogenen und Östrogen-Gestagenpräparaten auf die Serumkonzentration der Phospholipide und der Trigliyzeride.

nylöstradiol und Mestranol wiederum nicht unterscheiden (Abb. 62) (58, 94, 106, 261, 774, 850). Dagegen sinkt LDL-Cholesterin ab (Abb. 62).

Die Gestagenkomponente hemmt entsprechend ihrer Wirkungsstärke und ihres Wirkungsspektrums diesen Effekt der Östrogene auf die Serumlipide (s. Abb. 61 und 62). Es hat sich gezeigt, daß diese Wirkungen sich in den ersten Behandlungsmonaten verändern, so daß erst nach mehrmonatiger Einnahme eine zuverlässige Aussage gemacht werden kann.

Im einzelnen nimmt man an, daß die Östrogene die Aktivität der Lipoproteinlipase und damit die Fetteinlagerung hemmen und gleichzeitig die Lipolyse in den Fettzellen sowie die Triglyzeridsynthese in der Leber stimulieren, was zu dem Anstieg der Serumlipide führt. Gestagene dagegen fördern die Fetteinlagerung im Fettgewebe durch Stimulierung der Lipoproteinlipase und Hemmung der Lipolyse.

Da der antagonistische Effekt der verschiedenen Gestagene ihren bekannten östrogenen und antiöstrogenen Partialwirkungen zu entsprechen scheint (94), kommt der jeweiligen *Zusammensetzung und Dosierung des Präparats* besondere Bedeutung zu (268, 744). Es

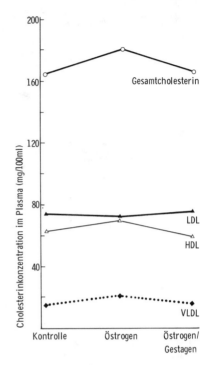

Abb. 62 Der Einfluß von Östrogenen und Östrogen-Gestagenpräparaten auf die Serumkonzentration von Cholesterin, LDL, HDL, und VLDL.

steht aber fest, daß eine Herabsetzung des Östrogenanteils auf 30 µg zu einem geringeren Anstieg der Serumlipide führt als bei einer Östrogendosis von 50 µg (522).

HDL steigt in besonderem Maße bei Anwendung von Sequentialpräparaten (94), aber auch bei der vieler Kombinationspräparate an (850). Da aber auch der Serumspiegel des Cholesterins, der Triglyzeride und der freien Fettsäuren, die ja einen gewissen Risikofaktor darstellen, ansteigt (94, 849, 850), lassen sich im Hinblick auf das Risiko von Koronarerkrankungen keine detaillierten Aussagen treffen.

Zerebrale Durchblutungsstörungen und Apoplexien

Bei **Schlaganfällen** handelt es sich entweder um *thromboembolische Apoplexien* oder um *subarachnoidale Blutungen*. Während die letzteren mit etwa 90% die Mehrzahl aller mit der Einnahme von Ovulationshemmern zusammenhängenden Zerebralblutungen darstellen und oft letal ausgehen, ist dies bei thromboembolischen Apoplexien nicht der Fall (351). Aus diesem Grunde erscheinen in den Mortalitätsstatistiken überwiegend Todesfälle wegen subarachnoidaler Blutungen. Diese verursachen nicht weniger als ein Drittel bis die Hälfte aller Todesfälle aufgrund nicht-rheumatischer Kreislauferkrankungen.

Im allgemeinen sind zerebrale Insulte bei jungen Frauen sehr selten. *Es kann aber heute kein Zweifel bestehen, daß die Einnahme von oralen Kontrazeptiva die Häufigkeit solcher Erkrankungen in ungefähr dem gleichen Ausmaß erhöht wie starkes Zigarettenrauchen.* Dementsprechend verstärkt sich das Risiko bei jungen Frauen, die Ovulationshemmer

250 Nebenwirkungen und Komplikationen

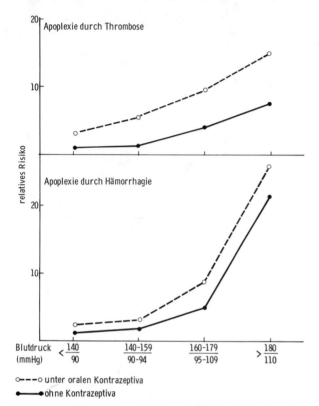

Abb. 63 Der Einfluß von Blutdruck und Ovulationshemmern auf die Häufigkeit von thrombotischen und hämorrhagischen Apoplexien (142).

einnehmen und rauchen, noch mehr. Auch Hypertonie ist ein wesentlicher Risikofaktor sowohl für thromboembolische als auch für hämorrhagische Schlaganfälle (142), wobei die Einnahme von oralen Kontrazeptiva bei bestehendem Hochdruck das Risiko einer Apoplexie zusätzlich erhöht (Abb. 63). Weitere Risikofaktoren sind neben Rauchen und Hypertension eine Hyperlipidämie, Adipositas, Diabetes, Thrombosen und Arteriosklerose.

Ohne die Gefahr eines apoplektischen Insultes durch Ovulationshemmer bagatellisieren zu wollen, muß betont werden, daß das absolute Risiko dieser Erkrankungen sehr gering ist. Aus diesem Grunde stehen nur kleine Zahlen zur Verfügung und die Statistiken sind demgemäß mit einem erheblichen Unsicherheitsfaktor behaftet.

Zerebrale Blutungen treten zumeist im Zusammenhang mit einer Hypertonie auf, die Gefäßschädigungen – z. B. Hypertonie der A. cerebri media oder Bildung von Mikroaneurysmen – verursacht. Vermutlich spielt dabei eine kongenitale Strukturschwäche der zerebralen Gefäßwände eine Rolle. Die Ruptur eines solchen Aneurysmas führt aufgrund einer massiven Blutung zur Symptomatik eines Schlaganfalls. Selbstverständlich rupturieren nicht alle Aneurysmen, doch können orale Kontrazeptiva durch Veränderungen in den Gefäßwänden das Risiko erhöhen (618).

Erkrankungen des Kreislaufsystems 251

Daraus erklärt sich wohl auch, warum das von den Ovulationshemmern ausgehende Risiko eines apoplektischen Insultes auch nach deren Absetzen erhalten bleibt, während es bei allen anderen Kreislauf- und Herzerkrankungen zurückgeht.
Nach einer amerikanischen Studie sind nicht weniger als 10% aller zerebralen Blutungen auf die Einnahme hormonaler Kontrazeptiva zurückzuführen (141, 142). Von den 16700 in der Walnut-Creek-Studie erfaßten Frauen erlitten 11 eine subarachnoidale Blutung, von denen 8 rauchten und 9 Ovulationshemmer einnahmen (618). Die aus diesem Kollektiv erstellten Statistiken ergaben eine Erhöhung des Risikos einer subarachnoidalen Blutung durch die Einnahme von Ovulationshemmern auf das 6,5fache und bei gleichzeitigem Rauchen sogar auf das 22fache (618, 619). Rauchen allein erhöhte das Risiko ebenfalls auf das 6fache (618, 619). Ein Zusammenhang mit dem Alter bestand nicht. Während normalerweise die Zahl der Todesfälle aufgrund anderer Kreislauferkrankungen mit dem Alter zunehmen, gehen solche wegen subarachnoidaler Blutungen nach der Menopause wieder zurück – ein zusätzlicher Hinweis auf einen kausalen Zusammenhang mit der Wirkung von Sexualsteroiden.
Die Einnahme hormonaler Kontrazeptiva erhöht auch das Auftreten thromboembolischer Schlaganfälle, die aber weniger häufig tödlich verlaufen als hämorrhagische Apoplexien.
Wenn bei jungen Frauen, die Ovulationshemmer einnehmen, vertebrobasilare Okklusionen auftreten, ist die rechte Seite häufiger betroffen, und es handelt sich überwiegend um arterielle Thrombosen (25). Im Gegensatz dazu treten Okklusionen, die auf degenerativen Erkrankungen beruhen, fast nur auf der linken Seite auf (25). Auch hier stellt das Rauchen einen zusätzlichen Risikofaktor dar (619).
Die möglichen Ursachen solcher thromboembolischer Insulte werden an anderer Stelle diskutiert (s. S. 256). Man nimmt aber an, daß beispielsweise flüchtige ischämische Attacken durch Emboli hervorgerufen werden können, die normalerweise die kleineren Gefäße passieren können. Bei einer verlangsamten Zirkulation besteht jedoch die Möglichkeit, daß sie steckenbleiben und Schäden verursachen. Es ist bekannt, daß Ovulationshemmer nicht nur die Gerinnbarkeit, sondern auch die Viskosität des Blutes erhöhen (22, 464), so daß sie auch auf diese Weise an der Entstehung zerebraler Störungen beteiligt sein können. *Da solche flüchtigen Attacken oft die Vorboten von Schlaganfällen sind, ist bei ihrem Auftreten nicht etwa ein Präparatewechsel, sondern das sofortige Absetzen der Ovulationshemmer geboten.* Zu diesen alarmierenden Symptomen zählen sensorische und Sehstörungen, sowie eine plötzlich auftretende Migräne (vor allem zu Beginn der Einnahme oder nach deren Beendigung). Aus dem gleichen Grunde sollte bei *zyklusabhängiger Migräne* nach Möglichkeit auf hormonale Kontrazeptiva verzichtet werden s. S. 165.

Thromboembolische Erkrankungen

Eine Vielzahl von kasuistischen Berichten über **arterielle Gefäßverschlüsse, Venenthrombosen** und **Lungenembolien** bei Frauen, die östrogenhaltige orale Kontrazeptiva einnahmen, führte zu dem Verdacht, daß diese Präparate für das häufigere Auftreten solcher Erkrankungen verantwortlich sein könnten.
Die Ergebnisse von verschiedenen, in den letzten Jahren durchgeführten prospektiven Untersuchungen an großen Kollektiven bestätigten diese Vermutung und zeigten über-

dies, daß vor allem die östrogene Komponente dieser Präparate als Ursache derartiger Komplikationen in Betracht gezogen werden muß.
So erwies sich das Risiko, an einer tiefen Beinvenenthrombose zu erkranken, bei Einnahme von Ovulationshemmern um mehr als das 6fache erhöht (619). Diese Gefährdung besteht auch dann, wenn keine anderen prädisponierenden Faktoren gegeben sind! Dabei sollte allerdings nicht vergessen werden, daß diese Erkrankung mit ca. 1 Fall pro 1000 Frauenjahre relativ selten auftritt. Bei den weniger gravierenden oberflächlichen Beinvenenthrombosen erhöht sich das Risiko durch die „Pille" auf das 2,5fache (691, 839). Dabei scheint die Dauer der Einnahme keinen Einfluß auf das Risiko zu haben, obwohl dieses nach Absetzen zurückgeht.
Die angegebenen Zahlen beziehen sich lediglich auf sogenannte idiopathische Fälle, d. h. solche, in denen keine disponierenden Faktoren wie Varikosis der unteren Extremitäten oder Übergewicht gegeben waren. Auf der anderen Seite ist es naheliegend, daß Symptome wie Beinschmerzen bei Einnahme von oralen Kontrazeptiva von der betroffenen Frau und dem Arzt oft auch dann als Symptom einer thromboembolischen Erkrankung gewertet werden, wenn kein derartiger Zusammenhang besteht. So wurde nachgewiesen, daß in vielen solchen Fällen die Diagnose einer Venenthrombose nicht zutraf: mit Hilfe der Ultraschalldiagnostik nach dem Doppler-Prinzip konnten nämlich nur bei 16,7% der vermuteten Fälle tatsächlich Thromben nachgewiesen werden, wenn orale Kontrazeptiva eingenommen wurden, während die Diagnose bei unbehandelten Frauen in nicht weniger als 30,7% korrekt war (51).

Regulation der Blutgerinnung

Da der Ablauf der Blutgerinnung bzw. das Wechselspiel zwischen den Gerinnungsvorgängen und der Fibrinolyse von sehr komplexer Natur ist und – wie zahlreiche Untersuchungen belegen – sich die verschiedenen gerinnungsfördernden und -hemmenden Plasmafaktoren entsprechend der jeweiligen Zusammensetzung eines Ovulationshemmers in unterschiedlicher Weise verändern, hat es sich als äußerst schwierig erwiesen, einen eindeutigen Zusammenhang zwischen den einer klinisch manifesten Thrombose entsprechenden Veränderungen des Gerinnungssystems und der Anwendung von Ovulationshemmern herzustellen.
Das Gerinnungssystem hat unter physiologischen Verhältnissen die Aufgabe, am Gefäßsystem und im Gewebe entstandene Schäden abzudichten. Bei diesen Gerinnungsvorgängen handelt es sich um ein höchst kompliziertes Zusammenspiel fördernder und hemmender Faktoren, wobei der Gefäßwand, den Thrombozyten und den im Plasma gelösten Gerinnungsfaktoren die größte Bedeutung zukommt. Die meisten Gerinnungsfaktoren, die man als Vorstufen aktiver Enzyme ansehen kann, werden ständig in der Leber gebildet und relativ rasch (Halbwertszeit zwischen 5 Stunden und 5 Tagen) aus dem Blut eliminiert. Alle Aktivierungsvorgänge bei der Blutgerinnung haben die Bildung der Protease Thrombin zum Ziel, die die eigentliche Gerinnung des Bluts herbeiführt, indem sie Fibrinogen in Fibrinmonomere spaltet, die spontan zu Fibrinkomplexen polymerisieren. Dieses Fibringerinnsel verstärkt den zur primären Blutstillung gebildeten Thrombozytenpfropf und dient als Matrix für später einsprossende Fibroblasten, die den Defekt durch Gewebeneubildung schließen.
Gerinnungsvorgänge werden im allgemeinen durch Veränderungen der Intima der Gefäßwand induziert, wobei sich die Benetzbarkeit erhöht und eine Änderung der elektri-

Erkrankungen des Kreislaufsystems

schen Ladungsverhältnisse herbeigeführt wird. An derartigen Läsionen löst ein durch den direkten Kontakt von Thrombozyten wirksam werdender Faktor unter Beteiligung von Kallikrein, Lipiden und verschiedenen Plasmafaktoren die Aktivierung der Plasmathrombokinase und damit den ersten zur Gerinnung führenden Schritt aus. Dieses Enzym wandelt in Gegenwart von Kalziumionen und unter Beteiligung verschiedener Plasmafaktoren das Prothrombin in Thrombin um. Hierbei spielen vermutlich autokatalytische Prozesse im Sinne einer kaskadenartigen Verstärkung eine Rolle. Bei den hierbei entstehenden hohen lokalen Konzentrationen von Thrombin (einer hochwirksamen Protease), die nicht mehr durch Antithrombin III neutralisiert werden können, kommt es zur Spaltung des im Plasma gelösten Fibrinogens in Fibrinmonomere (Abb. 64). Diese Proteine polymerisieren spontan zu einem noch instabilen löslichen Fibrin, welches durch eine Plasmatransaminase (Faktor XIII) über die Bildung peptidartiger Bindungen in ein dreidimensional vernetztes, unlösliches Fibringerinnsel überführt wird, das einem fibrinolytischen Abbau gegenüber viel widerstandsfähiger ist als das nicht quervernetzte Fibrin.

Ist die Konzentration der entstehenden Fibrinmonomere nicht hoch genug, dann gehen sie mit Fibrinogen in einen löslichen Fibrinogen-Fibrin-Komplex über.

Die *Fibrinolyse* wird nahezu zum gleichen Zeitpunkt wie die Gerinnung in Gang gebracht. Auch hier wird aus einer inaktiven Vorstufe, dem Plasminogen, das aktive Enzym Plasmin gebildet, wobei eine Reihe von Aktivatoren beteiligt ist. Plasmin baut vor allem Fibrinogen und das noch nicht stabilisierte Fibrin in Spaltprodukte ab, die ihrerseits die Polymerisation des monomeren Fibrins hemmen. Schließlich zerlegt Plasmin – wenn auch langsamer – die Blutgerinnsel in lösliche Peptide (Abb. 64).

Auch bei den fibrinolytischen Prozessen entstehen Spaltprodukte aus Fibrin und Fibrino-

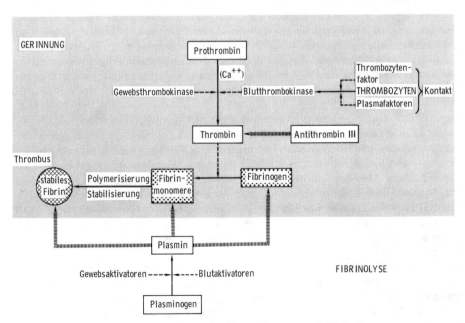

Abb. 64 Eine vereinfachte Darstellung der Blutgerinnung und Fibrinolyse.

gen, die solche löslichen Komplexe bilden können. Derartige Komplexe können heute im Plasma mit Hilfe chromatographischer Methoden nachgewiesen werden, und zeigen eine abgelaufene Thrombinwirkung an (9). Wenn die Konzentration dieses löslichen Fibrins einen Grenzwert übersteigt, so kann es in den peripheren Kapillaren zur Bildung von Mikrothromben kommen. Andererseits können fibrinolytische Spaltprodukte die Wirkung des Thrombins hemmen. Überwiegt nämlich der fibrinolytische Abbau, so findet man mehr Fibrinspaltprodukte, die wiederum die Polymerisation von Fibrinmonomeren verhindern können. Es laufen also ununterbrochen – vor allem in den Venen und Venulen – gleichzeitig Gerinnungs- und Fibrinolyseprozesse ab. Bei bestimmter Prädisposition, durch eine Schädigung der Gefäßwand oder eine Aktivitätsverschiebung von gerinnungsfördernden und -hemmenden Prozessen kann es zum Verlust der Homöostase mit einer Verlagerung auf die Seite der Gerinnungsprozesse kommen, so daß aus einer subklinischen Mikrothrombose eine klinisch relevante Thrombose entsteht (479). Daraus ist jedoch nicht zu schließen, daß ein Aktivitätsanstieg der Gerinnungsfaktoren oder eine Verminderung der Fibrinolyse bzw. des Antithrombins III, welches durch Neutralisierung des spontan entstandenen Thrombins an der Erhaltung des Gleichgewichts beteiligt ist, zwangsläufig eine Thrombose zur Folge haben müßte. Infolgedessen kann die laboranalytische Bestimmung verschiedener Parameter der Blutgerinnung keinen Hinweis auf eine bevorstehende thrombotische bzw. thromboembolische Erkrankung geben.

Unter physiologischen Verhältnissen bleiben diese Gerinnungsprozesse auf Gefäßabschnitte beschränkt, die der Läsion benachbart sind. Diese Begrenzung des Gerinnungsvorgangs beruht auf der Hemmung aktivierter Gerinnungsfaktoren durch Inhibitoren, der Eliminierung aktivierter Gerinnungszwischen- und -endprodukte und dem proteolytischen Abbau überschüssigen Fibrins durch das fibrinolytische System. Unter pathologischen Bedingungen kann es dazu kommen, daß sich die Gerinnungsvorgänge entweder über den geschädigten Bezirk hinaus ausdehnen oder disseminiert ablaufen, oder daß auf Grund übermäßiger Fibrinolyse keine wirksame Blutgerinnung erfolgt. Im ersteren Falle kommt es entweder zur tiefen Venenthrombose oder zur disseminierten intravaskulären Gerinnung in größeren oder den meisten Anteilen des Gefäßsystems, im letzteren zur Ungerinnbarkeit des Blutes und zu Blutungen.

Einfluß von Östrogenen und Gestagenen auf die Blutgerinnung

Da die meisten Gerinnungsfaktoren in der Leber gebildet werden, dürfte ein großer Teil der durch hormonale Kontrazeptiva hervorgerufenen Veränderungen innerhalb des Gerinnungs- und Fibrinolysesystems als Wirkungen der Sexualsteroide auf dieses Organ anzusehen sein. Man kann davon ausgehen, daß bei diesen Vorgängen – ähnlich wie bei der Bildung anderer Serumproteine, z. B. des Sexualsteroid-bindenden Globulins (SHBG) oder des Transkortins (CBG) – *der Östrogenkomponente oraler Kontrazeptiva die entscheidende Rolle zukommt*. Abgesehen von möglichen antagonistischen Effekten gegenüber den Östrogenen, scheinen die Gestagene nur einen geringen Einfluß auszuüben.

Obwohl hinsichtlich einzelner Plasmafaktoren widersprüchliche Berichte vorliegen, besteht heute weitgehende Übereinstimmung, *daß durch östrogenhaltige Kontrazeptiva ein leichter Anstieg bzw. eine Aktivitätszunahme der meisten Gerinnungsfaktoren, eine Zunahme der Thrombozytenaggregation und gleichzeitig ein Abfall der Antithrombin-III-Konzentration hervorgerufen wird.*

Erkrankungen des Kreislaufsystems 255

Diese Veränderungen führen letztlich zu einer Vermehrung des löslichen Fibrins und damit zu einer Steigerung der intravaskulären Fibrinbildung (626). Dabei erhöht sich der Anteil der hochmolekularen Fibrin-Fibrinogen-Komplexe, während sich die Konzentration der Fibrin- und Fibrinogenspaltprodukte, denen eine gewisse Schutzfunktion zukommt, im Serum verringert (9, 125). Diese durch Östrogene verursachte Hyperkoagulabilität ist aber in vielen Fällen auch bei längerer Einnahme nicht von Dauer, denn *die gesteigerte Gerinnungsfähigkeit geht oft nach einiger Zeit auf normale Werte zurück* (634).
Überdies gilt es auch als gesichert, daß sich eine erhöhte Gerinnbarkeit des Blutes innerhalb kurzer Zeit nach dem Absetzen der oralen Kontrazeptiva wieder normalisiert.
Die meisten bisherigen Untersuchungen ergaben, daß die erhöhte Gerinnbarkeit bis zu einem gewissen Grade von der Östrogendosis im jeweiligen Ovulationshemmer abhängig ist (11, 331, 686, 775). Diese Erkenntnis führte vor einiger Zeit zu der heute allgemein akzeptierten Empfehlung, Präparate mit mehr als 50 µg Östrogenanteil nicht mehr oder nur bei einer streng gestellten Indikation zu verschreiben. Es war nachgewiesen worden, daß bei einer Östrogendosis von 100 µg das Thromboserisiko um etwa 25% höher anzusetzen ist als bei 50 µg. Da die Zuverlässigkeit der Ovulationshemmer selbst bei einer Reduzierung der Östrogendosis auf 20 µg nicht vermindert wird, sollte dieser Vorteil in der Praxis unbedingt genutzt werden.
Auch die durch die Östrogenkomponente induzierte Abnahme der Antithrombin-III-Konzentration (275, 332, 845) scheint dosisabhängig (46, 70) und nach Absetzen reversibel zu sein (203).
Soweit man mögliche laboranalytische Fehler (z. B. schnelle Inaktivierung der Gerinnungsfaktoren) ausschließen kann, dürften die sich zum Teil erheblich widersprechenden Ergebnisse vieler Untersuchungen aller Wahrscheinlichkeit nach darauf beruhen, daß Gestagene aufgrund komplexer Wechselwirkungen die von Östrogenen induzierten Veränderungen im Gerinnungssystem modifizieren bzw. unterdrücken können (190). In dieser Hinsicht dürfte die Zusammensetzung eines Präparats von erheblicher praktischer Bedeutung sein. *So verursachen beispielsweise norgestrelhaltige orale Kontrazeptiva im Gegensatz zu Präparaten mit anderen Gestagenen nahezu keine Veränderungen im Gerinnungssystem* (107).
Aus dem gleichen Grunde ist es auch verständlich, daß sich bezüglich des Gerinnungssystems keine Unterschiede zwischen den beiden Östrogenen Mestranol und Äthinylöstradiol als auch zwischen Kombinations- und Sequentialpräparaten nachweisen lassen (331). Dagegen wurde weder bei der Einnahme niedrig dosierter Gestagene (Minipille) noch bei der Verwendung von Depotgestagenen (471) eine vermehrte Gerinnbarkeit festgestellt. Es scheint sogar durch die Minipille ein Anstieg der Antithrombin-III-Konzentration im Plasma verursacht zu werden (70, 275), was in diesem Zusammenhang als nützlicher Effekt zu werten wäre.
Da die Kompensation von Veränderungen im Gerinnungssystem durch Anpassungsmechanismen eine gewisse Zeit benötigt, könnte vielleicht nicht nur die Östrogendosis, sondern auch der Gradient von Konzentrationsänderungen im Blut eine Rolle spielen. Im Gegensatz zum Zyklusgeschehen erfolgen die Änderungen der Hormonspiegel bei Anwendung hormonaler Kontrazeptiva abrupt. Möglicherweise liegt hierin auch ein gewisses Gefahrenmoment bei der Anwendung der Postkoitalpille mit ihrer im Vergleich zu Kombinationspräparaten 100mal höheren Tagesdosis an Östrogen (559). In diesem

Zusammenhang ist es von Interesse, daß es bei Gabe von täglich 250 µg Äthinylöstradiol über einen Zeitraum von 10 Tagen zu einer Verminderung des Gehalts an Fibrinolyseaktivatoren in der Gefäßwand kommt (26).

Allerdings muß in diesem Zusammenhang nochmals betont werden, *daß der Nachweis einer Hyperkoagulabilität allein keine Aussage über das Thromboserisiko ermöglicht,* denn eine Vermehrung der Gerinnungsfaktoren oder ein Abfall der Antithrombinkonzentration hat noch nicht zwangsläufig die Entstehung von Thrombosen zur Folge. Bei gesunden Frauen werden diese Veränderungen, sofern keine anderen Risikofaktoren hinzukommen, relativ gut ausgeglichen.

Dieser Kompensationsmechanismus dürfte darauf beruhen, daß auch das fibrinolytische System durch östrogenhaltige Kontrazeptiva aktiviert wird (46, 275, 635). Dabei erhöht sich der Plasminogenspiegel durch vermehrte Bildung in der Leber, während sich die Konzentration der Fibrinolyseinhibitoren erniedrigt (46). Der Anstieg der fibrinolytischen Aktivität, der innerhalb eines Zeitraums von mehreren Monaten nach Beginn der Einnahme hormonaler Antikonzeptiva erfolgt, gleicht in der Regel den ebenfalls durch die Östrogene bewirkten Anstieg der Gerinnungsfaktoren aus. Die entscheidende Rolle der Östrogenkomponente von Ovulationshemmern bei der Aktivierung des fibrinolytischen Systems wird durch die Tatsache verdeutlicht, daß Gestagene wie Norethisteron oder Megestrolazetat in dieser Hinsicht unwirksam sind (275, 412, 471, 635). Auch im Falle des fibrinolytischen Systems kann es nach Absetzen der östrogenhaltigen Präparate mehrere Wochen dauern, bis sich wieder normale Werte einstellen.

Vaskuläre Veränderungen bei der Thrombogenese

Eine wichtige Rolle bei der Auslösung von Thrombosen spielen strukturelle Veränderungen in der Intima und Media von Blutgefäßen, wie sie z. B. bei jungen Frauen gefunden wurden, die während der Einnahme hormonaler Kontrazeptiva Thrombosen erlitten (337). Auch in der Intima von kleinen Uterusarterien konnten eindeutige Proliferationsvorgänge nachgewiesen werden, die um so stärker ausgeprägt waren, je länger die oralen Kontrazeptiva eingenommen worden waren (601). Dabei wurden mittlere bis schwere zelluläre Proliferationen bei 82% der Patientinnen gefunden, die Ovulationshemmer verwendet hatten, während bei unbehandelten Frauen nur minimale oder gar keine Veränderungen festgestellt werden konnten. Allerdings scheint dieser Effekt – wenn auch nur langsam – reversibel zu sein.

Diese Veränderungen der Intima von Blutgefäßen, die im Zusammenhang mit thromboembolischen Manifestationen bei Frauen während der Einnahme oraler Kontrazeptiva gefunden wurden, glichen denen, die bei schwangeren und postpartalen Frauen beobachtet werden konnten (336). Es handelte sich dabei meistens um überwiegend zellreiche Proliferationen mit wenig Stroma, die man gleichermaßen in Arterien wie in Venen des systemischen und Portalkreislaufs sowie in Lungenarterien fand (336).

Die Blutgerinnung wird durch den Kontakt von Thrombozyten bzw. eines Thrombozytenfaktors innerhalb der Gefäße an Stellen ausgelöst, deren Benetzbarkeit erhöht oder deren negative Ladung erniedrigt ist (767). Deshalb ist es vorstellbar, *daß auch die von Ovulationshemmern verursachten Veränderungen der Intima der Gefäßwände eine Aktivierung des Gerinnungsprozesses bewirken können.* Beim Zusammentreffen begünstigender Faktoren können die zunächst nur lokal gebildeten Mikrothromben an den Venenwänden einen Grenzwert überschreiten, bei dem klinisch silente Mikrothromben in klinisch relevante Makrothromben übergehen. Damit muß vor allem dann gerechnet werden, wenn wegen der von den hormonalen Kontrazeptiva verursachten Veränderungen die fibrinolytische Aktivität der Gefäßwand herabgesetzt ist (23); denn je stärker die Fibrinablagerungen an der Gefäßwand ausgebildet sind, desto weniger Aktivatoren des fibrinolytischen Systems werden lokal freigesetzt.

Es wurde aber auch vermutet, daß die Aktivierung der Blutgerinnung bei Anwendung von Ovulationshemmern vielleicht über das „intrinsic system" (Gewebsthrombokinase) verläuft, da trotz normaler Konzentration des Faktors XII und des Antithrombins III die hochmolekularen Fibrinogenderivate beträchtlich vermehrt sind (125).

Die Schwelle zur **Thrombose** wird besonders dann überschritten, wenn Risikofaktoren wirksam werden. Hierzu zählt unter anderem die bei Operationen unvermeidliche Verlangsamung des venösen Blutrückflusses. Im Gegensatz zu unbehandelten Patientinnen konnte man so bei Frauen, die Ovulationshemmer einnahmen, in der postoperativen Periode mit Hilfe von intravenös injiziertem radioaktiv markiertem Fibrinogen tiefe Beinvenenthrombosen lokalisieren (702). Bei *chirurgischen Eingriffen* erhöht sich die Thrombosegefahr durch die Entwicklung einer vorübergehenden Übergerinnbarkeit während der Operation und in der ersten postoperativen Woche erheblich. *Deshalb sollten Ovulationshemmer sechs Wochen vor einer Operation oder anderen Eingriffen (z. B. Angiographie) abgesetzt werden.* Aber auch dann scheint das relative postoperative Thromboserisiko im Vergleich zu Frauen, die vorher keine hormonalen Kontrazeptiva angewandt hatten, erhöht zu sein (601). Während der Einnahme von Ovulationshemmern ist nicht nur der basale Plasmaspiegel von Antithrombin III erniedrigt; auch der postoperative Abfall des Antithrombins ist ausgeprägter. Dies kann jedoch durch eine präoperative Heparinbehandlung vermieden werden. Aus diesem Grunde wurde für kleinere Eingriffe (z. B. Zahnextraktionen) *eine niedrigdosierte Heparinprophylaxe (2500 E) empfohlen* (702).

Es wurde auch die überraschende Beobachtung gemacht, daß bei Frauen, die während der Einnahme oraler Kontrazeptiva eine Thrombose erlitten, ein geringeres Risiko von Rezidiven besteht als bei unbehandelten Frauen (37). Man sollte dies aber nicht als späte Schutzwirkung der Ovulationshemmer interpretieren, sondern eher dahingehend, daß Ovulationshemmer das Thromboserisiko auch bei den Frauen erhöhen, die normalerweise nicht zu Thrombosen neigen. Zu den prädisponierenden Faktoren, die meist einen Abfall des Antithrombins III und damit eine Hyperkoagulabilität verursachen, zählt man neben chirurgischen Eingriffen die Schwangerschaft, Gefäßverletzungen, Entzündungen, Adipositas, längere Hämostase, schweren Diabetes, Status varicosus, Thrombophlebitiden, Bettruhe, Bewegungsmangel, Herz-Kreislauf-Erkrankungen, Hyperlipidämie, hohen Blutdruck und übermäßiges Rauchen. Im Falle des Nikotins kann es durch eine Beeinflussung der Gefäßwände und der freien Fettsäuren sowie durch Vasokonstriktion und Zunahme der Thrombozytenaggregation zur Hyperkoagulabilität des Blutes kommen (562). Vor allem wurde nachgewiesen, daß bei starken Rauchern der HDL-Cholesterin-Spiegel erniedrigt ist (94). Trotzdem konnte ein direkter synergistischer Zusammenhang zwischen Rauchen und der Einnahme oraler Kontrazeptiva bei der Erhöhung des Thromboembolierisikos nicht gefunden werden (455, 617, 691), während dies für andere Herz-Kreislauf-Erkrankungen nachgewiesen wurde.

Aus diesen Gründen ist eine sorgfältige Anamnese geboten; überstandene Embolien oder Thrombosen weisen auf eine erhöhte Thrombosetendenz hin, so daß in solchen Fällen **östrogenhaltige Antikonzeptiva kontraindiziert sind.** Dies gilt auch bei Auftreten geringfügiger Symptome intravasaler Gerinnung oder möglicher erblicher Thrombose-

258 Nebenwirkungen und Komplikationen

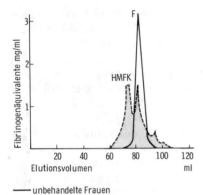

Abb. 65 Die chromatographische Bestimmung von hochmolekularen Fibrinogenkomplexen (HMFK) und von Fibrinmonomeren (F) im Serum: Die Zunahme des HMFK während der Anwendung von Ovulationshemmern (125).

—— unbehandelte Frauen
---- während der Einnahme oraler Kontrazeptiva

neigung auf Grund von Thromboembolien in der nahen Verwandtschaft. Bei Hämoglobinopathien wie der Sichelzellanämie sind hormonale Kontrazeptiva wegen der erhöhten Thrombosegefahr ebenfalls kontraindiziert.

Mit Hilfe laboranalytischer Bestimmungen von Gerinnungsfaktoren läßt sich ein erhöhtes Thromboserisiko leider nicht erkennen. Auch wenn während der Behandlung mit Ovulationshemmern entnommenes Blut anders strukturierte Gerinnsel bildet, die schwerer löslich sind als im Normalfall (46), läßt sich aus einem Thrombelastogramm und den Ergebnissen anderer Gerinnungstests keine Voraussage treffen, ob mit Thrombosen zu rechnen ist.

Bei der Diagnose klinisch silenter Mikrothromben könnte jedoch die Anwendung der *Plasma-Fibrinogen-Chromatographie* möglicherweise einen echten Fortschritt bringen (9). Mit Hilfe dieser Laboratoriumsmethode lassen sich sowohl das relative Verhältnis als auch die absoluten Mengen der hochmolekularen Fibrinogenkomplexe (HMFK) und des monomeren Fibrins und Fibrinogens (F) chromatographisch bestimmen (Abb. 65). Dabei korreliert die Menge des nachweisbaren hochmolekularen Fibrinkomplexes eng mit dem Vorhandensein von klinisch silenten Thromben. Abnormale Chromatogramme mit einem vermehrten Anteil an hochmolekularen Fibrinogenkomplexen (HMFK) (s. Abb. 65) fand man bei 31,4% von Frauen unter hormonaler Kontrazeption gegenüber nur 6,4% bei unbehandelten (125). Das bedeutet, daß bei der Anwendung von Ovulationshemmern klinisch silente Mikrothromben etwa 5mal häufiger auftreten als bei Vergleichspersonen, die keine Sexualsteroide einnehmen. Dieses Verhältnis läßt – mit allem Vorbehalt – eine gewisse Parallele zu dem über 4fach erhöhten Thromboserisiko bei der Behandlung mit oralen Kontrazeptiva erkennen.

Rolle von Ovulationshemmern bei peripheren Durchblutungsstörungen und anderen Kreislauferkrankungen

Orale Kontrazeptiva haben nahezu keinen Einfluß auf die Entwicklung von Varikosen, obwohl dies gelegentlich angenommen wird. Es besteht auch kein Zusammenhang zwischen der Einnahme von Ovulationshemmern und der Häufigkeit von Hämorrhoiden und Epistaxis (686). Dagegen scheinen hormonale Kontrazeptiva die Häufigkeit des Auftretens von Pernionen, allergischen Purpura, spontanen Hämatomen und des Ray-

Tabelle 29 Der Einfluß von Ovulationshemmern bei peripheren Durchblutungsstörungen.

Erkrankung	orale Kontrazeptiva		Kontrollen
	(n)	(Häufigkeit)	(n)
Raynaud-Syndrom	(40)	3,1:1*	(16)
Spontane Hämatome	(12)	3,1:1*	(5)
allergische Purpura	(8)	2,5:1	(4)
Pernionen	(134)	1,5:1*	(114)
paroxysmale Tachykardie	(47)	1,0:1	(54)
Varikose	(557)	1,0:1	(616)
Nasenbluten	(24)	0,8:1	(44)
Hämorrhoiden	(425)	1,0:1	(531)

* = Unterschied ist signifikant

naud-Syndroms, d. h. *also Erkrankungen peripherer Arteriolen und Kapillargefäße*, zu erhöhen (686) (Tab. 29).

In den meisten Fällen sind jedoch die vorliegenden Zahlen zu klein, um gesicherte Aussagen machen zu können.

Ein direkter Zusammenhang zwischen peripheren Durchblutungsstörungen und der Einnahme von Ovulationshemmern konnte in einer Reihe von Patientinnen gesichert werden, weil die Beschwerden nach Absetzen aufhörten und keine anderen Risikofaktoren vorhanden waren (408). In ähnlicher Weise zeigt das häufige Auftreten retinaler Gefäßverschlüsse, die nach Absetzen reversibel sind (718), bzw. die Veränderung der renalen Mikrozirkulation (358) während der Einnahme oraler Kontrazeptiva den schädlichen Einfluß östrogenhaltiger Präparate auf die periphere Durchblutung.

Es deutet einiges darauf hin, daß hormonale Kontrazeptiva eine Wirkung auf die Wände kleiner Blutgefäße haben, möglicherweise durch eine Erhöhung der neurovaskulären Sensitivität. Als Ursache könnte auch eine verringerte Deformierbarkeit der Erythrozyten in Frage kommen, die eine Stockung der Kapillarzirkulation zur Folge haben könnte (600). Normalerweise können die Erythrozyten diese Kapillaren passieren, die an den engsten Stellen nur den halben Durchmesser der Blutkörperchen aufweisen. Bei einer Reduzierung der Deformierbarkeit der Erythrozyten kann deshalb die Mikrozirkulation behindert sein, wodurch der Blutfluß verlangsamt und die Sauerstoffversorgung behindert ist. Die Folge der Ernährungsstörungen sind dann möglicherweise Endothelschäden. Übrigens verringert auch Rauchen die Deformierbarkeit der Erythrozyten.

Auch die Erhöhung des Hämatokrits und damit der Viskosität des Blutes während der Einnahme von Ovulationshemmern (22, 464) dürfte an der Beeinträchtigung der Mikrozirkulation beteiligt sein, was im übrigen das Entstehen von Hochdruck und Thrombosen fördern könnte.

Neben den hormonalen Kontrazeptiva erhöhen auch Adipositas und Rauchen die Viskosität des Blutes (464). Auf jeden Fall sollte das *Raynaud-Syndrom,* gleich ob es sich um einen idiopathischen Fall handelt oder es als Folge einer Sklerodermie auftritt, als Kontraindikation für Ovulationshemmer betrachtet werden.

Einfluß von Ovulationshemmern auf laboranalytische Parameter

Hinsichtlich des Musters der hepatischen Enzymaktivitäten besteht zwischen Mann und Frau ein geschlechtsspezifischer Unterschied, der sich zum größten Teil bereits während der Fetalzeit unter dem Einfluß des Testosterons ausbildet. Die spätere Steuerung der metabolischen Enzymaktivitäten unterliegt sowohl im Zyklus als auch während der Schwangerschaft weitgehend dem Einfluß der Östrogene.

Aus diesem Grunde sind Veränderungen der Serumkonzentrationen und -aktivitäten vieler laboranalytisch erfaßbarer Parameter nicht im eigentlichen Sinne als pathologische Folgen der hormonalen Kontrazeptiva, sondern als physiologisch-regulative Anpassungsvorgänge auf die Erhöhung der Sexualsteroide im Organismus zu verstehen.

Da veränderte Laborwerte zu Fehldiagnosen führen können, ist es wichtig, die Wirkung der oralen Kontrazeptiva auf die Zusammensetzung des Blutes zu kennen (s. Tab. 32).

Die Änderungen der einzelnen Serumwerte spiegeln überwiegend den Einfluß der Östrogenkomponente – zum Teil dosisabhängig – *wieder*, während die Gestagene, von wenigen Ausnahmen abgesehen, höchstens einen antagonistischen oder modifizierenden Effekt auf die Östrogenwirkung ausüben. Auch aus diesem Grunde sollte die Östrogendosis möglichst niedrig gehalten werden. Beispielsweise verändert die Kombination von 30 µg Äthinylöstradiol und 150 µg Norgestrel eine Reihe von Serumproteinen nur wenig (111). Dafür verschlechtert dieses Präparat die Glukosetoleranz erheblich.

Blutbild

Ovulationshemmer schützen eindeutig vor *Eisenmangelanämien* und Anämien unbekannter Ätiologie, die aber auch zum größten Teil auf einem Eisenmangel beruhen dürften. Dabei spielt mit Sicherheit der reduzierte Blutverlust bei der Menstruation eine entscheidende Rolle.

Die Einnahme oraler Kontrazeptiva führt zu einem schnellen Anstieg der Eisenkonzentration im Serum (457, 498, 861) sowie des Transferrins bzw. der Gesamteisenbindungskapazität (457, 861, 884). Dieser Effekt, der im wesentlichen von den Gestagenen ausgeht (109, 561), hält auch nach Absetzen noch für einige Zeit an. Die Berichte über die Erythrozytenzahl und das Hämoglobin sind widersprüchlich. Während Hämoglobin in den meisten Fällen wohl nicht signifikant verändert wird, ist das Haptoglobin, ein Hämoglobin bindendes Globulin, normalerweise erniedrigt. Zäruloplasmin, das Trägerprotein für Kupfer, wird durch Östrogene erhöht (109, 524, 884). Die Zunahme der eisen- und kupferbindenden Proteine dürfte für den Anstieg der Serumkonzentrationen der beiden Metalle mitverantwortlich sein.

Die Zahl der Erythrozyten scheint kaum verändert zu sein; doch ist unter der Einnahme von Kombinationspräparaten *die Deformierbarkeit der Erythrozyten*, die für die ungestörte Mikrozirkulation von Bedeutung ist, *reduziert* (600). Auch sind bei vielen Frauen der Hämatokrit und die Plasma- und Vollblutviskosität deutlich erhöht (22, 464). Der Anstieg, der sich nach Absetzen schnell wieder normalisiert, korreliert mit der Einnahmedauer (22), und scheint auf einer Zunahme der Plasmaproteinkonzentration – vor allem des Fibrinogens und der Gammaglobuline – zu beruhen.

Durch die Behandlung mit reinen Gestagenpräparaten, z. B. Depot-Medroxyprogesteronazetat, werden das Blutbild, d. h. die Leukozyten-und Thrombozytenzahl, die Serumproteine sowie andere Bestandteile des Blutes nicht verändert.

Hormonbindenden Proteinen kommt eine wichtige Funktion bei der Regulation der Steroidwirkung zu, da sie 97%–99% der Steroidhormone binden und damit weitgehend vor einer Metabolisierung schützen. Da nur die frei gelösten Steroide biologisch wirksam werden können, stellen die proteingebundenen Hormone – die mit den freien in einem dynamischen Gleichgewicht stehen – eine gepufferte Reservekapazität dar (819). *Die Synthese der verschiedenen Bindungsproteine erfolgt in der Leber und wird von den Östrogenen stimuliert,* während Androgene einen hemmenden Einfluß ausüben (120). Auf dieser antagonistischen Wirkung dürfte auch der den Östrogenen entgegengerichtete Effekt des Norgestrels hinsichtlich verschiedener Serumproteine beruhen, da dieses Nortestosteronderivat eine geringe androgene Partialwirkung aufweist. Darüber hinaus hat *Norgestrel eine erhebliche Affinität zu dem Sexualhormon bindenden Globulin (SHBG)* und verdrängt auf diese Weise einen Teil des Östradiols und Testosterons aus der Proteinbindung, so daß die androgene Partialwirkung des Norgestrels teilweise mit dieser Zunahme des biologisch wirksamen freien Testosterons im Serum erklärt werden könnte (842). Auch Norethisteron hat eine relativ starke Affinität zum SHBG, während Äthinylöstradiol und die Progesteronderivate nur schwach gebunden werden (842) (Tab. 30).

Das SHBG im Serum wird unter dem Einfluß der Östrogene bzw. östrogenhaltiger Kontrazeptiva auf das 2–3fache erhöht (108, 830), *während Gestagene (Minipille und Depotgestagene) die SHBG-Spiegel um ein Drittel reduzieren.* In den Kombinationspräparaten wird die Wirkung der Östrogene von der Gestagenkomponente je nach Typ und Dosis teilweise neutralisiert. Dabei scheint die Östrogendosis von Bedeutung zu sein, da niedrig dosierte Kombinationspräparate (40 µg Östrogene und weniger) nahezu keine Veränderungen des SHBG hervorrufen (349). Der Anstieg des SHBG führt zur erhöhten Proteinbindung der Androgene, wodurch der Anteil des freien Testosterons absinkt. Dies trägt möglicherweise zur günstigen Wirkung mancher Ovulationshemmer bei androgenetischen Erkrankungen bei.

Von größerer klinischer Bedeutung ist jedoch die Verminderung des SHBG, wie man sie bei adipösen, nephrologischen, hirsuten (833) und hypothyreoten Patientinnen (596) sowie unter der Behandlung mit Dexamethason findet. Auch bei Frauen mit polyzystischen Ovarien oder Hirsutismus läßt sich die Androgenisierung oft durch den Anstieg des freien Testosterons im Serum erklären, der durch den erniedrigten SHBG-Spiegel bedingt ist (12). Trijodthyronin fördert dagegen die SHBG-Synthese, so daß das Sexualhormon bindende Protein bei Hyperthyreodismus erhöht ist.

Albumin wird durch orale Kontrazeptiva signifikant gesenkt, was aber ohne größere Bedeutung zu sein scheint. Albumin hat zwar nur eine geringe Affinität zu den Steroiden, spielt aber wegen seiner enormen Kapazität eine beträchtliche physiologische Rolle,

Tabelle 30   Relative Affinität verschiedener Steroide zu SHBG, verglichen mit Testosteron (842)

Testosteron	1,00
Norgestrel	0,67
Östradiol	0,58
Norethisteron	0,19
Äthinylöstradiol	0,01
Medroxyprogesteronazetat	0,001

Tabelle 31 Bindung des Testosterons im Serum an SHBG und Albumin

	freies Testosteron	SHBG-gebunden	Albumin-gebunden
Mann	2%	60%	38%
Frau	1%	81%	18%
Schwangerschaft	0,2%	97%	2,8%

indem es viele Steroidmetaboliten und -konjugate abpuffert, die sonst vom SHBG gebunden werden und so die Leber relativ unbehelligt passieren könnten. Dagegen werden die an Albumin gebundenen Steroide in der Leber in erheblichem Ausmaß eliminiert.

Die Bedeutung des Verhältnisses von SHBG (3 mg/l, hohe Affinität) zu Albumin (38 g/l, geringe Affinität) für die biologische Wirksamkeit des Testosterons zeigt sich nicht nur in dem gegenüber dem Mann weitaus höheren SHBG-Spiegel der Frau, sondern auch in den Veränderungen während der Schwangerschaft (819) (Tab. 31).

Transkortin (CBG) wird ebenfalls in der Leber produziert und bindet am stärksten Cortisol, ferner Kortikosteron, Progesteron und Aldosteron, während synthetische Gestagene nur eine geringe Affinität besitzen. Progesteron wird im Serum auch vom Albumin und vom Orosomukoid gebunden. Östrogene erhöhen die CBG-Synthese dosisabhängig, wobei Mestranol nur $^2/_3$ der Wirkung des Äthinylöstradiols aufweist (733). Vermutlich sind dafür metabolische Wechselwirkungen verantwortlich, die von der zur östrogenen Wirksamkeit des Mestranols notwendigen enzymatischen Abspaltung des Methyläthers ausgehen. Bei Kombinationspräparaten ist in Abhängigkeit von der Östrogendosis ein Anstieg des CBG zu beobachten, wobei aber Typ und Dosis der Gestagenkomponente die Östrogenwirkung beeinflussen (733). Diese östrogenbedingte Steigerung erfolgt linear in dem Bereich zwischen 20 und 100 µg Äthinylöstradiol.

Auch Clomiphen erhöht den SHBG-Spiegel (502) und den Anteil des gebundenen Cortisols, ohne daß dabei das freie Cortisol abfallen würde. Demnach scheinen freies und gebundenes Cortisol voneinander unabhängig zu sein, so daß klinische Folgen nicht zu erwarten sind.

Die Östrogenkomponente der oralen Kontrazeptiva erhöht auch dosisabhängig das Aldosteron bindende Globulin (591) sowie das Thyroxin bindende Globulin (49).

Eine Reihe weiterer Proteine und anderer Serumparameter sind während der Einnahme oraler Kontrazeptiva verändert (s. Tab. 32). Dazu zählen auch verschiedene *Immunglobuline* und weitere Globuline. Auch andere Antikörper wie der *Rheumafaktor* oder das *C-reaktive Protein* (404), das im Sinne einer initialen unspezifischen Abwehrreaktion wirkt, sind erhöht. Bis jetzt konnte man jedoch keine Korrelation zwischen dem Anstieg der Autoantikörper unter der Behandlung mit Ovulationshemmern und rheumatischen Symptomen nachweisen (380). In Abhängigkeit von der Östrogendosis verursachen Kombinations- und Sequentialpräparate einen mehr oder weniger ausgeprägten Anstieg der meisten Gerinnungs- und Fibrinolysefaktoren und aktivieren das Renin-Angiotensin-Aldosteron-System. Eine Ausnahme bildet das Antithrombin III, welches um so mehr abfällt, je höher die Östrogendosis ist. Während reine Gestagenpräparate diese Serumfaktoren nicht beeinflussen, kann die Gestagenkomponente in den Kombinations- bzw. Sequentialpräparaten die Östrogenwirkung antagonistisch modifizieren, so

daß der jeweiligen Zusammensetzung der Ovulationshemmer eine wichtige Bedeutung zukommt.
Die Funktion der einzelnen Serumfaktoren bzw. ihre Aussagekraft im Hinblick auf eine vermutete Thrombosegefahr oder auf das Auftreten einer Hypertonie werden in den Abschnitten „Thromboembolische Erkrankungen" und „Hypertension" (S. 254 u. 238) ausführlich diskutiert.
Orale Kontrazeptiva können auch die Aminosäurekonzentrationen im Plasma verändern; insbesondere ist der Metabolismus von Threonin, Lysin, Glycin, Leucin und Tyrosin betroffen. Über die Bedeutung dieser Änderungen, die von der Zusammensetzung der Präparate bzw. ihrer Wirkung auf die hepatischen Enzymsysteme und die renale Ausscheidung abhängen dürften, besteht im einzelnen keine Klarheit. Die Änderungen verschiedener diagnostisch wichtiger Enzymaktivitäten gehen zum Teil auf die Wirkung der Östrogene zurück, obwohl sich auch hierbei keine eindeutigen Aussagen über die Verschiebung der Enzymmuster machen lassen.
Die Serumlipide, auf deren Zusammensetzung und Funktion im Abschnitt „Myokardinfarkt" näher eingegangen wird, verändern ihre Serumkonzentrationen in Abhängigkeit von der Zusammensetzung des jeweiligen Ovulationshemmers. Dies ist wohl der Grund für die vielen Widersprüche, die in diesem Zusammenhang aufgetaucht sind.
Es ist aber unbestritten, daß während der Einnahme von Kombinations- und Sequentialpräparaten die *Gesamtlipide* im Serum unabhängig von der Einnahmedauer erhöht sind (s. Tab. 32). Mit einiger Sicherheit sind dafür die Östrogene verantwortlich, da sie den Lipidmetabolismus beeinflussen, während Präparate, die nur Gestagene enthalten, nahezu keinen Effekt haben.
Es wurde festgestellt, daß Kombinations- und Sequentialpräparate die *Triglyzeride* und *Phospholipide* (vor allem Lecithin und Sphingomyelin) signifikant erhöhen (101). Dies geht auf eine dosisabhängige Wirkung der Östrogenkomponente zurück, wobei sich Mestranol und Äthinylöstradiol nicht unterscheiden (58, 106, 112, 261, 850) (s. Abb. 61). Die Gestagene wirken wiederum in dosisabhängiger Weise antagonistisch (94) (s. Abb. 61). Lediglich Norethisteron (in heute nicht mehr üblichen, hohen Dosierungen) scheint die Wirkung der Östrogene zu verstärken (522, 774). Dies beruht vermutlich auf der östrogenen Partialwirkung dieses Gestagens, die bei hoher Dosierung merkbar wird.
Die meisten Gestagenpräparate (Minipille) beeinflussen den Serumspiegel der Triglyzeride und Phospholipide nicht, lediglich Norgestrel verursacht eine leichte Erniedrigung, möglicherweise wegen seiner schwachen androgenen Partialwirkung (249, 448).
Man nimmt an, daß die Östrogene die Produktion der Triglyzeride – vor allem über das VLDL – fördern, wobei der Anstieg der Fettsäuren im Serum eine Rolle spielen dürfte (382, 394, 398). Demgegenüber dürften die Gestagene – wahrscheinlich durch Aktivierung der Lipoproteinlipase – die Abgabe der Triglyzeride an das Fett- und Muskelgewebe stimulieren (58). Da bei Anwendung niedrig dosierter Ovulationshemmer (30 µg Östrogen) die Triglyzeride weniger ansteigen als bei Präparaten mit 50 µg Östrogen oder mehr (522), dürfte der Östrogendosis eine erhebliche Rolle zukommen.
Obwohl bei adipösen Frauen der Insulinspiegel oft erhöht ist, besteht kein offensichtlicher Zusammenhang zwischen den östrogenbedingten Veränderungen der Cholesterin- und Triglyzeridkonzentrationen im Serum und dem Insulinspiegel.
Auch die Fettsäuren im Serum werden durch östrogenhaltige Kontrazeptiva erhöht, wobei der Anteil der gesättigten und nicht-veresterten Fettsäuren erniedrigt und der der ungesättigten Arachidonsäure erhöht ist.

Bei Ovulationshemmern, die Norethisteron oder Norgestrel als Gestagenkomponente enthalten, ist meist auch das Wachstumshormon im Serum erhöht. Dadurch wird die Lipolyse im Fettgewebe stimuliert, was wiederum einen Anstieg der freien Fettsäuren zur Folge hat.

Das *Gesamtcholesterin* ist oft nur wenig verändert, kann aber bei verschiedenen Kombinations- oder Sequentialpräparaten ansteigen, wobei der Anteil der Cholesterinester abnimmt. Es wurde gezeigt, daß die Östrogene dosisabhängig für den Anstieg des Cholesterins und seiner Fraktionen VLDL-Cholesterin und HDL-Cholesterin bzw. für den Abfall des LDL-Cholesterins verantwortlich sind, während die Gestagene – ebenfalls dosisabhängig – eine antagonistische Wirkung ausüben (58, 94, 261, 774, 850, 893). Daher wird das Ausmaß der in Tab. 32 aufgeführten Veränderungen in erster Linie durch die Östrogendosis, aber auch durch den Typ und die Dosis des jeweiligen Gestagens bestimmt. Dementsprechend wird das Gesamtcholesterin durch Kombinationspräparate mit 30 μg Östrogen wesentlich weniger angehoben als durch Präparate mit höherer Östrogendosis (522). Bei Anwendung der Minipille wurden keine derartigen Veränderungen festgestellt.

Die Lipidfraktionen VLDL (Very-Low-Density-Lipoprotein), LDL (Low-Density-Lipoprotein) und HDL (High-Density-Lipoprotein), die mittels Ultrazentrifugation nachgewiesen werden, entsprechen etwa den Elektrophoresefraktionen Prä-Beta-Lipoprotein, Beta-Lipoprotein und Alpha-Lipoprotein.

Fettgewebe
Östrogene reduzieren sowohl die Größe als auch den Triglyzeridgehalt der Fettzellen und hemmen die Aktivität der Lipoproteinlipase (394).
Da sie auch die Lipolyse stimulieren, wird die Fetteinlagerung insgesamt reduziert (535). Dagegen erhöhen Gestagene die Größe und den Triglyzeridgehalt der Fettzellen, stimulieren die Glukoselipogenese und die Lipoproteinlipase und hemmen die Lipolyse. Insgesamt fördern sie also die Fetteinlagerung (394, 720). Daraus ist zu entnehmen, daß auch im Falle des Fettgewebes der Effekt eines hormonalen Kontrazeptivums von seiner Zusammensetzung und Dosierung abhängt.

Elektrolyt- und Mineralhaushalt
Die meisten Veränderungen im Elektrolyt- und Mineralhaushalt beruhen ebenfalls auf der Wirkung der Östrogene, während die Gestagene in dieser Hinsicht wenig wirksam sind.
Das Serumkalzium ist unter der Behandlung mit östrogenhaltigen Kontrazeptiva meist erniedrigt, ebenso wie die Kalziumausscheidung durch die Niere. Möglicherweise beruht dies auf einer durch Östrogene gesteigerten Aufnahme im Knochen. Da Kalzium im Serum an Albumin gebunden ist, könnte die durch Ovulationshemmer bedingte Abnahme dieses Proteins auch zu einem Rückgang des Serumkalziums beitragen.
In ähnlicher Weise ist während der Einnahme von Kombinationspräparaten der Phosphatgehalt leicht erniedrigt, während Medroxyprogesteronazetat einen Anstieg verursacht.
Auch Magnesium ist unter Medroxyprogesteronazetat erhöht, während Kombinationspräparate nur eine geringe oder keine Veränderung hervorrufen.
Bei Einnahme von Kombinations- oder Sequentialpräparaten steigen sowohl der Kupfer- als auch der Eisengehalt im Serum zum Teil ganz erheblich an. Wenn man von

norgestrelhaltigen Kontrazeptiva absieht, spielt dabei die Einnahmedauer keine Rolle. Während der Einnahme eines Kombinationspräparats mit 50 µg Äthinylöstradiol und 250 µg Norgestrel stieg der Serumspiegel von Kupfer jedoch ständig weiter an und erreichte nach 3 Jahren mit einem Durchschnittswert von 285 µg/100 ml eine mehr als doppelt so hohe Konzentration wie bei unbehandelten Frauen. *In Hinblick auf eine mögliche chronische Kupferintoxikation ist bei längerer Einnahme solcher Präparate eine sorgfältige Überwachung zu empfehlen* (693). Möglicherweise hängt die Zunahme von Kupfer und Eisen mit dem Anstieg des kupferbindenden Serumproteins Zäruloplasmin bzw. der Zunahme der Eisenbindungskapazität zusammen.

Zink wird durch Ovulationshemmer erniedrigt, vielleicht wegen des Rückgangs der Alpha-Glykoproteine, die Zink binden. Da bei der Behandlung mit oralen Kontrazeptiva auch die Kortikosteroide ansteigen, die in hohen Konzentrationen das Serumzink reduzieren, wäre ein solcher Zusammenhang denkbar. Während die Kalium- und Kreatininausscheidung bei Anwendung von Ovulationshemmern erhöht ist, kommt es zur *Retention von Natrium und Wasser*. Hierbei spielt eine durch die Östrogene bedingte Aktivierung des Renin-Angiotensin-Aldosteron-Systems (s. S. 238) eine Rolle (Erhöhung des Serum-Aldosterons); (377). Dies hat einen Anstieg des Plasmavolumens sowie eine leichte Gewichtszunahme zur Folge. Allerdings konnte gezeigt werden, daß die vermehrte Salzretention bei Einnahme oraler Kontrazeptiva nicht allein von einer vermehrten Aldosteronsekretion ausgeht. Denn Östrogene können die Sekretion des Vasopressins (ADH) steigern bzw. sogar direkt auf die Nierentubuli wirken.

Ödeme entstehen bei Anwendung von Ovulationshemmern, wenn extrazellulär vermehrt Wasser als Folge einer übermäßigen Reaktion auf die Östrogene zurückgehalten wird. Wie oben beschrieben wurde, kommen Störungen im Renin-Angiotensin-Aldosteron-System bzw. eine gestörte Regulation des Vasopressins oder der Plasmaproteine ursächlich in Frage.

Von den Gestagenen ist bekannt, daß zumindest *Progesteron als Aldosteronantagonist* mit akuter natriuretischer Wirkung angesehen werden kann (s. S. 242). Das Renin-Angiotensin-Aldosteron-System kompensiert diesen Effekt durch eine Erhöhung des Serumaldosterons. Ein abrupter Progesteronentzug, wie er beispielsweise am Ende des Zyklus auftritt, kann daher eine akute Natriumretention mit Ödembildung verursachen, bis das Aldosteron wieder abfällt (441). Etwa 1–2% aller Frauen leiden in der Lutealphase an ödematösen Anschwellungen vor allem der unteren Extremitäten. Wie auf S. 242 dargestellt wurde, können prämenstruelle Ödeme durch Gabe von Gestagenen gelindert werden, obwohl die synthetischen Gestagene fast keine Affinität zu den Aldosteronrezeptoren in der Niere aufweisen.

Vitamine bei Einnahme von Ovulationshemmern

Vitamine sind entweder für den Aufbau von Koenzymen unentbehrlich oder sie sind an Prozessen der Enzyminduktion beteiligt. Da die Einnahme hormonaler Kontrazeptiva im allgemeinen zu einer erhöhten Enzyminduktion und damit verstärkter Protein-Synthese – vor allem in der Leber – führt, kann ein Anstieg des Vitaminbedarfs bzw. Verbrauchs die Folge sein.

Die meisten Vitamine werden im Dünndarm absorbiert, in der Leber gespeichert und im Serum an Proteine gebunden transportiert. Die Veränderungen der Vitaminkonzentration im Serum, die unter der Anwendung von Ovulationshemmern auftreten, werden wahrscheinlich überwiegend von der Östrogenkomponente verursacht, wobei auch eine gewisse Dosisabhängigkeit bestehen dürfte. Gestagene beeinflussen die Vitaminspiegel dagegen wenig (447, 602). Nachdem festgestellt worden war, daß die Serumkonzentration einiger Vitamine während der Behandlung mit Ovulationshemmern erniedrigt war, wurde auch vereinzelt über multifaktorielle, hypovitaminotische Zustände unter der „Pille" berichtet. Von möglichen Ausnahmefällen abgesehen, *dürfte eine prophylaktische Vitaminbehandlung überflüssig sein,* zumal die Substitution mit z. B. täglich 200 mg Ascorbinsäure nicht einmal zu einer Normalisierung der durch Ovulationshemmer erniedrigten Vitamin-C-Konzentration in Leukozyten führte (515). Eine Reduzierung der Östrogendosis wäre sinnvoller.

Vitamin A kann bei Einnahme von Kombinationspräparaten erheblich erhöht sein, während reine Gestagene wie Depot-Medroxyprogesteronazetat sogar eine Abnahme des Serumspiegels verursachen. Da das Vitamin A an Lipoproteine gebunden im Serum transportiert wird, könnte dabei auch die von den Ovulationshemmern hervorgerufene Änderung der Serumlipoproteine eine Rolle spielen.

Obwohl bei schwangeren Labortieren durch sehr hohe Vitamin-A-Gaben fetale Mißbildungen erzeugt werden konnten, gibt es keine Anhaltspunkte dafür, daß der erhöhte Vitamin-A-Spiegel bei Einnahme von östrogenhaltigen Kontrazeptiva in einer folgenden Schwangerschaft teratogene Effekte haben könnte.

Auch *Vitamin B_1* und *Vitamin B_2* können unter dem Einfluß östrogenhaltiger Kontrazeptiva erniedrigt sein, vermutlich aufgrund eines erhöhten Bedarfs. Ein Vitamin-B_1-Mangel kann zu einem Anstieg des Pyruvatwertes im Blut führen. Durch die tägliche Gabe von 3 mg Vitamin B_1 und 2 mg Vitamin B_2 können die Serumspiegel normalisiert werden.

Vitamin B_6 ist bei den meisten Frauen während der Behandlung mit Ovulationshemmern erniedrigt, wobei die Einnahmedauer keine Rolle spielt. Vermutlich ist die Östrogendosis von Bedeutung, während Gestagene höchstens einen antagonistischen Einfluß ausüben dürften. Die Entstehung des Vitamin-B_6-Mangels beruht wahrscheinlich auf einer von Östrogenen induzierten Aktivierung verschiedener Pyridoxinphosphat-abhängiger Enzyme. Der Pyridoxinmangel geht dabei meist von einem gestörten *Tryptophanstoffwechsel* aus, was sich in einer erhöhten urinären Xanthurensäureausscheidung bei Belastung mit Tryptophan bemerkbar machen kann (s. S. 101).

Da Tryptophan der Präkursor des Serotonins ist, und bei depressiven Frauen ein Mangel an Serotonin und Tryptophan in der zerebrospinalen Flüssigkeit nachgewiesen wurde, nimmt man an, daß manche Depressionen während der Einnahme oraler Kontrazeptiva auf eine Störung des Tryptophanmetabolismus zurückgehen. Möglicherweise ist der erniedrigte Vitamin-B_6-Spiegel auch an der Verminderung der Glukosetoleranz durch Ovulationshemmer beteiligt, weil bei diesen Frauen durch die tägliche Gabe von 100 mg Vitamin B_6 eine Besserung erzielt werden konnte (s. S. 278).

Erfahrungsgemäß ist bei einer Störung des Tryptophanstoffwechsels während der Einnahme oraler Kontrazeptiva, die sich in Symptomen wie Depression, Stimmungsschwankungen, Reizbarkeit, Müdigkeit und Libidoverlust äußern kann, eine tägliche Pyridoxindosis von 30 mg zur Substitution ausreichend. Eine prophylaktische Gabe von Vitamin B_6 ist dagegen nicht zu empfehlen, da sie meist nicht erforderlich ist und überdies die von den Östrogenen verursachte Reduzierung der Plasmaaminosäuren verstärken könnte.

Vitamin B_{12} und *Folsäure* können – wie in der Schwangerschaft – bei Einnahme oraler Kontrazeptiva gelegentlich erniedrigt sein. Auch hierfür scheint die Östrogenkomponente dosisabhängig verantwortlich zu sein, da Gestagene fast keinen Einfluß haben. Während Vitamin B_{12} an Transcobalamin gebunden transportiert wird, ist die Folsäure im Serum an Albumin, Transferrin und α_2-Makroglobulin gebunden. Möglicherweise beruhen die beobachteten Veränderungen auf der Zunahme der Bindungsproteine. Es wird auch diskutiert, ob der Vitamin B_{12}- und Folsäuremangel nicht mit den leichten Veränderungen des Hämatokrits, des Hämoglobins und der Erythrozytenkonzentration zusammenhängt, die vor allem nach einer „Pillen"-Einnahme von mehr als 5 Jahren beobachtet werden können, nachdem die Konzentration von Vitamin B_{12} in Erythrozyten während der Behandlung mit oralen Kontrazeptiva häufig erniedrigt ist.

Wenn man von wenigen Fällen einer megaloblastischen Anämie bei Einnahme von Ovulationshemmern absieht, die aber – nach Absetzen der Kontrazeptiva – auf eine Behandlung mit Folsäure ansprechen, sind diese Mängel normalerweise ohne klinische Bedeutung, doch können bei falscher oder schlechter Ernährung hämatologische Folgen nicht ausgeschlossen werden. Desgleichen kann sich ein Folsäuremangel, der bis zu 6 Monate nach dem Absetzen der Kontrazeptiva anhalten kann, auf eine nachfolgende Schwangerschaft nachteilig auswirken. In einem solchen Falle empfiehlt sich die tägliche Substitution mit 1 mg Folsäure.

Vitamin C, das im Plasma frei transportiert wird, ist unter der Behandlung mit östrogenhaltigen Kontrazeptiva sowohl im Plasma als auch in den Leukozyten und Thrombozyten erniedrigt. In ähnlicher Weise fällt übrigens Vitamin C auch im letzten Schwangerschaftsdrittel ab. Man nimmt an, daß die Östrogene die Metabolisierung der Ascorbinsäure erhöhen. Der Abfall des Vitamin C könnte auch durch den von Östrogenen bewirkten Anstieg des Plasmazäruloplasmin verursacht sein, da dieses kupferbindende Protein die Ascorbinsäure oxidieren kann.

Reine Gestagenpräparate wie z. B. die Minipille verändern den Vitamin-C-Spiegel nicht. Für die klinische Praxis ist festzuhalten, daß eine Substitution des Vitamin C, die sehr hohe Dosen erfordern würde, normalerweise nicht nötig ist, weil bis jetzt keine Mangelerscheinungen nachgewiesen werden konnten.

Da *Vitamin E* während der Einnahme oraler Kontrazeptiva im Serum erniedrigt sein kann, könnte ein erhöhter Bedarf bestehen (795). Durch die tägliche Gabe von 10 mg kann man dann den Vitamin E-Spiegel wohl normalisieren; ob dies von klinischer Bedeutung wäre, ist nicht bekannt. Allerdings wurde die Vermutung geäußert, daß ein Vitamin E-Mangel bei verschiedenen kardiovaskulären Erkrankungen eine Rolle spielen könnte.

Hormone bei Einnahme von Ovulationshemmern

Die Wirkung der verschiedenen hormonalen Kontrazeptiva auf die Gonadotropin- bzw. endogenen Sexualsteroidspiegel wurde auf S. 86 ausführlich beschrieben.

Die *Gesamtkortikoide,* insbesondere Cortisol, steigen während der Einnahme östrogenhaltiger Kontrazeptiva signifikant an; dabei spielt vermutlich die Zunahme des Transkortins eine Rolle, obwohl auch die freien Kortikosteroide zunehmen. Reine Gestagenpräparate haben meist keine Wirkung auf den Kortikoidspiegel im Plasma.

Aldosteron steigt, wie auf S. 240 ausführlich beschrieben wurde, unter östrogenhaltigen Kontrazeptiva beträchtlich an, und zwar um so stärker, je länger die Ovulationshemmer eingenommen werden (62). Diese Zunahme beruht nicht auf einer reduzierten Ausscheidung, sondern auf einer Aktivierung des Renin-Aldosteron-Systems.

Die östrogenbedingte Stimulierung der Angiotensinogenproduktion in der Leber und die Aktivierung des Plasmarenins bewirken eine vermehrte Bildung des Angiotensin II und damit einen starken Anstieg seines Serumspiegels.

Auch die Insulinkonzentration im Serum nimmt in den meisten Fällen etwas zu. Für diesen Effekt der hormonalen Kontrazeptiva scheinen in erster Linie die Gestagene verantwortlich zu sein, weil Östrogene eine Abnahme des Insulinspiegels bewirken.

Das Wachstumshormon (hGH) ist unter der Behandlung mit Kombinations- und Sequentialpräparaten ebenfalls erhöht. Da das hGH die Lipolyse stimuliert, können Ovulationshemmer auf diese Weise den Fett- und Kohlenhydratstoffwechsel beeinflussen.

Gesamttrijodthyronin (T_3) und Gesamtthyroxin (T_4) sowie TSH sind meist unverändert, während das proteingebundene Jod anzusteigen scheint.

Eine Zusammenstellung der Einflüsse von Ovulationshemmern auf verschiedene laboranalytische Parameter bringt Tab. 32.

Ovulationshemmer und Erkrankungen der Leber

Bei gesunden Frauen wird die Leberfunktion selbst bei langer Einnahme von oralen Kontrazeptiva nicht beeinträchtigt, obwohl die Konzentrationen und Aktivitäten vieler Serumproteine, Enzyme und anderer Blutbestandteile verändert sind und die davon ausgehenden Nebenwirkungen darauf hinweisen, daß der hepatische Stoffwechsel von den synthetischen Sexualsteroiden erheblich beeinflußt wird.

Eine Reihe von Serumenzymaktivitäten, die die Funktion der Leber widerspiegeln, können unter der Behandlung mit Ovulationshemmern erhöht sein, z. B. Leucinaminopeptidase, Transaminasen, alkalische Phosphatase oder γ-Glutamyltransferase. Doch sind diese Veränderungen in aller Regel ohne Bedeutung und normalisieren sich nach dem Absetzen. *Bei Verwendung niedrigdosierter Präparate mit einem Östrogenanteil von weniger als 50 µg sind diese Wirkungen fast gar nicht mehr feststellbar.*

Der Einfluß auf die hepatischen Enzymaktivitäten geht sowohl von den Östrogenen, für die man spezifische Rezeptoren in den Leberzellen nachgewiesen hat, als auch von den Gestagenen aus. Dabei unterscheidet man zwischen der *Induktion von Enzymen* und der *kompetitiven Hemmung metabolischer Enzyme* durch synthetische Steroide.

So induzieren beispielsweise Progesteronderivate (Medroxyprogesteronazetat, Chlormadinonazetat) die Steroidhydroxylasen bzw. Reduktasen in der Leber und fördern dadurch die Inaktivierung und Ausscheidung des Testosterons. Dadurch läßt sich die antiandrogene Wirkung dieser Gestagene zum Teil erklären.

Ein anderer wichtiger Metabolisierungsschritt ist die Umwandlung der Östrogene in die 2-Hydroxy-Östrogene. Das hierfür erforderliche Enzym kann von verschiedenen Pharmaka wie Barbituraten oder Rifampicin induziert werden. Wenn Äthinylöstradiol unter solchen Bedingungen weitaus schneller als sonst aus dem Plasma eliminiert wird, kann die kontrazeptive Sicherheit gefährdet sein. Umgekehrt haben die 2-Hydroxy-Östrogene (Katecholöstrogene) eine so starke Affinität zur Katecholamin-O-Methyltransferase, daß sie die Inaktivierung des Adrenalins und Noradrenalins hemmen können.

Auch sollte man hinsichtlich der Leberbelastung überlegen, ob man nicht Äthinylöstradiol als Östrogenkomponente dem Mestranol vorziehen soll, da letzteres erst in der Leber in Äthinylöstradiol umgewandelt werden muß, um überhaupt wirksam zu sein.

Tabelle 32 Einfluß der Ovulationshemmer auf verschiedene laboranalytische Parameter (101, 528)

Gesamteiweiß	erniedrigt
Albumin	erniedrigt
α_1-Globulin	erhöht
α_2-Globulin	erhöht
β-Globulin	erhöht
γ-Globulin	unverändert
Immunglobulin A	erhöht
Immunglobulin G	erhöht
Immunglobulin M	erhöht
Rheumafaktor	erhöht
C-reaktives Protein	positiv
Antinukleärer Antikörper	erhöht
Gesamt-Eisen-bindende Kapazität	erhöht
Transferrin	erhöht
Zäruloplasmin	erhöht
Hämoglobin	unverändert
Haptoglobin	erniedrigt
Hämatokrit	erhöht
Blutsenkungsgeschwindigkeit	erhöht
Erythrozytenzahl	unverändert
Erythrozytendeformierbarkeit	erniedrigt
Blutviskosität	erhöht
Leukozytenzahl	erhöht
Thrombozytenzahl	erhöht
Plasmavolumen	erhöht
Orosomukoid	erniedrigt
Transkortin (CBG)	erhöht
Sexualsteroidbindendes Globulin (SHBG)	erhöht
Aldosteronbindendes Globulin	erhöht
Thyroxinbindendes Globulin	erhöht
Reninkonzentration	erniedrigt
Reninaktivität	erhöht
Angiotensinogen	erhöht
α-Antitrypsin	erhöht
Plasminogen	erhöht
Antithrombin III	erniedrigt
Prothrombin	erhöht
Fibrinogen	erhöht
Faktor V	erhöht
Faktor VII	erhöht
Faktor VIII	erhöht
Faktor IX	erhöht
Faktor X	erhöht
Faktor XII	erhöht
Thrombozytenadhäsion	erhöht
Bilirubin	erhöht
Bromsulfothaleinretention	erhöht
FIGLU-Ausscheidung (His)	erhöht
Xanthurensäureausscheidung (Trp)	erhöht
Laktat	erhöht
Pyruvat	erhöht

Tabelle 32 (Fortsetzung)

Leucinaminopeptidase	erhöht
γ-Glutamyltransferase	erhöht
β-Glukuronidase	erhöht
Laktatdehydrogenase	erniedrigt
Transaminasen	variabel
Alkalische Phosphatase	variabel
Alkalische Leukozytenphosphatase	erhöht
Cholinesterase	erniedrigt
Lipoproteinlipase	erniedrigt
Gesamtlipide	erhöht
Triglyzeride	erhöht
Phospholipide	erhöht
Fettsäuren	erhöht
Cholesterin	variabel (erhöht)
VLDL-Cholesterin	variabel (erhöht)
LDL-Cholesterin	variabel (erniedrigt)
HDL-Cholesterin	variabel (erhöht)
Glukose	unverändert
Kalzium	erniedrigt
Phosphat	erniedrigt
Magnesium	erniedrigt
Kupfer	erhöht
Eisen	erhöht
Zink	erniedrigt
Natrium	erhöht
Natriumretention	erhöht
Wasserretention	erhöht
Vitamin A (Retinol)	erhöht
Vitamin B_1 (Thiamin)	erniedrigt
Vitamin B_2 (Riboflavin)	erniedrigt
Vitamin B_6 (Pyridoxin)	erniedrigt
Vitamin B_{12} (Cyano-Cobalamin)	erniedrigt
Folsäure	erniedrigt
Vitamin C (Ascorbinsäure)	erniedrigt
Vitamin D (Calciferol)	unverändert
Vitamin E (Tocopherol)	erniedrigt
Vitamin H (Biotin)	unverändert
Vitamin K	unverändert
Pantothensäure	unverändert
Gesamttrijodthyronin	erhöht
Gesamtthyroxin	erhöht
Insulin	erhöht
Angiotensin I, II	erhöht
hGH (Wachstumshormon)	erhöht
Cortisol	erhöht
Aldosteron	erhöht
Testosteron	erhöht

Diese Abspaltung der Methylgruppe kann durch einige Gestagene wie Ethynodioldiazetat, Lynestrenol und Chlormadinonazetat inhibiert werden, während Norethisteron in dieser Hinsicht nur schwach wirksam ist (111).

Die meisten ernsthaften Störungen der Leberfunktion durch hormonale Kontrazeptiva beruhen jedoch auf der Beeinträchtigung der Gallenbildung und -ausscheidung durch Östrogene und die Nortestosterongestagene.

Die in vielen synthetischen Steroiden enthaltene 17α-Alkylgruppe soll an sich eine zu schnelle Inaktivierung verhindern, und damit eine ausreichende Hormonwirkung gewährleisten. Diese Erschwerung der Metabolisierung bedeutet natürlich eine erhebliche Belastung der Leber, da der längere Aufenthalt von Steroiden im Organismus mit einer gesteigerten enterohepatischen Zirkulation verbunden ist.

An dieser Stelle muß darauf hingewiesen werden, daß *das Ausmaß der Leberbelastung nicht mit der sogenannten „Potenz" der Östrogene und Gestagene korreliert,* obwohl oral stark wirksame Steroidhormone selbstverständlich relativ resistent gegen eine Inaktivierung sein müssen. Bei der Metabolisierung von Sexualsteroiden sind keine Hormonrezeptoren beteiligt, sondern mehr oder weniger unspezifische Proteine und Enzyme, die gegen bestimmte Merkmale der Molekularstruktur gerichtet sind. Dies erklärt, warum Progesteronderivate (C_{21}-Steroide) praktisch nicht hepatotoxisch wirken, während Steroide mit einer 17 α-Alkylgruppe (wie die Nortestosteronderivate oder Äthinylöstradiol) den hepatischen Metabolismus belasten, wobei auch die Lage und Zahl der Doppelbindungen eine Rolle spielt. Weiterhin ist bekannt, daß Steroide die Membraneigenschaften auch der Zellen von Nicht-Zielorganen beeinflussen. Daraus ergibt sich, daß die *Gesamtmenge der eingenommenen Steroide von Bedeutung ist und der Steroidgehalt möglichst niedrig gehalten werden sollte* (111).

Synthetische Östrogene werden überwiegend fäkal ausgeschieden und zwar in Form von Konjugaten (Glukuronide) zusammen mit den Gallensäuren. Damit sind sie in starkem Maße der *enterohepatischen Zirkulation* unterworfen, d. h., sie werden im Intestinum zum großen Teil reabsorbiert, so daß ihre Ausscheidung erniedrigt ist und sie in der Leber zurückgehalten werden. Darüber hinaus beeinflußt die intestinale Mikroflora die Serumspiegel vieler hormonell aktiver Steroide entscheidend, so daß die Behandlung mit Antibiotika den Metabolismus und damit die Zuverlässigkeit und Nebenwirkungen der Ovulationshemmer beträchtlich verändern kann (5).

Die toxische Wirkung der synthetischen Sexualsteroide beruht nun darauf, daß sie die komplexen Prozesse der Gallenbildung und -sekretion stören. Dies kann mit Hilfe des Bromsulfothaleintests nachgewiesen werden. Deshalb sollte bei erhöhter Retention des Bromsulfothaleins der Ovulationshemmer abgesetzt werden. Die Steroide inhibieren in einem gewissen Ausmaß die metabolische Konjugierung – u. a. die des Bilirubins – *und verändern die Zusammensetzung der Galle.* Sowohl die hepatische Aufnahme der Gallensäure, das Volumen der Gallenproduktion und ihre Ausscheidung sind reduziert. Dies erhöht die Cholesterinkonzentration in der Galle und verringert die der Gallensäure. Die Retention des Cholesterins beeinträchtigt wiederum die Permeabilität der kanalikulären Membranen, so daß die Kapazität der Leber zur Ausscheidung der Gallensäuren, Steroide, des Bilirubins und anderer endogener oder exogener Substanzen noch mehr beeinträchtigt ist.

Normalerweise führen diese Veränderungen der Gallenzusammensetzung und -sekretion nicht zu klinisch manifesten Störungen. Erst bei Vorliegen bestimmter genetischer oder erworbener Faktoren kann es zu einer Lebererkrankung kommen.

Erkrankungen der Gallenblase

Das Auftreten von **Gallensteinen,** das bei Frauen im allgemeinen häufiger ist als bei Männern, steigt unter der Behandlung mit Ovulationshemmern signifikant auf das Doppelte an (89, 686). Insgesamt errechnete man unter dem Einfluß hormonaler Kontrazeptiva ca. 70–80 zusätzliche Gallenblasenerkrankungen pro 100000 Frauenjahre. Allerdings wird diese Zunahme erst nach über 2jähriger Einnahme deutlich.

Cholesteringallensteine treten normalerweise dann auf, wenn die Galle mehr Cholesterin enthält als durch die vorhandene Chenodeoxygallensäure in Lösung gehalten werden kann.

Man vermutete daher, daß unter der Wirkung der Östrogenkomponente bei bestimmter Disposition die Konzentrationen des Cholesterins so zu- und die der Gallensäuren so abnimmt, daß bei gleichzeitiger Reduktion der sekretorischen Leistung die Galle in beträchtlichem Maß mit Cholesterin übersättigt wird. Dadurch fällt dieses aus und es entstehen mit der Zeit Gallensteine. Tatsächlich stellte man fest, daß unter der Einnahme von Ovulationshemmern die Cholesterin-Sättigung der Galle von 92% (bei unbehandelten Frauen) auf 125% ansteigt. Gleichzeitig verringert sich der Anteil der Chenodeoxygallensäure von 42% auf 35%, und der der Lithocholsäure von 1,2% auf 1%. Bei gesunden Frauen ohne Vorgeschichte einer Leber- oder Gallenerkrankung ändert sich während der Einnahme von Kombinationspräparaten normalerweise die Zusammensetzung der Galle nicht wesentlich (356), doch sollte man sorgfältig nach diesbezüglichen Symptomen fahnden, insbesondere bei längerer Einnahme.

In Fällen von **Cholestase,** die durch das Auftreten eines abnormen Low-Density-Lipoproteins, des Lipoprotein-X, im Serum gekennzeichnet ist, sollten Ovulationshemmer nicht eingenommen werden.

Ikterus

Als Folge einer von 17α-alkylierten Steroiden ausgelösten Cholestase bzw. einer Verringerung der Bilirubinkonjugierung und -Ausscheidung kann sich ein *Ikterus* entwickeln. Es handelt sich dabei meist um eine *hepatokanalikuläre Cholestase mit nur geringer parenchymaler Reaktion*. Auch hierbei spielt eine genetische Disposition offensichtlich eine Rolle, da dem Auftreten einer Gelbsucht während der Einnahme hormonaler Kontrazeptiva häufig ein *Schwangerschaftsikterus* oder *-pruritus* vorausgegangen ist. Ein Steroidikterus entwickelt sich fast immer während der ersten 6 Behandlungszyklen und geht meist innerhalb von 2 Monaten nach dem Absetzen wieder zurück. Für das Entstehen eines Ikterus macht man neben den Östrogenen vor allem die Nortestosterongestagene verantwortlich, während die Progesteronderivate in dieser Hinsicht keine negativen Nebenwirkungen zu haben scheinen. Aus diesem Grunde sollten bei einer einschlägigen Vorgeschichte keine Ovulationshemmer verabreicht werden, u. U. kann Depo-Clinovir in Betracht gezogen werden.

Porphyrie

Bei der *akuten intermittierenden Porphyrie* handelt es sich um eine autosomal dominant vererbbare Störung der Porphyrinbiosynthese, die vor allem bei Frauen in den Jahren der Geschlechtsreife beobachtet wird.

Synthetische Steroide, vor allem Östrogene, können die Porphyrinsynthese stimulieren und bei latenter ererbter Neigung eine hepatische Porphyrie auslösen. Dazu zählen alle 3 Formen, nämlich die akut-*intermittierende Porphyrie,* die *Porphyria variegata* und die *Porphyria cutanea tarda.* Nach Absetzen der Ovulationshemmer bessert sich zwar die Lage und die Porphyrinausscheidung geht zurück. Das völlige Abheilen der Hauterkrankungen kann jedoch Monate in Anspruch nehmen.

Als Folge einer partiellen Insuffizienz der Uroporphyrinogensynthetase (527) kommt es zur vermehrten Ausscheidung von Aminolävulinsäure und von Porphobilinogen im Harn. Bei vielen Trägern dieses Stoffwechseldefekts verursachen gewisse exogene und endogene Faktoren anfallweise auftretende Krankheitserscheinungen, die durch flüchtige Lähmungen, Delirien, Leibschmerzen und Erbrechen, sowie Erregungszustände charakterisiert sind.

Neben Infekten und Nahrungsentzug kommen vor allem Pharmaka, die lipoidlöslich sind und durch das Zytochrom-P 450-System metabolisiert werden, als auslösende Faktoren in Frage (Schlaf- und Schmerzmittel); (822). Bemerkenswert ist ferner, daß die Krankheitsschübe bei vielen Frauen im zeitlichen Zusammenhang mit der Menstruation auftreten. Da bei Frauen, die an Porphyrie leiden, eine gewisse Insuffizienz der $\Delta 4\text{-}5\alpha$-Reduktase nachgewiesen werden konnte, die eine vermehrte Bildung porphyrinogen wirkender 5β-H-Steroide zur Folge hat (95), dürften endogene Steroidhormone bei der Auslösung derartiger Schübe eine gewisse Rolle spielen. *Von therapeutischem Interesse ist die Beobachtung, daß sich derartige menstruationsabhängige Schübe durch Verabreichung von Östrogenen, Androgenen und von Ovulationshemmern unterdrücken lassen* (615, 872). Allerdings muß beachtet werden, daß auch eine latente Porphyrie durch Östrogene bzw. Progesteron manifest werden kann (869).

Eine Ausschaltung der Menstruation durch den gleichfalls kontrazeptiv wirkenden Gonadotropinhemmer Danazol (870) sollte nicht versucht werden, da es bei Einnahme dieses Steroids innerhalb von 10 Tagen nach Therapiebeginn zu akuten Schüben kam (440).

Pruritus

Unter der Behandlung mit oralen Kontrazeptiva ist die Häufigkeit des Auftretens von Pruritus signifikant auf das Doppelte erhöht (686), wobei möglicherweise die Östrogendosis von einiger Bedeutung ist.

Budd-Chiari-Syndrom

Diese seltene, aber schwerwiegende Erkrankung wird durch hepatische Venenverschlüsse hervorgerufen, die meist im Zusammenhang mit der thrombogenen Wirkung der oralen Kontrazeptiva stehen (905). Man findet vorwiegend zentrizonale Nekrosen und Fibrosen sowie Zirrhosen verschiedenen Grades.

Andere Lebererkrankungen und -tumoren

Ovulationshemmer beeinflussen weder den Schweregrad noch die Dauer einer akuten *Virushepatitis* und beeinträchtigen auch deren Ausheilung nicht. Da die „Pille" auch keine höhere Rate von Folgeerscheinungen (Rezidive, Antigen-Carrier oder persistie-

rende Hepatitiden) verursacht, *kann eine überstandene Hepatitis nicht mehr als Kontraindikation betrachtet werden,* Voraussetzung ist allerdings, daß die bekannten Leberfunktionsparameter im Serum (Bilirubin, Transaminasen) normale Werte zeigen.
Obwohl bei *Leberzirrhose* die Östrogene langsam eliminiert werden (100), ist eine merkliche Verschlechterung der Situation durch die Behandlung mit Ovulationshemmern fraglich. Dagegen sollten bei einer Neigung zu wiederkehrendem cholestatischen Ikterus (idiopathischer Schwangerschaftsikterus, Ikterus durch die Behandlung mit Kortikosteroiden oder Anabolika) keine oralen Kontrazeptiva verordnet werden.
Grundsätzlich sollten Frauen mit familiären, angeborenen oder erworbenen Defekten der exkretorischen Leberfunktion keine Ovulationshemmer einnehmen. Neben Porphyrie sind vor allem die seltenen angeborenen enzymatischen Störungen wie das Rotor- oder Dubin-Johnson-Syndrom als Kontraindikationen anzusehen.

Lebertumoren
In den letzten Jahren fand der mögliche Zusammenhang zwischen der Einnahme oraler Kontrazeptiva und dem Auftreten **benigner Lebertumoren** weltweite Beachtung.
Diese an sich äußerst seltene Erkrankung hat seit der Einführung der Ovulationshemmer relativ stark zugenommen und man schätzt, daß zur Zeit in den USA jährlich ca. 100 Fälle derartiger Tumoren bei Frauen, die hormonale Kontrazeptiva einnehmen, diagnostiziert werden. Bei diesen Berichten handelt es sich allerdings überwiegend um Kasuistiken, bei denen der Anteil der betroffenen Frauen ermittelt wurde, die Ovulationshemmer eingenommen hatten. Von 171 – überwiegend in den USA – beschriebenen Fällen, bei denen die Frauen orale Kontrazeptiva eingenommen hatten, wurden
- 51% als Leberzelladenome,
- 31% als fokal noduläre Hyperplasien,
- 9% als Hamartome und
- 9% als andere Tumoren klassifiziert.

Der vermutete Zusammenhang mit den Ovulationshemmern beruht auf der Beobachtung, *daß die Häufigkeit dieser Leberneoplasien mit der Einnahmedauer (vor allem bei älteren Frauen) korreliert.* So hatten 83% der Patientinnen mit Lebertumoren die „Pille" länger als 4 Jahre eingenommen. Nach dem Absetzen war es häufig zur Rückbildung gekommen. Im Vergleich zu einer einjährigen Anwendung von oralen Kontrazeptiva steigt das Risiko eines Lebertumors nach 4jähriger Einnahme auf das 9fache, nach 5–7 Jahren auf das 120fache und nach über 8 Jahren auf das 500fache (!) an. Auch das Verhältnis von 75% benignen zu 25% malignen Lebertumoren bei Frauen unter hormonaler Kontrazeption im Vergleich zu jeweils 50% bei unbehandelten Frauen deutet auf einen gewissen ätiologischen Einfluß der Sexualsteroide hin. Während die Häufigkeit von Leberkarzinomen ziemlich unverändert geblieben ist, hat die Zahl der benignen Erkrankungen zweifellos stark zugenommen.
Trotz dieser alarmierenden Zahlen konnte jedoch bisher kein kausaler Zusammenhang bewiesen werden. In den zwei großen prospektiven Studien des Royal College of General Practitioners und der Oxford/Family Planning Association konnte bei der Erfassung von insgesamt 200 000 Frauenjahren kein einziger Lebertumor entdeckt werden. Vermutlich beruht dies auf der Tatsache, daß die Häufigkeit solcher Neoplasien erst nach mehrjähriger Einnahme merklich zunimmt. Insgesamt schätzt man das Risiko, an einem benignen Lebertumor zu erkranken, bei Anwendung von Ovulationshemmern auf ca.

3 pro 100 000 Frauenjahre bei Frauen unter 30 Jahren; bei älteren Frauen dürfte es entsprechend höher liegen.
Bei diesen Lebertumoren handelt es sich meist um histologisch gutartige, solitäre Neoplasien (multiple Tumoren sind ausgesprochen selten), die jedoch wegen ihres außerordentlichen Gefäßreichtums *zu lebensbedrohenden massiven, intraperitonealen Blutungen mit Kreislaufschock als Folge einer spontanen Ruptur führen können.* Dies erklärt auch die hohe Mortalitätsrate von 25% bei Leberzelladenomen (Hepatomen), während die Prognose bei fokal nodulären Hyperplasien, bei denen kaum Blutungen zu erwarten sind, weitaus günstiger ist.
Obwohl einige Fälle von Leberkarzinomen bei Frauen beschrieben wurden, die orale Kontrazeptiva eingenommen hatten (194), läßt sich kein direkter Zusammenhang ermitteln – auch wenn sich aus benignen Lebertumoren gelegentlich Karzinome entwickeln können.
Auf jeden Fall muß man bei Vergrößerungen der Leber oder bei persistierenden abdominalen Schmerzen im rechten Oberbauch an die Möglichkeit eines Lebertumors denken, die mittels Angiographie, Laparoskopie, Sonographie und/oder Computertomographie abgeklärt werden sollte (194).
Die Leberfunktion ist selbst bei großen Tumoren meist gut erhalten, so daß *konventionelle Leberfunktionstests wenig Aufschluß geben können.* Eine möglichst frühe Erkennung, die am besten durch regelmäßige Palpation der Leber bei Kontrolluntersuchungen gewährleistet wird, ist von entscheidender Bedeutung. Als Behandlung bietet sich nur die Resektion an, obwohl in einigen Fällen nach Absetzen des Ovulationshemmers eine Regression erzielt werden konnte.
Über die Ursachen der Tumorbildung lassen sich nur Spekulationen anstellen. Zwar kann die Östrogenkomponente an gewissen intimalen vaskulären Veränderungen beteiligt sein, die zu lokalen Infarkten, Nekrose und folgender nodulärer hepatischer Regeneration führen. In der Hauptsache dürften ultrastrukturelle Veränderungen der Leberzellen mit Hypertrophie des endoplasmatischen Retikulums und abnormen Veränderungen der Mitochondrien eine Rolle spielen. Die am Metabolismus der Steroide beteiligten Enzyme sind mit dem endoplasmatischen Retikulum assoziiert, so daß die Stimulation ihrer Aktivität (Enzyminduktion) zu einer Hypertrophie der Organellen führt (521).
Es besteht heute allgemeine Übereinstimmung darüber, daß nicht nur die synthetischen Östrogene, *sondern auch die Gestagene eine ätiologische Rolle spielen.* Sowohl bei der Anwendung der Minipille als auch bei Kombinations- und Sequentialpräparaten erfolgt auch bei gesunden Frauen eine Erweiterung und Vesikulation des endoplasmatischen Retikulums der Leber. Selbst bei Verwendung der Minipille sind ca. 10% der Mitochondrien verlängert und enthalten kristalloide Einschlüsse. Im Falle östrogenhaltiger Präparate steigt der Prozentsatz auf 40%, wobei man zusätzlich noch Fettvakuolen findet (504). Ob hierbei vom Mestranol, das bei 75% der beschriebenen Tumorfälle als Östrogenkomponente beteiligt war, im Vergleich zu Äthinylöstradiol ein größeres Risiko ausgeht, ist nicht gesichert, da es früher viel öfter verwendet wurde als heute. Da die 17 α-alkylierten Gestagene (Nortestosteronderivate) die Leber ebenfalls belasten, dürften auch sie an der Tumorgenese beteiligt sein.
Die erwähnten mikrokristalloiden Inklusionen wurden übrigens auch elektronenoptisch in einem benignen Hepatom nachgewiesen, das bei einer Frau gefunden wurde, die Ovulationshemmer eingenommen hatte (319). In diesem Zusammenhang ist es nicht

ohne Bedeutung, daß eine beträchtliche kovalente Bindung des Äthinylöstradiols – vermutlich über Thioätherkonjugate – in den Lebermikrosomen nachgewiesen wurde. Die Annahme, daß Lebertumoren dann entstehen, wenn der Gehalt an Östrogenrezeptoren in den Leberzellen abnorm hoch ist, entbehrt jeder experimentellen Grundlage.

Gastrointestinale Störungen bei Einnahme von Ovulationshemmern

Aus der großen prospektiven Studie der RCGP (686) ergab sich, daß bei Frauen, die orale Kontrazeptiva einnahmen, Magengeschwüre etwas häufiger, Zwölffingerdarmgeschwüre und andere peptische Ulcera dagegen um 30 bis 40% seltener auftraten als bei unbehandelten Frauen. Bei Gastritis, Dyspepsie und Zwerchfellhernien sowie bei Appendizitis wurden keinerlei Unterschiede festgestellt.
In ähnlicher Weise blieb die Häufigkeit von Obstipationen unbeeinflußt, dagegen wurden die ulzerative Kolitis und – in etwas geringerem Maße – die regionale Enteritis unter der Behandlung mit Ovulationshemmern häufiger registriert.
Allerdings zeigt sich in keinem dieser Fälle ein Zusammenhang mit der Einnahmedauer oder der Östrogendosis, während Zwölffingerdarmgeschwüre um so seltener aufzutreten scheinen, je höher die Gestagendosis ist (686).
Es muß aber ausdrücklich betont werden, daß keiner dieser Unterschiede signifikant war. Möglicherweise ist man bei bestehender Neigung von Frauen zu Magen- und Darmbeschwerden mit der Verschreibung von Ovulationshemmern vorsichtiger.
Es scheint aber sicher zu sein, *daß bei mindestens 20% aller Frauen, die orale Kontrazeptiva einnehmen, ein Folsäuremangel auftritt* (s. S. 266), wobei gewisse präexistierende Faktoren beteiligt sein könnten. Möglicherweise reduzieren die Sexualsteroide im Dünndarm die Aktivität der Konjugase, die für die Hydrolyse der Polyglutamate verantwortlich ist, so daß eine Störung der Folsäureabsorption eintritt.
Das Auftreten von Magen-Darm-Grippe ist während der Einnahme von Ovulationshemmern signifikant verdoppelt, wobei eine gewisse Korrelation zur Östrogendosis, nicht aber zur Einnahmedauer erkennbar ist (686).

Diabetes mellitus und hormonale Kontrazeption

Beim Diabetes mellitus handelt es sich um eine genetisch determinierte chronische Stoffwechselerkrankung, die durch einen absoluten oder relativen Insulinmangel gekennzeichnet ist.
Daraus ergibt sich, daß das Auftreten eines klinisch manifesten Diabetes unter dem Einfluß von Sexualsteroiden – sei es in der Schwangerschaft oder während der Einnahme von Ovulationshemmern – nur bei den Frauen zu erwarten ist, die die entsprechende Veranlagung aufweisen.
Auch bei den meisten gesunden Frauen findet sich als Folge der Behandlung mit hormonalen Kontrazeptiva eine leichte Veränderung des Kohlenhydratstoffwechsels, *die sich in einer geringfügigen Verminderung der Glukosetoleranz äußert*. In einer großen prospektiven Studie wurde festgestellt, daß der Blutzuckerspiegel im Glukosetoleranztest (1 Stunde nach oraler Gabe von 75 g Glukose) bei Frauen, die seit mehr als einem Jahr

orale Kontrazeptiva einnahmen, durchschnittlich um 11 mg/100 ml erhöht war (623). Demnach kann die Glukosetoleranz unter der Behandlung mit Ovulationshemmern unverändert sein, ist aber in den meisten Fällen leicht verringert, ohne daß sich bei gesunden Frauen normalerweise daraus klinische Konsequenzen ergeben. Nur bei 5,5% der Frauen, die keine hereditäre Diabetesbelastung aufweisen, waren die Belastungstests pathologisch; jedoch wurde kein einziger Fall eines manifesten Diabetes registriert (770).

Im allgemeinen ist bei den gesunden Frauen der Nüchternblutzucker nicht signifikant verändert, während die basalen Insulinspiegel zwar leicht erhöht sind, aber meist noch im Normalbereich liegen.

Alle Veränderungen des Glukosestoffwechsels sind bei diesen Frauen nach dem Absetzen der hormonalen Kontrazeptiva *völlig reversibel*.

In einer neueren Untersuchung wurde der Einfluß der Zusammensetzung von Ovulationshemmern auf die Glukosetoleranz untersucht (893). Dabei zeigte sich, daß Kombinationspräparate mit 50 µg Östrogen und einem Progesteronderivat als Gestagenkomponente weder die Glukosetoleranz noch die basale Insulinsekretion verändern, dafür aber die Serumtriglyzeride am stärksten erhöhen. Im Gegensatz dazu verursachten Kombinationspräparate mit den Nortestosteronderivaten Ethynodioldiazetat, Lynestrenol oder Norethisteron eine Verschlechterung der Glukosetoleranz, und zwar um so ausgeprägter, je höher die Östrogendosis war. Dabei wurde auch eine gewisse Insulinresistenz, d. h. eine beim Toleranztest im Verhältnis zum Glukosespiegel überhöhte Insulinsekretion, festgestellt. Die Serumtriglyzeride waren entsprechend der Östrogenmenge erhöht. Norgestrelhaltige Präparate verringerten ebenfalls die Glukosetoleranz, wobei die Insulinreaktion, d. h., die Insulinresistenz am höchsten war, insbesondere bei Präparaten mit 30 µg Östrogen und 150 µg Norgestrel. Dafür waren jedoch die Triglyzeride kaum erhöht und das Serumcholesterin häufig sogar erniedrigt, was man der östrogen-antagonistischen Wirkung des Norgestrels zuschreiben kann.

Obwohl Östrogene allein die Glukosetoleranz nicht beeinträchtigen (260, 761), empfiehlt sich aufgrund dieser Ergebnisse eine möglichst weitgehende Reduzierung der Östrogendosis. Vermutlich verstärken die synthetischen Östrogene den diabetogenen Effekt der Nortestosteronderivate. Allerdings scheinen einige niedrig dosierte Kombinationspräparate (z. B. 35 µg Äthinylöstradiol + 0,4 mg Norethisteron) die Glukosetoleranz nicht zu beeinflussen (764).

Sequentialpräparate, bei denen sich Mestranol und Äthinylöstradiol in ihrer Wirkung auf den Glukosestoffwechsel nicht unterscheiden, verursachen die gleichen Veränderungen wie Kombinationspräparate.

Im Gegensatz zu vielen anderen Parametern wird die Glukosetoleranz auch von reinen Gestagenpräparaten (Minipille oder Depotgestagene) verringert, vor allem bei höherer Dosierung (59, 763, 832). Im Grunde hat man nur die Wahl zwischen Präparaten, die zwar den *Glukosestoffwechsel nicht beeinträchtigen, dafür aber eine starke Hypertriglyzeridämie verursachen, und solchen, die zwar Cholesterin und die Triglyzeride nicht verändern, dafür aber im Glukosetoleranztest eine erhöhte Insulinresistenz hervorrufen.*

Wenn Störungen des Glukosestoffwechsels auftreten, dann scheinen sie *zu Beginn der Einnahme* von Ovulationshemmern am größten zu sein und nach einiger Zeit wieder zurückzugehen.

Die Einnahmedauer spielt hinsichtlich des Kohlenhydratstoffwechsels keine Rolle, da sich das Diabetesrisiko entsprechend den Ergebnissen zweier großer Untersuchungen

(Study of the Royal College of General Practitioners und Oxford/Family Planning Association Study) auch bei Einnahme von oralen Kontrazeptiva über eine lange Zeit nicht erhöht (886).

Die Ursachen für die leichten Veränderungen im Glukose- und Insulinhaushalt sind nicht geklärt. Eine verminderte Glukosetoleranz tritt wahrscheinlich dann auf, wenn eine Insulinresistenz nicht mehr durch eine Erhöhung der Insulinsekretion kompensiert werden kann. Dabei erscheint interessant, daß die Wirkung der Ovulationshemmer auf die Glukosetoleranz um so geringer ist, je schlechter die Glukosetoleranz vor der Einnahme hormonaler Kontrazeptiva war (623). Möglicherweise handelt es sich um eine Verringerung der peripheren Insulinsensitivität im Fett- und Muskelgewebe, d. h., um eine Reduzierung der Insulinspiegel, wie dies vor allem bei Adipösen festgestellt wurde.

Auch der bei Behandlung mit östrogenhaltigen Kontrazeptiva zu beobachtende Anstieg des Wachstumshormons hGH (Somatotropin) im Serum könnte eine Rolle spielen, da dieses Hormon insulinantagonistische Eigenschaften aufweist (Anregung der Glukagonsekretion und dadurch Erhöhung der Glykogenolyse). In ähnlicher Weise können Glukokortikoide durch Hemmung des Glukoseabbaus und Verstärkung der Glukoneogenese, sowie Thyroxin durch Steigerung der Glykogenolyse, über eine Erhöhung der Glukosekonzentration eine gesteigerte Insulinsekretion auslösen. Es ist jedoch nicht bewiesen, ob Kortikoide kausal an der Verschlechterung der Glukosetoleranz beteiligt sind, obwohl unter östrogenhaltigen Kontrazeptiva sowohl das freie, biologisch aktive Cortisol als auch das Transkortin ansteigen, welches die Halbwertszeit der Kortikoide verlängert. Man spricht hierbei von dem sogenannten Steroiddiabetes (521). Es konnte auch kein Zusammenhang zwischen den von Ovulationshemmern ausgelösten Serumlipidänderungen und den Insulinspiegeln bei adipösen Frauen gefunden werden, obwohl Fett- und Glukosestoffwechsel sich gegenseitig beeinflussen. So steigert Insulin die Triglyzeridsynthese in der Leber, während erhöhte Triglyzeride eine höhere Insulinresistenz verursachen. Andererseits hemmt Insulin die Lipolyse und damit die freien Fettsäuren, während Glukose den gegenteiligen Effekt hat.

Es wird auch ein möglicher Einfluß eines abnormalen Tryptophanmetabolismus unter Ovulationshemmerbehandlung und einer gestörten Glukosetoleranz diskutiert (770).

Hinsichtlich der Diagnostik sollte beachtet werden, daß hormonale Kontrazeptiva ähnlich wie Glukokortikoide die *Nierenschwelle für Glukose herabsetzen können,* so daß aus einer Glukosurie nicht unbedingt auf eine Verschlechterung des Kohlenhydratstoffwechsels geschlossen werden kann. Bei Frauen mit vermuteter hereditärer diabetischer Belastung bzw. mit diabetischen Komplikationen während früherer Schwangerschaften in der Anamnese stellt die Einnahme von hormonalen Kontrazeptiva ein gewisses Risiko dar. Man unterscheidet zwischen *Prädiabetes,* wenn der Glukosetoleranztest noch normal ausfällt, und einem *latenten Diabetes,* wenn er bereits pathologisch ist. Bei Patientinnen, die während der Schwangerschaft, wegen Adipositas oder bei Streß eine Dekompensation des Kohlenhydrathaushaltes erfahren, können Ovulationshemmer die Glukosetoleranz erheblich verschlechtern. Auch deutet ein hohes Geburtsgewicht von über 4 kg bei Kindern solcher Mütter auf einen prädiabetischen Zustand hin.

Personen mit Diabetes in der Familienanamnese haben im Durchschnitt einen im Vergleich zu normalen Frauen geringfügig erhöhten Glukosespiegel im Toleranztest. Der Unterschied ist nahezu der gleiche bei Anwendung von Ovulationshemmern wie bei unbehandelten Frauen (623), doch steigt der Anteil der Patientinnen mit gestörter Glukosebelastung durch die Einnahme von Kombinationspräparaten auf über 38% an

(770). Die Verschlechterung der Glukosetoleranz ist bei Frauen mit früherem Schwangerschaftsdiabetes sogar noch ausgeprägter, denn man fand bei 73% dieser Frauen während der Behandlung mit Ovulationshemmern einen gestörten Kohlenhydrathaushalt.
Da stets die Gefahr einer endgültigen Entgleisung des Glukosestoffwechsels gegeben ist, wenn der Glukosetoleranztest pathologische Werte ergibt, sollten bei **prädiabetischen** *Frauen Kombinationspräparate nur mit äußerster Vorsicht oder besser gar nicht* (2–3mal jährlich Glukosetoleranztest!) angewandt werden. In solchen Fällen normalisieren sich pathologische Belastungstests auch nach dem Absetzen nur sehr zögernd (770).
Wenn sich unter der Behandlung mit Ovulationshemmern ein Diabetes entwickelt, dann handelt es sich vermutlich um eine bestehende subklinische Form dieser Krankheit, die nun manifest wird.
Reine Gestagenpräparate scheinen hierbei weniger schädlich zu sein als östrogenhaltige Präparate. Denn nur 4% der Frauen mit vorherigem Schwangerschaftsdiabetes entwickeln unter der Wirkung der Minipille einen Diabetes (57, 444) – im Vergleich zu 44% bei Kombinationspräparaten (365). Demnach stellen *Gestagenpräparate ein geringeres Risiko* für eine Störung der metabolischen Kontrolle bei subklinischem oder Pubertätsdiabetes dar. Trotzdem kann es unter höher dosierten Gestagenen (z. B. Depot-Medroxyprogesteronazetat) bei Frauen mit subklinischem Diabetes zu einer Manifestierung der Krankheit kommen.
Auf jeden Fall sind Kombinations- und Sequentialpräparate bei Patientinnen mit **latentem Diabetes kontraindiziert,** da die Wahrscheinlichkeit der Entwicklung eines irreversiblen manifesten Diabetes hoch ist (770).
Bei *manifestem Diabetes* kann sich durch die Einnahme von Ovulationshemmern der Insulinbedarf ändern, so daß neu eingestellt werden muß. Bei verschiedenen Untersuchungen an Diabetikerinnen, die orale Kontrazeptiva einnahmen, änderte sich bei 59% der Insulinbedarf nicht, während er bei 35% zu- und bei 6% abnahm (770). Im allgemeinen werden orale Kontrazeptiva von Diabetikerinnen gut vertragen und die Beschwerden bewegen sich im üblichen Rahmen.
Dies bedeutet, daß im Gegensatz zum latenten Diabetes, bei dem die Gefahr einer Manifestierung besteht, bei Patientinnen mit manifestem und auch insulinabhängigem Diabetes hormonale Kontrazeption möglich ist. Allerdings muß der Glukosestoffwechsel sorgfältig kontrolliert werden. Nur wenn die Neueinstellung nicht gelingt, müssen hormonale Kontrazeptiva abgesetzt werden.
Bisher sind zwar keine Auswirkungen der Ovulationshemmer auf die diabetische Mikroangiopathie festgestellt worden, doch sollten im Zusammenhang mit dem erhöhten thromboembolischen Risiko unter der Behandlung mit oralen Kontrazeptiva bei Diabetikerinnen mit beginnenden Gefäßveränderungen andere kontrazeptive Maßnahmen in Erwägung gezogen werden.

Harnwegserkrankungen bei hormonaler Kontrazeption

In der Studie der RCGP (686) wurde festgestellt, daß während der Einnahme von Ovulationshemmern häufiger Pyelitis, Zystitis und unspezifische urinäre Infektionen auftraten, während bei Dysurie keine Unterschiede beobachtet wurden. Dabei besteht vermutlich ein Zusammenhang mit der Östrogendosis, nicht jedoch mit der Einnahmedauer.
Bei Frauen, die Ovulationshemmer einnehmen, findet sich häufiger als sonst eine *Bak-*

teriurie (146, 202, 497, 787). So fand man bei 2,4% der Frauen, die Ovulationshemmer einnahmen, Infektionen mit Escherichia coli im Vergleich zu 1,6% bei unbehandelten Frauen. Hierbei wurde die Bakteriurie diagnostiziert, wenn zwei aufeinander folgende Urinkulturen > 100000 Kolonien pro ml ergaben (787). Während die Gestagendosis und die Einnahmedauer keine Rolle spielen, scheint die Häufigkeit der Bakteriurie zuzunehmen, wenn die Östrogendosis ansteigt. Die Ursachen für diesen Zusammenhang sind noch nicht bekannt. Auch wenn eine gewisse Koinzidenz mit der erhöhten sexuellen Aktivität der Frauen mit hormonaler Kontrazeption möglich ist – der Koitus kann eine Harnwegsinfektion begünstigen –, so erklärt dies nicht den offensichtlichen Einfluß der Östrogendosis (787).

Dagegen scheinen die wiederholten Attacken beim Nierenschmerzen-Hämaturie-Syndrom, die im Zusammenhang mit der Behandlung mit Ovulationshemmern beschrieben wurden, von einem reduzierten renalen Blutfluß und den erhöhten Angiotensin-II-Spiegeln auszugehen (317). Auch wenn hierbei häufig fälschlich eine urinäre Infektion diagnostiziert wird, läßt eine sterile Urinkultur eher auf eine Änderung der Gerinnungs- und Fibrinolyseaktivität und auf ein Auftreten renaler thrombotischer Mikroangiopathien schließen (119). Es wurde gezeigt, daß bei diesem Syndrom der Plättchenfaktor III unter dem Einfluß der Östrogenkomponente erhöht ist, während die fibrinolytische Aktivität unverändert ist (358). Dadurch ist die renale Mikrozirkulation beeinträchtigt.

Einwirkungen von Ovulationshemmern auf Immunsystem, Allergien und Infektionen

Es ist bekannt, daß während der Schwangerschaft eine Suppression der zellvermittelten Immunreaktionen stattfindet, deren Bedeutung möglicherweise darin liegt, die Abstoßung des Feten zu verhindern. Da sich auch autoimmunologische Schilddrüsenerkrankungen während der Schwangerschaft bessern (Abfall der antithyreoidalen Antikörper-Titer) und post partum wieder verschlechtern, nimmt man an, daß Sexualsteroide diese Immunreaktionen beeinflussen. Für eine Beeinflussung immunreaktiver Prozesse spricht ferner, daß *Schilddrüsenerkrankungen* (229) und *rheumatoide Arthritis* (692) während der Einnahme oraler Kontrazeptiva *seltener auftreten*. Es ist anzunehmen, daß dieser gewisse protektive Effekt, der nach dem Absetzen der Ovulationshemmer wieder verschwindet, auf einer Unterdrückung autoimmunologischer Prozesse beruht.

Andererseits scheint es während der Anwendung von Ovulationshemmern offenbar gehäuft zu allergischen Reaktionen zu kommen. Daraus erklärt sich, warum gewisse Hauterkrankungen, die mit einer übermäßigen Sensivierung der Haut einhergehen, während der Einnahme hormonaler Kontrazeptiva vermehrt auftreten. Zu diesen zählt man die Urtikaria (Nesselsucht), das Erythema multiforme und Erythema nodosum, die im wesentlichen durch Infektionen und verschiedene andere Agentien ausgelöst werden (686). Durch einen Expositionstest konnte in zwei Fällen festgestellt werden, daß Mestranol die Überempfindlichkeitsreaktion auslöst (711). Es kann angenommen werden, daß auch Gestagene allergische Reaktionen verursachen können; allerdings können solche allergische Hauterscheinungen auch durch die Farbstoffe in der Hüllmasse der Tabletten (Tartrazin) induziert werden. Auch andere Erkrankungen auf allergischer Basis wie Heufieber und die allergische Rhinitis scheinen unter der Behandlung mit oralen Kontrazeptiva vermehrt aufzutreten, wobei eine positive Korrelation zur Östrogendosis erkennbar ist

(686). Diese Erkrankungen stellen eine gewisse Parallele zur Schwangerschaftsrhinitis dar. Dagegen konnte kein signifikanter Einfluß der Ovulationshemmer auf die Häufigkeit von Asthma gefunden werden (686), auch wenn dies von anderer Seite vermutet wurde (204).
Untersuchungen über verschiedene Parameter des Immunstatus brachten zum Teil widersprüchliche Ergebnisse, doch ergaben die meisten Studien, daß während der Einnahme von oralen Kontrazeptiva die Phytohämagglutinin-induzierte Lymphozytentransformation erniedrigt ist, wobei die Einnahmedauer eine gewisse Rolle spielt (50, 283, 383). In ähnlicher Weise war auch bei Frauen, die Ovulationshemmer einnahmen, die Immunreaktion gegen Tetanustoxoid beträchtlich erniedrigt (360). Möglicherweise sind unter dem Einfluß von Kombinationspräparaten die *Immunreaktionen* durch Hemmung der Antikörpersynthese verändert (661) oder die Serumkonzentration eines Inhibitors, der die Immunreaktion blockiert, ist erhöht (383).
Ob mit der Änderung der Lymphozytenreaktionen das vermehrte Auftreten von Varizella (Windpocken) oder anderer Virusinfektionen während der Behandlung mit Ovulationshemmern zusammenhängt, ist nicht bekannt. Da die Häufigkeit von Windpockeninfektionen mit der Östrogendosis korreliert, andererseits aber umso geringer ist, je mehr Schwangerschaften die Frauen zuvor durchmachten, könnte man annehmen, daß östrogenhaltige Kontrazeptiva die aus der Kindheit erhaltene Immunität gegen Windpocken reduzieren. Sie würde demnach um so mehr regeneriert werden, je mehr eigene Kinder daran erkranken (686).
Auch das Auftreten von Herpes simplex und von Röteln ist während der Einnahme hormonaler Kontrazeptiva erhöht, wohingegen andere Infektionserkrankungen nicht signifikant verändert sind (686).
In sehr seltenen Einzelfällen wurde sogar die Bildung von Antikörpern gegen kontrazeptive Steroide wie Äthinylöstradiol oder Norethisteron beobachtet, wodurch natürlich deren kontrazeptive Sicherheit nicht mehr gewährleistet war.

Auswirkungen der Ovulationshemmern auf den Respirationstrakt

Sowohl während der Lutealphase des Normalzyklus als auch in der Schwangerschaft kann es durch die Wirkung des Progesterons zu Hyperventilationserscheinungen und zu einem Abfall der alveolären CO_2-Spannung kommen.
Im Gegensatz dazu konnten weder nach kurzzeitiger noch langjähriger Einnahme eines Kombinationspräparates Änderungen im Respirationstrakt (Lungenvolumen, Lungenkapazität, arterielle O_2-Sättigung, alveoläre und arterielle CO_2-Spannung, pulmonäre Ventilation) festgestellt werden (196). Auch traten weder Hyperventilation noch restriktive bzw. obstruktive Lungendysfunktion in Erscheinung.
Orale Kontrazeptiva beeinträchtigen selbst in schweren Fällen nicht die Therapieerfolge bei *Tuberkulose,* desgleichen wird der Verlauf der Erkrankung nicht beeinflußt. Allerdings sollte bedacht werden, daß durch die Behandlung mit verschiedenen Antibiotika bzw. Tuberkulostatika (z. B. Rifampicin) die Sicherheit der oralen Kontrazeptiva gefährdet sein kann (s. S. 197).
Während man im Falle von *Asthma bronchiale* keine Unterschiede nachweisen konnte, scheinen Bronchitiden unter der Einnahme von Ovulationshemmern gehäuft aufzutreten

(686). Nicht zu vernachlässigen ist allerdings auch in diesem Zusammenhang der Zigarettenkonsum.
Es wurde zwar festgestellt, daß Brustfellentzündungen bei Frauen, die hormonale Kontrazeptiva einnehmen, fast doppelt so häufig auftreten wie bei unbehandelten Frauen (686). Da jedoch die Differentialdiagnose zur Lungenembolie schwierig sein kann, muß diese Aussage in Frage gestellt werden. Ferner konsultieren Frauen, die Ovulationshemmer einnehmen, in der Regel bei Brustschmerzen häufiger den Arzt als unbehandelte Frauen. Dies dürfte dazu beitragen, daß diese Diagnose überrepräsentiert ist. Dafür spricht auch, daß sich keinerlei Zusammenhang mit der Dosis oder der Einnahmedauer finden läßt.
Akute Nasopharyngitis, Laryngitis und Tracheitis scheinen unter oralen Kontrazeptiva etwas häufiger aufzutreten, ebenso Infekte der oberen Atemwege (686). Auch Grippe, chronischer Nasenkatarrh und chronische Sinusitis (meist bei nasaler Kongestion) dürften häufiger sein (686). Keine Korrelation fand man dagegen im Falle von akuter Sinusitis, Pharyngitis, Tonsilitis, bei akuter Bronchitis oder Bronchiolitis, Pneumokokkenpneumonie, unspezifischer Pneumonie, Bronchopneumonie, peritonsillären Abszessen, Nasenpolypen oder Bronchiektase (686).

Auswirkungen von Ovulationshemmern auf Arthritis und rheumatische Erkrankungen

Orale Kontrazeptive reduzieren das Risiko einer *rheumatischen Arthritis* (chronische Polyarthritis) auf etwa die Hälfte. Die nach dem 35. Lebensjahr ansteigende Erkrankungsrate wird eindeutig verringert (692). Diese Beobachtungen werden durch eine amerikanische epidemiologische Studie unterstützt, die zeigte, daß sich die Häufigkeit der rheumatischen Arthritis zwischen 1960 und 1974 bei Männern nicht veränderte, während sie bei Frauen fast um die Hälfte abfiel. Dies ist zwar nicht als Beweis, sicher aber als Hinweis auf einen Einfluß der Ovulationshemmer zu werten (692).
Ein Zusammenhang mit der Dosis oder der Einnahmedauer war hierbei nicht erkennbar (692). Der an sich geringe protektive Effekt geht nach dem Absetzen der Ovulationshemmer wieder zurück. Da auch die nach der Menopause häufiger beobachteten rheumatischen Beschwerden durch eine Östrogentherapie gebessert werden können, kann angenommen werden, daß der günstige Einfluß der Östrogene auf Durchblutung und Stoffwechsel im betroffenen Bereich bzw. auf immunologische Faktoren eine wesentliche Rolle spielt. Möglicherweise unterdrücken die kontrazeptiven Steroide gewisse Autoimmunprozesse. Hierfür spricht, daß sich der Rheumafaktor bei Frauen, die hormonale Kontrazeptiva benutzen, etwas seltener nachweisen läßt (766), und daß während der Einnahme von Ovulationshemmern der Bedarf an Kortikosteroiden zur Behandlung rheumatischer Erkrankungen (z. B. primär chronische Arthritis) abzusinken scheint.
Für eine Beeinflussung immunologischer Prozesse durch Ovulationshemmer spricht zwar die Beobachtung, daß während der Behandlung mit oralen Kontrazeptiva vermehrt antinukleäre Antikörper (82, 380), C-reaktives Protein (95, 380) und Lupus-erythematodes-Zellen (82, 187, 721) im Serum nachgewiesen werden konnten (die jedoch nach Absetzen wieder verschwanden), *daß sich aber in keinem Fall Symptome von rheumatischen Erkrankungen entwickelten.*
Weder bei anderen rheumatischen Erkrankungen wie Osteoarthritis, Spondylarthritis

oder unspezifischer Arthritis, noch bei nicht-artikulatorischen rheumatischen Beschwerden wie Lumbago, skapulohumerale Myofibrose, Tortikollis, Fibrositis, Zervikalgie (Nackenschmerzen), Lumbalgie, Synovitis, Bursitis, unspezifischem Rheumatismus oder anderen Erkrankungen der Muskel, Sehnen und Faszien läßt sich irgendein Einfluß der Ovulationshemmer erkennen.

Beeinflussung ophthalmologischer Erkrankungen durch Ovulationshemmer

Es gibt zahlreiche Berichte über Veränderungen im Gefäßsystem der Retina von Frauen, die orale Kontrazeptiva einnehmen. Dabei findet man mit Hilfe des Fluoreszenzangiogramms sowohl *Verschlüsse* bzw. Verengungen der Kapillararteriolen als auch der postkapillaren Venulen des Auges (718). Gleichzeitig können punktförmige Blutungen bzw. Mikroaneurysmen und zytoide Makulaveränderungen sowie Narben auf der Netzhaut festgestellt werden. Möglicherweise handelt es sich hierbei um die Folgen thrombotischer Vorgänge, die von endothelialen Proliferationen und subendothelialen Fibrosen der Intima retinaler Blutgefäße ausgehen. Solche Prozesse werden mit der Einnahme von Ovulationshemmern in Zusammenhang gebracht, wobei eine Korrelation mit der Östrogendosis, nicht aber mit der Einnahmedauer angenommen wird. Wichtig ist, daß solche okularen Komplikationen, die zwar selten sind, aber bei zu spät einsetzender Behandlung das Sehvermögen gefährden können, *auch nach dem Absetzen von Ovulationshemmern auftreten können.*

Im allgemeinen bilden sich die unter der Behandlung mit hormonalen Kontrazeptiva entstandenen Gefäßthromben, Papillitiden und Neuritiden im Bereich des N. opticus nach deren Absetzen fast immer zurück, rezidivieren allerdings bei erneuter Einnahme (163). Diese venösen und arteriellen Gefäßkomplikationen können bleibende, zum Teil allerdings reversible *Gesichtsausfälle* zur Folge haben. Ferner wurden Störungen des Farbsinnes, Astigmatismus, Sichttrübungen oder *andere funktionelle Störungen des Sehnervs* während der Einnahme von oralen Kontrazeptiva beobachtet. Insgesamt scheint die Häufigkeit von Sehstörungen dieser Art unter dem Einfluß von Ovulationshemmern verdoppelt zu sein (686), wobei allerdings die Remissionsrate beim Absetzen hoch ist. Obwohl auch hier bisher kein Kausalzusammenhang nachgewiesen werden konnte, und als Ursache für gewisse Störungen neurovaskuläre Veränderungen wie bei der Migräne in Frage kommen, sollten solche Beschwerden ernst genommen werden. Es ist nicht nur die Aufgabe des Augenarztes, daß z. B. zerebrale Thrombosen mit Augenbeteiligung und isolierte retinale papilläre Veränderungen nicht unerkannt bleiben. In diesem Zusammenhang muß dafür plädiert werden, *bei Kontrolluntersuchungen bzw. bei der Erstuntersuchung auch eine kurze ophthalmologische Anamnese zu erheben,* insbesondere wenn prädisponierende Faktoren in der Familienanamnese (Hochdruck, Migräne oder Gerinnungsstörungen) vorliegen (658).

In der Studie der RCGP (686) wurde festgestellt, daß Frauen, die Ovulationshemmer einnehmen, häufiger an Konjuktivitis leiden, obwohl gerade in diesem Fall nicht ausgeschlossen werden kann, daß dieser Befund auf fehlerhafte Erfassungen zurückgeht. Bei Blepharitis, Hordeolum, Keratitis, Iritis, Entzündungen der Tränendrüsen und -gänge sowie anderen Augenerkrankungen konnte dagegen kein Einfluß der Ovulationshemmer beobachtet werden (686).

284 Nebenwirkungen und Komplikationen

Allerdings scheint es gelegentlich vorzukommen, daß während der Einnahme hormonaler Kontrazeptiva die Tränensekretion verringert wird, was zu einer Verminderung der Hornhautsensibilität führen kann (163). Bei manchen Frauen besteht bei Einnahme von Ovulationshemmern eine Unverträglichkeit gegenüber Haftschalen, die aber nach Absetzen der oralen Kontrazeptiva im allgemeinen wieder zurückgeht (163). Bei langjähriger Einnahme wurde auch eine für das jeweilige Alter ungewöhnliche Einschränkung der Akkomodation festgestellt (163).

Wenn auch insgesamt kein statistisch signifikanter Einfluß der oralen Kontrazeptiva auf die Häufigkeit und Schwere von Augenerkrankungen nachgewiesen werden kann, so sollte der Verdacht im Zusammenhang mit solchen Beschwerden während der Einnahme von Ovulationshemmern genügen, um diese zumindest vorläufig abzusetzen. Schon die Besserung des klinischen Bildes wäre für eine solche Maßnahme eine ausreichende Rechtfertigung.

Einfluß von Ovulationshemmern auf otologische Erkrankungen

Es ist bekannt, daß sich während der Schwangerschaft otosklerotische Erkrankungen, für deren Entstehen meist erbliche prädisponierende Faktoren verantwortlich gemacht werden, verschlechtern können. Wider Erwarten konnte kein fördernder Einfluß von Ovulationshemmern auf die Häufigkeit und den Verlauf der Otosklerose beobachtet werden (633).

Signifikant, wenn auch nur von marginalem klinischen Interesse ist dagegen die während der Einnahme oraler Kontrazeptiva verminderte Sekretion von Ohrenschmalz (686). Man nimmt an, daß hierbei die Östrogene in ähnlicher Weise wie bei der Abnahme der Sebumsekretion wirksam werden.

Bezüglich Otitis externa, Otitis media, Labyrinthitis, Vertigo, Taubheit oder anderen Ohrenerkrankungen sind keine Unterschiede zwischen Frauen, die Ovulationshemmer einnehmen, und unbehandelten Frauen zu erkennen.

Ovulationshemmer und Erkrankungen der Mundhöhle

Normalerweise ist die Zusammensetzung des Speichels großen individuellen Schwankungen unterworfen. Während der Einnahme oraler Kontrazeptiva nimmt die Gesamtmenge des Speichels der Glandulae parotis und submandibularis zu, während die Konzentration der Proteine, Hexosamine, Fukose, Gesamtelektrolyte und Wasserstoffionen abnimmt. Hierbei scheinen die Ovulationshemmer einen gewissen stabilisierenden Effekt auszuüben (486).

Ähnlich wie die Vaginalschleimhaut ist auch die Mundschleimhaut zyklusabhängigen hormonellen Einflüssen unterworfen. In der Follikelphase des Zyklus findet man eine zunehmende Verhornung des Epithels und in der Lutealphase eine verstärkte Desquamation. In der Schwangerschaft kann es unter dem Einfluß des ansteigenden Östrogenspiegels zu einer Hyperplasie der Gingiva kommen. Dementsprechend ähneln die während der Einnahme oraler Kontrazeptiva gelegentlich zu beobachtenden Hyperplasien des Zahnfleisches annähernd denen der Schwangerschaftshyperplasie. Dabei kann es auch zu spontanem Zahnfleischbluten kommen (415). Im Gegensatz hierzu haben die in Ovulationshemmern enthaltenen Östrogene anscheinend einen günstigen Einfluß auf prämenstruell gehäuft auftretende Aphthen der Mundschleimhaut.

Möglicherweise beeinflussen Ovulationshemmer sogar die Geschmacksnerven. Es wurde nämlich berichtet, daß während der Einnahme hormonaler Kontrazeptiva die Geschmackserkennungsschwelle für Kochsalz erniedrigt ist (674).

Von erheblicher praktischer Bedeutung ist, daß auch das *Risiko dentaler Komplikationen nach Zahnextraktionen bei Einnahme von oralen Kontrazeptiva erhöht sein kann*. So wurde festgestellt, daß bei Frauen, die Ovulationshemmer einnahmen, die Häufigkeit einer Mandibularostitis im Alveolarbereich des dritten Molaren nach gleichzeitiger Extraktion von zwei Weisheitszähnen auf das Doppelte erhöht ist (782). Es wurde deshalb vorgeschlagen, solche Eingriffe nur während einer Einnahmepause bzw. während der ersten Tage der Menstruationsblutung vorzunehmen.

Einfluß von Ovulationshemmern auf Hauterkrankungen

Die Haut und ihre Anhangsgebilde – Haarfollikel, Talgdrüsen und Fingernägel – werden von den Sexualsteroiden nachhaltig beeinflußt. Insbesondere die Östrogene und Androgene spielen bei der Pigmentierung der Haut, der Talgproduktion, der Ausbildung des Behaarungstyps und dem Haarwachstum eine wichtige regulative Rolle. So macht sich die Funktion der Östrogene nach der Menopause bemerkbar, wenn die Haut als Folge des Abfalls der Östrogene atrophisch wird. Auffälliger ist die Wirkung der Androgene, da sie als mögliche Ursache von *Akne, Alopezie oder Hirsutismus* das äußere Erscheinungsbild der Frau erheblich beeinträchtigen und somit nicht nur kosmetische, sondern auch starke psychische Probleme aufwerfen können. Mit Ausnahme eines gewissen günstigen Effekts bei progressiver Sklerodermie sind die Gestagene nur im Zusammenhang mit ihren antiandrogenen oder synandrogenen Partialwirkungen von Bedeutung.

Man unterscheidet Hautkrankheiten, die hauptsächlich von den Östrogenen beeinflußt werden, von solchen, die durch Androgene verursacht werden.

Östrogene bei Hauterkrankungen

Es ist bekannt, daß Östrogene immunologische und autoimmunologische Prozesse beeinflussen können. Deshalb können gewisse Hauterkrankungen, die von einer Hypersensibilisierung ausgehen, durch orale Kontrazeptiva gefördert werden. Die eventuelle Rolle von Östrogenen kann bei Urtikaria, Purpura, Erythema multiforme und Erythema nodosum durch einen Expositionstest abgeklärt werden (711). Auch Gestagene oder die in der Tablettenhüllmasse verwendeten Farbstoffe können für die Entstehung einer Allergie verantwortlich sein. Erythema multiforme und Erythema nodosum, die als übermäßige Sensitivitätsreaktionen bei Infektionen oder auf verschiedene Reizsubstanzen betrachtet werden, findet man bei Frauen, die Ovulationshemmer anwenden, dreimal häufiger als bei unbehandelten Frauen (686). Allerdings ist die Erhöhung des Risikos mit 1 Fall pro 1000 Frauenjahre relativ gering; überdies sollte man grundsätzlich den möglichen Einfluß anderer Substanzen überprüfen. Während im Falle von Erythema nodosum keine Beziehung zur Steroiddosis besteht, scheint die Häufigkeit des Auftretens von

Erythema multiforme von der Östrogendosis abhängig zu sein (686). Da derartige Fälle relativ selten sind, sollte man diese Aussagen mit Vorsicht beurteilen.
Auch Rosazea wird unter der Einnahme von Ovulationshemmern fast dreimal häufiger als bei unbehandelten Frauen beobachtet, obwohl kein Zusammenhang mit der Einnahmedauer oder Östrogendosis erkennbar ist (686). Die Risikoerhöhung ist wiederum mit ca. 1 Fall pro 1000 Frauenjahre recht gering.
Auf Psoriasis oder Pityriasis rosea scheinen Ovulationshemmer keinen Einfluß auszuüben (686). Pruritus tritt unter dem Einfluß von oralen Kontrazeptiva doppelt so häufig auf, wobei die Östrogendosis von Bedeutung zu sein scheint (686). Auf der anderen Seite ist nicht zu verkennen, daß östrogenhaltige Kontrazeptiva Hauterkrankungen günstig beeinflussen können, insbesondere den Herpes simplex, Prurigo simplex und gelegentlich auch die Psoriasis. Selbst im Falle des Herpes genitalis scheinen Rezidive durch Ovulationshemmer vermindert zu werden, vermutlich durch die Wirkung der Östrogene auf das Immunsystem.
Auf einer erblichen Veranlagung beruht das Auftreten von Teleangiektasien, die sich vor allem im Gesicht, an den Ohren und den Fingern manifestieren. Diese mit einer vaskulären Anomalie der kleinen Venulen zusammenhängende Erkrankung kann sich unter der Behandlung mit Ovulationshemmern verschlimmern (220).
Es kann als gesichert gelten, *daß orale Kontrazeptiva eine Steigerung der Sensivität der Haut gegenüber externen Reizen verursachen können.* Während die Unterschiede bei unspezifischen Ekzemen relativ gering sind, treten photosensitive Ekzeme viermal so oft, und durch Reizstoffe hervorgerufene Ekzeme bzw. Dermatitis doppelt so häufig auf, wenn die Patientinnen Ovulationshemmer einnehmen. Auch seborrhoische Dermatitis, infantile Ekzeme und durch Detergentien ausgelöste Ekzeme bzw. Dermatitis scheinen unter dem Einfluß hormonaler Kontrazeptiva vermehrt zu sein, obwohl sich keine Beziehung zur Dosis oder Einnahmedauer erkennen läßt. Insgesamt scheinen orale Antikonzeptiva das Risiko, an einem Ekzem zu erkranken, um 1 pro 2000 Frauenjahre anzuheben (686).
Während bei der *Photosensibilisierung* den Östrogenen der größere Einfluß zugeschrieben werden muß, scheint eine lokalisierte Neurodermatitis um so häufiger aufzutreten, je höher die Gestagendosis ist (686).
Dem Östrogenanteil muß es angelastet werden, wenn es, bei vorhandener Prädisposition, während der Einnahme oraler Kontrazeptiva zur *hepatischen Porphyrie* kommt. Plötzliches Hautjucken sowie Blasenbildung während der Behandlung mit Ovulationshemmern stellen ein Verdachtsmoment für eine cholestatische Erkrankung dar, bei der die Porphyrine von der fäkalen zur urinären Ausscheidungsform umgeleitet werden. Diese Porphyrine, deren Serumkonzentration dabei stark ansteigt, wirken als photosensitivierende Agentien in der Haut und führen bei Lichteinwirkung zu Ödemen und Vesikulationen. Dabei werden katabole Enzyme freigesetzt, und es entstehen entzündliche Prozesse. Vor allem bei der Porphyria cutanea tarda besteht eine starke Photosensibilität der Haut; aber auch die akute intermittierende Porphyrie und die Porphyria variegata werden von den Östrogenen negativ beeinflußt.
In Einzelfällen kann es sogar zur Onycholysis mit bräunlichen Verfärbungen der Fingernägel kommen. Meist erfolgt nach Absetzen der Ovulationshemmer bei diesen Krankheitsbildern eine Remission, doch können bis zur völligen Ausheilung Monate oder Jahre vergehen. Oft ist eine zusätzliche Therapie wie Phlebotomie oder – seltener – die Behandlung mit Chloroquin erforderlich.

Ähnlich wie in der Schwangerschaft beobachtet man unter der Behandlung mit östrogenhaltigen Kontrazeptiva relativ häufig *Pigmentstörungen*. Allerdings spielt hier neben einer individuellen Sensibilität die Wirkung der UV-Strahlen bzw. des Sonnenlichts eine wesentlich verstärkende Rolle, so daß sich daraus die unterschiedliche geographische Verteilung dieser Störung leicht erklären läßt.

Unter *Chloasma* versteht man gelblich-bräunliche flächenhafte Verfärbungen an Stirn, Nase, Wangen und Mund, die allerdings mit sehr wechselnder Intensität erscheinen. Insbesondere brünette Frauen, die leichter pigmentieren, sind davon betroffen. Sowohl die Östrogendosis als auch die Einnahmedauer können von Bedeutung sein. Werden die Störungen als schwerwiegend betrachtet, sollte auf östrogenfreie Präparate umgestellt oder eine andere kontrazeptive Maßnahme in Erwägung gezogen werden. Häufig können auch *durch Anwendung von Lichtschutzmitteln Pigmentstörungen verhindert oder abgeschwächt werden* bzw. bereits vorhandene Chloasmen mit Hydrochinon- und Vitamin A-haltigen Bleichsalben behandelt werden.

Es sollte nicht vergessen werden, daß auch gewisse Kosmetika eine *Melanodermie* auslösen können.

Einen entsprechenden Zusammenhang mit der Östrogenwirkung nimmt man auch für die relativ seltenen Depigmentierungen (Vitiligo) an, wenn die zeitliche Übereinstimmung mit dem Beginn und dem Ende der Behandlung mit Ovulationshemmern dafür spricht.

Angriffspunkt der Östrogene sind bei diesen Störungen des Pigmentsystems die Melanozyten, die unter dem Einfluß des MSH das Melanin synthetisieren (652). Die melaninhaltigen Granula werden innerhalb des Zytoplasmas der Epidermzellen verteilt und bestimmen dadurch die Färbung der Haut. Einige Arten von Melanozyten, insbesondere die des Gesichts, sind einem direkten Einfluß der Östrogene – in geringerem Maße auch des Progesterons und der Androgene – unterworfen. Die Östrogene erhöhen die Größe der Melanozyten und deren Melaninkonzentration und verursachen so die Sexualpigmentierung während der Schwangerschaft bzw. das Auftreten von Nävi in der Pubertät. Progesteron beeinflußt vermutlich nur die Verteilung der Melaningranula in den Melanozyten.

Bei der relativ selten auftretenden Acanthosis nigricans hält man ebenfalls einen negativen Einfluß östrogenhaltiger Kontrazeptiva für möglich, da es nach Absetzen von Ovulationshemmern zu einer Remission kommen kann.

In der Walnut-Creek-Studie wurde festgestellt, daß **Melanome** unter der Behandlung mit Kombinations- oder Sequentialpräparaten etwas häufiger auftreten als sonst, wobei eine gewisse Korrelation mit der Einnahmedauer sichtbar wird (68). Obwohl die kleinen Fallzahlen und der entscheidene Einfluß der Sonnenbestrahlung (209) die Beurteilung der Signifikanz dieser Unterschiede beeinträchtigen, läßt die Östrogenabhängigkeit maligner Melanome (218, 701) einen Einfluß der Ovulationshemmer als wahrscheinlich erscheinen.

Androgenetische Hauterkrankungen

Wie auf S. 182 dargestellt wurde, beeinflussen Androgene die Talgproduktion, das Haarwachstum und den Behaarungstyp. Daraus folgt, daß Ovulationshemmer entsprechend ihrer jeweiligen Zusammensetzung bei androgenetischen Hauterkrankungen sowohl positive als auch negative Wirkungen entfalten können. Einige Östrogen-Gestagen-

Präparate werden deshalb in erheblichem Maße bei der Therapie androgenetischer Hautveränderungen wie Akne, Seborrhö und Hirsutismus eingesetzt (206, 546, 799, 800); (s. S. 185).

Wirkungsweise von Ovulationshemmern bei androgenetischen Hauterkrankungen

Die möglichen Einwirkungen der Östrogene und Gestagene auf Haarwachstum und Talgproduktion umfassen ein weites Spektrum. Zunächst können die synthetischen Sexualsteroide eine antiandrogene Wirkung entfalten, indem sie *die Androgenproduktion im Ovar und in der Nebenniere deutlich hemmen,* und zwar entweder direkt über eine Inhibition der beteiligten Enzymsysteme (durch Gestagene) oder indirekt über eine Hemmung der Gonadotropinfreisetzung (durch Östrogene und Gestagene). Aufgrund des cortisolähnlichen Effekts z. B. von Cyproteronazetat oder Medroxyprogesteronazetat kann auch die ACTH-Sekretion etwas unterdrückt werden, was wiederum zu einer Einschränkung der Nebennierenrindenfunktion führt.

Auch durch die Aktivierung von Steroidhydroxylasen und -reduktasen in der Leber und der damit verbundenen *verstärkten Metabolisierung der Androgene* können hormonale Kontrazeptiva zu einem Absinken des Testosteronspiegels beitragen. Darüber hinaus wirkt sich die durch die Östrogene hervorgerufene Erhöhung des in der Leber produzierten Serumproteins SHBG günstig aus, welches die Androgene bindet und damit den Anteil des freien Testosterons im Serum, d. h. den biologisch wirksamen Anteil der endogenen Androgene reduziert.

Den gegenteiligen Effekt können Gestagene vom Nortestosterontyp hervorrufen. So besitzt Norgestrel $^2/_3$ der Bindungsaffinität des Testosterons zum SHBG und kann daher, wenn es nach Einnahme der entsprechenden Präparate in relativ hohen Konzentrationen im Serum erscheint, erhebliche Mengen des gebundenen *endogenen Testosterons* aus der Bindung verdrängen und damit *biologisch „aktivieren".* Die gelegentlich bei Verwendung norgestrelhaltiger Kontrazeptiva auftretenden androgenetischen Erscheinungen dürften zum großen Teil auf dieses Phänomen zurückgehen. In geringerem Maße kann auch Norethisteron, das etwa 20% der Affinität des Testosterons zu SHBG aufweist (s. Tab. 30), auf diese Weise wirksam werden.

Im Zielorgan, dem Haarfollikel oder der Talgdrüse, können die Östrogene durch nichtkompetitive Hemmung der 5α-Reduktase die Metabolisierung des anflutenden Testosterons in die metabolisch wirksame Form, das Dihydrotestosteron, vermindern. Während die synthetischen Progesteronderivate aus strukturellen Gründen unwirksam sind, kann Progesteron selbst dieses Enzym kompetitiv inhibieren.

Von größerer Bedeutung sind jedoch die Wirkungen der beiden Gestagentypen auf molekularbiologischer Ebene. Dabei aktivieren die Nortestosteronderivate entsprechend ihrer schwachen androgenen Partialwirkung den Androgenrezeptor und rufen – wenn auch in geringem Ausmaß – die gleichen Effekte hervor wie Testosteron oder Dihydrotestosteron. Im Gegensatz dazu haben die Progesteronderivate Chlormadinonazetat und vor allem Cyproteronazetat neben ihrem gestagenen auch einen antiandrogenen Effekt, indem sie den Androgenrezeptor besetzen, ohne jedoch die androgenspezifischen Wirkungen auszulösen. Gleichzeitig verhindern sie durch die kompetitive Besetzung der Androgenrezeptoren das Wirksamwerden der Androgene im Zielorgan.

Ob die als mögliche Ursache von Androgenisierungserscheinungen häufig zitierte Erhöhung der Sensitivität der Haarfollikel oder Talgdrüsen gegenüber Androgenen mit einer

vermehrten Bildung von Androgenrezeptoren zusammenhängt – beispielsweise stimuliert Prolaktin die Zunahme dieser Rezeptoren – ist noch ungeklärt.
Im allgemeinen haben Ovulationshemmer aufgrund ihres Östrogengehalts einen günstigen Effekt auf die Haut und ihre Anhangsgebilde. Sowohl *Akne* als auch Talgzysten treten bei Anwendung herkömmlicher Ovulationshemmer seltener auf als bei unbehandelten Frauen, wobei auch die Talgsekretion reduziert ist (686). Allerdings konnte kein Zusammenhang mit der Dosis oder Einnahmedauer nachgewiesen werden. Bei Alopezie, Seborrhö und Erkrankungen der Schweißdrüsen ließ sich kein signifikanter Zusammenhang mit der Einnahme oraler Kontrazeptiva ermitteln (686).
Hautinfektionen wie Furunkel oder Karbunkel treten zwar unter der Behandlung mit Ovulationshemmern insgesamt häufiger auf, doch erscheinen sie bevorzugt im Bereich der Axillen, am Rumpf und an den Armen (686). Da der Schweiß Substanzen enthält, die das Wachstum der Staphylokokken auf der Haut hemmen, könnte eine Veränderung der Schweißsekretion durch hormonale Kontrazeptiva in den Axillen eine stärkere Vermehrung dieser Bakterien begünstigen (686). In diesem Zusammenhang ist erwähnenswert, daß Ovulationshemmer in Fällen von gesteigerter Schweißbildung eine Besserung herbeiführen können. Andere Hautaffektionen wie Zellulitis, akute Lymphadenitis, Impetigo und Dermatophytose werden durch Ovulationshemmer nicht beeinflußt.
Erhebliche therapeutische Bedeutung haben vor allem die antiandrogenhaltigen Kombinationspräparate bei Hirsutismus, Seborrhö, Akne und der androgenetischen Alopezie.
Bei *Seborrhö* und *Akne* ist die unter der Wirkung von Androgenen gesteigerte Produktion von Sebum der wichtigste Faktor für die Entstehung des Krankheitsbildes (s. S. 183). Daher ist die Hemmung der Sebumproduktion durch Anwendung eines Kombinationspräparates mit antiandrogener Partialwirkung (Chlormadinonazetat oder Cyproteronazetat) sehr aussichtsreich. Eine Tetracyclinbehandlung kann den Heilungsprozeß unterstützen.
Während der Einnahme von Präparaten mit Chlormadinonazetat oder Cyproteronazetat sind das Serumtestosteron und die 17-Ketosteroidausscheidung sowie die Lipide auf der Hautoberfläche deutlich reduziert. Die Erfolgsrate beträgt bei Anwendung von Cyproteronazetat 95%, doch ist meist eine Behandlung über mehrere Monate notwendig.
Seborrhö ist in erster Linie ein kosmetisches Problem, das nicht unbedingt einer hormonellen Behandlung bedarf. Wenn aber gleichzeitig der Wunsch nach Kontrazeption besteht, dann sollte die günstige Wirkung der Kontrazeptiva mit antiandrogener Nebenwirkung ausgenutzt werden. Eine echte Besserung tritt häufig schon nach 2–3 Behandlungszyklen ein, doch erscheint die Störung nach Absetzen der Ovulationshemmer meist wieder.
Es kann aber auch unmittelbar nach Absetzen von Ovulationshemmern zum Auftreten einer leichten Akne kommen, die oft von Seborrhö begleitet ist und sich normalerweise in der folgenden Zeit wieder zurückbildet. Über den Entstehungsmechanismus dieser sogenannten *postkontrazeptiven Akne* ist wenig bekannt, doch tritt sie oft gleichzeitig mit Zyklusstörungen nach Absetzen von Ovulationshemmern auf. In ähnlicher Weise dürfte die Akne in der Pubertät durch instabile hormonelle Verhältnisse bedingt sein.
Der therapeutische Einsatz hormonaler Kontrazeptiva bei *Hirsutismus* und anderen androgenetischen Erkrankungen wird an anderer Stelle ausführlich besprochen (s. S. 185). Hierzu sei aber erwähnt, daß die Behandlung mit antiandrogenhaltigen Kontrazeptiva bei Hirsutismus facialis eine Dauer von 6–10 Monaten benötigt, bis eine deutliche Besse-

rung (Abnahme der Haardicke) eintritt (206). Bei nicht-facialem Hirsutismus ist allerdings eine Behandlung mit massiven Antiandrogendosen (Androcur) nötig.
Im Gegensatz zur Körperbehaarung wird das Wachstum des Kopfhaares durch Östrogene angeregt und durch Androgene gehemmt. Sowohl eine diffuse *Alopezie* als auch eine Alopezie an Stirn oder Scheitel können während der Einnahme von hormonalen Kontrazeptiva, aber auch nach Absetzen (ähnlich wie nach einer Entbindung) auftreten. Allerdings gibt es keinen statistisch signifikanten Hinweis auf eine Korrelation zwischen der Einnahme eines Ovulationshemmers und dem Auftreten von Alopezie. Gerade bei der diffusen Alopezie spielt eher die erbliche Veranlagung eine Rolle; ferner ist sie gelegentlich auch die Folge einer kosmetischen Behandlung. In den meisten Fällen scheinen orale Kontrazeptiva den Haarausfall günstig zu beeinflussen (799, 800). Die Reaktion des Haarfollikels auf eine hormonale Stimulierung hängt vermutlich davon ab, ob er sich im Ruhestadium oder in der Wachstumsphase befindet. Der Eintritt aus der Ruhe- in die Wachstumsphase kann durch Sexualsteroide gehemmt werden. Ein Absetzen ist nur dann indiziert, wenn im Trichogramm dystrophische Haarwurzeln nachgewiesen werden. Andernfalls sollte ein Kombinationspräparat mit antiandrogener Gestagenkomponente verwendet werden, wobei eine Besserung bei ca. 80% der Fälle zu erwarten ist (s. S. 186).

Nikotinabusus und hormonale Kontrazeption

Es ist bekannt, daß überdurchschnittlich viele Frauen, die orale Kontrazeptiva einnehmen, Zigaretten rauchen. Aus diesem Grunde wurden in der Vergangenheit viele Krankheitssymptome, die eigentlich dem **Nikotinabusus** zuzuschreiben waren, als schädliche Nebenwirkungen der Ovulationshemmer betrachtet. Hierbei handelt es sich vor allem um Kreislaufstörungen, Herz- und Schlaganfälle und thromboembolische Erkrankungen.
Inzwischen besteht kein Zweifel mehr über den *synergistischen Effekt von oralen Kontrazeptiva und Nikotin auf den Kreislauf*. Mit Ausnahme der thromboembolischen Erkrankungen, deren Risiko bei Einnahme von Ovulationshemmern durch das Rauchen nicht wesentlich erhöht wird, bewirkt der Zigarettenkonsum bei anderen Erkrankungen des Gefäßsystems eine Potenzierung des Risikos z. B. von Apoplexien und Myokardinfarkten.
In der Walnut-Creek-Studie wurde ermittelt, daß die Einnahme von hormonalen Kontrazeptiva das Risiko einer subarachnoidalen Blutung um den Faktor 6,5, und Rauchen allein um den Faktor 5,7 erhöht, während starke Raucherinnen (über 15 Zigaretten täglich), die Ovulationshemmer anwenden, einem Anstieg des Risikos um den Faktor 21,9 ausgesetzt sind (618).
In ähnlicher Weise potenziert der Nikotinabusus auch die Sterberate bei nicht-rheumatischen Kreislauferkrankungen, die bei Frauen, welche keine Ovulationshemmer benutzen, 3 pro 100000 Frauenjahre beträgt. Sie wird durch Rauchen und Ovulationshemmer auf 39,5 pro 100000 Frauenjahre angehoben. Dagegen beträgt die Rate bei alleiniger Anwendung hormonaler Kontrazeptiva 13,8 und bei Raucherinnen, die keine „Pille" benutzen 8,9 (690). Hierbei muß aber beachtet werden, daß hormonale Kontrazeptiva das Mortalitätsrisiko bei jüngeren Frauen nur geringfügig erhöhen, sofern sie nicht rauchen. Dagegen nimmt die Häufigkeit von Koronarerkrankungen bei Frauen vom 35. Le-

bensjahr an erheblich zu, wenn Ovulationshemmer eingenommen werden. Aus diesem Grunde stellt in dieser Altergruppe das Rauchen eine solche zusätzliche Gefährdung dar, *daß der Gebrauch oraler Kontrazeptiva bei Raucherinnen über 35 Jahre nicht mehr vertreten werden kann.*
Der in diesem Zusammenhang wichtige Einfluß von Einnahmedauer oder Zusammensetzung des Präparates bzw. die Rolle des HDL oder anderer Parameter ist im einzelnen im Abschnitt „Koronarerkrankungen" beschrieben.
Auch bei anderen Nebenwirkungen, die oft den Ovulationshemmern zugeschrieben werden, kann Nikotinabusus eine Rolle spielen. So wurde berichtet, daß bei starken Raucherinnen häufig psychische und sexuelle Schwierigkeiten sowie depressive Verstimmungen bestehen. Da unverhältnismäßig viele Frauen, die Ovulationshemmer einnehmen, Raucherinnen sind, sollten solche Erscheinungen, die oft den oralen Kontrazeptiva zugeschrieben werden, kritisch betrachtet werden.
Ähnliche Fehlermöglichkeiten bestehen auch hinsichtlich der Wirkung *des Rauchens auf die Schwangerschaft.* Bekanntlich bewirkt starkes Rauchen eine Verminderung des Geburtsgewichts und erhöht die Abortrate, die Zahl geburtshilflicher Komplikationen sowie die perinatale Mortalität. Auch weisen die Kinder von Raucherinnen häufiger kongenitale Abnormalitäten auf. Alle diese Vorkommnisse werden oft der Anwendung von Ovulationshemmern vor der Schwangerschaft zur Last gelegt, wenn eine starke Raucherin schwanger wird.
Möglicherweise beeinflußt starkes Rauchen sogar die *Fertilität nach Absetzen* von hormonalen Kontrazeptiva (647); im Tierversuch wurde nachgewiesen, daß Zigarettenrauch bzw. Nikotin durch Hemmung der LH-RH-Freisetzung aus dem Hypothalamus die Gonadotropinsekretion vermindern kann (514).
Auch die Funktion der Neurohypophyse wird durch Rauchen beeinflußt, denn wie auch die Östrogene stimuliert Nikotin die Sekretion von Vasopressin und Neurophysin ganz erheblich, wodurch die Diurese gehemmt wird (323).
Nachdem schließlich auch festgestellt wurde, daß *die Häufigkeit des Zervixkarzinoms signifikant mit dem Zigarettenkonsum korreliert,* kann nicht ausgeschlossen werden, daß auch Statistiken, die sich mit dem Zusammenhang zwischen Tumorentstehung und der Einnahme von Ovulationshemmern befassen, durch diesen Risikofaktor verzerrt werden (647).

Alkoholabusus und hormonale Kontrazeption

Die Lebenserfahrung, daß Frauen häufig weniger Alkohol vertragen als Männer, ist auf Grund der geschlechtsspezifischen Unterschiede im Enzymmuster in der Leber auch biochemisch begründet. Die im Vergleich zum Mann verzögerte Metabolisierung des Alkohols, für welche vermutlich die Östrogene verantwortlich sind, ist unter der Behandlung mit Ovulationshemmern noch auffallender. Dies erklärt die nach Alkoholkonsum länger anhaltenden und höheren Alkoholspiegel bei Frauen, die die „Pille" nehmen.
Umgekehrt kann Alkohol die Wirkung der hormonalen Kontrazeptiva beeinflussen, deren Absorption durch Erhöhung der Löslichkeit im Magen und durch Steigerung der gastrointestinalen Durchblutung gesteigert wird. Allerdings ist bei hohem Alkoholverbrauch auch eine Reduzierung der Absorption und damit der Bioverfügbarkeit z. B. auf Grund eines Pylorospasmus denkbar (649). Auch die Verteilung der Steroide im Orga-

nismus kann verändert sein, da bei chronischen Alkoholikerinnen das Serumalbumin erniedrigt und das SHBG erhöht sein kann (240), wodurch die Bindungskapazität für Steroide vermindert wird.

Von größerer Bedeutung dürfte die Wirkung des Alkohols auf den Lebermetabolismus und die renale Ausscheidung der Steroidhormone sein. Alkohol kann akut die metabolische Aktivität vieler Enzyme inhibieren. Bei chronischem Alkoholismus jedoch (über 200 g Alkohol täglich) kann durch Enzyminduktion der Metabolismus und damit die Inaktivierung von Steroiden und anderer Pharmaka gesteigert sein, wobei allerdings erhebliche individuelle Unterschiede bestehen.

Da gewisse alkoholbedingte Erkrankungen des Verdauungstrakts (z. B. Zirrhose, Pankreatitis) sowie andere Störungen wie Vitamin-B-Mangel oder Lipidämie durch Ovulationshemmer verschlimmert werden können, sollte die Anwendung hormonaler Kontrazeptiva durch Alkoholikerinnen sorgfältig überwacht werden.

Einwirkungen von Ovulationshemmern auf das Zentralnervensystem

Kopfschmerzen

Wie die meisten nicht objektivierbaren Beschwerden dürften viele Berichte über ein erhöhtes Auftreten von *Kopfschmerzen* bei der Behandlung mit Ovulationshemmern zum guten Teil auf der Befragungsweise und der Auswahl der Patientinnen beruhen (30, 158, 686). Dafür spricht auch die Tatsache, daß diese Beschwerden mit der Dauer der Einnahme abnehmen. Auch dürfte die Erwartungshaltung der Frauen von Bedeutung sein, da die Zahl der Klagen nach einer entsprechenden Vorwarnung ganz erheblich anstieg. In Übereinstimmung hiermit wurde in einer Doppelblindstudie festgestellt, daß Kopfschmerzen in dem Zyklus vor der Einnahme sogar häufiger registriert wurden als während der Behandlung (264). Im ersten Behandlungszyklus ging der Anteil der Frauen, die unter Kopfschmerzen litten, bei der Einnahme eines Plazebos von 23% auf 15%, bei der Minipille von 20% auf 8%, bei einem hochdosierten Sequentialpräparat von 26% auf 15% und bei Kombinationpräparaten von 30% auf 15% zurück. Lediglich bei Einnahme eines Kombinationspräparats, das die heute nicht mehr zu empfehlende Östrogendosis von 100 µg pro Tablette enthielt, war die Zahl der Klagen über Kopfschmerzen nach 4monatiger Behandlung im Vergleich zur Plazebogruppe signifikant erhöht (264, 686).

Migräne

Die diagnostische Unterscheidung zwischen Kopfschmerzen und Migräne ist oft schwierig. Bei wiederkehrenden einseitigen Kopfschmerzen mit der typischen Aura, Nausea, Seh- und anderen neurologischen Störungen sowie einer familiären Belastung, dürfte es sich um eine **echte Migräne** handeln. Die Attacken können durch eine Vielfalt von Stimuli wie Streß, Depression, Alkohol, Medikamente, Licht, Lärm usw., provoziert werden, aber auch durch die Veränderungen im Blutspiegel der Sexualsteroide nach Beginn oder Beendigung der Einnahme hormonaler Kontrazeptiva. In der Studie der RCGP traten Migräneanfälle während der Behandlung mit Ovulationshemmern doppelt so häufig auf wie bei unbehandelten Frauen (686). Zwar macht man dafür mit einiger

Berechtigung die Östrogenkomponente verantwortlich, doch konnte keine Beziehung zur Dosis festgestellt werden. Es muß betont werden, daß Ovulationshemmer nicht die eigentliche Ursache, sondern bei gegebener Prädisposition durch Veränderung der vaskulären Reaktionslage *nur das auslösende Moment* darstellen. In vielen Fällen, in denen unter dem Einfluß eines Ovulationshemmers eine Verschlimmerung eintrat, litten die Patientinnen bereits an einer zyklusabhängigen Migräne. Nicht selten tritt auch eine ganz erhebliche Besserung ein, doch ist dies nicht voraussagbar.

Da flüchtige ischämische Attacken, die sich als Sehstörungen oder heftige Migräneanfälle manifestieren, manchmal als Vorboten eines Schlaganfalls gewertet werden müssen, *sind Ovulationshemmer in solchen Fällen sofort abzusetzen,* und die Patientin einer neurologischen und ophthalmologischen Untersuchung zuzuführen – insbesondere, wenn der Migräneanfall während der Einnahme von Ovulationshemmern zum ersten Mal auftritt.

Über die Ursachen dieses Krankheitsbildes ist wenig bekannt. Möglicherweise spielen Anomalien der Neurotransmitterrezeptoren eine kausale Rolle. Da während eines Migräneanfalls der Serotoninplasmaspiegel abfällt, könnte dabei auch eine Störung im Serotoninmetabolismus beteiligt sein.

Bei Migräneanfällen, die kurz nach Beginn und Beendigung der Einnahme von Ovulationshemmern auftreten, sollten Konsequenzen gezogen werden. Wenn keine Umstellung auf ein nicht-hormonales Kontrazeptivum möglich ist, bieten sich folgende Möglichkeiten an:
- Umstellung auf ein reines Gestagen, da hierbei der Einfluß der Östrogene entfällt und – vor allem bei Depotpräparaten – der Serumspiegel der Gestagene relativ gleichmäßig ist.
- Einnahme eines Kombinationspräparates ohne Pause, wodurch der abrupte Abfall und Wiederanstieg des Östrogen- und Gestagenspiegels im Serum vermieden wird.

Bei der ununterbrochenen Einnahme eines Kombinationspräparates kommt es zwar zur *Menstruationshemmung,* aber auch meist zu einer ganz wesentlichen Verminderung der Häufigkeit und Intensität der Migräneattacken (s. S. 165).

Mit Hilfe dieser Methode kann man es einer erheblichen Zahl von Frauen ersparen, sich auf eine andere Verhütungsmethode umstellen zu müssen.

Bei in unregelmäßigen Abständen auftretenden Migräneattacken kann man von einer Änderung des Einnahmemodus keine Besserung erwarten.

Wenn sie keine Progredienz zeigen und schon vor der Einnahme von Ovulationshemmern in gleicher Weise auftraten, dürfte sich ein Absetzen erübrigen. Die Einnahme von konjugierten Östrogenen oder einer Minipille während des tablettenfreien Intervalls hat sich in der Erfahrung der Autoren zur Vermeidung von Attacken in diesem Zeitraum nicht so bewährt wie die dauernde Einnahme.

Andere neurologische Erkrankungen

Gelegentlich wurde über Fälle von *Chorea,* die während der Einnahme von hormonalen Kontrazeptiva auftraten, berichtet (669). Da die Symptome meist einige Zeit nach dem Absetzen wieder völlig verschwanden, bei einem Teil der Patientinnen aber bereits während einer vorausgehenden Schwangerschaft registriert worden waren, vermutet man wenigstens bei manchen Fällen eine ähnliche Pathogenese, d. h., einen Zusammenhang mit rheumatischen Erkrankungen und möglicherweise auch mit vaskulären Störungen.

Während bei Trigeminusneuralgie, Ischias und anderen Formen von Neuralgie oder Neuritis kein Einfluß von Ovulationshemmern beobachtet worden ist, treten Fazialislähmungen und Brachialneuritis während der Einnahme von oralen Kontrazeptiva häufiger auf (686). Eine Erklärung für diese Erscheinung kann zur Zeit nicht angeboten werden.

Es wurde beobachtet, daß die Häufigkeit *epileptischer Erkrankungen* während der Behandlung mit hormonalen Kontrazeptiva auf das Doppelte ansteigt, doch war der Unterschied auf Grund der kleinen Fallzahlen nicht signifikant (686). Die Frequenz der Anfälle scheint dabei nicht zuzunehmen, doch wurde festgestellt, daß die Anfälle unter dem Einfluß von Sexualsteroiden schwerer wurden (686). In Einzelfällen wurde aber auch das Gegenteil beobachtet, vor allem dann, wenn die Anfälle zuvor in der Lutealphase häufiger auftraten.

Da die Wirkung der Ovulationshemmer auf die Epilepsie nicht vorhersehbar ist, sollten sie nur mit Vorsicht und unter strenger Überwachung verschrieben werden. Dabei kann die Auswirkung einer früheren Schwangerschaft auf das Krankheitsbild manchmal einen Hinweis auf die zu erwartende Reaktion geben. Im Falle einer Häufung der Anfälle sollte das Präparat sofort abgesetzt werden.

Nachdem festgestellt wurde, daß Östrogene die elektrische Erregbarkeit des Gehirns steigern, die Gestagene dagegen einen dämpfenden Effekt ausüben (705), könnte die Anwendung eines reinen Gestagenpräparates erwogen werden. *Gerade bei Epileptikerinnen ist eine zuverlässige Kontrazeption sehr wichtig, da verschiedene Antikonvulsiva in der frühen Schwangerschaft einen teratogenen Effekt haben können.* In diesem Zusammenhang sollte darauf geachtet werden, daß Hydantoine und Barbiturate, die bei Epileptikerinnen als Antikonvulsiva eingesetzt werden, die Inaktivierung der Steroidhormone in der Leber steigern können, so daß die Sicherheit der „Pille" in Frage gestellt sein kann (s. S. 197).

Bei *multipler Sklerose* und *Myasthenia gravis* sind keine negativen Auswirkungen der Ovulationshemmer bekannt geworden. Eine Verschlechterung der Prognose bei multipler Sklerose ist also nicht zu erwarten. Obwohl kasuistische Berichte über Krankheitsschübe während der Einnahme ohne Relevanz sind, da diese immer wieder spontan auftreten, sollten die Patientinnen sorgfältig überwacht werden.

Die Myasthenie verschlechtert sich zwar oft im ersten Drittel einer Schwangerschaft, bessert sich danach aber meist in auffallender Weise bis zur Geburt. Auch hier ist gegen eine Verordnung bei entsprechender Überwachung nichts einzuwenden.

Während der Behandlung mit hormonalen Kontrazeptiva kann es in seltenen Fällen zum Auftreten eines Pseudotumor cerebri, von polyneuropathischen Erscheinungen, unspezifischen Myalgien oder retrobulbärer Neuritis kommen.

In welchem Maße hier ein Kausalzusammenhang gegeben sein könnte, ist nicht bekannt, doch ist nach dem Absetzen mit einer Remission zu rechnen.

Psychische Effekte der Ovulationshemmer

Seit der Einführung der hormonalen Kontrazeptiva erscheinen regelmäßig Berichte über den – meist als negativ empfundenen – Einfluß der „Pille" auf das seelische und psychische Gleichgewicht der Frau, über eine Zunahme von Depressionen und eine Beeinträchtigung der Libido.

Sicherlich besteht zwischen hormonalen Abläufen, der seelischen Reaktionslage und sozialen Umständen ein enger Zusammenhang, so daß Veränderungen im Hormonspiegel durch exogene Sexualsteroide bei der einzelnen Frau durchaus *vegetative* (Gewichtsänderung, Übelkeit, Kopfschmerzen, Schwitzen, Schwindelgefühle, gastrointestinale Störungen) und *affektive Symptome* (Antrieb, Dysphorie, Depression) sowie *Triebänderungen* (Appetit, Libido, Schlaf- und Wärmebedürfnis) hervorrufen können. Wenn auch einerseits eine kausale Verquickung zwischen psychischen Symptomen und der Einnahme von Ovulationshemmern prinzipiell nicht verneint werden kann, so dürfte andererseits kein Zweifel mehr darüber bestehen, daß bei einem Vergleich größerer Kollektive keine signifikanten Änderungen in der Häufigkeit mentaler Störungen durch Ovulationshemmer erkennbar sind.

Für einen kausalen Zusammenhang zwischen endogenen Sexualhormonen und psychischen Störungen spricht der abrupte Abfall des Progesterons gegen Ende des Zyklus bzw. nach der Geburt, und das gleichzeitig relativ häufig auftretende prämenstruelle Syndrom bzw. die postpartalen psychischen Störungen sowie der stimmungsaufhellende Effekt der Östrogene bei manchen klimakterischen Frauen.

Es gibt eine Reihe biochemischer Parameter, die diese Zusammenhänge zumindest zum Teil erklären. So haben Sexualsteroide einen erheblichen Einfluß auf den Metabolismus der Neurotransmitter und beeinflussen auf diese Weise das Zentralnervensystem. Auf der anderen Seite ist bekannt, daß bei depressiven Patienten der Serotoninspiegel erniedrigt ist. Diese Beziehungen werden auf S. 101 ausführlich erörtert.

Zweifellos kann die Einnahme von oralen Kontrazeptiva im Einzelfall einen günstigen oder ungünstigen Einfluß auf eine depressive Verstimmung, auf die Stimmungslage oder die Libido ausüben, *wobei die persönliche Prädisposition entscheidend sein dürfte*. Es ist aber nahezu unmöglich, andere Faktoren aus dem persönlichen Umfeld im Sinne eines auslösenden oder verstärkenden Moments auszuschließen.

Die zahlreichen Berichte über subjektive Beschwerden wie Nervosität, Depression oder Gewichtszunahme, die von Ovulationshemmern ausgelöst worden sein sollen, dürften eher die Folge von Zufälligkeiten und psychologischen Vorgängen als von pharmakologischen Effekten sein. In den meisten Fällen erweist sich die Versuchsanordnung als fehlerhaft, denn eine relevante Aussage über subjektive Parameter ist nur über eine plazebokontrollierte, gekreuzte Doppelblindstudie mit ausreichendem neutralem Intervall zu erhalten. Schon die Haltung oder Voreingenommenheit des Arztes einem bestimmten Präparat gegenüber beeinflußt den Patienten. Von großer Bedeutung ist die Art der Befragung, denn auf gezielte Fragen nach bestimmten Beschwerden erhält man höhere Zahlen als auf eine allgemein gestellte Frage, und je größer der Fragenkatalog ist, um so mehr wird geklagt. Entscheidend ist auch die psychische Situation und Einstellung der Frau vor Beginn der Einnahme, so daß ein erfahrener Arzt in vielen Fällen erkennen kann, ob die Patientin dazu neigt, die Behandlung abzubrechen. Erwartungshaltung und Motivation dürften also die wesentlichen Faktoren bei der Genese psychischer Nebenwirkungen sein. Es wurde sogar nachgewiesen, daß die Farbe der Tablette einen erheblichen Einfluß auf die Libido haben kann. Für viele Frauen stellt die „Pille" einen bequemen Sündenbock dar, um persönliche Probleme abzureagieren.

In einer großen Doppelblindstudie an 400 Frauen konnte kein signifikanter Unterschied in der Häufigkeit von Depressionen oder Libidoverlust nach Einnahme von Sequential- oder Kombinationspräparaten, der „Minipille" oder eines Plazebos nachgewiesen werden (265). Lediglich im ersten Behandlungszyklus wurde bei höher dosierten Präparaten vermehrt über Nervosität geklagt. Dies stimmt mit der häufig gemachten Erfahrung überein, *daß auch andere Beschwerden wie Übelkeit im ersten Behandlungszyklus besonders stark in Erscheinung treten, um danach abzuklingen.* In diesem Zusammenhang sei wiederum darauf hingewiesen, daß viele Frauen, die zum ersten Mal hormonale Kontrazeptiva einnehmen, mit mehr Nebenwirkungen rechnen als dann wirklich auftreten. Ein für die Relevanz derartiger Untersuchungen sehr wichtiges Ergebnis dieser Doppelblindstudie war die Beobachtung, daß bei allen Gruppen zwischen 20% und 30% der Frauen eine Gewichtszunahme von mehr als 5 Pfund nach 4monatiger Einnahme registrierten, wobei die Plazebogruppe sogar an der Spitze lag. Da das Auftreten psychischer Störungen mit einer Gewichtszunahme zu korrelieren scheint, ergibt sich, daß bei solchen Untersuchungen die Einbeziehung des Zyklus vor Einnahmebeginn als Kontrolle unzulässig ist und zu falschen Resultaten führt. Wie auf S. 189 ausgeführt wird, leiden viele Frauen in der prämenstruellen Phase des Zyklus an einer Vielfalt von Beschwerden wie Spannungsgefühlen, Nervosität, Depressionen usw. Erfahrungsgemäß werden derartige Störungen durch Behandlung mit oralen Kontrazeptiva wesentlich gebessert (432, 433), wobei zwischen Sequential- und Kombinationspräparaten kein Unterschied besteht, doch überdauert der therapeutische Effekt selten die Dauer der Einnahme (432).

Wenn auch weithin die These vertreten wird, daß während der Einnahme von Ovulationshemmern ein leichter Anstieg von Depressionen zu verzeichnen ist (158, 686), läßt sich schwer abschätzen, in welchem Maße die Persönlichkeitsstruktur und andere Faktoren eine Rolle spielen können. In diesem Sinne ergab die erwähnte Doppelblindstudie (265) kein eindeutiges Ergebnis, da etwa 10% der Frauen eine Verbesserung und ebenso viele eine Verschlechterung der Stimmungslage während der Behandlung mit hormonalen Kontrazeptiva verspürten (265, 433). Vielleicht sind diese Diskrepanzen in den unterschiedlichen Definitionen der Depression begründet, da Bedrückung, Reizbarkeit und Müdigkeit von vielen als depressive Zustände bezeichnet werden. Für die Wahl des Kontrazeptivums ist allerdings die Beobachtung nicht ohne Bedeutung, daß Patientinnen mit einer Vorgeschichte postpartaler Depressionen auch auf Ovulationshemmer dysphorisch reagieren, so daß durchaus eine individuelle Prädisposition gegeben sein kann. Daraus ist zu schließen, daß Ovulationshemmer im Einzelfall durchaus auf die Psyche einwirken können, auch wenn Doppelblindstudien keine signifikanten Wirkungen erkennen lassen. Die Einwirkung von Ovulationshemmern auf den Tryptophan-, Vitamin-B_6- und Serotoninstoffwechsel bieten gewisse Hinweise, welche biochemischen Reaktionen bei der Auslösung depressiver Zustände durch Ovulationshemmer beteiligt sein könnten.

Bei etwa der Hälfte aller Frauen, die unter Depressionen leiden, konnte ein Vitamin-B_6-Mangel nachgewiesen werden (4). Ob allerdings die tägliche Gabe von z. B. 50 mg Pyridoxin bei Depressionen, Reizbarkeit, Müdigkeit, Schlafstörungen und Konzentrationsschwäche erhebliche Verbesserungen bewirken kann, muß in Frage gestellt werden.

Wie Stimmungsschwankungen gehören auch Veränderungen der Libido bzw. des Sexualverhaltens zu den subjektiven Beschwerden, die wohl in den Schwankungsbereich zufälliger Stimmungswechsel einzuordnen sind. Im Gegensatz zu Berichten über eine verminderte sexuelle Aktivität während der Lutealphase (368, 825) und einer Veränderung der Libido während der Schwangerschaft (509) wurde bei Gabe von Ovulationshemmern keine signifikante Änderung im Doppelblindversuch nachgewiesen (158). Vielmehr berichten jeweils 10–20% der Probandinnen über eine Erhöhung bzw. eine Abnahme des

Sexualverlangens (888). Allerdings kann davon ausgegangen werden, daß eine Behandlung mit antiandrogen wirksamen Gestagenen wie z. B. Cyproteronazetat gelegentlich zu einer Beeinträchtigung der Libido führt (s. S. 60).

Es gibt Hinweise, daß etwa jeder vierte Patient, der den Allgemeinarzt aufsucht, unter anderem an sexuellen Problemen leidet, wenn er diese auch meist nicht verbalisieren kann. Damit könnte der Bericht über eine Beeinträchtigung der Libido durch die „Pille" in der Studie der RCGP (686) eine gewisse Erklärung finden. Es liegt in der Natur der Sache, daß Frauen im Rahmen der Kontrazeptionsberatung eher über sexuelle Probleme sprechen als bei anderen Arztbesuchen, wobei eine gewisse Erwartungshaltung mitspielen dürfte. Die Hoffnung auf eine bessere sexuelle Befriedigung durch gesteigerte sexuelle Aktivität bei Einnahme von oralen Kontrazeptiva (686) wird sich dann allerdings als zu hoch angesetzt und nicht erfüllbar erweisen.

Auf Neurosen und Phobien, zu denen Angstneurosen, Hysterie, Besessenheit, Nervenzusammenbrüche, psychogene Magen-Darm-Probleme, Schlafstörungen und Hypochondrien verschiedener Genese zu zählen sind, haben orale Kontrazeptiva keinen Einfluß. Auch wenn es Kasuistiken über einen Zusammenhang zwischen dem Auftreten von Psychosen und der Behandlung mit oralen Kontrazeptiva gibt, so dürfte auch im Falle einer Schizophrenie kein kausaler Zusammenhang bestehen, da bei den betreffenden Patientinnen bereits vor der Einnahme der Ovulationshemmer Veränderungen der Persönlichkeitsstruktur zu erkennen waren (686). Möglicherweise kann ein schizophrener Schub durch den Einnahmebeginn oder das Absetzen ausgelöst werden. Dies gilt auch für paranoid-halluzinatorische, depressiv-apathische und Aggressionspsychosen (327, 381).

Beeinflussung des körperlichen Zustandsbildes durch Ovulationshemmer

Ernährung und Körpergewicht

Etwa 10% der Frauen nehmen in den ersten Monaten nach Beginn der Einnahme von Ovulationshemmern um 3 kg oder mehr zu. Auch hier ist nicht erwiesen, ob diese *Gewichtszunahme* wirklich eine direkte Folge der synthetischen Steroide ist, oder ob andere Faktoren wie Zufall, Befragungsfehler oder psychische Einflüsse eine wichtige Rolle spielen.

In einer Doppelblindstudie an 400 Frauen wurde zwar festgestellt, daß in den ersten 4 Monaten 19% der Frauen unter der Behandlung mit Sequentialpräparaten, 20–28% mit Kombinationspräparaten (100 bzw. 50 µg Östrogenanteil) und 31% mit der Minipille um mehr als 2,5 kg zunahmen. Da aber der Anteil der Frauen, die während der Einnahme eines Plazebos im gleichen Ausmaß zunahmen, bei 30% lag, dürfte es sich hierbei nicht um einen pharmakologischen Effekt, sondern eher um eine psychologische Wirkung der Tabletteneinnahme handeln (264, 265).

Es wurde auch erkannt, daß die Zunahme des Körpergewichts während der Einnahme von Ovulationshemmern mit der Häufigkeit psychischer und emotioneller Probleme korreliert.

Unterstützt wird dies durch den Befund, daß sich die metabolischen Änderungen unter der Behandlung mit oralen Kontrazeptiva im Rahmen der zyklusabhängigen Schwan-

Nebenwirkungen und Komplikationen

kungen bewegen, wenn die Kalorien-, Flüssigkeits- und Elektrolytzufuhr konstant gehalten wird (417, 459).

Zwar beeinflussen hormonale Kontrazeptiva den Metabolismus einzelner Nahrungsbestandteile, doch treten bei normaler Ernährung keine Mangelerscheinungen auf. Lediglich hinsichtlich der Vitamin-B_6- und der Folsäurespiegel kann unter der Behandlung mit Ovulationshemmern ein Mangel auftreten (395). Auf diese Zusammenhänge wird auf S. 101 und S. 266 näher eingegangen.

Gelegentlich kann es natürlich bei Frauen mit entsprechender Prädisposition zur gesteigerten Retention von Wasser kommen *(Ödembildung)*, die zu einer erheblichen Gewichtszunahme führt. Dieser Effekt dürfte auf eine von den Östrogenen ausgelöste Störung des Renin-Angiotensin-Aldosteron-Systems zurückzuführen sein (s. S. 240); häufig geht eine solche Wassereinlagerung aber nach einigen Monaten ohne Behandlung zurück.

Es kann auch nicht ausgeschlossen werden, daß die Sexualsteroide im Einzelfall den Appetit anregen, zumal eine Beeinflussung des Appetitzentrums im Hypothalamus durch Steroide (im Tierversuch) nachgewiesen wurde. Man denke hierbei an schwangerschaftsabhängige Änderungen der Eßgewohnheiten oder an den Zusammenhang zwischen Körpergewicht und Ovarialfunktion bei Anorexia nervosa.

Das häufig angeführte Argument, daß Gestagene vom Nortestosterontyp eine anabole Wirkung haben und durch eine Steigerung der Proteinsynthese einen Anstieg des Körpergewichts verursachen, ist nicht stichhaltig, *da bei der in den oralen Kontrazeptiva üblichen Dosierung der schwache anabole Effekt nicht ins Gewicht fällt.*

Interessant ist in diesem Zusammenhang der Befund, daß übergewichtige Frauen bei Gabe von Ovulationshemmern über signifikant weniger Nebenwirkungen (Menstruationsschmerzen, Übelkeit, Erbrechen, Brustspannung, Gewichtszunahme) klagten, als normalgewichtige, die wiederum über weniger Nebenwirkungen berichteten als untergewichtige Frauen (790). Bei Depressionen, Akne, Libidostörungen und Blutungen konnte in der erwähnten Doppelblindstudie kein Unterschied gefunden werden. Aufgrund der in der Pharmakologie bekannten Beziehung zwischen Dosis und Körpergewicht könnten die oben angesprochenen Zusammenhänge erklärt werden. Lediglich bei Kopfschmerzen stellte sich heraus, daß sowohl Über- als auch Untergewichtige häufiger betroffen waren als Frauen mit Normalgewicht, so daß hier andere Faktoren beteiligt sein dürften.

Körperliche Leistungsfähigkeit

Bei der häufig berichteten Zunahme von *Übelkeit* und *Erbrechen* während der ersten Monate der Einnahme von Ovulationshemmern handelt es sich aller Wahrscheinlichkeit nach um einen echten pharmakologischen Effekt der Sexualsteroide. Normalerweise klagen etwa 8% der Frauen auch ohne Behandlung mit oralen Kontrazeptiva über Übelkeit und 3% über Erbrechen. Bei Einnahme reiner Gestagenpräparate erhöht sich diese Rate nicht, während bei – vor allem hochdosierten – östrogenhaltigen Präparaten diese Beschwerden im ersten Behandlungszyklus signifikant erhöht sind (264). Danach gehen aber die Klagen über Übelkeit und Erbrechen im weiteren Verlauf der Behandlung auf normale Verhältnisse zurück, möglicherweise im Sinne einer Anpassung.

Auch gastrointestinale Beschwerden (Sodbrennen, Durchfall) können im ersten Behandlungszyklus bei Präparaten mit hohem Östrogenanteil vermehrt sein.

Man kann aber davon ausgehen, daß Erscheinungen wie Übelkeit, Erbrechen, Durchfall,

Unwohlsein, Müdigkeit, Leistungsschwäche oder Benommenheit bei längerer Einnahme von normal dosierten Kombinationspräparaten das übliche Maß nicht überschreiten. Falls die Erscheinungen nicht zurückgehen, sollten die Tabletten abends eingenommen werden, worauf die Übelkeit usw. meist zurückgehen.

Die früher übliche schematische Einteilung der Frauen in einen *Gestagen-Androgen-Typ* („Cranach-Typ"), Östrogen-Typ („Rubens-Typ") und ausgeglichenen *Normaltyp,* die mit dem Wunsch verbunden war, die Verträglichkeit von östrogen- oder gestagenbetonten Präparaten im voraus abzuschätzen, entbehrt jeder wissenschaftlichen Grundlage (s. S. 155). Eine gewisse Abhängigkeit des Ausmaßes von Nebenwirkungen vom jeweiligen Körpergewicht (790) (s. S. 298) könnte zum Entstehen dieser Spekulationen beigetragen haben, doch lassen sich keinerlei Korrelationen zwischen den endogenen Progesteron- oder Östradiolspiegeln im Zyklus und dem Phänotyp einer Frau mit Normalzyklus ermitteln. Es trifft auch nicht zu, daß hormonale Kontrazeptiva die sportliche Leistungsfähigkeit durch eine Verstärkung der Muskelkraft verbessern könnten. Obwohl die in den meisten Kombinationspräparaten verwendeten Nortestosteronderivate eine geringe anabole Wirkung haben, sind bei der üblichen Dosierung keine Effekte in dieser Richtung zu erwarten. *Entsprechende Verlautbarungen in der Sportpresse entbehren jeder wissenschaftlichen Grundlage.*

Im Grunde ist das Gegenteil der Fall, da die Östrogene über eine Stimulierung der SHBG-Synthese die Proteinbindung der endogenen Androgene im Serum erhöhen bzw. die Produktion der Androgene in der Nebenniere und im Ovar herabsetzen. Auf diese Weise wird nämlich der anabole Effekt des körpereigenen Testosterons sogar noch verringert.

Diese Reduzierung der endogenen Androgene, die ja in gewisser Weise den Antrieb und das Aggressionsverhalten beeinflussen, könnte als Erklärung für den Befund dienen, daß während der Einnahme von Ovulationshemmern die körperliche Aktivität (gemessen mittels Pedometer) signifikant erniedrigt ist (556).

Eine Erhöhung der Leistungsfähigkeit durch hormonale Kontrazeptiva ist nur durch Zyklusregulierung möglich, da auf diese Weise das prämenstruelle Leistungstief in bezug auf besondere Anforderungen im Training, Wettkampf bzw. bei anderen Tätigkeiten verschoben werden kann.

Interferenz von Ovulationshemmern mit der Wirkung von Pharmaka

Eine große Anzahl experimenteller Befunde deutet darauf hin, daß viele häufig verwendeten Medikamente die Aktivität metabolischer Enzyme in den Lebermikrosomen, welche auch an der Inaktivierung und Ausscheidung der Sexualsteroide beteiligt sind, stimulieren. Umgekehrt induzieren aber auch kontrazeptive Steroide solche Enzymsysteme – vor allem Oxydasen und Hydrolasen –, wodurch der Metabolismus und damit die Wirkung verschiedener Pharmaka verändert werden kann.

Schon der Geschlechtsunterschied im Enzymmuster der Leber deutet auf eine wichtige Rolle der Sexualsteroide bei der Metabolisierung hin; beispielsweise werden Barbiturate in männlichen Versuchstieren 3–5mal schneller inaktiviert als im weiblichen. Man kann daraus schließen, daß die Androgene den Abbau aktivieren, während Östradiol und Progesteron kompetitiv die Metabolisierung von z. B. Hexobarbital oder Äthylmorphin hemmen.

Allerdings kann man nicht ohne weiteres von den Verhältnissen beim Tier auf Wirkungen beim Menschen schließen. Auch dürften Dosis und Zusammensetzung der oralen Kontrazeptiva sowie die individuelle Veranlagung eine entscheidende Rolle spielen.

Die bisherigen klinischen Erfahrungen und Untersuchungen lassen den Schluß zu, *daß Ovulationshemmer den Metabolismus anderer Medikamente nicht entscheidend beeinflussen.*

Beispielsweise waren frühere Untersuchungen zu dem Ergebnis gekommen, daß orale Kontrazeptiva die Wirkung oraler Antikoagulantien reduzieren (107, 727). Diese Annahme wurde durch die Tatsache gestützt, daß Ovulationshemmer Antithrombin III erniedrigen, die Gerinnungsfaktoren II, VII und X erhöhen und damit eine Hyperkoagulabilität verursachen, während Antikoagulantien die Vitamin K-abhängigen Gerinnungsfaktoren II, VII, IX und X inhibieren. Inzwischen wurde aber festgestellt, daß orale Kontrazeptiva überraschenderweise die Wirkung von Antikoagulantien nicht vermindern, sondern sogar verstärken (180). Bei Patientinnen mit künstlicher Herzklappe bzw. embolischer Mitralklappenerkrankung, die unter Dauertherapie von Acenocumarol standen, verstärkte die Behandlung mit Ovulationshemmern die gerinnungshemmende Wirkung des Medikaments, so daß die Dosis durchschnittlich um 20% herabgesetzt werden konnte. Dieser unerwartete Befund könnte vielleicht dadurch erklärt werden, daß die synthetischen Sexualsteroide die Metabolisierung des Cumarols in der Leber hemmen und so dessen Wirkung indirekt verstärken (180).

Darüber hinaus wurde nachgewiesen, daß hormonale Kontrazeptiva die Wirkung der Acetylsalicylsäure auf die Thrombozyten nicht hemmen (39).

Es gibt verschiedene Wege, auf denen Ovulationshemmer die Wirkung anderer Pharmaka beeinflussen können. Beispielsweise können sie die Metabolisierung und Ausscheidung hemmen, so daß die Halbwertszeit verlängert wird. Dies trifft für das Aminophenazon zu, während die Psychopharmaka Promazin und Imipramin (31) von Kombinationspräparaten nicht beeinflußt werden, obwohl eine Behandlung mit Östrogenen ihre Metabolisierung reduziert. Auch können die von den Sexualsteroiden induzierten Enzyme in der Leber – wie beim Ampicillin – die Inaktivierung steigern (621); doch ist dieser Effekt nicht so gravierend, daß die Dosis erhöht werden müßte. Auch wird weder der Metabolismus von Pethidin, noch von Phenylbutazon (597) oder von Diazepam beeinflußt. Dagegen könnte die Wirksamkeit von Pyrazolderivaten, Phenothiazinen und Guanethidin herabgesetzt sein.

Eine andere Möglichkeit der Einflußnahme liegt darin, daß die Östrogenkomponente die Kapazität der Bindungsproteine im Serum erhöht. Bei einer Behandlung mit Prednisolon kann aufgrund der erhöhten Transkortinkonzentration der Anteil der freien, biologisch wirksamen Kortikosteroide vermindert sein. Die davon ausgehende reduzierte Eliminierung kann für das Auftreten von Nebenwirkungen verantwortlich sein (413).

Zwar beeinflussen orale Kontrazeptiva die Wirkung von Antihypertonika nicht direkt, doch kann ein physiologischer Antagonismus entstehen. Denn Ovulationshemmer können eine Hypertension auslösen oder verschlechtern, wofür man die Östrogenkomponente verantwortlich macht (s. 295).

Obwohl unter der Behandlung mit hormonalen Kontrazeptiva die Glukosetoleranz bei gesunden Frauen geringfügig verschlechtert wird, findet man bei Diabetikerinnen meistens keine Veränderung des Bedarfs an Insulin oder oralen Antidiabetika. Daher können die meisten Diabetikerinnen Ovulationshemmer einnehmen; nur in wenigen Fällen ist eine neuerliche Einstellung erforderlich.

Der Einfluß verschiedener Pharmaka auf die kontrazeptive Sicherheit der Ovulationshemmer wird auf S. 196 behandelt.

Hormonale Kontrazeptiva und Tumorbildung

Die vielen kontroversen Beiträge zum Thema der „karzinogenen Wirkung der Sexualsteroide" verdeutlichen, mit welchen Schwierigkeiten die Aufklärung dieser Zusammenhänge verbunden ist.
Schon die klinische Erfassung der in Frage kommenden Parameter stößt auf eine Reihe von Fehlerquellen, da sich Karzinome über viele Jahre hinweg entwickeln – einem Zeitraum, in dem sich die diagnostischen und therapeutischen Möglichkeiten erfahrungsgemäß erheblich ändern.
Man weiß heute, daß die Entwicklung von Neoplasmen von einer komplexen Wechselbeziehung vieler Faktoren abhängt. Neben genetischen, umweltbedingten und verhaltensmäßigen Einflüssen können auch Hormone bei der Ätiologie eine Rolle spielen. Beispielsweise können Östrogene die Entwicklung von Tumoren der Milchdrüsen oder Genitalorgane bei bestimmten Tieren oder Tierstämmen beeinflussen (470). Unter Einfluß von Östrogenen kann sich bei der Frau ein Mammakarzinom entwickeln, das sich bei deren Entzug aber auch wieder zurückbilden kann. Möglicherweise liegt auch bei Frauen mit Endometriumkarzinom eine subtile Störung des endokrinen Systems vor. Dem würde entsprechen, daß Frauen in der Postmenopause unter der Behandlung mit Östrogenen häufiger ein Endometriumkarzinom zu entwickeln scheinen.
Wie sich vielfach gezeigt hat, gibt es kein geeignetes Tiermodell, um experimentell die Bedeutung hormonaler Kontrazeptiva bei der Genese von Tumoren der Sexualorgane der Frau zu erfassen; denn gerade das reproduktive System unterscheidet sich von Spezies zu Spezies in so erheblichem Maße, so daß selbst Primaten kein ideales Modell für menschliche Verhältnisse darstellen.
Man ist daher auf große epidemiologische oder Fall-Kontroll-Studien angewiesen, wobei die Schwierigkeit vor allem darin liegt, daß Karzinome eine Entwicklungszeit von etwa 15 Jahren aufweisen, bei jungen Frauen sehr selten sind und Irrtümer auf Grund genetischer, kultureller, geographischer oder umweltbedingter Einflüsse möglich sind. Die Problematik, die mit der Bewertung von Tierversuchen hinsichtlich der karzinogenen Wirkung von Sexualsteroiden beim Menschen verbunden ist, wurde besonders deutlich, als man einige synthetische Gestagene vom Markt nahm, nachdem bekannt geworden war, daß sie bei Beagle-Hündinnen Brusttumoren verursachten.

Versuche an Beagle-Hündinnen

Die Ergebnisse von Untersuchungen über die karzinogene Wirkung kontrazeptiver Steroide an Hunden gaben Anlaß zu der Vermutung, *daß einige Gestagene bzw. Gestagen-Östrogen-Kombinationen die Entwicklung von Mammatumoren stimulieren.* Obwohl schon damals bestritten wurde, daß diese Resultate auf die Menschen übertragbar sind, empfahl im Jahre 1970 die amerikanische Arzneimittelkommission FDA, die Verschreibung von Chlormadinonazetat, Medroxyprogesteronazetat und anderer – in Deutschland nicht mehr verwendeter – synthetischer Gestagene einzustellen. Die Folge war, daß einige Präparate in der Bundesrepublik (nicht jedoch in der DDR) aus dem Handel genommen wurden. Von diesen werden heute allerdings Chlormadinonazetat (Eunomin und Gestamestrol) und Medroxyprogesteronazetat (Depo-Clinovir) wieder eingesetzt, da inzwischen klargestellt wurde, *daß der Beagle-Hund in seiner Reproduktionsphysiologie und -endokrinologie erheblich vom Menschen und von anderen Spezies abweicht* (195). Die Auslösung von Mammatumoren beim Hund durch eine zwei- oder mehrjährige Behandlung mit Progesteronderivaten stellte einen speziesspezifischen Effekt dar, der mit der sehr starken gestagenen Aktivität dieser Steroide beim Hund und der von ihnen stimulierten Sekretion des Wachstumshormons und Prolaktins aus der Hypophyse des Hundes zusammenhängt (195). Im Gegensatz zur Frau – ebenso zu Spezies wie Ratte oder Affe – stellt der Hund insofern eine Ausnahme dar, als bei ihm Progesteron und Wachstumshormon während der Schwangerschaft eine entscheidende Rolle bei der Proliferation der Brustdrüse spielen. Aus diesen Gründen können die steroidinduzierten Mammatumoren des Beagles – vor allem in Hinblick auf die zur Kontrazeption nötigen Dosen – nicht als Hinweis auf eine mögliche karzinogene Wirkung der Steroide bei der Frau betrachtet werden (195).

Es konnte überdies gezeigt werden, daß nicht nur die Progesteronderivate, sondern auch Norgestrel, Norethisteron, Lynestrenol usw. und sogar das natürliche Gestagen Progesteron allein oder in Kombination mit Östrogenen bei genügend hoher Dosierung und entsprechender Einnahmedauer bzw. geeigneter Applikationsweise bei Beagle-Hündinnen Brustknoten hervorrufen (195).

Darüber hinaus ist der Beagle hinsichtlich der Entwicklung von Mammakarzinomen besonders anfällig, da sich bei 50% aller Tiere während ihres Lebens auch ohne Steroidbehandlung Mammatumoren entwickeln, von denen ein Drittel maligne ist.

Andererseits haben gerade die Östrogene, die bei der Ratte Mammakarzinome induzieren können und deren Einfluß auf die Brustdrüsen bzw. Brusttumoren beim Menschenaffen oder auch bei anderen Tieren bekannt ist, beim Hund keinerlei tumorigene Wirkung. Umgekehrt konnte man mit Chlormadinonazetat oder Medroxyprogesteronazetat selbst mit hohen Dosen und langfristiger Behandlung bei der Ratte keine Tumoren induzieren (195).

Auch beim Menschen konnte nach langwährender Behandlung von 2400 Frauen mit Medroxyprogesteron-Injektionen keine Zunahme des Mammakarzinoms registriert werden. Im Gegenteil, gerade bei der Frau zeigte es sich, *daß kontrazeptive Steroide sogar das Risiko benigner Brusttumoren reduzieren, wobei der protektive Effekt von der Gestagendosis und der Behandlungsdauer abhängt.*

Rolle von Ovulationshemmern bei der Entstehung von Mammatumoren

Es gibt eine Reihe von Anhaltspunkten, die für eine Beteiligung endogener Sexualsteroide an der Genese des Mammakarzinoms der Frau sprechen (468):
- Es tritt selten vor der Pubertät auf,
- die Kastration der Frau in jungem Alter schützt,
- es besteht ein relativer Schutz durch eine Schwangerschaft,

- viele Mammakarzinome zeigen eine günstige klinische Reaktion auf ablative Maßnahmen oder auf eine Hormontherapie,
- beim Mann können Mammakarzinome durch eine Östrogenbehandlung induziert werden,
- erhöhtes Risiko eines Mammakarzinoms bei Östrogensubstitution,
- epidemiologische Zusammenhänge zwischen Mammakarzinom und anderen östrogenabhängigen Karzinomen wie z. B. dem Endometriumkarzinom,
- Mammakarzinome treten bei Frauen 100mal häufiger auf als bei Männern.

Daraus ergibt sich, daß die Östrogene bei der Entwicklung des Mammakarzinoms von erheblicher Bedeutung zu sein scheinen. Etwa ein Drittel dieser malignen Tumoren erweist sich als östrogenabhängig und reagiert bei Östrogenentzug mit einer gewissen Regression.

Allerdings ist weder die Rolle der drei natürlichen Östrogene Östradiol, Östron und Östriol, noch die anderer Hormone wie Progesteron, Prolaktin oder der Androgene *auch nur annähernd geklärt*. Alle bisherigen Versuche, über Unterschiede in der Produktion oder im Metabolismus der endogenen Hormone eine Disposition zum Mammakarzinom zu erkennen, sind fehlgeschlagen. So wurde beispielsweise die These aufgestellt, daß Frauen mit hohem Östriolspiegel relativ gut vor einem Mammakarzinom geschützt seien, weil Östriol angeblich die karzinogene Wirkung von Östron und Östradiol kompetitiv inhibiert. Dagegen spricht aber, daß 1. auch bei Frauen mit Mammakarzinom hohe Östriolwerte gefunden werden und 2. Frauen, die Ovulationshemmer einnehmen, trotz niedriger Östriolspiegel nicht häufiger an einem Mammakarzinom erkranken.

Die Tatsache, daß Mammakarzinome bei jungen Frauen weitaus seltener sind als bei Frauen nach der Menopause, könnte auf eine Beteiligung hypophysärer Hormone schließen lassen, da auf Grund des Rückgangs der ovariellen Hormonproduktion die Gonadotropinsekretion stark ansteigt. Auch bringt eine Östrogenbehandlung postmenopausaler Frauen mit Mammakarzinom – im Gegensatz zu jüngeren Frauen – oft eine Besserung. Falls diese Hypothese zuträfe, müßten exogene Östrogene in Dosen, die die Hypophysenfunktion supprimieren, die Entstehung eines Mammakarzinoms eher verhindern als fördern (468).

Auch der Einfluß genetischer Faktoren wird häufig überschätzt. So erhöht sich bei Japanerinnen das bekanntlich sehr niedrige Risiko eines Mammakarzinoms wenige Jahre nach der Auswanderung in die USA auf die gleichen Werte wie bei gebürtigen Amerikanerinnen. Demnach dürften Umwelteinflüsse wie die Ernährung – gemeinsam mit einer Anzahl weiterer Risikofaktoren – die wichtigste Rolle spielen (468).

Ovulationshemmer und reine Gestagenpräparate erniedrigen in signifikanter Weise das Auftreten benigner Brusterkrankungen wie Zysten, Fibroadenome, Knoten, Abszesse usw. Dieser von den Gestagenen ausgehende Schutzeffekt nimmt mit der Einnahmedauer und der Dosis zu und verschwindet nach Absetzen der Kontrazeptiva (686). Allerdings erstreckt sich dieser Schutz mehr auf zystische Erkrankungen, die den größten Anteil bei Mastopathien darstellen, als auf Fibroadenome.

Histologische Untersuchungen haben ergeben, daß sich der protektive Effekt nur auf die Fälle bezieht, *bei denen epitheliale Atypien minimal sind oder völlig fehlen*. Dagegen findet man bei starken Atypien keinen Unterschied in der Häufigkeit des Auftretens zwischen unbehandelten Frauen und solchen, die orale Kontrazeptiva einnehmen (322). Dies bedeutet, daß Ovulationshemmer auf die prämalignen Formen der Mastopathie keinen positiven Effekt ausüben, andererseits aber auch die Häufigkeit fortgeschrittener Atypien nicht erhöhen.

Damit dürfte sich auch erklären lassen, warum sich der statistisch signifikante Schutzeffekt der hormonalen Kontrazeptiva gegenüber benignen Brusterkrankungen nicht auf das Mammakarzinom erstreckt, obwohl bei benignen Neoplasmen wie chronisch-zystischer Mastitis oder fibrozystischen Brusterkrankungen das Karzinomrisiko deutlich höher ist.

Es gibt also keinen Hinweis auf einen Kausalzusammenhang zwischen der Einnahme von Ovulationshemmern und dem Auftreten von Mammakarzinomen. Selbst die langjährige Einnahme oder die Behandlung peri- und postmenopausaler Frauen mit hormonalen Kontrazeptiva erhöht das Risiko nicht. Zugegebenermaßen kann wegen der langen Latenzzeit der Mammakarzinome zwar nicht ganz ausgeschlossen werden, daß Ovulationshemmer gemeinsam mit anderen Faktoren bei der Tumorgenese eine Rolle spielen könnten. In diesem Falle hätte aber die Zahl von Mammakarzinomen bei jungen Frauen in den letzten Jahren zunehmen müssen, was durch epidemiologische Studien jedoch nicht bestätigt werden konnte.

Falls ein Mammakarzinom diagnostiziert wird, müssen orale Kontrazeptiva allerdings sofort abgesetzt werden, da ca. ein Drittel östrogenabhängig ist. Zu der Frage, ob im Falle eines Mammakarzinoms, das keine Östrogenrezeptoren enthält, später wieder Kombinationspräparate eingenommen werden können, kann z. Z. noch keine endgültige Stellung genommen werden. Im Zweifelsfalle sollte man einem Depotgestagen den Vorzug geben, sofern nicht sowieso ein hochdosiertes Gestagenpräparat zur Nachbehandlung gegeben wird.

Rolle von Ovulationshemmern bei der Entstehung von Endometriumneoplasien

Bei einem großen Teil der Frauen mit adenomatöser Hyperplasie entwickelt sich langfristig ein **Endometriumkarzinom,** wenn nicht rechtzeitig eine Behandlung erfolgt. Man schätzt, daß nicht weniger als 4% aller Frauen eine atypische dysplastische Veränderung des Endometriums aufweisen.

Ohne Zweifel stellen die Östrogene den wichtigsten Stimulus für eine Hyperplasie des Endometriums dar, indem sie die Funktionalis, die normalerweise einer zyklischen Transformation durch Progesteron unterworfen ist, zu einem fortwährenden Wachstum anregen („unopposed estrogen effect"). *Dabei scheint die Dauer der uneingeschränkten Östrogenwirkung wichtiger zu sein als die Menge des wirksam werdenden Östrogens.* Die auf einer Steigerung der Mitoserate beruhende Proliferation kann zu einer adenomatösen Hyperplasie (Bildung neuer Drüsen) oder zu einer glandulär-zystischen Hypertrophie (Proliferation und zystische Ausdehnung vorhandener Drüsen) führen, die bei Auftreten atypischer Veränderungen in ein Adenocarcinoma in situ und schließlich in ein Endometriumkarzinom mit oder ohne Invasion übergehen können (322).

Vor solchen Veränderungen schützt die Wirkung des Progesterons und anderer Gestagene, da sie die Mitoserate hemmen und durch sekretorische Transformation des proliferierten Endometriums die Progression zur Hyperplasie hemmen. Aus diesem Grunde verschieben Kombinationspräparate die Endometriums-Reaktion in Richtung auf eine Atrophie statt auf eine Hyperplasie. Durch die therapeutische Anwendung von Gestage-

nen kann das histologische Bild einer adenomatösen Hyperplasie normalisiert werden. Darüber hinaus können pharmakologische Dosen synthetischer Gestagene wie Medroxyprogesteronazetat eine Regression von Adenokarzinomen des Endometriums bewirken (322).
Demnach kann es also bei langfristiger Östrogeneinwirkung, die nicht durch Progesteron oder andere Gestagene modifiziert wird, zu einer Hyperplasie des Endometriums kommen, die schließlich über eine Dysplasie in ein Adenokarzinom übergehen kann. Tatsächlich scheint bei postmenopausalen Frauen, die länger als ein Jahr ausschließlich mit Östrogenen (konjugierte Östrogene ebenso wie Diäthylstilböstrol) behandelt werden, das Risiko eines Endometriumkarzinoms zuzunehmen (270).
Allerdings müssen auch diese Angaben mit einigem Vorbehalt betrachtet werden, da eine Reihe von Fehlermöglichkeiten (Auswahl der Kontrollen, Diagnose) nicht ausgeschlossen werden können. So sind Endometriumkarzinome bei normal ovulierenden Frauen sehr selten und entwickeln sich meist in der Postmenopause, *wenn der schützende Einfluß des Progesterons bzw. die Abstoßung des Endometriums bei der Menstruation ausbleibt.* In entsprechender Weise ist auch bei jungen Frauen mit persistierenden anovulatorischen Zyklen (z. B. Stein-Leventhal-Syndrom) das Risiko erhöht (638). Als allgemeine Risikofaktoren für das Entstehen eines Endometriumkarzinoms gelten Adipositas, Diabetes, Hochdruck, Störungen des endokrinen Systems und Nulliparastatus. Doch sind die Zusammenhänge nicht geklärt, auch wenn der hyperöstrogene Zustand adipöser Frauen, die oft die anderen Faktoren gleichzeitig aufweisen, als Ursache diskutiert wird.

Einfluß von hormonalen Kontrazeptiva auf das Endometriumkarzinom

Die vor mehreren Jahren erschienenen Berichte über ein häufigeres Auftreten von Endometriumkarzinomen während der Behandlung mit Sequentialpräparaten (138, 481, 749) bezogen sich ausschließlich auf ein in den USA vertriebenes und inzwischen zurückgezogenes Präparat (Oracon) mit hoher Östrogendosis und einem schwachen Gestagenanteil, welcher nur an den letzten 5 Tagen eingenommen wurde.
Andere Sequentialpräparate waren nicht betroffen. Darüber hinaus enthalten die in der Bundesrepublik erhältlichen Sequentialpräparate (s. S. 110) nur einen Östrogenanteil von 50 µg bei einer relativ kurzen Östrogenphase, so daß hier weder von einer verlängerten Östrogenwirkung noch von einem erhöhten Risiko eines Endometriumkarzinoms gesprochen werden kann. Das Zweiphasenpräparat Eunomin ist allerdings höher dosiert, wird aber nur als Therapeutikum (z. B. dermatologische Indikation) eingesetzt.
Außer den normophasischen Präparaten spielen Sequentialpräparate deshalb praktisch keine Rolle im Vergleich zu den Kombinationspräparaten. Möglicherweise üben letztere einen gewissen Schutzeffekt gegenüber der Entwicklung eines Endometriumkarzinoms aus (241), da die Gestagenkomponente die Mitoserate deutlich verringert und dadurch die Proliferation – vermutlich über eine Reduktion der Östrogenrezeptoren – hemmt (s. S. 98).
Deshalb können Kombinationspräparate auch zur Behandlung von Endometriumhyperplasien eingesetzt werden, die dabei eine deutliche Involution durchmachen. Bei metastasierenden Endometriumkarzinomen können hoch dosierte Gestagene, wie z. B. Medroxyprogesteronazetat, in ca. 30% der Fälle eine Remission herbeiführen (638).

Auswirkungen hormonaler Kontrazeptiva auf andere Tumoren des Uterus

Obwohl Östrogene das Wachstum von *Myomen* stimulieren, dürften auch niedrigdosierte Kombinationspräparate, die wenig Gestagen enthalten, weder das Risiko der Myomentstehung noch das Wachstum vorhandener Myome erhöhen.

Myome scheinen unter der Behandlung mit Ovulationshemmern sogar deutlich seltener aufzutreten als sonst (686). Dies könnte allerdings auch darauf beruhen, daß orale Kontrazeptiva die Stärke der menstruellen Blutungen vermindern, so daß diese benignen Tumoren der Uterusmuskulatur, die schwere Blutungen auslösen können, zum Teil nicht diagnostiziert werden.

Nach Entfernung einer **Blasenmole** bleiben oft einige trophoblastische Zellen zurück. Diese verfallen aber meist der Regression, was mit Hilfe von HCG-Bestimmungen verfolgt werden kann. In 2–3% der Fälle kommt es jedoch zur malignen Entartung und Enstehung eines *Choriokarzinoms*. Da orale Kontrazeptiva diese Regression verlangsamen bzw. das Wachstum trophoblastischer Zellen stimulieren können (776), *sollte für einen längeren Zeitraum auf die Einnahme hormonaler Kontrazeptiva verzichtet werden!*

Rolle von Ovulationshemmern bei der Entstehung von Neoplasien der Zervix

Da mit Hilfe des Papanicolaou-Abstrichs große Kollektive ohne besonderen Aufwand erfaßt werden können, ist der Einfluß hormonaler Kontrazeptiva auf das Zervixkarzinom bzw. dessen Präkursoren bisher am ausführlichsten untersucht worden.

Unter der Behandlung mit Ovulationshemmern findet man *benigne Veränderungen* wie Metaplasien des Zervixepithels, die man jedoch nicht als Vorstufe einer malignen Entartung betrachten sollte. Allerdings kann nicht ausgeschlossen werden, daß unter dem Einfluß eines Karzinogens schnellwachsende metaplastische Zellen einer Progression zum Malignen hin unterliegen.

Weiterhin können durch die Wirkung der Gestagenkomponente adenomatöse Veränderungen (mukusenthaltende Zellen wie beim Zylinderepithel) entstehen, die im Schweregrad zwischen den selteneren Polypen und den häufigeren drüsenähnlichen Zellkonglomeraten variieren (s. S. 225). Letztere können histologisch einem Karzinom ähneln, obwohl sie im Verlauf benigne sind. Normalerweise gehen diese adenomatösen Läsionen nach Absetzen der Ovulationshemmer zurück (638).

Insgesamt läßt sich kein Kausalzusammenhang zwischen der Einnahme von hormonalen Kontrazeptiva und dem Auftreten von *Dysplasien* der verschiedenen Schweregrade herstellen. *Ovulationshemmer erhöhen also das Risiko eines Zervixkarzinoms nicht,* – vorausgesetzt, daß der Abstrich vor Einnahmebeginn normal ist. Allerdings scheint die langjährige Einnahme von hormonalen Kontrazeptiva die Progression einer Zervixdysplasie zum Karzinom zu begünstigen, wobei die Zunahme erst nach 6- bis 7jähriger Behandlung signifikant wird.

Auch in diesem Zusammenhang läßt sich hinsichtlich der Entstehung des Zervixkarzinoms kein kausaler Zusammenhang mit Ovulationshemmern nachweisen, da Zervixdysplasien von multifaktorieller Genese sind. Epidemiologische Studien deuten darauf hin, daß erhöhte sexuelle Aktivität, niedriges Alter beim ersten Koitus, Promiskuität, Zahl der Geburten und niedriger sozioökonomischer Status als Risikofaktoren eine große Rolle spielen (14).

Im Rahmen der Suche nach der Ursache der Progression von normalem Gewebe über eine Dysplasie bis zum Carcinoma in situ bei diesen Frauen vermutete man eine Beteiligung der DNS von Herpes-genitalis-Viren bzw. der Spermien im Sinne von Karzinogenen, nachdem Infektionen mit Herpes genitalis bei Frauen mit häufigem Geschlechtsverkehr und Partnerwechsel erhöht sind (638).

Diese Hypothese wird auch dadurch gestützt, daß sexuelle Aktivitäten in der Pubertät das Risiko eines Zervixkarzinoms erhöhen. Während dieser Periode findet man nämlich verstärkt aktive Metaplasien, so daß der Kontakt zwischen eigener und fremder DNS erleichtert ist. Immerhin konnte man prämaligne Metaplasien in der Pubertät beobachten (638).

Wenn auch während der Einnahme hormonaler Kontrazeptiva häufiger Metaplasien auftreten, so könnte die reduzierte Durchlässigkeit des Zervixschleims für Spermien dieses Risiko neutralisieren.

Ovulationshemmer und Ovarialtumoren

Hormonale Kontrazeptiva sind an der Genese von *Ovarialkarzinomen* nicht beteiligt, sondern scheinen sogar *in gewissem Maße vor solchen Neoplasmen zu schützen*. Dabei nimmt das Risiko mit der Dauer der Einnahme signifikant ab (126). Auch Ovarialzysten sind bei Einnahme von oralen Kontrazeptiva seltener; allerdings ist ungeklärt, in wievielen Fällen es sich nur um funktionelle Zysten und nicht um echte Neoplasmen gehandelt hat.

Da die Häufigkeit von Ovarialkarzinomen auch mit der Zahl der Schwangerschaften abnimmt, vermutet man, daß sich das Risiko um so mehr vermindert, je länger die Ovulation unterdrückt wird. Offenbar stellen die bei der Ovulation auftretenden Mikrotraumen im Bereich des Oberflächenepithels sowie der Kontakt mit der östrogenreichen Follikelflüssigkeit ein gewisses Gefahrenmoment dar (126).

Hypophysenvorderlappenadenome und Ovulationshemmer

Die bisher vorliegenden Untersuchungsergebnisse deuten darauf hin, daß unter der Einnahme von Ovulationshemmern die Häufigkeit des Auftretens von *Hypophysenadenomen* nicht zunimmt (148, 887) (s. S. 218). Für den Einzelfall kann selbstverständlich nicht ausgeschlossen werden, daß östrogenhaltige Kontrazeptiva das Wachstum klinisch noch nicht manifester Mikroadenome stimulieren können.

Benigne Tumoren der Leber und hormonale Kontrazeptiva

Nachdem in den USA die früher äußerst seltenen benignen Lebertumoren bei Frauen, die Ovulationshemmer einnehmen, relativ häufig diagnostiziert wurden, kann man nicht umhin, einen kausalen Zusammenhang anzunehmen. Zwar wurde im Rahmen der großen, prospektiven Studien kein einziger Tumor der Leber entdeckt, doch könnte dies darauf beruhen, daß eine positive Korrelation erst nach langfristiger Einnahmedauer (mehr als 4 Jahre) erkennbar wird.

Darüber hinaus scheinen die Steroiddosis und das Alter der Patientinnen eine Rolle zu spielen. Häufig findet man nach Absetzen der Kontrazeptiva einen Rückgang der Tumoren.

Bei den mit den Ovulationshemmern in Verbindung gebrachten Tumoren handelt es sich zur Hälfte um Leberzelladenome und zu einem Drittel um fokal-noduläre Hyperplasien (s. S. 274).

Bei den *hepatozellulären Adenomen* handelt es sich um große vaskuläre Tumoren, die histologisch benignes Lebergewebe enthalten. Die *fokal-nodulären Hyperplasien* bestehen gleichfalls aus drüsenähnlichen Knoten mit ebenfalls ungewöhnlich starker Durchblutung.

Die Tumoren weisen nur relativ wenige leicht atypische Leberzellen auf und besitzen wenige Gallengänge. Sie sind solitär und von normalem Gewebe leicht zu trennen. Aus der Sicht des Klinikers sind diese Leberzelladenome wegen ihrer Neigung zur Ruptur mit schweren Blutungen in den Bauchraum relativ gefährlich, während die fokal-nodulären Hyperplasien nur selten Komplikationen verursachen.

Obwohl Östrogene an gewissen vaskulären Veränderungen beteiligt sein dürften, die u. a. zu lokalen Nekrosen führen können, sind es vermutlich vor allem die ultrastrukturellen Veränderungen innerhalb der Leberzellen (Hypertrophie des endoplasmatischen Retikulums und Anomalien der Mitochondrien), die als Folge der chronischen Enzyminduktionen durch Sexualsteroide für die Entstehung der Tumoren verantwortlich sein dürften. Dabei scheint Mestranol aufgrund der bisherigen Erfahrungen im Vergleich zu Äthinylöstradiol häufiger beteiligt zu sein, wobei man die höhere Leberbelastung durch die Demethylierungsreaktionen als Ursache angesehen hat (322). Andererseits wurde Mestranol früher weitaus häufiger verwendet als Äthinylöstradiol.

Aller Wahrscheinlichkeit nach kommt auch den Gestagenen bei der Entstehung von Leberzelladenomen eine gewisse Rolle zu, denn die nach der Behandlung mit Kombinationspräparaten gefundenen mikrokristallinen Einschlüsse in der Leber wurden auch nach Einnahme der Minipille festgestellt.

Wenn sich auch aus benignen Lebertumoren gelegentlich ein Karzinom entwickeln kann, stellen weder Leberzelladenome noch die fokal-noduläre Hyperplasie eigentliche Vorstufen des Leberkarzinoms dar. Dementsprechend liegt bisher kein Anhaltspunkt für einen Einfluß hormonaler Kontrazeptiva bei der Entstehung von Leberkarzinomen vor.

Empfehlungen für die hormonale Kontrazeption bei benignen Tumoren und verwandten Krankheitsbildern

Aus den bisherigen Ausführungen ergeben sich die nachstehenden Folgerungen für die Anwendung von hormonalen Kontrazeptiva bei benignen Tumoren und verwandten Krankheitsbildern (364).
- Kombinationspräparate mit niedrigem Östrogen- und hohem Gestagenanteil (insbesondere norgestrelhaltige Präparate) bei kleinknotiger Endometriose, bei kleinknotiger, derber Myomatosis uteri und feinknotiger Mastopathia fibrosa cystica.
- zyklische Anwendung von Gestagenen (5–10 mg/die oral) von Tag 6 bis Tag 25 bei

grobknotiger Endometriose, Myomatosis uteri mit Menorrhagien und bei grobknotiger Mastopathia fibrosa cystica. Als Alternative bieten sich an:
- bei Genital- und Mammatumoren die Minipille,
- bei Endometriose, Mastopathia cystica sowie bei benignen Genital- und Mammatumoren die Daueranwendung von Gestagenen (iatrogene Amenorrhoe) (5 mg oral), oder
- Depotgestagene (z. B. 150 mg Medroxyprogesteronazetat alle 2–3 Monate) bei Genitaltumoren.

Im Falle eines lokalisierten Mammakarzinoms bietet sich – wenn noch Kinderwunsch besteht – die Anwendung eines Intrauterinpessars an; andernfalls sollte eine Tubensterilisation in Betracht gezogen werden.

Hormontherapie gynäkologischer Tumoren

In den meisten Fällen bietet die Hemmung der proliferierenden Wirkung von Östrogenen durch Gestagene bei Mamma- und Genitaltumoren die besten Aussichten hinsichtlich einer hormonellen Therapie. *Für die Erfolgsaussichten ist dabei die Existenz von Rezeptoren entscheidend.* Beispielsweise korreliert beim Mammakarzinom der klinische Erfolg einer endokrinen Therapie zu 90% mit dem Vorhandensein von Östrogen- und Progesteronrezeptoren.

Hormontherapie bei Neoplasien der Mamma

Bei Hyperplasien und benignen Tumoren der Mamma können durch Langzeitbehandlung mit Gestagenen Regressionen erzielt werden, und zwar entweder durch Injektion von Medroxyprogesteronazetat oder durch orale Anwendung von Medroxyprogesteronazetat, Lynestrenol oder Norethisteronazetat (364).

Bei Mastopathien I. und II. Grades kann man Rückbildungen auch durch zyklische Gestagengabe vom 6. bis 25. Tag erzielen. Falls Kombinationspräparate verordnet werden, sollten sie gestagendominant sein und nur einen niedrigen Östrogenanteil aufweisen. *Da bei Mastopathie III. Grades das Risiko einer Entartung relativ groß ist, sind östrogenhaltige Kontrazeptiva kontraindiziert.*

Bei metastasierenden Mammakarzinomen kann man in etwas mehr als der Hälfte der Fälle mit einer günstigen Reaktion auf Sexualsteroide rechnen, insbesondere bei mitosearmen Tumoren oder Spätrezidiven. Bei postmenopausalen Frauen sprechen rezeptorpositive Karzinome oft auf Östrogene wie Äthinylöstradiol oder Mestranol an, wobei möglicherweise die Stimulation des epithelialen Gewebes, des retikulohistiozytären Systems und der immunologischen Abwehr eine Rolle spielen könnten. Häufig kann man auch mit einem hochdosierten Gestagen wie Medroxyprogesteronazetat Remissionen sowie eine Reduktion der Schmerzen, Dyspnoe und Asthenie erzielen. Aus den genannten Gründen lassen sich mit Kombinationspräparaten (evtl. gestagendominanten) ebenfalls Besserungen erreichen (364).

Bei Frauen in der Geschlechtsreife und der Perimenopause werden bei metastasierenden Mammakarzinomen dagegen meist eine Ovarektomie durchgeführt oder Antiöstrogene (Nafoxidin, Tamoxifen oder Clomiphen), Gestagene oder Androgene verabreicht. Sowohl bei fortgeschrittenem Mammakarzinom als auch bei Patientinnen mit Mikrometastasen nach Mastektomie lassen sich mit hochdosierten Gestagenen (z. B. Medroxyprogesteronazetat) gewisse Erfolge erzielen. Bezüglich der Einzelheiten der Hormontherapie bei Mamma- und Genitalkarzinomen muß auf die entsprechende Literatur verwiesen werden (364).

Hormontherapie bei Tumoren des Uterus

Wegen ihrer proliferationshemmenden Wirkung üben Gestagene und gestagenbetonte Kombinationspräparate auf Hyperplasien des Endometriums einen günstigen Einfluß aus.

So läßt sich die Entstehung von *glandulär-zystischen Hyperplasien* des Endometriums, die bei Ausfall der Corpus-luteum-Funktion entstehen können, sowohl durch Gabe von Gestagenen vom 16.–25. Zyklustag oder noch besser durch die Verabreichung von Kombinationspräparaten in der üblichen Weise (s. S. 223) verhindern (364).

Obwohl adenomatöse Hyperplasien als nicht mehr ausschließlich östrogenabhängige potentielle Präkanzerosen anzusehen sind, können hochdosierte Kombinationspräparate zur Regression führen. In einem solchen Falle kann bei Kinderwunsch eine Hysterektomie aufgeschoben werden, doch sollte eine möglichst baldige Konzeption empfohlen werden. Wie auf S. 190 ausgeführt wurde, wird die hormonelle Therapie bei Endometriose mit einem gestagenbetonten Kombinationspräparat, einem hochdosierten oralen Gestagen oder mit Danazol durchgeführt.

Da *Myome* hinsichtlich ihres Wachstums eindeutig östrogenabhängig sind, kommen nur reine Gestagenpräparate oder gestagenbetonte Kombinationspräparate mit niedrigem Östrogenanteil als Kontrazeptiva in Frage. Die Arretierung des weiteren Wachstums sollte hierbei schon als Therapieerfolg angesehen werden; allerdings ist im Einzelfall der Nachweis eines Kausalzusammenhangs kaum möglich. Erwähnenswert ist in diesem Zusammenhang, daß manche Myome während einer Danazoltherapie deutlich kleiner werden (unveröffentlichte Beobachtung). Bei metastasierenden Endometriumkarzinomen bieten sich Antiöstrogene, Gestagene oder gestagenbetonte Kombinationspräparate als Zusatztherapie an. Mit Gestagenen kann in 20–40% der Fälle eine Remission erzielt werden, was ungefähr dem Anteil der Progesteronrezeptor-positiven Karzinome entspricht. Deshalb reagieren gut differenzierte Adenokarzinome besser als undifferenzierte Tumoren (364). Die üblichen Gestagendosen liegen allerdings wesentlich höher als in Kombinationspräparaten.

Bei Kollumkarzinomen können Östrogene die Operabilität lokaler Rezidive verbessern, während man Kombinationspräparate gelegentlich zur Erhöhung der Strahlungssensibilität und zur Auflockerung von Sklerosierungen einsetzt (364).

Hormontherapie bei Ovarialtumoren

Funktionelle Ovarialzysten reagieren auf die Einnahme von Kombinationspräparaten mit einer Regression, vermutlich wegen der Suppression der Gonadotropinsektretion.

Auch bei Ovarialkarzinomen kann man durch hochdosierte Gestagenpräparate als Zusatztherapie Besserungen des klinischen Bildes erzielen (364).

Hormonale Kontrazeption beim Mann

Im Rahmen der Emanzipationsbestrebungen der Frau wurde mit zunehmendem Nachdruck die Forderung erhoben, *den Mann im gleichen Maße an der Verantwortung für die Empfängnisverhütung zu beteiligen wie die Frau.* Die Tatsache, daß es noch kein der „Pille" vergleichbares hormonales Kontrazeptivum für den Mann gibt, wurde oft damit begründet, daß die Hormonforschung sowie die maßgeblichen Gremien und Institutionen von Männern beherrscht werden, die kein Interesse an einer – wie auch immer gearteten – Einschränkung der Männlichkeit hätten und die Last der Kontrazeption im Sinne einer der vielen subtilen Unterdrückungsmaßnahmen bewußt der Frau überließen.
Der Vorwurf, daß der Mann nur selten bereit ist, Verantwortung für die Kontrazeption zu übernehmen, ist wohl nicht mehr ganz stichhaltig, wenn man z. B. in Betracht zieht, *daß sich heute in den USA ebenso viele Männer sterilisieren lassen wie Frauen* (s. Abb. 2). Auch beweisen die vor der Einführung der „Pille" – und auch heute noch – sehr häufig angewandten Methoden wie das Kondom oder der Coitus interruptus, daß sich der Mann im allgemeinen einer solchen Verantwortung nicht entzieht (97).
Die unbestreitbare Tatsache, daß die Versuche zur Entwicklung hormonaler Kontrazeptiva von Anfang an bei der Frau ansetzten, hängt – abgesehen von den physiologischen Gegebenheiten – wahrscheinlich damit zusammen, daß gerade diese Entwicklung von den damals führenden amerikanischen Feministinnen SANGER und McCORMACK vorangetrieben wurde (97). Man empfand zu jener Zeit, als die Verantwortung für die Kontrazeption noch in erster Linie beim Mann lag, die Möglichkeit der Frau, ihre Fertilität selbst zu kontrollieren, als einen Akt der Befreiung.
Auf die Stichhaltigkeit dieser Argumentation kann an dieser Stelle nicht näher eingegangen werden. Von der endokrinologischen Seite her stellt sich das Problem nämlich ganz anders dar.
So ist es zum einen schon prinzipiell viel einfacher, ein zyklisches Geschehen wie die Ovulation, die als Ergebnis komplizierter Regelmechanismen in vierwöchigem Rhythmus stattfindet, zu verhindern, als die ständige Produktion von Millionen Spermatozoen, die zudem noch in gespeicherter Form stets für eine Befruchtung zur Verfügung stehen, sicher zu unterdrücken. Die Produktion der männlichen Keimzellen ist von der ständigen und konstanten Stimulation durch Gonadotropine abhängig. Will man deren Sekretion soweit unterdrücken, daß die Spermatogenese völlig gehemmt wird, *so muß man wesentlich höhere Steroiddosen einsetzen als bei der Ovulationshemmung.* Im Falle einer Spermatogenesehemmung durch Gestagene käme es jedoch, von anderen, erheblichen Nebenwirkungen abgesehen, auch zu einem völligen Erliegen der endogenen Testosteronsekretion mit den bekannten Folgen für die Libido, die wiederum eine *Substitution durch synthetische Androgene* erfordern würde.
Bei der Frau ist dagegen keine Unterdrückung der basalen Gondatropinsekretion erforderlich, denn zur Hemmung der Ovulation genügt bereits eine Verschiebung des Verhältnisses von FSH zu LH und die Verhinderung des präovulatorischen LH-Anstiegs.

Darüber hinaus bestehen im Organismus der Frau noch eine Reihe weiterer Angriffspunkte für die Kontrazeptiva (s. S. 112), für die es beim Mann nichts Entsprechendes gibt.

Physiologie der Fortpflanzung des Mannes

Spermatogenese

Die Entwicklung hormonaler Kontrazeptiva für den Mann setzt die Kenntnis der verschiedenen Stadien der Spermatogenese bzw. der möglichen Angriffspunkte synthetischer Sexualsteroide voraus. Im Gegensatz zur Frau, bei der die Bildung der Eizellen in der Fetalzeit abgeschlossen wird und ihre Zahl im Laufe der Geschlechtsreife ständig abnimmt, entstehen im Hoden des Mannes durch Zellteilungen in den Samenkanälchen ständig enorme Mengen neuer Spermatozoen. Im Ejakulat des fertilen Mannes beträgt die durchschnittliche Spermienkonzentration 90 Millionen/ml, wobei sich der untere Grenzwert des Normalbereichs zwischen 20 und 40 Millionen/ml bewegt.
Als *Spermatogenese* bezeichnet man den Prozeß, in dessen Verlauf sich innerhalb von 74 Tagen aus den Spermatogonien über eine Reihe verschiedener Zwischenstufen die Spermatozoen entwickeln. Darüber hinaus sind noch zusätzlich 1 bis 2 Wochen für den Transport und die Reifung der Spermien innerhalb des Nebenhodens (Epididymis) erforderlich (338).
Je nach Angriffspunkt kann es daher zwischen 2 Wochen und 3 Monate dauern, bis man durch Sexualsteroide beim Mann eine Inhibition der Fertilität erzielen kann, die dann durch eine Dauerbehandlung mit dem entsprechenden Präparat aufrecht erhalten werden kann. Ein relativ schneller kontrazeptiver Effekt kann praktisch nur durch eine Verhinderung der Reifung oder eine Inaktivierung der Spermatozoen im Nebenhoden erreicht werden.
Wie in Abb. 66 dargestellt ist, entstehen an den Wänden der ca. 600 Samenkanälchen aus den Spermatogonien durch Größenzunahme die Spermatozyten 1. Ordnung. Durch die erste Reifungsteilung (Reduktionsteilung) gehen sie in die sekundären Spermatozyten (Präspermatiden 1. Ordnung) mit einem haploiden Chromosomensatz über. Dieser und die folgenden Schritte, bei denen zwei weitere Teilungsvorgänge (Äquationsteilungen) stattfinden, sind hormonabhängig (Abb. 66). Demnach entstehen aus einer Ursamenzelle (Gonozyt) 8 unreife Spermatozoen, die anschließend im Nebenhoden eine weitere Reifung unter dem Einfluß von Testosteron durchmachen. Allerdings werden diese im Ejakulat erscheinenden Keimzellen erst nach einem Kapazitierungsprozeß im Uterus befruchtungsfähig.

Hormonelle Steuerung der Spermatogenese

Der Hoden enthält 200 bis 300 Lobuli mit jeweils 1 bis 3 gewundenen Samenkanälchen, welche durch lockeres Bindegewebe gestützt werden, in dem Gruppen von Leydig-Zellen (Interstitialzellen) verteilt sind (110). Auf der Basalmembran der Tubuli bauen sich die 3 Zellschichten des Samenepithels auf, die Spermatogonien, Spermatozyten und Spermatiden enthalten, und in die wiederum die Sertoli-Zellen eingelagert sind. Sie bilden eine Art ineinander übergehende Membran und schützen die sich entwickelnden Spermien gegen schädliche Substanzen. Die aus den Spermatiden entstehenden motilen Spermatozoen wandern dann in den Nebenhoden.

314 Hormonale Kontrazeption beim Mann

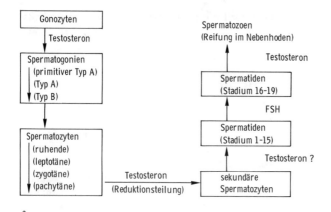

Abb. 66 Schematische Darstellung der Spermatogenese (a) und ihrer hormonellen Steuerung (b).

Wie die Follikelreifung bei der Frau, steht auch die Spermatogenese unter der Kontrolle der Gonadotropine, wobei LH und FSH verschiedene Angriffspunkte besitzen. Während FSH direkt auf das Samenepithel wirkt und den Übergang der Spermatiden in die letzten Entwicklungsstadien stimuliert (110), beeinflußt LH die Spermatogenese nur indirekt über die Steuerung der Testosteronsynthese in den Leydig-Zellen (s. Abb. 66). Testosteron, dessen Konzentration im Testis weitaus höher ist als im peripheren Kreislauf, spielt bei einigen Schritten der Spermatogenese eine wichtige Rolle (s. Abb. 66), wobei noch nicht geklärt ist, ob es erst nach Umwandlung in einen androgen wirksamen Metaboliten (z. B. Dihydrotestosteron) zur Wirkung kommt.

Vermutlich ist für die Synthese des Testosterons aus Cholesterin auch FSH erforderlich (293), dessen wichtigste Aufgabe neben seiner Wirkung auf das Samenepithel in der Stimulierung der Funktion der Sertoli-Zellen zu sehen ist. Dabei wird unter dem Einfluß von FSH und auch von Testosteron ein androgenbindendes Protein (ABP) produziert, das in das Lumen der Samenkanälchen sezerniert wird und die Aufgabe hat, durch selektiven Transport über die Blut-Testis-Schranke für eine hohe Konzentration der Androgene im Samenepithel und Nebenhoden zu sorgen. Darüber hinaus wird in den

Sertoli-Zellen das aus den Leydig-Zellen stammende Testosteron in Östradiol metabolisiert (186), das bei der Feedback-Regulation der Gonadotropinsekretion eine Rolle spielt.
Auch Prolaktin scheint in einem gewissen Ausmaß für eine normale Testisfunktion von Bedeutung zu sein, da es gemeinsam mit FSH die Bildung der LH-Rezeptoren stimuliert, während LH die eigenen Rezeptoren von einem bestimmten Niveau an reduziert. Wenn Prolaktin jedoch im Serum pathologische Werte erreicht, hemmt es auch beim Mann die Funktion der Gonaden.
Die Wechselwirkungen zwischen Hypothalamus und Hypophyse auf der einen und dem Hoden auf der anderen Seite entsprechen weitgehend denen, die die basale (tonische) Sekretion von LH und FSH bei der Frau steuern. Der wesentliche Unterschied liegt darin, daß es beim Mann kein Äquivalent für das zyklische Geschehen gibt, das für die Auslösung der Ovulation verantwortlich ist. Von einer gewissen Konzentration an hemmen die Androgene und Östrogene auch beim Mann auf hypothalamischer (LH-RH-Freisetzung) und hypophysärer Ebene die Ausschüttung von LH und FSH (s. Abb. 66). Dabei scheinen die Östrogene und Androgene in voneinander unabhängiger Weise wirksam zu werden. Demnach ist keine Aromatisierung des Testosterons notwendig, um im Hypothalamus einen Feedback-Effekt auszulösen.
Im einzelnen scheint ein Anstieg des Testosterons im Serum vor allem die Freisetzung des LH zu inhibieren, während Östradiol in einem bestimmten Konzentrationsbereich die Hypophyse direkt im Sinne eines positiven Feedbacks beeinflußt, obwohl es in höheren Konzentrationen ebenfalls die Freisetzung der Gonadotropine hemmt. Die Sekretion des FSH steht zusätzlich unter dem hemmenden Einfluß des Inhibins, eines in den Sertoli-Zellen gebildeten Proteins, das direkt auf die Hypophyse wirkt (s. Abb. 66); (436, 708).
Wenn auch Progesteron im Serum des Mannes nur in kaum meßbaren Konzentrationen vorhanden ist, so hat es sich doch gezeigt, daß synthetische Gestagene die Gonadotropinfreisetzung sehr wirksam unterdrücken können.

Hemmung der Spermatogenese

Aus den verschiedenen Schritten der Steuerung der Spermatogenese durch Sexualhormone lassen sich mehrere Möglichkeiten der hormonalen Kontrazeption ableiten, (97, 110) nämlich
- die Unterdrückung der Gonadotropinsekretion auf hypothalamo-hypophysärer Ebene durch Sexualsteroide, wodurch sowohl die Spermatogenese als auch die testikuläre Testosteronsynthese inhibiert wird;
- die direkte Störung der Spermatogenese durch Hemmung einzelner Entwicklungsschritte, z. B. durch Antiandrogene;
- die Inhibition der Spermatozoenreifung im Nebenhoden.

Daneben wäre es auch denkbar, durch eine Hemmung der Zellteilung mit toxischen Substanzen, durch Störung des Spermientransports im Samenleiter, durch Veränderung der chemischen Zusammensetzung der Samenflüssigkeit (Prostata, Samenblasen) oder durch immunologische Maßnahmen eine temporäre Zeugungsunfähigkeit herbeizuführen. Diese sollte selbstverständlich voll reversibel sein und dürfte zu keiner Beeinträchtigung von Libido und Potentia coeundi führen.

316 Hormonale Kontrazeption beim Mann

In Analogie zur Ovulationshemmung scheint auch beim Mann unter den oben aufgeführten Möglichkeiten die Hemmung der Gonadotropinsekretion die Methode zu sein, *die noch die größten Aussichten auf eine praktische Anwendung haben könnte.*
Im Prinzip läßt sich die Spermatogenese auf diesem Wege durch alle Sexualsteroide hemmen, sofern diese in genügend hoher Dosierung verabreicht werden. Dabei unterdrückt Östradiol die Gonadotropinspiegel weitaus wirksamer als die Androgene oder Gestagene. Wegen der Vielzahl unerwünschter Nebenwirkungen, z. B. Feminisierungserscheinungen oder der Beeinflussung des Kreislaufs, kommen Östrogene jedoch nicht in Betracht, es sei denn in geringer Dosis und kombiniert mit hohen Androgendosen. Deshalb stehen zur praktischen Erprobung nur Androgene, Gestagene bzw. eine Kombination dieser beiden Hormongruppen, sowie Antiandrogene und Antigonadotropine zur Verfügung.

Fertilitätshemmung durch Androgene

Vom theoretischen Standpunkt aus erschien zunächst der Einsatz von Androgenpräparaten am erfolgversprechendsten, da diese wohl über eine Suppression der Gonadotropine die generative Funktion des Hodens weitgehend hemmen, gleichzeitig aber auch den damit verbundenen Ausfall des endogenen Testosterons ersetzen können.
Testosteron hat – wie die anderen natürlichen Sexualsteroide – bei oraler Einnahme eine zu kurze Halbwertszeit, um praktisch eingesetzt werden zu können. Auch 17α-Methyltestosteron, Fluoxymesteron und andere oral wirksame synthetische Androgene können bei einer auf Dauer noch vertretbaren täglichen Dosis von z. B. 25 mg die Spermatogenese nicht wirksam unterdrücken. Bei einer Dosierung von 75 oder 100 mg pro Tag ist dies zwar möglich, doch rufen derartige Mengen von 17α-alkylierten Steroiden schwere Leberschäden hervor (97, 110).
Dagegen läßt sich durch regelmäßige i. m. Injektionen von Testosteronestern die Spermatogenese in der überwiegenden Zahl der Fälle unterdrücken, wobei das exogen zugeführte Androgen gleichzeitig den durch die Hemmung der Leydig-Zell-Funktion verursachten Ausfall des endogenen Testosterons ausgleicht. Dabei muß aber in Kauf genommen werden, daß während der Behandlung der Testosteronspiegel im Serum in einer Weise erhöht ist, daß mit Nebenwirkungen wie Natrium- und Wasserretention, Veränderungen im Kreislaufsystem oder Gewichtszunahme gerechnet werden muß. Im Hinblick auf die praktische Anwendung ist es von Nachteil, daß die suppressive Wirkung auf die Spermatogenese erst nach mehreren Behandlungswochen wirksam wird. Die Hemmung der Spermatogenese ist innerhalb weniger Monate nach dem Absetzen der Injektionen völlig reversibel (97).
Es zeigte sich, daß die tägliche Injektion von 25 mg bzw. von 50 mg Testosteronpropionat dreimal pro Woche über 2 bis 3 Monate zur völligen Azoospermie führt, wobei Libido und Potenz unbeeinflußt bleiben (97, 307).
Wegen der häufigen und zum Teil schmerzhaften intramuskulären Injektionen ist nicht damit zu rechnen, daß diese Methode von vielen Männern akzeptiert werden würde. *Auch kann dieses unbequeme Applikationsschema nicht durch Gabe höherer Dosen in größeren Zeitabständen ersetzt werden,* da dann keine zuverlässige Hemmung der Spermatogenese mehr gewährleistet ist.
Dagegen scheint die i. m. Injektion langwirksamer Fettsäureester wie des Testosteronön-

anthats oder des Testosteroncypionats (-3-Cyclopentylpropionyläther) zur hormonalen Kontrazeption in begrenztem Maßstab brauchbar zu sein.
Mit einer wöchentlichen i. m. Injektion von 250 mg Testosteronönanthat über einen Zeitraum von 21 Wochen reduzierte sich die Spermienzahl auf durchschnittlich weniger als 3 Millionen/ml, wobei es bei etwa der Hälfte der Probanden zur Azoospermie kam. Bis zur völligen Hemmung der Spermatogenese vergingen aber auch hier einige Monate. Dementsprechend erholte sich die Spermatogenese nach dem Absetzen auch erst nach 3 bis 6 Monaten. Während der Behandlung war die Sekretion von LH und FSH unterdrückt, der Testosteronspiegel jedoch nahezu verdoppelt (784). Infolgedessen kam es zu einer Gewichtszunahme von durchschnittlich 3,6 kg und gelegentlich zu Akne (511, 784), während Libido und Potenz nicht beeinflußt waren.
Da die intramuskulären Injektionen unangenehm sind, versuchte man, die Intervalle zwischen den einzelnen Injektionen zu verlängern. Wenn nach zunächst wöchentlichen Injektionen von 200 mg Testosteronönanthat (Induktionsphase) die Spermatogenese genügend unterdrückt war, erwies sich eine Injektion von 200 mg alle 14 Tage zur Aufrechterhaltung der Spermiensuppression als ausreichend (571).
Der zunächst auf das Doppelte der Norm angestiegene Testosteronspiegel normalisiert sich im weiteren Verlauf der Behandlung, während die Sekretion von LH und FSH gehemmt bleibt. Aus diesem Grunde waren auch die Nebenwirkungen relativ gering.
Da jedoch nur bei etwa 50% der auf diese Weise behandelten Männer eine Azoospermie erzielt werden konnte, erscheint die Methode nicht als genügend zuverlässig, wenn auch die meisten Probanden nicht mehr als 3–5 Millionen Spermatozoen pro ml Ejakulat aufwiesen. Der weiteren Verbreitung dieser Methode – z. B. in Entwicklungsländern – steht auch entgegen, daß das Präparat alle 2 Wochen injiziert werden muß. Eine Ausdehnung des Injektionsintervalls auf z. B. einen Monat ist nicht möglich, da dann selbst bei einer Erhöhung der Dosis auf 400 mg Testosteronönanthat der kontrazeptive Effekt verloren geht.
Da an der klinischen Erprobung der verschiedenen Verabreichungsformen bisher insgesamt nur wenige hundert Männer beteiligt waren und sich die Behandlungsdauer selten über mehr als ein Jahr erstreckte, *lassen sich noch keine sicheren Angaben über das Ausmaß der unerwünschten Nebenwirkungen machen,* wie dies bei den Ovulationshemmern der Fall ist. Aus den Erfahrungen, die man seit vielen Jahren mit der therapeutischen Anwendung von Androgenen gemacht hat, sind die folgenden Auswirkungen des Testosterons – natürlich in Abhängigkeit von der Dosis – denkbar (821):
Bei Suppression der Spermatogenese kann die Testisgröße reduziert sein; gelegentlich kommt es zur Gynäkomastie und Epididymitis. Da Testosteron eine mitogene Wirkung auf die Prostata ausübt, muß die Möglichkeit eines *erhöhten Karzinomrisikos* langfristig untersucht werden. Auf Grund der gesteigerten Sebumproduktion können vermehrt Akne und Follikulitis auftreten. Libido und Potenz sind allerdings unverändert.
Wegen des anabolen Effekts der Androgene kann es zu einer deutlichen Gewichtszunahme kommen, wozu auch eine gesteigerte Natrium- und Wasserretention beitragen kann. Letztere kann auch eine Blutdruckerhöhung zur Folge haben. Weiterhin kann es bei hohen Dosen zur Hyperkalzämie kommen. Während 17α-alkylierte Androgene in höherer Dosis einen cholestatischen Ikterus verursachen können, ist dies beim Testosteronönanthat nicht beobachtet worden. Wie bei den Östrogenen sind verschiedene Gerinnungsfaktoren und die Bindungsproteine im Serum erhöht.
Da Testosteron durch periphere Metabolisierung in Östrogene umgewandelt werden

kann, wobei aus mg-Mengen immerhin µg-Mengen Östradiol entstehen können, könnte man einige dieser Nebenwirkungen den aus den Androgenen entstandenen Östrogenen zuschreiben.

Eine weitere Möglichkeit der Androgenapplikation ist die subkutane Implantation von Silastic-Kapseln, die mit Testosteron gefüllt sind. Zwar werden aus diesem Depot über lange Zeit relativ gleichmäßige Mengen Testosteron freigesetzt, doch wurde diese Methode bisher nur in Verbindung mit der oralen Einnahme anderer Steroide (z. B. Gestagene) zur Substitution des fehlenden endogenen Testosterons eingesetzt.

Fertilitätshemmung durch Gestagene

Da die Wirkungen verschiedener Gestagene durch ihre langjährige Verwendung als Bestandteil von Ovulationshemmern weitgehend bekannt sind und sie oral appliziert werden können, untersuchte man in einigen größeren Testreihen ihren Effekt auf die Spermatogenese. Dabei gelang es zwar, über eine Suppression der Gonadotropinsekretion die Zahl der Spermien bei längerer Behandlung zu reduzieren, doch waren hierfür Dosierungen erforderlich, *welche die bei den Ovulationshemmern üblichen um das 10- bis 20fache übertrafen.* So wurde ermittelt, daß täglich 10–30 mg Megestrolazetat, 25–50 mg Norethisteron, 25 mg Norandrolon oder ca. 15 mg (pro Woche insgesamt 100 mg) Norgestrel eingenommen werden mußten (716). Mit diesen und einigen anderen synthetischen Gestagenen gelang es, bei etwa 80% der Männer eine Reduktion der Spermienzahl auf weniger als 10 Millionen/ml herbeizuführen, – allerdings oft erst nach mehrmonatiger Behandlung –, wobei sich die einzelnen Präparate wiederum in ihrer Wirksamkeit erheblich unterschieden. Auch stellte man innerhalb der Untersuchungskollektive große individuelle Schwankungen hinsichtlich der Effektivität fest; bei vielen Männern konnte sogar überhaupt keine kontrazeptive Wirkung beobachtet werden (716).

Da durch die Unterdrückung der Gonadotropine auch die testikuläre Testosteronproduktion gehemmt wird, kann es auf Grund des Androgenmangels zu Nebenwirkungen wie Libido- und Potenzverlust, gelegentlich auch zur Gynäkomastie und recht häufig zu einer Zunahme des Gewichts kommen. Die in einigen Fällen registrierte Erhöhung der Transaminasen deutet auf eine mögliche Leberbelastung hin, was bei den hohen Dosierungen nicht überrascht (716).

Es wurde deutlich, *daß die alleinige Verwendung von Gestagenen zur Kontrazeption beim Mann wegen der unzuverlässigen Wirkung und der erheblichen Nebenwirkungen nicht geeignet ist.* Bei diesen Untersuchungen zeigte sich auch, daß zur Erzielung eines vertretbaren kontrazeptiven Effekts eine völlige oder nahezu völlige Suppression der Spermatogenese notwendig ist, nachdem es auch bei Spermienzahlen von unter 10 Millionen/ml in einigen Fällen zur Schwangerschaft kam. *Da die Frau die Folgen zu tragen hat, wenn ein Kontrazeptivum für den Mann versagt, sollte man hierbei die gleichen Anforderungen an die Sicherheit stellen wie bei Ovulationshemmern.* Obwohl die verwendeten Gestagendosen offenbar zu niedrig waren, wäre eine weitere Erhöhung wegen der möglichen Nebenwirkungen problematisch. Ein anderer Nachteil ist auch hier in dem mehrmonatigen Zeitraum zu sehen, der zwischen dem Beginn der Behandlung und der völligen Unterdrückung der Spermatogenese bzw. zwischen dem Absetzen und der Wiederherstellung der Fertilität vergeht. Nach längerer Einnahme von Gestagenen wurde in manchen Fällen der Status quo ante erst 12–18 Monate nach der Beendigung der Einnahme erreicht.

Fertilitätshemmung durch Androgene in Kombination mit anderen Steroiden

Da die alleinige Gabe von Androgenen oder Gestagenen keine zufriedenstellende Lösung des Problems darstellt, wurde versucht, durch Kombination eines Steroidhormons, welches die Gonadotropine wirksam unterdrückt, mit einem Androgen, welches das dabei entstehende Testosterondefizit substituiert, ein geeignetes Kontrazeptivum für den Mann zu finden.

So gelang es durch die Einnahme von 20 µg Äthinylöstradiol und 10 mg Methyltestosteron zweimal täglich innerhalb von 15 Wochen eine Unterdrückung der Spermatogenese bis zur Azoospermie herbeizuführen, die sich innerhalb von 35–40 Wochen nach Absetzen als völlig reversibel erwies (105). Obwohl bisher keine Nebenwirkungen festgestellt wurden, müßte die wegen der relativ hohen Östrogendosis zu Recht bestehende Skepsis bezüglich der Anwendung dieser Kombination beim Mann ausgeräumt werden, bevor eine weite Verbreitung in Erwägung gezogen werden kann.

Auch die tägliche orale Einnahme von 600 mg Danazol, eines schwach androgen und antigonadotrop wirkenden Steroids, in Verbindung mit einer einmaligen monatlichen i. m. Injektion von 250 mg Testosteronönanthat unterdrückt die Spermatogenese in recht wirksamer Weise (97), doch sprechen die enormen Steroidmengen, die dabei – möglicherweise über einen Zeitraum von mehreren Jahren – täglich von der Leber metabolisiert werden müssen, gegen dessen Anwendung.

In größerem Maßstab wurde die Kombination verschiedener Gestagene mit Androgenen untersucht. Unter anderem wurden 10–30 mg Megestrolazetat, 25–50 mg Norethisteron, 25 mg Norethandrolon oder Norgestrel (100 mg pro Woche) täglich oral verabreicht, während die Androgenkomponente durch eine subkutan implantierte Silastic-Kapsel bereitgestellt wurde, aus der täglich etwa 0,2 bis 0,3 mg Testosteron freigesetzt wurden (716). Es stellte sich jedoch heraus, daß der Hemmeffekt dieser Kombination auf die Spermatogenese nicht besser war als bei der alleinigen Einnahme der Gestagene.

Es ist also auch mit dieser Kombination von Gestagenen mit Testosteron kein zuverlässiger kontrazeptiver Effekt zu erzielen. Darüber hinaus konnte der Ausfall des endogenen Testosterons durch die aus dem Testosterondepot abgegebene Androgenmenge offensichtlich nicht ausreichend kompensiert werden. Überdies wurde, wie bei der alleinigen Anwendung von Gestagenen, gelegentlich über Libidoverlust und Gynäkomastie sowie häufig über eine Gewichtszunahme geklagt. Wenn man die gleichen Anforderungen stellt wie an Ovulationshemmer, *scheint keine der bisher beschriebenen Kombinationen für eine Weiterentwicklung als Kontrazeptivum für den Mann geeignet zu sein.* Dies trifft auch für die monatliche intramuskuläre Injektion von 150 mg Depot-Medroxyprogesteronazetat und 200 mg Testosteronönanthat zu. Zwar erscheint hierbei das Injektionsintervall von einem Monat als akzeptabel, doch erwies sich der suppressive Effekt auf die Spermatogenese als viel zu unsicher, da nur bei etwa der Hälfte der Männer eine Azoospermie nachweisbar war, während bei den anderen nur eine leichte bis mäßige Reduktion der Spermienzahl beobachtet wurde (716).

Möglicherweise gelingt es in der Zukunft, mit noch stärkeren oral wirksamen Androgenen und Gestagenen auf diesem Wege ein orales Kontrazeptivum für den Mann zu entwickeln. Mit den zur Verfügung stehenden Steroiden besteht jedenfalls zur Zeit keine Aussicht auf ein Präparat, das auch nur annähernd den Ansprüchen genügt, die man hinsichtlich der Zuverlässigkeit und Nebenwirkungen an die Ovulationshemmer stellt.

Fertilitätshemmung durch Antiandrogene

Im Gegensatz zu den bisher erwähnten Steroiden hemmt Cyproteronazetat auf Grund seiner starken gestagenen Partialwirkung nicht nur die Gonadotropinsekretion, sondern greift wegen seiner antiandrogenen Eigenschaften auch direkt im Hoden an. Hierbei inhibiert es kompetitiv die Bindung des Testosterons an dessen Rezeptor (nicht aber die Bindung an das ABP!), so daß alle androgenabhängigen Schritte der Spermatogenese (s. Abb. 66) gehemmt werden. Allerdings verursacht Cyproteronazetat beim Menschen durch die Suppression der Gonadotropine einen Rückgang der Testosteronsynthese und kann auch dadurch die sexuelle Aktivität beeinträchtigen (572).

So gelang mit der täglichen Einnahme von 100 mg Cyproteronazetat innerhalb weniger Wochen, die Spermatogenese zu hemmen, während die Dosis von 50 mg nicht ganz ausreichte (110). Es hat jedoch den Anschein, daß mit dieser Behandlung die Libido und Potenz wirksamer reduziert werden als die Spermatogenese.

Mit den erheblich niedrigeren täglichen Dosen von 5–20 mg Cyproteronazetat kann ebenfalls ein Rückgang der Spermatogenese bewirkt werden; allerdings erfolgt dieser weitaus langsamer, wobei hauptsächlich der antiandrogene Effekt der Substanz zum Tragen kommt. Nach Absetzen des Steroids wird die Spermatogenese innerhalb einiger Monate wieder völlig hergestellt. Obwohl durch diese Behandlung der Testosteronspiegel auf etwa die Hälfte reduziert wird, wirkt sich dies auf die Libido und Potenz (bei jüngeren Männern) nicht aus. Die Ursache dürfte sowohl in einer direkten Inhibition der Steroidsynthese in den Leydig-Zellen als auch indirekt in der Suppression der Gonadotropine um etwa ein Drittel zu suchen sein (407, 547, 685). Demnach geht die Hemmung der Spermatogenese durch Cyproteronazetat von zwei verschiedenen Angriffspunkten aus. Einmal wird durch die Hemmung der Steroidbiosynthese verhindert, daß die für die Spermatogenese nötige hohe intratestikuläre Testosteronkonzentration zustande kommt, zum anderen wird die Wirkung des Testosterons am Rezeptor kompetitiv inhibiert. Darüber hinaus nimmt innerhalb der reduzierten Spermienzahl der Anteil der immotilen, unreifen und abnormalen Spermien aufgrund der antiandrogenen Wirkung des Cyproteronazetats auf die Nebenhoden beträchtlich zu, so daß die Penetrationsfähigkeit der Spermatozoen sehr vermindert ist (685). Auch Prostata und Samenblasen, deren Funktionen androgenabhängig sind, sind betroffen.

Insgesamt gesehen dürften aber auch der *kontrazeptiven Anwendung des Cyproteronazetats ähnliche Nachteile* im Wege stehen wie der von Androgenen und Gestagenen.

Fertilitätshemmung durch andere hormonale und nicht-hormonale Substanzen

Weitere Möglichkeiten zur Hemmung der Spermatogenese werden zur Zeit noch im Tierexperiment untersucht. Dazu zählt eine *dimere Steroidverbindung aus Testosteron und Ethynodiol*, die nach einmaliger intramuskulärer Injektion von 40 mg in Ratten die Spermatogenese für einige Monate völlig unterdrückt. Trotz der Hemmung der Gonadotropinsekretion reicht dabei die androgene Partialwirkung des dimeren Esters zur Substitution des endogenen Testosteronabfalls aus (88).

Die Freisetzung der Gonadotropine versucht man auch durch Applikation von *LH-RH-Analogen* zu hemmen, die die Wirkung des endogenen LH-RH in der Hypophyse inhibieren (97). Ein anderer Weg könnte darin bestehen, durch Überstimulierung bzw.

Störung des physiologischen Verhältnisses der LH- und FSH-Freisetzung als Folge der Gabe hochaktiver LH-RH-Analoge die Hodenfunktion zu inhibieren. Allerdings sind die ersten Ergebnisse aus Versuchen mit Affen nicht sehr ermutigend, so daß dieser Weg der Kontrazeption wohl nicht realisierbar ist.

Im Tierversuch konnte man durch aktive *Immunisierung gegen Spermienantigene* die Spermatogenese stören. Auch die Immunisierung gegen LH unterbricht die Spermatogenese; da sie aber gleichzeitig auch die Steroidsynthese stört, dürfte diese Möglichkeit wegen der damit verbundenen Nebenwirkungen (z. B. Libidoverlust) kaum in Frage kommen.

Günstigere Perspektiven ergeben sich vielleicht einmal, wenn die Isolierung und Darstellung des *Inhibins* gelungen ist. Da dieses die Sekretion des FSH aus der Hypophyse selektiv hemmt, ergäbe sich die Möglichkeit, die FSH-abhängigen Schritte der Spermatogenese zu stören, ohne dabei die von LH gesteuerte Testosteronproduktion zu beeinträchtigen (97).

Nicht-hormonale Substanzen. Es ist bekannt, daß zahlreiche zentral wirkende Substanzen wie Psychopharmaka, Tranquillizer, Narkotika, usw. über eine Störung der hypothalamo-hypophysären Gonadotropinregulation die Hodenfunktion zu hemmen vermögen. Auch einige Siloxane mit gewissen östrogenen Eigenschaften sowie Methallibur inhibieren durch Suppression der Gonadotropinsekretion die Spermatogenese – aber auch die Testosteronsynthese – im Tierversuch. Da diese Substanzen erhebliche andere Partialwirkungen besitzen, ist nicht zu erwarten, daß sie als Fertilitätshemmer eingesetzt werden können.

Daneben gibt es eine Reihe von Substanzen, die die Spermatogenese durch eine direkte Wirkung auf das Samenepithel vollständig und reversibel unterdrücken. Vor allem während der Zellteilung sind die sich entwickelnden Samenzellen gegen eine Vielzahl von Agentien empfindlich, die u. a. zur Karzinombehandlung oder gegen Pilz- und Bakterieninfektionen eingesetzt werden. Leider sind viele solcher Substanzen (Vinblastin, Colchicin, Alkansulphonsäureester) schon in subkontrazeptiven Dosierungen viel zu toxisch, z. B. wegen ihrer Wirkung auf das Knochenmark (110), um als Kontrazeptiva in Betracht zu kommen.

Zu den antispermatogenen, aber ebenfalls toxischen Präparaten zählen auch Derivate des Chloramphenicols, des Thiophens und Dinitropyrrols (97).

Dagegen verursacht 5-Thio-D-Glukose eine reversible Hemmung der Spermatogenese ohne Beeinträchtigung der Libido und ohne toxische Wirkung auf andere Organe. Vermutlich stört die Substanz den Transport der Glukose durch die Zellmembran (vor allem der Sertoli-Zellen). Allerdings ist die Austestung dieser Substanz bisher auf den Tierversuch beschränkt geblieben.

Als zunächst sehr aussichtsreich erschienen auch die Dichlorazetyldiamine, die in klinischen Tests die Spermatogenese reversibel bis zur schweren Oligospermie unterdrücken. Diese Substanzen, die zur Behandlung intestinaler Amöbeninfektionen eingesetzt werden, sind in den üblichen Dosierungen nicht toxisch. Es stellte sich aber heraus, daß bei Genuß von Alkohol dessen vaskuläre Wirkung durch diese Präparate so stark erhöht wird, daß es zu *kardialen Arrhythmien* kommen kann. Die Ursache hierfür ist vermutlich eine Akkumulierung von Azetaldehyd als Folge einer Störung des Alkoholmetabolismus.

Eine zukunftsträchtige Entwicklung könnte dagegen das *Gossypol* darstellen, ein Extrakt aus Baumwollsamen, der in der VR China bereits an mehr als 10000 Männern getestet wurde. Diese Substanz hemmt sehr zuverlässig die Spermatogenese (99,89%) bis zur Azoospermie – ohne die Testosteronsynthese zu stören, wobei der Effekt nach Absetzen reversibel ist. Dabei wurden während der ersten 2 Monate täglich 20 mg, danach zweimal pro Woche je 20 mg eingenommen. Bei 12% der Probanden kam es – vermutlich auf Grund eines Kaliumdefizits – zu *Schwächeerscheinungen,* gelegentlich auch zu gastrointestinalen Beschwerden und zu Libidoverlust (570). Von diesen Ergebnissen ausgehend, könnte man Gossypol oder Derivate dieser Substanz für einen Einsatz in größerem Maßstab in Betracht ziehen.

Nachdem aber Gossypol im Tierversuch toxische Wirkungen auf Leber, Lunge, Milz und Myokard zeigte und in allen untersuchten Geweben akkumuliert gefunden wurde, ist eine allgemeine Anwendung als Kontrazeptivum vorerst noch skeptisch zu beurteilen.

Im übrigen wird die eigentliche Wirksubstanz des Gossypols, ein Naphthalinderivat, schon seit langem in der Gummiindustrie als Antioxydans verwendet und gilt als potentielles Insektizid (570).

Hemmung der Spermatozoenreifung im Nebenhoden

Wenn die Spermatozoen die Testes verlassen, besitzen sie nur eine geringe Motilität und sind noch nicht befruchtungsfähig. Erst mit der Wanderung durch den Nebenhoden, bei der sie gewisse biochemische und morphologische Veränderungen durchmachen, erhalten sie die nötige Beweglichkeit und Fähigkeit zur Fertilisierung.

Substanzen, die selektiv diese Vorgänge hemmen, könnten ein ideales Kontrazeptivum darstellen, da ihre Wirkung schneller zum Tragen käme bzw. reversibel wäre. Auch wären Nebenwirkungen wie z. B. ein Libidoverlust, nicht zu erwarten, da die Leydig-Zell-Funktion nicht beeinträchtigt werden würde.

Wie bereits erwähnt, ist die Reifung der Spermatozoen im Nebenhoden androgenabhängig, so daß Antiandrogene wie Cyproteronazetat in der Epididymis eine Immobilisierung der Spermatozoen und damit Infertilität verursachen. Allerdings hemmt dieses Steroid auch die Spermatogenese, so daß seine kontrazeptive Wirkung nur teilweise über den Nebenhoden verlaufen würde.

In Tierversuchen beobachtete man, daß Derivate des Glyzerins wie α-Chlorhydrin die Motilität der Spermatozoen selektiv in der Epididymis hemmen. Sie sind jedoch wegen ihrer toxischen Wirkungen (Knochenmark, Spermatozelen) nicht zur Weiterentwicklung geeignet.

Auch chlorierte Zucker (z. B. 6-Chlor-6-deoxyglukose) verursachen – oral verabreicht – eine reversible Hemmung der Spermatozoenreifung im Nebenhoden. Im Tierversuch wurden dabei weder die Libido noch die Morphologie der Spermien beeinflußt; dagegen war die Motilität gehemmt. Da die chlorierten Zucker nicht so toxisch sind wie das Chlorhydrin, sollte dieser mögliche Weg weiter untersucht werden.

Zusammenfassung

Die bisher in einem begrenzten Maßstab durchgeführten klinischen Versuche haben eindeutig gezeigt, *daß in absehbarer Zeit noch kein brauchbares Präparat für eine hormonale Kontrazeption des Mannes zur Verfügung stehen wird,* das in seiner Anwendbarkeit,

Zuverlässigkeit und dem Ausmaß der Nebenwirkungen der „Pille" vergleichbar wäre, auch wenn die bisherigen Ergebnisse durchaus zur Fortsetzung der Forschungsarbeiten auf diesem Gebiet ermutigen.

Das wohl wesentlichste Problem bei der Kontrazeption des Mannes beruht auf dem Umstand, daß eine Azoospermie erzeugt werden muß, wenn das Präparat zuverlässig sein soll, da auch bei reduzierten Spermienzahlen Schwangerschaften registriert worden sind.

Mit den bisher geprüften Substanzen läßt sich die nötige Zuverlässigkeit sicher nicht erreichen, weil eine Steigerung der schon sehr hohen Dosierungen aus verschiedenen Gründen (Leberbelastung, Nebenwirkungen usw.) nicht zu vertreten ist. Daher muß sich die künftige Entwicklung auf die Suche nach stärker wirksamen Androgenen und Gestagenen konzentrieren. Dabei ist auf jeden Fall eine orale Applikationsform anzustreben, da häufige und gegebenenfalls schmerzhafte intramuskuläre Injektionen die Akzeptanz stark in Frage stellen. Eine Ausdehnung des Injektionsintervalls über einen Zeitraum von 2 Wochen hinaus ist mit den bekannten Präparaten nicht möglich, weil dann die Spermienzahl nicht in genügender Weise reduziert werden würde.

Bei den notwendigen hohen Dosierungen der Androgene und Gestagene, welche die der Ovulationshemmer um das 10- bis 30fache übertreffen, lassen sich ernsthafte langfristige Nebenwirkungen – vor allem auf die Leber – nicht ausschließen. Die bisher nur in relativ kleinen Fallzahlen und über nur begrenzte Zeiträume getesteten Präparate erlauben noch keine Aussagen über die Nebenwirkungen und die Akzeptanz.

Nicht zu vernachlässigen ist ferner das Risiko genetischer Defekte, wenn es trotz der Einnahme solcher Präparate zur Schwangerschaft käme. Ein wesentlicher Nachteil aller bisher untersuchten Methoden besteht darin, daß die behandelten Männer nach Beginn der Behandlung noch viele Wochen fertil sind und sich die kontrazeptive Wirkung eigentlich nur durch die Untersuchung des Ejakulats feststellen läßt. Ebenso kann die Wiederherstellung der Fertilität nach Absetzen eines solchen Präparates wesentlich längere Zeit in Anspruch nehmen, als nach dem Absetzen eines Ovulationshemmers.

Schließlich bleibt noch zu erwähnen, daß nach längerer Anwendung der Steroidhormone zur weitgehenden Unterdrückung der Gonadotropinsekretion bei männlichen Tieren ein Desensibilisierungseffekt auf hypothalamischer Ebene auftreten kann, der eine ständige Erhöhung der Dosis nötig machen würde (717).

Alle nicht-steroidalen Inhibitoren der Spermatogenese bzw. epididymalen Reifung der Spermatozoen, die meist erst im Tierversuch getestet wurden, kommen auf Grund ihrer stark toxischen Nebenwirkungen für die Kontrazeption des Mannes wohl nicht in Frage.

Ausblick

Obwohl heute ein weites Spektrum von schwangerschaftsverhütenden Methoden zur Verfügung steht (s. Tab. 1), gibt es noch kein Kontrazeptivum, das man als schlechthin ideal bezeichnen könnte. Jedes der bekannten kontrazeptiven Verfahren stellt einen Kompromiß zwischen dem Streben nach größtmöglicher Zuverlässigkeit, optimaler Zykluskontrolle und einem Minimum an Nebenwirkungen oder Komplikationen dar.
Dementsprechend gibt es auf der einen Seite Kontrazeptiva, die eine fast hundertprozentige Sicherheit bei guter Zykluskontrolle gewähren, dafür jedoch einige ernsthafte und sogar gefährliche Komplikationen verursachen können. Das Pendant dazu sind Methoden, die völlig frei von Nebenwirkungen sind und in die Physiologie nicht eingreifen, die aber relativ unzuverlässig sind. Dieses Dilemma führt dazu, daß jede Methode von ca. 30 bis 60% der Frauen (oder Männer) früher oder später wieder aufgegeben wird.
Schon aus dieser Tatsache ergibt sich die Notwendigkeit, die Suche nach dem „idealen Kontrazeptivum" fortzusetzen oder wenigstens die Palette der zur Verfügung stehenden kontrazeptiven Möglichkeiten zu erweitern.
Allerdings muß betont werden, daß es heute aufgrund der umfassenden Sicherheitsbestimmungen der Gesundheitsbehörden *weitaus schwieriger und kostspieliger geworden ist*, ein wirklich neues Präparat zu entwickeln, als dies noch vor 15 bis 20 Jahren der Fall gewesen war. Dies ist einer der wesentlichen Gründe dafür, daß es seit Jahren keine echten Neuerungen auf dem Gebiet der Kontrazeption mehr gibt, und daß inzwischen die Forschungen auf diesem Gebiet überwiegend von Universitäten oder anderen öffentlichen Institutionen betrieben werden.
Die zahlreichen Versuche, neue Wege für die Kontrazeption der Frau zu finden, erstrecken sich von der einfachen Modifizierung der galenischen Form herkömmlicher Präparate, über die Veränderung der Applikationsweise, bis zum Einsatz nichtsteroidaler Hormone.
In den meisten Fällen versuchte man, über eine Reduzierung der einzunehmenden Steroidmenge das Ausmaß der Nebenwirkungen zu verringern – was entweder durch parenterale Verabreichung oder durch Beschränkung der Einnahme auf wenige Tage erreicht werden soll. Allerdings dürften die damit verbundenen Probleme der Zuverlässigkeit, Zykluskontrolle und Akzeptanz einer allgemeinen Einführung dieser Methoden noch im Wege stehen.

„Papierpille"

Eigentlich kann man die „Papierpille", bei der mit Hilfe briefmarkenähnlicher Perforationen abreißbare, eßbare Zellulosequadrate eingenommen werden, nicht als neue Methode bezeichnen. Das einzunehmende Zelluloseblättchen ist mit der gleichen Steroidmenge imprägniert, wie sie in niedrig dosierten Kombinationspräparaten enthalten sind.

Doch bietet die in China entwickelte galenische Zubereitung einige Vorteile hinsichtlich der Kosten (Verpackung, Transport, Aufbewahrung), Information (Instruktionen aufgedruckt) und Akzeptanz.

Verwendung natürlicher Östrogene

Da man davon ausgehen kann, daß die meisten unerwünschten Nebenwirkungen der Ovulationshemmer von der Wirkung des Mestranols oder Äthinylöstradiols auf Leber oder Gefäße ausgelöst werden, versuchte man, die synthetischen Östrogene durch natürliche zu ersetzen. Während konjugierte Östrogene aufgrund ihrer zu unsicheren Wirkung nicht in Frage kommen, gelang es, mit Kombinationspräparaten, die mikronisiertes und damit resorbierbares Östradiol und Östriol enthielten, die Ovulation zuverlässig zu unterdrücken.

In einer Doppelblindstudie mit 925 Frauen zeigte ein Kombinationspräparat, das ein „natürliches" Östrogen enthielt (4 mg Östradiol + 2 mg Östriol + 3 mg Norethisteronazetat), die gleiche kontrazeptive Sicherheit wie ein herkömmliches Präparat (50 µg Äthinylöstradiol + 3 mg Norethisteronazetat). Auch das Ausmaß der unerwünschten Nebenwirkungen entsprach dem üblichen Muster. Auf Grund der deutlich häufiger auftretenden unregelmäßigen Blutungen dürften jedoch Präparate mit „natürlichen" Östrogenen weniger zur Kontrazeption geeignet sein als solche mit synthetischen Östrogenen (879).

Wochenpille

Da die tägliche und pünktliche Einnahme von Steroidhormonen von vielen Frauen als lästig empfunden wird, könnte eine einmalige wöchentliche oder monatliche orale Applikation einen Fortschritt darstellen.

Als „Wochenpille" wurde ein stark wirksames Gestagen (R 2323) getestet, das einmal pro Woche in einer Dosis von 5 bzw. 10 mg eingenommen wurde (165). Zwar erwies sich die kontrazeptive Wirkung als relativ gut, doch fand man sich mit ähnlichen Nebenwirkungen – vor allem irregulären Blutungen – konfrontiert wie bei anderen reinen Gestagenpräparaten.

Die in der DDR im Handel befindliche Wochenpille, bei der in den ersten 3 Wochen ein hochdosiertes Östrogen (1 mg Äthinylöstradiolsulfonat) und in der vierten Woche ein Gestagen (10 mg Norethisteronazetat) eingenommen werden, ist auf S. 111 ausführlich besprochen.

Monatspille

Bei der sog. Monatspille werden am 2. Zyklustag ein hochdosiertes Östrogen (2 mg Quinestrenol) und am 23. Zyklustag das Östrogen gemeinsam mit einem Gestagen (2 mg Quinestrenol + 2,5 mg Quingestanolazetat) eingenommen (696). Dabei handelt es sich um die Cyclopentyläther des Äthinylöstradiols bzw. des Norethisteronazetats (3-OH), die nach oraler Einnahme im Gastrointestinaltrakt resorbiert, im Gewebe gespeichert und von dort aus langsam freigesetzt werden. Der kontrazeptive Schutz ist recht gut

(Pearl-Index 0,8) und die Nebenwirkungen halten sich in dem Rahmen anderer Östrogen-Gestagen-Präparate. Allerdings besteht, vor allem in den ersten Monaten, eine Neigung zu verlängerten Zyklen und längeren, schweren Blutungen. Nach dem Absetzen tritt eine normale Menstruation erst mit einer Verspätung von etwa 3 Wochen ein (696).

Weder die „Wochen-" noch die „Monatspille" dürften gegenüber den herkömmlichen oralen Präparaten echte Vorteile bieten, weil bei ihnen keine wirkliche Verringerung der Gesamtdosis der Steroide erreicht wird und bei dem nur schwer zu kontrollierenden Einnahmemodus die Gefahr des Vergessens einer Tablette nicht geringer, sondern eher größer zu sein scheint.

Periovulatorische Pille

Ein gänzlich anderer Weg wurde mit der Enwicklung einer sog. Periovulatorischen Pille („Midcycle-Pill") beschritten. Ihr Prinzip beruht darauf, daß Gestagene die Progesteronrezeptoren im Endometrium zu inaktivieren und reduzieren vermögen. Demnach könnten stark wirksame synthetische Gestagene – um die Zeit der Ovulation eingenommen – auf Grund des nicht zyklusgerechten, verfrühten Gestageneinflusses die synchrone Vorbereitung des Endometriums für die Nidation stören, so daß eine Implantation verhindert wird. Der Vorteil läge darin, insbesondere bei Gestagenen mit einem Anti-Progesteron-Effekt, daß die Präparate nur an wenigen Tagen eingenommen werden und somit der systemische Effekt, u. a. die Nebenwirkungen, auf ein Minimum reduziert werden.

In der Praxis zeigte sich jedoch, daß der kontrazeptive Effekt dieser Methode trotz hoher Dosierung zu gering ist. Die Einnahme von jewels 50 mg des synthetischen Gestagens R 2323 an den Zyklustagen 15, 16 und 17 erbrachte nur einen Pearl-Index von 5! Darüber hinaus deuten die reduzierten Östradiol- und Progesteronspiegel mehr auf eine Gonadotropinsuppression sowie auf eine direkte Störung der endogenen Progesteronsynthese als auf die theoretisch erwartete Reduktion der Progesteronrezeptoren hin.

Übrigens wurde die direkte Hemmung der Corpus-luteum-Funktion durch synthetische Gestagene ebenfalls als Möglichkeit zur hormonalen Kontrazeption in Betracht gezogen, doch war der bisher erzielte Effekt nicht ausreichend.

Andere Applikationsformen langwirksamer Steroide

Die zur Zeit im Handel befindlichen Depotpräparate wie die ölige Lösung von Steroidfettsäureestern bzw. die mikrokristalline Suspension eines Gestagens (s. S. 134), die intramuskulär injiziert werden, haben sich wohl bei bestimmten Indikationen bewährt. Da sie aber weit davon entfernt sind, ein ideales Kontrazeptivum zu sein, hat man vielfältige Versuche unternommen, um eine Applikationsform zu schaffen,
- die einen langdauernden Effekt gewährleistet,
- die gleichmäßige Resorption einer möglichst geringen Steroiddosis garantiert,
- nicht zur Ovulationshemmung führt und
- die primäre Leberpassage vermeidet.

In das Stadium der klinischen Erprobung gelangten bisher verschiedene Systeme von gestagenhaltigen Silastic- (Silikon-)Kapseln oder -Schläuchen zur subkutanen, intravaginalen und intrauterinen Applikation sowie Steroidpreßlinge zur subkutanen Anwendung.

Gestagenhaltige Silastic-Kapseln zur subkutanen Implantation

Da Gestagene in vivo und in vitro durch Silastic-Material in das umgebende Medium penetrieren können (728), bietet sich eine mit Steroiden gefüllte Kapsel aus diesem Material zur Implantation an. Bei den bisherigen Versuchen mit Silastic-Kapseln (Außenmaß 2,4 × 34 mm) zeigte es sich, daß Chlormadinonazetat zu schnell, Norethisteron dagegen zu langsam aus dem subkutan implantierten Depot resorbiert wurden (149). Erfolgreicher verliefen große klinische Versuchsreihen, bei denen Silastic-Kapseln mit Levonorgestrel oder Norgestrienon (R 2010) verwendet wurden (333).
Als Nachteil der Methode muß angesehen werden, daß mehrere Kapseln gleichzeitig unter Lokalanaesthesie unter die Haut des Unterarmes implantiert werden müssen. Wenn z. B. 3 Silastic-Kapseln mit jeweils 40 mg Levonorgestrel implantiert werden, erreicht das Gestagen im Serum einen recht konstanten Spiegel von etwa 0,5 ng/ml, wobei die Gestagenmenge in den Kapseln theoretisch für 7 bis 8 Jahre ausreichen würde. Der kontinuierliche Gestageneinfluß führt meist zur Hemmung der Ovulation, obwohl Follikelwachstum und -reifung nicht beeinflußt werden (864).
Der kontrazeptive Effekt derartiger Implantate ist recht gut. So wurden innerhalb eines Jahres bei 360 Frauen, die norgestrelhaltige Implantate trugen, nur 3 Schwangerschaften beobachtet (333). Wie bei jeder Form von Dauertherapie mit einem reinen Gestagen zu erwarten ist, kommt es auch bei den Trägerinnen derartiger Implantate häufig zu Zyklusstörungen, und zwar sowohl zu unregelmäßigen Blutungen als auch zu einer Menstruationshemmung. Um das Problem der irregulär auftretenden Blutung in den Griff zu bekommen, versuchte man den Einsatz von Gestagenpreßlingen an Stelle der Silastic-Kapseln, aus denen 2- bis 4mal höhere Dosen pro Tag resorbiert wurden (208). Im Gegensatz zu den Norethisteronpreßlingen, bei deren Anwendung der Serumspiegel erheblichen Schwankungen unterworfen war und die Ovulation nicht in ausreichendem Maße gehemmt wurde (548), konnte bei der klinischen Prüfung eines Norgestrelpreßlings keine Schwangerschaft beobachtet werden. Auch war die Häufigkeit unregelmäßiger Blutungen geringer als bei den Trägerinnen von Silastic-Kapseln; allerdings kam es häufiger zur Menstruationshemmung und Hypomenorrhoe.
Neben der ziemlich unregelmäßigen Steroidfreisetzung und der damit verbundenen Blutungsstörungen sind als weitere Nachteile entzündliche Zellreaktionen und Schmerzen an der Implantationsstelle sowie Bindegewebebildung zu nennen. Auch dürfte die Notwendigkeit einer sterilen Insertion und die mit einer Entfernung der Kapseln verbundenen Schmerzen einer breiten Anwendung im Wege stehen, auch wenn die Implantate für mehrere Jahre wirksam bleiben könnten (333, 334).

Resorbierbare Depotträger

Um die offensichtlichen Nachteile der Silikonkapseln zu umgehen, entwickelte man biologisch abbaubare Matrices (Mikrokapseln) aus Poly-L(+)-Milchsäure, die 20% Steroid enthalten und in Form einer Suspension intramuskulär injiziert werden. Das inkorporierte Steroid wird, wie Tierexperimente ergaben, über mehrere Monate sehr gleichmäßig freigesetzt.

Aus dem gleichen Präparat wurden auch norgestrelhaltige Laktatfilme hergestellt, die um ein Intrauterinpessar befestigt und in das Cavum uteri gebracht wurden. Bei sehr gleichmäßigen Steroidspiegeln war die ovulatorische Funktion zwar erhalten, doch erwies sich die Lutealphase als gestört. Demzufolge war die Zykluskontrolle nicht gut.
Ein im Grunde ähnliches Prinzip wie bei der Injektion mikrokristalliner Steroidsuspensionen (Verringerung der Oberfläche = verzögerte Resorption) benutzte man bei der subkutanen Implantation von Steroidkugeln, die unter Druck aus 20 mg Norgestrel und Cholesterin (15%) als Bindemittel gepreßt wurden. Bei der sehr langsamen Auflösung der Kugeln wurden täglich 30 bis 50 µg Norgestrel freigesetzt. Entsprechendes gilt für Gestagenpreßlinge der verschiedenen Formen und Zusammensetzungen, die im Gegensatz zu den steroidgefüllten Silastic-Kapseln eine ausreichende und relativ gleichmäßige Freisetzung der Hormone gewährleisten.
Ein recht zuverlässiges Kontrazeptivum stellen kristalline Östradiolpreßlinge dar, von denen am Anfang 4 Pellets (zu je 25 mg) subkutan in die Bauchwand implantiert werden. In regelmäßigen Abständen von jeweils 6 Monaten werden neue Preßlinge implantiert, und zwar bei jeder folgenden Implantation ein Pellet weniger, bis schließlich in halbjährlichem Abstand immer ein Preßling unter die Haut gebracht wird (274). Die monatliche Entzugsblutung wird durch orale Einnahme von täglich 5 mg Norethisteronazetat für 5 bis 7 Tage induziert. Obwohl die Östradiolspiegel 2–3fach höher liegen als bei unbehandelten Frauen, wurden selbst nach 8–10jähriger Anwendung dieser Methode keine besonderen Nebenwirkungen beschrieben. Gelegentlich auftretende Hypermenorrhöen oder Durchbruchsblutungen wurden mit der doppelten Gestagendosis behandelt (274).

Gestagenhaltige Vaginalringe

Da Steroidhormone in sehr effektiver Weise durch die Vaginalschleimhaut absorbiert werden (575), lag es nahe, zur Kontrazeption Silastic-Ringe einzusetzen, die Progesteron oder andere Gestagene enthalten.
In Versuchen mit Ringen, die 100–200 mg Medroxyprogesteronazetat enthielten und vom 5. bis 25. Zyklustag intravaginal getragen wurden, kam es bei allen 14 Probandinnen sowohl zur Hemmung der Ovulation (804) als auch zu einer Viskositätsänderung des zervikalen Mukus. Progesteron scheint sich für diesen Zweck weniger zu eignen, da die Ovulation trotz guter Resorption nur bei der Hälfte der Probandinnen unterdrückt wurde. Überdies schien Progesteron bei der verwendeten Dosierung und Anwendungsweise keinen „Minipilleneffekt" auf den Zervikalschleim auszuüben (841).
Ob sich die Effektivität dieser Methode durch die Verwendung von Levonorgestrel in Kombination mit Östradiol noch steigern läßt, muß abgewartet werden. Auf jeden Fall kam es bei Anwendung dieses Systems relativ häufig zu Durchbruchsblutungen (116).
Da diese Schmier- und Durchbruchsblutungen durch eine Anhebung der Serumkonzentrationen der synthetischen Steroide verhindert werden können, sollte sich durch eine Verstärkung der Freisetzungsrate aus dem Vaginalring in dieser Hinsicht eine Verbesserung erzielen lassen (840).
Inzwischen testet man Vaginalringe, die aus drei Silikonschichten bestehen, von denen die mittlere Schicht das Steroid enthält. Dadurch soll die Freisetzung konstant gehalten und die Zahl der Blutungsstörungen herabgesetzt werden.
Der Vorteil dieser Vaginalringe ist in der Anwendungsweise zu suchen, da das Einlegen

und Entnehmen von der Patientin selbst vorgenommen wird, und ein Vergessen – wie bei der Pille – nicht zu erwarten ist. Die Ringe können 6 Monate getragen werden, wobei die Anwendung sehr variabel ist (z. B. 3 Wochen mit, 1 Woche ohne Vaginalring).

Andere parenterale Applikationsformen

Mit Hilfe eines Sprays intranasal verabreichte Steroide gelangen schnell in die zerebrospinale Flüssigkeit, so daß zur Unterdrückung des präovulatorischen Gonadotropingipfels relativ kleine Dosen ausreichen könnten.

In der Diskussion ist auch die Anwendung von Armreifen aus Silikon, die ein Gestagen enthalten. Die aus dem Silikon freigesetzten Steroide könnten durch die Haut absorbiert werden – ein Prinzip, das bei einigen Kosmetika Anwendung findet. Es ist jedoch fraglich, ob die hierbei absorbierbare Steroidmenge zur effektiven Kontrazeption ausreicht.

Kontrazeption mit nicht-steroidalen Hormonen

Seit der Isolierung und Strukturaufklärung des LH-RH vor einigen Jahren wurde eine Vielzahl von LH-RH-Analogen synthetisiert, die sich zum Teil als starke Inhibitoren der endogenen LH-RH-Wirkung und zum Teil als hoch-aktive und lang-wirksame LH-RH-Agonisten erwiesen haben.

Bei den Inhibitoren nimmt man an, daß diese zwar wie LH-RH an die spezifischen Rezeptoren in der Hypophyse binden, aber aufgrund struktureller Gegebenheiten die Gonadotropinfreisetzung nicht auslösen können. Wegen dieser Kompetition mit LH-RH um die Bindungsstellen wird dessen Wirkung gehemmt. Im Tierexperiment ist es bereits gelungen, mit solchen Inhibitoren (z. B. (D-Phe^2-Phe^3-D-Phe^6) LH-RH) die LH- und FSH-Sekretion zu unterdrücken und die Ovulation zu blockieren.

Ebenfalls im Tierversuch hat sich gezeigt, daß LH-RH in hohen Dosen einen *luteolytischen Effekt* hat, wobei durch eine Erhöhung des LH-Spiegels die LH-Rezeptoren im Ovar und damit die Steroidsynthese reduziert werden. Bei Verwendung hochaktiver LH-RH-Analoge könnte dieser Effekt verstärkt und durch eine Störung der Progesteronproduktion der Ei- und Blastozystentransport sowie die zyklusgerechte Vorbereitung des Endometriums gehemmt werden.

Auch bei Frauen können hochaktive LH-RH-Analoge die Corpus-luteum-Funktion stören, so daß das Serumprogesteron schneller abfällt und die Lutealphase um 2 bis 4 Tage verkürzt ist. In ähnlicher Weise stört die Verabreichung von LH-RH in hoher Dosierung am 6. bis 9. Tag nach dem präovulatorischen LH-Gipfel die Corpus-Luteum-Funktion (463).

Inzwischen konnte nachgewiesen werden, *daß durch die tägliche subkutane Injektion von 5 oder 10 µg eines hochaktiven LH-RH-Analogs die Ovulation gehemmt werden kann* (55, 579). Dabei geht die anfänglich stark erhöhte Gonadotropinfreisetzung nach 3 Tagen wieder zurück. Während unter der weiteren Behandlung das LH gegenüber unbehandelten Frauen um etwa 50% erhöht bleibt, sinkt FSH auf basale Werte ab. Dieses unphysiologische Verhältnis zwischen erhöhtem Serum LH und niedrigem FSH dürfte für die Hemmung der Follikelreifung und damit der Ovulation verantwortlich sein. Die auf diesem Wege erzielte Hemmung der Ovulation zeigte sich bei allen Frauen als voll reversibel. Einen erheblichen Vorteil gegenüber der täglichen Injektion könnte die

intranasale Applikation darstellen, bei der allerdings jeweils eine recht hohe Dosis (400–600 µg) per Spray verabreicht werden muß (69).
Trotz dieser vielversprechenden Ergebnisse dürfte diese Methode nur bei besonderer Indikation in Frage kommen, *weil aufgrund der relativ ungestörten ovariellen Östrogensynthese das Endometrium einem dauernden und nicht durch Progesteron modifizierten Östrogenstimulus ausgesetzt wäre.* Zur Vermeidung dieses unerwünschten Umstandes müßten zur Auslösung regelmäßiger Menstruationsblutungen an einigen Tagen zusätzlich Gestagene eingenommen werden.
Die von den hochwirksamen LH-RH-Analogen verursachte Störung der Follikelreifung beruht vermutlich darauf, daß das im Vergleich zum FSH erhöhte Serum-LH die ovariellen LH-Rezeptoren reduziert.
In ähnlicher Weise kann auch durch tägliche Injektionen von 1000 oder 2000 I.E. HCG vom 4. Zyklustag an, die über mindestens 6 Tage verabfolgt werden, die Ovulation unterdrückt werden (793).
Die Suche nach anderen hormonalen Substanzen, die möglicherweise zur Kontrazeption eingesetzt werden könnten, befindet sich noch im experimentellen Stadium. Dazu zählen die Luteolysine, die bei verschiedenen Spezies – nicht aber beim Menschen – am Ende des Zyklus (wenn keine Fertilisierung erfolgte) die Luteolyse auslösen.
Ein *Oozytenreifungsinhibitor,* der in den Granulosazellen gebildet wird und in der Eizelle die erste Reifungsteilung direkt blockiert, und ein Luteinisierungsinhibitor, der im Follikel die Entwicklung der Granulosazellen zum Corpus luteum verhindert, stehen zur Diskussion.
Größere Aussichten auf eine Realisierung als Kontrazeptivum dürfte aber vorerst das Inhibin haben, das im Ovar bei der Follikelreifung entsteht und in der Hypophyse die FSH-Sekretion selektiv hemmt.

Kontrazeption mit Prostaglandinen

Die Prostaglandine sind an der Regulation vieler physiologischer Prozesse beteiligt, werden aber – im Gegensatz zum klassischen Hormonbegriff – von den meisten Zellen bei Bedarf selbst produziert. Sie wirken lokal innerhalb der Zellen, in denen sie entstehen und werden ebenso schnell wieder inaktiviert.
Prostaglandin E_2, Prostaglandin $F_{2\alpha}$ und eine Reihe länger wirksamer, synthetischer Analoge stimulieren das Muskelgewebe des Uterus zu Kontraktionen, dilatieren die Zervix und verändern spezifisch die Struktur des zervikalen Bindegewebes. Daher eignen sie sich zur Induktion eines Schwangerschaftsabbruchs (640).
Im Tierversuch zeigten die Prostaglandine eine luteolytische Wirkung. Auf den Menschen übertragen würde dies bedeuten, daß im Corpus luteum die Progesteronsynthese gehemmt wird, die für die Frühschwangerschaft bis etwa zur 9. Schwangerschaftswoche von entscheidender Bedeutung ist – bevor dann die Plazenta die Progesteronsynthese übernimmt. Bisher gelang es jedoch nicht, mit Prostaglandinen bei der Frau eine Regression des Corpus luteum zu induzieren. Der während der Prostaglandinbehandlung festzustellende allmähliche Abfall des Serumprogesterons beruht vermutlich auf der beginnenden Ablösung der Plazenta als Folge der uterinen Kontraktionen (640).
Bei 6- bis 14tägigem Ausbleiben der erwarteten Menstruation läßt sich mit Prostaglandinanalogen (Instillation oder Vaginalsuppositorien) eine Blutung induzie-

ren („Menstruation regulation"). Bei 92–95% der Patientinnen konnte innerhalb von 2 Wochen die Frühschwangerschaft beendet werden. Dabei traten Nebenwirkungen (Diarrhö, Brechreiz, Schmerzen) relativ selten auf (640).

Immunisierung gegen HCG

Das vom Trophoblasten gebildete HCG stimuliert in den ersten 6 bis 8 Wochen der Frühschwangerschaft das Corpus luteum zur Progesteronsynthese, bis dann die Plazenta die Steroidproduktion übernimmt. Bei einem ausreichenden Titer von HCG-Antikörpern, die das HCG im Serum binden und unwirksam machen, könnte die Steroidproduktion blockiert und damit die Schwangerschaft bereits in einem sehr frühen Stadium beendet werden. In diesem Falle würde es sich also um eine frühe Antigestation durch Luteolyse handeln. Bei der durch die Degeneration des Corpus luteum ausgelösten Menstruation würde die Uterusschleimhaut mit der bereits implantierten Blastozyste abgestoßen. Darüber hinaus wären auch direkte Wirkungen auf die Plazenta denkbar, da HCG vermutlich den Trophoblasten immunologisch maskiert und auf diese Weise eine Abstoßungsreaktion verhindert.
Eine aktive oder passive Immunisierung gegen HCG, das an Trägerproteine wie Tetanustoxoid gekoppelt ist, ist bereits im Tierversuch erprobt worden. Beispielsweise konnte durch Injektion von Antiserum, das zuvor in anderen Affen gegen Schafs-LH erzeugt wurde, bei schwangeren Affen die Frühschwangerschaft bis zum 25. Tag beendet werden (passive Immunisierung) (650).
Durch aktive Immunisierung gegen HCG ließe sich ein wirksamer Antikörpertiter erzeugen, der etwa 1 Jahr ausreichen und durch „Boostern" ohne Schwierigkeiten verlängert werden könnte, der aber auch reversibel wäre. Allerdings besteht bei der Immunisierung gegen das gesamte HCG-Molekül wegen der Ähnlichkeit der α-Untereinheit mit den α-Untereinheiten von LH, FSH und TSH die Gefahr von Kreuzreaktionen, die permanente Zyklusstörungen hervorrufen könnten.
Dieses Problem kann umgangen werden, wenn zur Immunisierung die β-HCG-Untereinheit (als Tetanus-Toxoid-Vakzine) verwendet wird. Das entstehende Antiserum reagiert mit HCG, ohne mit anderen Hormonen wie LH, FSH, TSH, GH oder HPL eine wesentliche Kreuzreaktion einzugehen.
Es zeigte sich, daß beim Menschen etwa 6 bis 8 Wochen nach Injektion der β-HCG-Tetanus-Toxoid-Vakzine Antikörper gebildet werden, deren Serumkonzentration nach 5 Monaten ein Maximum erreicht. Obwohl sie danach wieder abnimmt, ist sie auch nach 11 Monaten noch ausreichend. Die Reversibilität der Immunisierung konnte dadurch bestätigt werden, daß sich nach 16 Monaten keine Titer mehr nachweisen ließen (792).
In einer anderen Untersuchung wurde festgestellt, daß bei solchen Immunisierungsreaktionen verschiedene Antikörper entstehen und die individuellen Schwankungen sehr groß sind (743).
Dies deutet bereits die Schwierigkeiten an, die mit immunologischen Methoden verbunden sind. Vor einer Anwendung als kontrazeptive Maßnahme müßten vor allem die Gefahr von Autoimmunerkrankungen, die Antikörperspezifität, Reversibilität, Gewebeschäden und individuell mögliche Reaktionen sorgfältig geprüft werden.
Weitere Ansatzpunkte sieht man zur Zeit in einer Immunisierung gegen Spermien- oder Zona-pellucida-Antigene. Beispielsweise fand man bei infertilen Paaren (11% der

Frauen und 6% der Männer) agglutinierende und immobilisierende Spermienantikörper (13). Eine aktive oder passive Immunisierung des Mannes oder der Frau könnte in spezifischer Weise eine Konzeption verhindern.

Im Tierversuch erprobt wurden bereits Antikörper gegen ein schwangerschaftsspezifisches Protein (SP_1), die bei Affen zum Schwangerschaftsabbruch führten. Dieses Protein erscheint nur während der Schwangerschaft im Plazentablut der Frau, so daß spezifische SP_1-Antikörper keine anderen Organfunktionen beeinträchtigen dürften (81).

Chemische und mechanische Barrieremethoden, Weiterentwicklung von Methoden der Volksmedizin

Schließlich seien noch die verschiedenen Barrieremethoden sowie einige chemische Substanzen erwähnt, die eine Schwangerschaft verhindern können.

Diaphragma, Portiokappe, Kondom usw. sind auch heute noch aktuell, wenn nur selten Geschlechtsverkehr ausgeübt wird, kein dauernder Schutz nötig ist, oder keine hormonellen Kontrazeptiva oder ein Intrauterinpessar angewendet werden können.

In ähnlicher Weise wirkt ein intravaginaler Kollagenschwamm, der das Ejakulat absorbiert und die Motilität der Spermien hemmt, nachdem er zuvor mit Detergentien oder einer schwach sauren Lösung (pH 5) getränkt wurde. Noch im Entwicklungsstadium befinden sich Alternativen für die Sterilisation, die ebensowenig reversibel sind wie diese, z. B. der Verschluß der Samenleiter oder der der Tuben durch chemische Agentien (Äthanol/Formaldehyd, Silberazetat oder Quinacrin).

Auf dem Gebiete der *chemischen Barrieremethoden,* die die Spermien immobilisieren oder vernichten (spermizide Cremes, Gele oder Pasten), und als nicht sehr zuverlässig gelten, wären noch erhebliche Verbesserungen denkbar. Eine andere Möglichkeit der vaginalen Kontrazeption wäre die Nutzung der immobilisierenden Wirkung von Kupfer-, Eisen- oder Silberionen auf die Spermatozoen.

Auch einige nicht-hormonale Substanzen, die z. B. innerhalb von 5 Tagen post coitum die Implantation verhindern (verschiedene Äther der 3-Alkyl-2,3-diphenylpropiophenone) oder – wenn sie zusammen mit Östradiol gegeben werden – zum Abort führen (Aminoglutethimid), wurden bereits im Tierexperiment untersucht. Sie dürften aber wegen der möglichen Nebenwirkungen kaum für die Kontrazeption beim Menschen in Frage kommen.

In einer großen Studie der WHO wurde nach neuen Wegen der Kontrazeption gesucht, indem man die Methoden der Volksmedizin einer genaueren Prüfung unterzog. Dazu zählen das mexikanische Zoapatle aus den Blättern von Montanoa tomentosa, das chinesische Mutterkraut (Leonurus artemisia) oder Extrakte der afrikanischen Pflanze Phytolacca dodecandra, die antiimplantatorische oder abortive Wirkungen haben sollen. Untersucht wird auch die Verwendbarkeit von Mutterkornalkaloiden, die – sofort nach der Kohabitation eingenommen – die Tubenmotilität steigern.

Schlußwort

Aus den bisherigen Ausführungen ergibt sich der ganz banale Schluß, daß das ideale Kontrazeptivum noch nicht gefunden worden ist, und – auf Grund des heutigen Erkenntnisstandes – auch nicht so bald zur Verfügung stehen dürfte. Nachdem die „Pille" mehr als 20 Jahre lang im Einsatz ist, läßt sich wohl sagen, daß die Kontrazeption mit Sexualhormonen keineswegs ohne Probleme ist, daß sich aber bei realistischer Beurteilung für die kommenden Jahrzehnte keine Alternative abzeichnet.
Leider ist kein Grund gegeben, diese Betrachtung mit einem optimistischen Ausblick auf die noch verbleibenden zwei Jahrzehnte des 20. Jahrhunderts zu beschließen. So ist festzustellen, daß weltweit die Mittel für die Erforschung neuer Möglichkeiten der Kontrazeption reduziert werden und die Durchführung von Familienplanungsprogrammen viel von dem Elan und der Intensität früherer Jahre verloren hat. Es ist eine bittere, aber nicht zu verleugnende Erkenntnis, daß Menschen Kontrazeptiva nicht deswegen benutzen, weil sie ihnen zugänglich sind oder gemacht werden, sondern auf Grund von ökonomischem Druck und sozialen Zwängen. Ein gutes Beispiel bietet die VR China, wo eine Begrenzung der Bevölkerung auf 900 Millionen durch eine rigorose Beschränkung der Kinderzahl auf eines pro Ehepaar und eine Förderung der späten Eheschließung angestrebt wird. In welchem Maße sich dieses Beispiel auf andere Kulturkreise und politische Systeme übertragen lassen wird, kann erst die Zukunft erweisen.
Der Rückgang der Geburtenzahl in Mitteleuropa, vor allem in den deutschen Staaten, sollte in all seiner sozialpolitischen Brisanz nicht vergessen machen, daß die Zahl der Frauen, die dem Risiko einer unerwünschten Schwangerschaft ausgesetzt sind, zwischen 1971 und 1977 nicht etwa abgenommen, sondern sogar noch zugenommen hat (171), wobei sich die Auswirkungen des Baby-Booms der 60er Jahre noch gar nicht bemerkbar gemacht haben dürften.
Obwohl unbestritten ist, daß die Durchführung und Durchsetzung von Familienplanungsprogrammen in einer der Würde des Menschen entsprechenden Form mindestens ebenso schwierig und kostspielig sein dürfte wie die Entwicklung neuer Kontrazeptiva, so ist es dennoch schwer verständlich, daß nationale und internationale Institutionen aus dem offensichtlichen Zusammenhang zwischen der ungehemmten Bevölkerungszunahme auf der einen Seite und dem Hunger und der Verelendung großer Teile der Weltbevölkerung, der Umweltzerstörung, der Klimaveränderung usw. auf der anderen Seite keine echten und wirksamen Konsequenzen ziehen. Der im Sommer 1980 vom US-Department of State und von Präsident Carter's Council on Environmental Quality herausgegebene Bericht „The Global 2000 Report to the President" spricht hierfür eine beredte Sprache: So wird die Weltbevölkerung unter den jetzigen Gegebenheiten und vor allem durch die hohen Zuwachsraten in den armen Ländern der Erde bis zum Jahre 2000 auf 6,35 Milliarden ansteigen! Allein die Vorstellung des zukünftigen Elends in einer auf mehr als 30 Millionen Einwohner angeschwollenen Stadt wie Mexico City dürfte dann alle herkömmlichen Erfahrungen übersteigen. Dabei rechnet man für das Jahr 2000 mit einer Zunahme der unterernährten Menschen auf nicht weniger als

Schlußwort

1,3 Milliarden, obwohl bis dahin die Nahrungsmittelproduktion (allerdings vor allem zugunsten der wohlhabenden Länder) um ca. 90% ansteigen dürfte.

Es wäre vermessen und unangebracht, im Rahmen einer solchen Darstellung wohlfeile Ratschläge für die Lösung dieser Probleme anzubieten. Man kann jedoch nur hoffen, daß sich in der weltweiten Öffentlichkeit und auf politischer und wirtschaftlicher Ebene die Erkenntnis durchsetzt, daß das schwer gestörte ökologische Gleichgewicht zwischen dem Menschen und seiner Umwelt nur dann wiederhergestellt werden kann, wenn das Problem der Übervölkerung durch kontrazeptive Maßnahmen bewältigt werden kann.

Anhang

Liste der in der Bundesrepublik Deutschland, der Schweiz und Österreich
(★ = Präparat zur therapeutischen Anwendung, ★★ = nicht als Kontrazeptivum konzipiert)

Kombinationspräparate mit Norethisteron oder ähnlich wirkenden Gestagenen

Östrogenkomponente ●	Gestagenkomponente ▲		Präparat
Äthinylöstradiol	35 µg + 0,5 mg Norethisteron	● ▲	Conceplan mite Ovysmen 0,5/35
Äthinylöstradiol	30 µg + 0,6 mg Norethisteronazetat	● ▲	Neorlest 21 Neorlest 28-Fe
Äthinylöstradiol	37,5 µg + 0,75 mg Lynestrenol	● ▲	Ovoresta M
Äthinylöstradiol	35 µg + 1 mg Norethisteron	● ▲ ▲	Ovysmen 1/35
Äthinylöstradiol	40 µg + 2 mg Lynestrenol	● ▲ ▲	Yermonil Yermonil 28
Äthinylöstradiol	50 µg + 1 mg Norethisteronazetat	● ● ▲	Orlest 21 Orlest 28-Fe
Äthinylöstradiol	50 µg + 1 mg Lynestrenol	● ● ▲	Anacyclin Anacyclin 28 Ovoresta Pregnon 28
Äthinylöstradiol	50 µg + 1 mg Ethynodioldiazetat	● ● ▲	alfames E
Mestranol	50 µg + 1 mg Norethisteron	● ● ▲ ▲	Conceplan 21 Conceplan 28 Ortho-Novum 1/50
Äthinylöstradiol	50 µg + 2 mg Norethisteronazetat	● ● ▲ ▲	Neo-Gestakliman ★ Neo-Gestakliman sine ★
Äthinylöstradiol	50 µg + 2,5 mg Norethisteronazetat	● ● ▲ ▲	Etalontin 21 Etalontin 28-Fe
Äthinylöstradiol	50 µg + 2,5 mg Lynestrenol	● ● ▲ ▲	Lyndiol Noracyclin Lynestrenol 2,5 mg comp.-ratiopharm
Äthinylöstradiol	50 µg + 4 mg Norethisteronazetat	● ● ▲ ▲ ▲	Anovlar 21
Mestranol	100 µg + 1 mg Ethynodioldiazetat	● ● ● ▲	Ovulen
Mestranol	80 µg + 1 mg Norethisteron	● ● ● ▲ ▲	Ortho-Novum 1/80

vertriebenen hormonalen Kontrazeptiva:

Hersteller	Schweiz		Österreich	
	Präparat	Hersteller	Präparat	Hersteller
Grünenthal	Ovysmen 0,5/35	Cilag-Chemie	Ovysmen 0,5/35	Cilag-Chemie
Cilag-Chemie				
Parke-Davis				
Parke-Davis				
Organon	Ovostat-Micro	Organon		
Cilag-Chemie	Ovysmen 1/35	Cilag-Chemie	Ovysmen 1/35	Cilag-Chemie
Geigy	Yermonil	Geigy	Yermonil	Geigy
Geigy				
Parke-Davis	Orlest 21	Parke-Davis	Orlest 21	Parke-Davis
Parke-Davis	Orlest 28-Fe	Parke-Davis	Orlest 28-Fe	Parke-Davis
CIBA	Ovostat	Organon		
CIBA				
Organon				
Nourypharma				
Kade			Alfames E	Arcana
			Neo-Ovulen	Boehringer/Ma.
Grünenthal	Ortho-Novum 1/50	Cilag-Chemie	Ortho-Novum 1/50	Cilag-Chemie
Grünenthal				
Cilag-Chemie				
Asche				
Asche				
Parke-Davis	Etalontin 21	Parke-Davis	Etalontin 21	Parke-Davis
Parke-Davis	Etalontin 28-Fe	Parker-Davis	Etalontin 28-Fe	Parke-Davis
Organon			Lyndiol neu	Organon
CIBA				
ratiopharm				
Schering	Anovlar 21	Schering	Anovlar	Schering
Boehringer/Ma.	Ovulen 1 mg	Searle	Ovulen	Boehringer/Ma.
Cilag-Chemie	Ortho-Novum 1/80	Cilag-Chemie	Ortho-Novum 1/80	Cilag-Chemie

Mestranol	100 µg + 2,5 mg Norethynodrel	●●●▲▲	Kontrazeptivum 63 -ratiopharm
Mestranol	100 µg + 2 mg Norethisteron	●●●▲▲▲	Ortho-Novum 2 mg
Äthinylöstradiol	85 µg + 5 mg Lynestrenol	●●●▲▲▲	Orgaluton★
Mestranol	150 µg + 5 mg Lynestrenol	●●●▲▲▲	Sistometril★

Abgestufte Kombinationspräparate mit Norethisteron oder ähnlich wirkenden Gestagenen

Östrogenkomponente ●   Gestagenkomponente ▲   Präparat

Äthinylöstradiol	50 µg + 1 mg Norethisteronazetat	●●▲	(11)	Sinovula
Äthinylöstradiol	50 µg + 2 mg Norethisteronazetat	●●▲▲	(10)	

Sequentialpräparate mit Norethisteron oder ähnlich wirkenden Gestagenen

Östrogenkomponente ●   Gestagenkomponente ▲   Präparat

Äthinylöstradiol	50 µg	●●	(7)	Fysionorm
Äthinylöstradiol	50 µg + 1 mg Lynestrenol	●●▲	(15)	
Äthinylöstradiol	50 µg	●●	(11)	Progylut★★
Äthinylöstradiol	50 µg + 2 mg Norethisteronazetat	●●▲▲	(10)	
Äthinylöstradiol	50 µg	●●	(7)	Nuriphasic★
Äthinylöstradiol	50 µg + 2,5 mg Lynestrenol	●●▲▲	(15)	Ovanon Ovanon 28 Lynestrenol 2,5 mg-sequenz-ratiopharm

Kombinationspräparate mit Norgestrel

Östrogenkomponente ●   Gestagenkomponente ▲   Präparat

Äthinylöstradiol	30 µg + 0,15 mg Levonorgestrel	●●▲	Microgynon 21 Microgynon 28 Stediril-d 30/150
Äthinylöstradiol	50 µg + 0,125 mg Levonorgestrel	●●▲	Ediwal Neo-Stediril
Äthinylöstradiol	50 µg + 0,25 mg Levonorgestrel	●●▲▲	Neogynon 21 Neogynon 28 Stediril-d
Äthinylöstradiol	50 µg + 0,5 mg (d,1)-Norgestrel	●●▲▲	Duoluton★ Eugynon 21 Eugynon 28 Stediril

Anhang 339

ratiopharm

Hersteller	Präparat	Hersteller	Präparat	Hersteller
Cilag-Chemie	Ortho-Novum 2 mg	Cilag-Chemie	Ortho-Novum	Cilag-Chemie
Organon				
CIBA	Sistometril	Cibag		

	Schweiz		Österreich	
Hersteller	Präparat	Hersteller	Präparat	Hersteller
Asche	—	—	—	—

	Schweiz		Österreich	
Hersteller	Präparat	Hersteller	Präparat	Hersteller
Nourypharma	Normophasic	Nourypharma		
Schering	Progylut	Schering	Progylut	Schering
Nourypharma	Ovanon	Ercopharm	Ovanon	Organon
Nourypharma				
Nourypharma				
ratiopharm				

	Schweiz		Österreich	
Hersteller	Präparat	Hersteller	Präparat	Hersteller
Schering	Microgynon 30	Schering	Microgynon 30	Schering
Schering	Stediril-D 150/30	Wyeth	Ovranette	Wyeth
Wyeth				
Schering	Microgynon 50	Schering	Microgynon 50	Schering
Wyeth	Neo-Stediril	Wyeth	Neo-Stediril	Wyeth
Schering	Neogynon 21	Schering	Neogynon 21	Schering
Schering	Neogynon 28	Schering	Neogynon 28	Schering
Wyeth	Stediril D 250/50	Wyeth	Stediril D	Wyeth
Schering	Duoluton	Schering	Duoluton	Schering
Schering	Eugynon	Schering	Eugynon	Schering
Schering	Stediril	Wyeth	Eugynon 28	Schering
Wyeth			Stediril	Wyeth

Abgestufte Kombinationspräparate mit Norgestrel

Östrogenkomponente ●	Gestagenkomponente ▲			Präparat
Äthinylöstradiol 30 μg	+ 0,05 mg Levonorgestrel	● ▲	(6)	Triquilar
Äthinylöstradiol 40 μg	+ 0,075 mg Levonorgestrel		(5)	Trinordiol
Äthinylöstradiol 30 μg	+ 0,125 mg Levonorgestrel		(10)	
Äthinylöstradiol 50 μg	+ 0,05 mg Levonorgestrel	● ● ▲	(11)	Perikursal 21
Äthinylöstradiol 50 μg	+ 0,125 mg Levonorgestrel		(10)	Sequilar 21
				Sequilar 28

Kombinationspräparate mit Progesteronderivaten

Östrogenkomponente ●	Gestagenkomponente ▲		Präparat
Äthinylöstradiol 50 μg	+ 2 mg Cyproteronazetat	● ● ▲ ▲	Diane★
Mestranol 100 μg	+ 3 mg Chlormadinonazetat	● ● ● ▲ ▲ ▲	Gestamestrol★

Sequentialpräparate mit Progesteronderivaten

Östrogenkomponente ●	Gestagenkomponente ▲			Präparat
Mestranol 100 μg		● ● ●	(11)	Eunomin★
Mestranol 100 μg	+ 2 mg Chlormadinonazetat	● ● ● ▲ ▲	(10)	

Reine Gestagenpräparate (Minipille)

Gestagen	Präparat
Norethisteron 0,35 mg	Conceplan micro
	Micronovum
Lynestrenol 0,5 mg	Exlutona
Norgestrel 0,03 mg	Microlut
	Mikro-30 Wyeth

Reine Gestagenpräparate (Depotinjektionen)

Gestagen	Präparat
Medroxyprogesteronazetat 150 mg	Depo-Clinovir
Norethisteronönanthat 200 mg	Noristerat

Anhang 341

	Schweiz		Österreich	
Hersteller	Präparat	Hersteller	Präparat	Hersteller
Schering Wyeth				
Wyeth Schering Schering	Binordiol Sequilar 21 Sequilar 28	Wyeth Schering Schering	Perikursal Sequilar 21	Wyeth Schering

	Schweiz		Österreich	
Hersteller	Präparat	Hersteller	Präparat	Hersteller
Schering Hermal			Diane	Schering

Hersteller
Grünenthal

	Schweiz		Österreich	
Hersteller	Präparat	Hersteller	Präparat	Hersteller
Grünenthal Cilag-Chemie Organon Schering Wyeth	Micronovum Exlutona Microlut	Cilag-Chemie Organon Schering	Micronovum	Cilag-Chemie

	Schweiz		Österreich	
Hersteller	Präparat	Hersteller	Präparat	Hersteller
Upjohn Schering	Depo Provera 150	Upjohn		

Literatur

1 Aakvaag, A.: Formation of steroid hormones in the porcine ovary in vitro. J. Endocr. 43 (1969) XXV–XXVI
2 Abraham, G. E.: Ovarian and adrenal contribution to peripheral androgens during the menstrual cycle. J. clin. Endocr. 39 (1974) 340–346
3 Abu-Fadil, S., G. DeVane, T. M. Siler, S. S. C. Yen: Effects of oral contraceptive steroid on pituitary prolactin secretion. Contraception 13 (1976) 79–85
4 Adams, P. W., D. P. Rose, J. Folkard, V. Wynn, M. Seed, R. Strong: Effect of pyridoxine hydrochloride (vitamin B_6) upon depression associated with oral contraception. Lancet 1973/I, 897–904
5 Adlercreutz, H., F. Martin, P. Järvenpää, T. Fotsis: Steroid absorption and enterohepatic recycling. Contraception 20 (1979) 201–223
6 Afzelius, B. A., P. Camner, B. Mossberg: On the function of cilia in the female reproductive tract. Fertil. Steril. 29 (1978) 72–74
7 Aktories, K., W. Krög, J. S. E. Dericks-Tan, O. Jürgensen, H.-D. Taubert: Die Beeinflussung des Ovarialzyklus durch verschiedene Typen hormonaler Kontrazeptiva. Geburtsh. u. Frauenheilk. 36 (1976) 318–326
8 Albers, J. J., P. W. Wahl, V. G. Cabana, W. R. Hazzard, J. J. Hoover: Quantitation of apolipoprotein A–I of human plasma high density lipoprotein. Metabolism 25 (1976) 633–644
9 Alkjaersig, N., A. Fletcher, R. Burstein: Association between oral contraceptive use and thromboembolism: a new approach to its investigation based on plasma fibrinogen chromatography. Amer. J. Obstet. Gynec. 122 (1975) 199–211
10 Ambani, L. M., N. J. Joshi, R. A. Vaidya, P. K. Devi: Are hormonal contraceptives teratogenic? Fertil. and Steril. 28 (1977) 791–797
11 Ambrus, J. L., N. G. Courey, B. J. Browne, J. B. Mink, M. S. Moore, C. M. Ambrus: Progestional agents and blood coagulation. VIII. Effect of lowdose, alternate day, estrogen-progestin combinations on blood coagulation factors in man, with a special note on the effect of freezing of blood samples. Amer. J. Obstet. Gynec. 128 (1977) 161–166
12 Anderson, D. C.: Sex-hormone-binding globulin. Clin. Endocr. 3 (1974) 69–96
13 Ansbacher, R., S. Manarang-Pangan, S. Srivannaboon: Sperm antibodies in infertile couples. Fertil. and Steril. 22 (1971) 298–302
14 Antunes, C. M. F., P. D. Stolley, N. B. Rosenshein, J. L. Davies, J. A. Tonascia, C. Brown, L. Burnett, A. Rutledge, M. Pokempner, R. Garcia: Endometrial cancer and estrogen use. New Engl. J. Med. 300 (1979) 9–13
15 Aono, T., A. Miyake, T. Shioji, K. Kurachi: Impaired LH release following exogenous estrogen administration in patients with amenorrhea-galactorrhea syndrome. J. clin. Endocr. 42 (1976) 696–702
16 Apelo, R., I. Veloso: Clinical experience with ethinylestradiol and d-norgestrel as an oral contraceptive. Fertil. and Steril. 26 (1975) 283–288
17 Apfelbaum, M. E., S. Taleisnik: Interaction between oestrogen and gonadotrophin-releasing hormone on the release and synthesis of luteinizing hormone and follicle-stimulating hormone from incubated pituitaries. J. Endocr. 68 (1976) 127–136
18 Aref, I., F. Hefnawi, O. Kandil: Changes in human ovaries after long-term administration of microdose progestogens. Contraception 7 (1973) 503–513
19 Aref, I., F. Hefnawi, O. Kandil, M. T. Abdel Aziz: Effect of minipills on physiologic responses of human cervical mucus, endometrium, and ovary. Fertil. and Steril. 24 (1973) 578–583
20 Armstrong, D. T., H. Papkoff: Stimulating of aromatization of exogenous and endogenous androgens in ovaries of hypophysectomized rats in vivo by follicle-stimulating hormone. Endocrinology 99 (1976) 1144–1151
21 Arntzenius, A. C., C. M. van Gent, H. van der Voort, C. I. Stegerhoek, K. Styblo: Reduced high-density lipoprotein in women aged 40–41 using oral contraceptives. Lancet 1978/I, 1221–1223
22 Aronson, H. B., F. Magora, J. G. Schenker: Effect of oral contraceptives on blood viscosity. Amer. J. Obstet. Gynec. 110 (1971) 997–1001
23 Arstedt, B., S. Isacson, I. M. Nilsson, M. Pandolfi: Thrombosis and oral contraceptives: possible predisposition. Brit. med. J. 1973/IV, 631–634
24 Asbjörn, O., P. E. Lebech: New method for administration of low-dose-gestagen as a contraceptive. Dan. med. Bull. 19 (1972) 154–156
25 Ask-Upmark, E., E. R. Bickerstaff: Vertebral artery occlusion and oral contraceptives. Brit. med. J. 1976/I, 487–488
26 Astedt, B.: New aspects of the thrombogenetic effect of oral contraceptives. Amer. Heart J. 80 (1975) 1–3
27 Atlas of Mammalian Reproduction. Ed. by E. S. E. Hafez, Thieme, Stuttgart 1975
28 Austin, C. R.: Membrane fusion events in fertilization. J. Reprod. Fertil. 44 (1975) 155–166
29 Aydar, G. K., R. B. Greenblatt: Clinical and experimental studies with a new progestin – dimethisterone. J. med. Ass. Ala. 31 (1961) 53–59
30 Aznar-Ramos, R., J. Giner-Velasquez, R. Lara-Ricalde, J. Martinez-Manautou: Incidence of side effects with contraceptive placebo. Amer. J. Obstet. Gynec. 105 (1969) 1144–1149
31 Back, D. J., A. M. Breckenridge, F. E. Gay, M. L'E. Orme, P. H. Rowe, E. Smith: Interactions between oral contraceptives and other drugs. In A. A. Haspels, C. R. Kay: Int. Symp. on

Horm. Contracept. Excerpta med. (Amst.) Int. Congr. Series No. 441 (1978) 169
32 Back, D. J., A. M. Breckenridge, M. Challiner, F. E. Crawford, M. L'E. Orme, P. H. Rowe, E. Smith: The effect of antibiotics on the enterohepatic circulation of ethinylestradiol and norethisterone in the rat. J. Steroid. Biochem. 9 (1978) 527–531
33 Back, D. J., A. M. Breckenridge, F. E. Crawford, M. Mac Iver, M. L'E. Orme, P. H. Rowe, M. J. Watts: An investigation of the pharmacokinetics of ethynylestradiol in women using radioimmunoassay. Contraception 20 (1979) 263–273
34 Back, D. J., A. M. Breckenridge, F. E. Gya, M. L'E. Orme, B. K. Park, P. H. Rowe, E. Smith: The pharmacokinetics of norethisterone during single and multiple dosing in women and changes caused by Rifampicin. Acta endocr. (Kbh.) Suppl. 212 (1977) 149
35 Bacon, J. F., G. M. Shenfield: Pregnancy attributable to interaction between tetracycline and oral contraceptives. Brit. med. J. 1980/I 293
36 Badawy, S. Z. A., M. L. Nusbaum, M. Omar: Hypothalamic-pituitary evaluation in patients with galactorrhea-amenorrhea and hyperprolactinemia. Obstet. and Gynec. 55 (1980) 1–7
37 Badaracco, M. A., M. P. Vessey: Recurrence of venous thromboembolic disease and use of oral contraceptives. Brit. med. J. 1974/I, 215–217
38 Bäckström, T., R. Södergard: The influence of antiepileptic drugs on steroid plasma levels and binding during the menstrual cycle. Acta endocr. (Kbh.) Suppl. 212 (1977) 42
39 Baele, G., M. Thiery, A. Vermeulen, F. Barbier: Inhibitory effect of acetylsalicylic acid on human platelet function in normal volunteers and in women using a combined oral contraceptive regime. Thrombos. Haemostas. 36 (1976) 623–627
40 Bässler, R.: Pathologie der Brustdrüse. Springer, Berlin 1978, S. 422
41 Baird, D. T.: Evidence in vivo for the two cell hypothesis of oestrogen synthesis by the sheep Graafian follicle. J. Reprod. Fertil. 50 (1977) 183–185
42 Baird, D. T., R. J. Scaramuzzi: The source of ovarian oestradiol and androstenedione in the sheep during the luteal phase. Acta endocr. (Kbh.) 83 (1976) 402–409
43 Bairlein, F., G. Zink: Der Bestand des Weißstorchs Ciconia ciconia in Südwestdeutschland: eine Analyse der Bestandsentwicklung. J. Ornith. 120 (1979) 1–11
44 Baker, B. L., T. A. Eskin, L. N. August: Direct action of synthetic progestins on the hypophysis. Endocrinology 92 (1973) 965–972
45 Balin, H., L. S. Wan: Chlormadinone, a potent synthetic oral progestin: evaluation of 1002 cycles. Int. J. Fertil. 10 (1965) 127–136
46 Ball, A. P., P. A. McKee: Fibrin formation and dissolution in women receiving oral contraceptive drugs. J. Lab. clin. Med. 89 (1977) 751–762
47 Ball, P., M. Haupt, R. Knuppen: Comparative studies on the metabolism of oestradiol in the brain, the pituitary and the liver of the rat. Acta endocr. (Kbh.) 87 (1978) 1–11
48 Balogh, A., D. M. Robertson, E. Diczfalusy: Effect of the norethisterone minipill on the plasma levels of biologically and immunologically active luteinizing hormone in women. Acta endocr. (Kbh.) 92 (1979) 428–436

49 Barbosa, J., U. S. Seal, R. P. Doe: Anti-estrogens and plasma proteins. II. Contraceptive drugs and gestagens. J. clin. Endocr. Metab. 36 (1973) 706–714
50 Barnes, E. W., A. C. MacGuish, M. B. Loudon, J. Jondon, W. J. Irvine: Phyto-haemagglutinin-induced lymphocyte transformation and circulating auto-antibodies in women taking oral contraceptives. Lancet 1974/I 898–900
51 Barnes, R. W., T. Krapf, J. C. Hoak: Erroneous clinical diagnosis of leg vein thrombosis in women on oral contraceptives. Obstet. and Gynec. 51 (1978) 556–558
52 Batra, S., N. O. Sjöberg, G. Thorbert: Estrogen and progesterone interactions in the rabbit uterus in vivo after steroid administration. Endocrinology 102 (1978) 268–272
53 Baumann, R., H. Kuhl: Interaction of ^{125}I-LH-RH and other oligopeptides with plasma membranes of rat anterior pituitaries. Acta endocr. (Kbh.) 92 (1979) 228–241
54 Baumann, R., H. Kuhl: Effect of LH-RH and of a highly potent LH-RH analog upon pituitary adenyl cyclase activity. Horm. metab. Res. 12 (1980) 128–130
55 Baumann, R., H. Kuhl, H.-D. Taubert, J. Sandow: Ovulation inhibition by daily i.m. administration of a highly active LH-RH analog (D-Ser (TBU)^6-LH-RH(1–9)-nonapeptide-ethylamide). Contraception 21 (1980) 191–197
56 Beck, K. J., S. Herschel, R. Hungershöfer, E. Schwinger: The effect of steroid hormones on motility and selective migration of X- and Y-bearing human spermatozoa. Fertil. and Steril. 27 (1976) 407–412
57 Beck, P.: Comparison of the metabolic effects of chlormadinone acetate and conventional contraceptive steroids in man. J. clin. Endocr. 30 (1970) 785–791
58 Beck, P.: Alterations of lipid metabolism by contraceptive steroids. J. Steroid Biochem. 6 (1975) 957–959
59 Beck, P., M. D. Denver: Progestin enhancement of the plasma insulin response to glucose in rhesus monkeys. Diabetes 18 (1969) 146–152
60 Beckerhoff, R., J. A. Luetscher, W. Siegenthaler: Changes in the renin-angiotensin system induced by oral contraceptives. Acta endocr. (Kbh.) 69 (1972) Suppl. 159, 31.
61 Beckerhoff, R., J. A. Luetscher, I. Beckerhoff, G. W. Nokes: Effects of oral contraceptives on the renin-angiotensin system and on blood pressure of normal young women. Johns Hopk. med. J. 132 (1973) 80–87
62 Beckerhoff, R., H. Armbruster, W. Vetter, J. A. Luetscher, W. Siegenthaler: Plasma-aldosterone during oral contraceptive therapy. Lancet 1973/I, 1218–1220
63 Beckerhoff, R., J. A. Luetscher, R. Wilkinson, C. Gonzales, G. W. Nokes: Plasma renin concentration, activity and substrate in hypertension induced by oral contraceptives. J. clin. Endocr. 34 (1972) 1067–1073
64 Behrman, H. R., D. T. Armstrong: Cholesterol esterase stimulation by luteinizing hormone in luteinized rat ovaries. Endocrinology 85 (1969) 474–480
65 Beier, H. M.: Uteroglobin: A hormone-sensitive endometrial protein involved in blastocyst de-

velopment. Biochim. biophys. Acta (Amst.) 160 (1968) 289–291
66 Beier, H. M.: Oviductal and uterine fluids. J. Reprod. Fertil. 37 (1974) 221–237
67 Beier, H. M., W. Kühnel, G. Petry: Uterine secretion proteins as extrinsic factors in preimplantation development. Advanc. Biosci. 6 (1971) 165–189
68 Beral, W., S. Ramcharan, R. Faris: Malignant melanoma and oral contraceptive use among women in California. Brit. J. Cancer 36 (1977) 804–809
69 Bergquist, C., S. J. Nillius, L. Wide: Inhibition of ovulation in women by intranasal treatment with a luteinizing hormone-releasing hormone (LRH) agonist. Acta endocr. (Kbh.) Suppl. 225 (1979) 135
70 Bergsjö, P., M. K. Fagerhol, U. Abildgaard: Antithrombin III concentration in women using low-dosage progestogen for contraception. Amer. J. Obstet. Gynec. 112 (1972) 938–940
71 Bergsjö, P., H. Langenen, J. Aas: Tubal pregnancies in women using progestogen- only contraception. Acta obstet. gynec. scand. 53 (1974) 377–378
72 Bernard, R. M.: Studies on lactation and contraception in WHO's research programme. J. biosoc. Sci. Suppl. 4 (1977) 113–120
73 Bibbo, M., M. Al-Naqeeb, I. Baccarini, W. Gill, M. Newton, K. M. Sleeper, M. Sonek, G. L. Wied: Follow-up of male and female offspring of DES-treated mothers. J. Reprod. Med. 15 (1975) 29–32
74 Bickenbach, W., G. K. Döring, C. Hossfield: Experimentelle Frühovulation durch Cervixreizung beim Menschen. Arch. Gynäk. 192 (1960) 412–419
75 Black, H. R., P. Leppert, A. DeCherney: The effect of medroxyprogesterone acetate on blood pressure. Int. J. Gynec. Obstet. 17 (1979) 83–87
76 Blake, C. A.: A medical basal hypothalamic site of synergistic action of estrogen and progesterone on the inhibition of pituitary luteinizing hormone release. Endocrinology 101 (1977) 1130–1134
77 Blye, R. P.: The use of estrogens as postcoital contraceptive agents. Amer. J. Obstet. Gynec. 116 (1973) 1044–1050
78 Board, J. A.: Endometrial carbonic anhydrase after diethylstilbestrol as a postcoital antifertility agent. Obstet. and Gynec. 36 (1970) 347–349
79 Board, J. A., A. S. Bhatnagar: Postcoital antifertility agents. Sth. med. J. (Bgham, Ala.) 65 (1972) 1390–1392
80 Boettcher, B.: A possible mode of action of progestogen-only oral contraceptives. Contraception 9 (1974) 123–131
81 Bohn, E., E. Weinmann: Immunologische Unterbrechung der Schwangerschaft bei Affen mit Antikörpern gegen das menschliche Schwangerschafts-spezifische β_1-Glykoprotein (SP_1). Arch. Gynäk. 217 (1974) 209–218
82 Bole, G. G., M. H. Friedlaender, C. K. Smith: Rheumatic symptoms and serological abnormalities induced by oral contraceptives. Lancet 1969/ I, 323–326
83 Boling, J. L., R. J. Blandau: The role of estrogens in egg transport through the ampullae of oviducts of castrated rabbits. Fertil. and Steril. 22 (1971) 544–551
84 Bolt, H. M., M. Bolt, H. Kappus: Interaction of Rifampicin treatment with pharmacokinetics and metabolism of ethinyloestradiol in man. Acta endocr. (Kbh.) 85 (1977) 189–197
85 Bolt, H. M., H. Kappus, M. Bolt: Effect of Rifampicin treatment on the metabolism of oestradiol and 17 α-ethinyloestradiol by human liver microsomes. Europ. J. clin. Pharm. 8 (1975) 301–307
86 Borell, V., O. Nilsson, A. Westman: Ciliary activity in the rabbit fallopian tube during oestrus and after copulation. Acta obstet. gynaec. scand. 36 (1957) 22–28
87 Borglin, N. E., L. E. Sandholm: Effect of oral contraceptives on lactation. Fertil. and Steril. 22 (1971) 39–41
88 Born, H. J., H.-D. Taubert, H. Kuhl: Inhibiting effect of a long-acting dimeric testosterone-ethynodiol combination upon spermatogenesis in the rat. Acta endocr. (Kbh.) Suppl. 225 (1979) 88
89 Boston Collaborative Drug Surveillance Programme: Oral contraceptives and venous thromboembolic disease, surgically confirmed gallbladder disease, and breast tumors. Lancet 1973/I, 1399–1404
90 Boué, A., J. Boué: Actions of steroid contraceptives on gametic material. Geburtsh. u. Frauenheilk. 33 (1973) 77–85
91 Boyce, J. G., T. Lu, J. H. Nelson, R. G. Fruchter: Oral contraceptives and cervical carcinoma. Amer. J. Obstet. Gynec. 128 (1977) 761–766
92 Bracken, M. B.: Oral contraception and twinning: an epidemiologic study. Amer. J. Obstet. Gynec. 133 (1979) 432–434
93 Bracken, M. B., T. R. Holford, C. White, J. L. Kelsey: Role of oral contraception in congenital malformations of offspring. Int. J. Epidemiol. 7 (1978) 309–317
94 Bradley, D. D., J. Wingerd, D. B. Petitti, R. M. Krauss, S. Ramcharan: Serum high-density-lipoprotein cholesterol in women using oral contraceptives, estrogens and progestins. New Engl. J. Med. 299 (1978) 17–20
95 Bradlow, H. L., P. M. Gillete, T. F. Gallagher, A. Kappas: Studies in porphyria. II. Evidence for a deficiency of steroid Δ4-5α-reductase activity in acute intermittent porphyria. J. exp. Med. 138 (1973) 754–763
96 Brakman, P., O. K. Albrechtsen, T. Astrup: Blood coagulation, fibrinolysis and contraceptive hormones. J. Amer. med. Ass. 199 (1967) 69–74
97 Bremner, W. J., D. M. deKretser: The prospects for new, reversible male contraceptives. New Engl. J. Med. 295 (1976) 1111–1117
98 Brenner, R. M., J. A. Resko, N. B. West: Cyclic changes in oviductal morphology and residual cytoplasmic estradiol binding capacity induced by sequential estradiol-progesterone treatment of spayed rhesus monkeys. Endocrinology 95 (1974) 1094–1104
99 Breuer, H.: Studies on the metabolism of 17α-ethinyl-19-nortestosterone. Int. J. Fertil. 9 (1964) 181–187
100 Breuer, J., H. Breuer: Halbwertszeit von (4-^{14}C) Östradiol-17β in vivo sowie Stoffwechsel von (4-^{14}C) Östriol in vitro bei Lebergesunden und bei Patienten mit Lebercirrhose. Z. klin. Chem. 11 (1973) 263–269
101 Briggs, M.: Biochemical effects of oral contraceptives. In M. H. Briggs, G. A. Christie: Adv. Steroid Biochem. Pharmacol. 5 (1976) 66–160, Academic Press, London 1976

102 Briggs, M., M. Briggs: Plasma hormone concentrations in women receiving steroid contraceptives. J. Obstet. Gynaec. Brit. Cwlth. 79 (1972) 946–950
103 Briggs, M., M. Briggs: Relationship between monoamine oxidase activity and sex hormone concentration in human blood plasma. J. Reprod. Fertil. 29 (1972) 447–450
104 Briggs, M., M. Briggs: Effects of some contraceptive steroids on serum proteins of women. Biochem. Pharmacol. 22 (1973) 2277–2281
105 Briggs, M., M. Briggs: Oral contraceptive for men. Nature (Lond.) 252 (1974) 585–586
106 Briggs, M., M. Briggs: Oestrogen content of oral contraceptives. Lancet 1977/II, 1233
107 Briggs, M. H.: Thromboembolism and oral contraceptives. Brit. med. J. 1974/II, 503
108 Briggs, M. H.: Hormonal contraceptives and plasma sex hormone binding globulin. Contraception 12 (1975) 149–153
109 Briggs, M. H., M. Briggs: Effects of oral ethinylestradiol on serum proteins in normal women. Contraception 3 (1971) 381–386
110 Briggs, M. H., M. Briggs: Prospects for new products acting via sperm. In: Biochemical contraception. Academic Press, London 1976 (S. 76–129)
111 Briggs, M. H., M. Briggs: Molecular biology and oral contraception. N. Z. med. J. 83 (1976) 257–261
112 Brody, S., J. Kerstell, L. Nilsson, A. Svanborg: The effects of some ovulation inhibitors on the different plasma lipid fractions. Acta med. scand. 183 (1968) 1–7
113 Brosens, I. A., R. Pijnenborg: Comparative study of the estrogenic effect of ethinylestradiol and mestranol on the endometrium. Contraception 14 (1976) 679–685
114 Brown, J. M.: Histological modification of fibroadenoma of the breast associated with oral hormonal contraceptives. Med. J. Aust. 1 (1970) 276–277
115 Brown, S. M., C. E. Hamner: Capacitation of sperm in the female reproductive tract of the rabbit during estrus and pseudopregnancy. Fertil. and Steril. 22 (1971) 92–97
116 Bryant-Greenwood, G. D., F. C. Greenwood, R. W. Nale, W. K. Morishige: Hormonal evaluation of intrauterine contraceptive system. J. clin. Endocr. 44 (1977) 721–727
117 Büttner, H. H., G. Göretzlehner, K. Rudolf: Endometriumsveränderung bei oraler hormonaler Kontrazeption mit Äthinylöstradiolsulfonat und Noräthisteronazetat. Zbl. Gynäk. 98 (1976) 914–918
118 Bur, G. E., J. C. Gonzales-Pena, M. Lucheta, L. Antello: Cambios histopatologicos de los trompas de falopio durante el tratiemento con enantato de noretisterona. Obstet. Ginec. lat.-amer. 26 (1970) 494–497
119 Burden, R. P., M. D. Etherington, J. R. Dathan, P. B. Guyer, A. G. MacIver: The loin-pain/haematuria syndrome. Lancet 1979/I, 897–900
120 Burke, C. W., D. C. Anderson: Sex-hormone-binding globulin is an oestrogen amplifier. Nature (Lond.) 240 (1972) 38–40
121 Burke, C. W., C. G. Beardwell: Cushing's syndrome. Quart. J. Med. 42 (1973) 175–204
122 Bye, P., M. Elstein: Clinical assessment of a low oestrogen combined oral contraceptive. Brit. med. J. 1973/II, 389–392
123 Callard, G. V., F. S. Litofsky, L. J. de Merre: Menstruation in women with normal or artifically controlled cycles. Fertil. and Steril. 17 (1966) 684–688
124 Carmel, P. W., S. Araki, M. Ferin: Pituitary stalk portal blood collection in rhesus monkeys: evidence for pulsatile release of gonadotropin-releasing hormone (GnRH). Endocrinology 99 (1976) 243–248
125 Carvalho, A. C. A., R. A. Vaillancourt, R. B. Cabral, R. S. Lees, R. W. Colman: Coagulation abnormalities in women taking oral contraceptives. J. Amer. med. Ass. 237 (1977) 875–878
126 Casagrande, J. T., M. C. Pike, R. K. Ross, E. W. Louie, S. Roy, B. E. Henderson: Incessant ovulation and ovarian cancer. Lancet 1979/II, 170–172
127 Chandra, H., P. R. Dasgupta, V. P. Kamboj, B. S. Setty, S. R. Chowdhury, A. B. Kar: The nature and kinetics of biochemical response of the genital organs of ovariectomized female rhesus monkeys to sex hormones. Contraception 4 (1971) 253–266
128 Channing, C. P.: Steroidogenesis and morphology of human ovarian cell types in tissue culture. J. Endocr. 45 (1969) 297–308
129 Channing, C. P., T. Hillensjo, F. W. Schaerf: Hormonal control of oocyte meiosis, ovulation and luteinization in mammals. Clinics Endocr. Metab. 7 (1978) 610–624
130 Chari, S., C. R. N. Hopkinson, E. Daume, G. Sturm: Purification of „inhibin" from human ovarian follicular fluid. Acta endocr. (Kbh.) 90 (1979) 157–166
131 Chemnitius, K.-H., D. Onken: Untersuchungsergebnisse zur Pharmakologie, Endokrinologie, Pharmakokinetik und Klinik des Depositons®. medicamentum 49 (1979) 18–23
132 Chipperfield, E. J., B. A. Evans: Effect of local infection and oral contraceptives on immunoglobulin levels in cervical mucus. Infection and Immunity 11 (1975) 215–221
133 Chowers, I., S. M. McCann: Content of luteinizing hormone-releasing factor and luteinizing hormone during the estrous cycle and after changes in gonadal steroid titers. Endocrinology 76 (1965) 700–708
134 Christy, N. P., J. C. Shaver: Estrogens and the kidney. Kidney Int. 6 (1974) 366–376
135 Clark, J. H., M. X. Zarrow: Influence of copulation on time of ovulation in women. Amer. J. Obstet. Gynec. 109 (1971) 1083–1085
136 Clezy, T. M., B. N. Foy, R. L. Hodge, E. R. Lumbers: Oral contraceptives and hypertension: An epidemiological survey. Brit. Heart J. 34 (1972) 1238–1243
137 Cline, E. M., P. A. Randall, G. Oliphant: Hormone mediated oviductal influence on mouse embryo development. Fertil. and Steril. 28 (1977) 766–771
138 Cohen, C. J., G. Deppe: Endometrial carcinoma and oral contraceptive agents. Obstet. and Gynec. 49 (1977) 390–392
139 Cohen, B. L., M. Katz: Pituitary and ovarian function in women receiving hormonal contraception. Contraception 20 (1979) 475–487
140 Cole, P., B. MacMahon: Oestrogen fractions

during early reproductive life in the aetiology of breast cancer. Lancet 1969/I, 604–606
141 Collaborative Group for the Study of Stroke in young women: Oral contraception and increased risk of cerebral ischemia or thrombosis. New Engl. J. Med. 288 (1973) 871–878
142 Collaborative Group for the Study of Stroke in young women: Oral contraceptives and stroke in young women, associated risk factors. J. Amer. med. Ass. 231 (1975) 718–722
143 Collins, W. P., E. N. Koullapis, K. M. Ferguson, S. Biswas, J. Sharples, I. F. Sommerville: Effects of norethisterone on pituitary and ovarian function. Acta endocr. (Kbh.) 75 (1974) 357–367
144 Conney, A. H.: Pharmacological implications of microsomal enzyme induction. Pharmacol. Rev. 19 (1967) 317–366
145 Corcoran, R., R. Howard: Low-dose progestogen and ectopic pregnancy. Lancet 1977/I, 98–99
146 Corriere, J. N., E. E. Wallach, J. J. Murphy, C. R. Garcia: Effect of anovulatory drugs on the human urinary tract and urinary tract infections. Obstet. and Gynec. 35 (1970) 211–216
147 Cortés-Gallegos, V., A. Carranco, I. Sojo, M. Navarrete, C. Cervantes, A. Parra: Accumulation of ethinylestradiol in blood and endometrium of women taking oral contraceptives: the sequential therapy. Fertil. and Steril. 32 (1979) 524–527
148 Coulam, C. B., J. F. Annegers, C. F. Abboud, E. R. Laws, L. T. Kurland: Pituitary adenoma and oral contraceptives: a case-control study. Fertil. and Steril. 31 (1979) 25–28
149 Coutinho, E.: Clinical experience with implant contraception. Contraception 18 (1978) 411–427
150 Craft, I., G. L. Foss, R. J. Warren, K. Fotherby: Effect of norgestrel administered intermittently on pituitary ovarian function. Contraception 12 (1975) 589–598
151 Cramer, O. M., C. R. Parker, J. C. Porter: Estrogen inhibition of dopamine release into hypophyseal portal blood. Endocrinology 104 (1979) 419–422
152 Crane, M. G., J. J. Harris: Effects of estrogens and gestagens on the renin-aldosterone system. In M. J. Fregly, M. S. Fregly: Oral Contraceptives and High Blood Pressure. Dolphin Press, Gainesville, Florida USA 1974
153 Crane, M. G., J. J. Harris: Estrogens and hypertension: effect of discontinuing estrogens on blood pressure, exchangeable sodium, and the renin-aldosterone system. Amer. J. med. Sci. 276 (1978) 33–55
154 Crane, M. G., J. J. Harris, W. Winsor: Hypertension, oral contraceptive agents and conjugated estrogens. Ann. intern. Med. 74 (1971) 13–21
155 Critoph, F. N., K. J. Dennis: Ciliary activity in the human oviduct. Brit. J. Obstet. Gynaec. 84 (1977) 216–218
156 Croxatto, H. B., M. E. Ortiz, S. Diaz, R. Hess, J. Balmaceda, H.-D. Croxatto: Studies on the duration of egg transport by the human oviduct. II. Ovum location at various intervals following luteinizing hormone peak. Amer. J. Obstet. Gynec. 132 (1978) 629–634
157 Csapo, A.: Actomyosin formation by estrogen action. Amer. J. Physiol. 162 (1950) 406–410
158 Cullberg, J.: Mood changes and menstrual symptoms with different gestagen/estrogen combinations. A double blind comparison with a placebo. Acta psychiat. scand., Suppl. 236 (1972) 1–86

159 Cullberg, J., M. G. Gelli, C. O. Jonsson: Mental and sexual adjustment before and after six months' use of an oral contraceptive. Acta psychiat. scand. 45 (1969) 259–276
160 Cutler, S. J., B. Christine, T. H. Barclay: Increasing incidence and decreasing mortality rates for breast cancer. Cancer 28 (1971) 1376–1380
161 Cutler, J. C., B. Singh, U. Carpenter, O. Mickens, A. Scarola, N. Sussman, M. Wade, L. Volklin, A. Marsico, H. Balsiky: Vaginal contraceptives as a prophylactic against gonorrhea and other sexually transmitted disease. Advanc. Planned Parenthood 12 (1977) 45–56
162 Dalton, K.: The premenstrual syndrome. Charles C. Thomas, Springfield III, USA 1964 (p. 39–45)
163 Dame, W. R., H. P. Schiffer, M. Beckmann, K. Quakernack: Ophthalmologische Komplikationen unter oraler Kontrazeption. Geb. gyn. Prax. 29 (1978) 2022–2026
164 Daniel, D. G., H. Campbell, A. C. Turnbull: Puerperal thromboembolism and suppression of lactation. Lancet 1967/II, 287–289
165 David, S. S., G. R. Huggins, C. R. Garcia, C. Busacca: A synthetic steroid as a once-a-week oral contraceptive. Fertil. and Steril. 31 (1979) 278–281
166 Davidson, J. M., C. H. Sawyer: Effects of localized intracerebral implantation of oestrogen on reproductive function in the female rabbit. Acta endocr. (Kbh.) 37 (1961) 385–393
167 Davis, H., M. Simons, B. Davis: Cystic disease of the breast: relationship to carcinoma. Cancer 17 (1964) 957–978
168 de Graaf, R.: De mulierum organis. Leyden 1672
169 deKretser, D. M., H. G. Burger, R. Dumpys: Patterns of serum LH and FSH in response to 4-hour infusions of luteinizing hormone releasing hormone in normal women during menstrual cycle, on oral contraceptives, and in postmenopausal state. J. clin. Endocr. 46 (1978) 227–235
170 Delforge, J. P., J. Ferin: A histometric study of two estrogens: ethinyl-estradiol and its 3-methylether derivative (mestranol): their comparative effect upon the growth of the human endometrium. Contraception 1 (1970) 57–72
171 Dennis, F., R. G. Edwards: 1980, a difficult year for contraception research. Res. in Reprod. 12 (1980) 1–2
172 Dericks-Tan, J. S. E., H.-D. Taubert: Elevation of serum prolactin during application of oral contraceptives. Contraception 14 (1976) 1–8
173 Dericks-Tan, J. S. E., H.-D. Taubert: Radioimmunologischer Schnelltest für HCG bei normaler und gestörter Frühschwangerschaft. Dtsch. med. Wschr. 50 (1979) 1779–1783
174 Dericks-Tan, J. S. E., R. Abraham, H.-D. Taubert: Kinetic study of the enzymatic inactivation of progestogens by rat liver microsomes. Horm. Res. 6 (1975) 116–128
175 Dericks-Tan, J. S. E., E. Hammer, H.-D. Taubert: The effect of D-Ser(TBU)^6-LH-RH-EA^{10} upon gonadotropin release in normally cyclic women. J. clin. Endocr. 45 (1977) 597–600
176 Dericks-Tan, J. S. E., K. Schneider, H.-D. Taubert: Effect of lynoestrenol upon gonadotropin-releasing capacity. Acta endocr. (Kbh.) Suppl. 225 (1979) 148
177 Dericks-Tan, J. S. E., K. Schneider, H.-D. Taubert: The mechanism of action of a new low-

dosed combined oral contraceptive. Arch. Gynäk. 229 (1980) 107–114
178 Dericks-Tan, J. S. E., L. Eberlein, C. Streb, H.-D. Taubert: The effect of contraceptives and of bromocriptine upon pituitary stimulation by LH-RH and TRH. Contraception 17 (1978) 79–86
179 Dericks-Tan, J. S. E., W. Krög, K. Aktories, H.-D. Taubert: Dose-dependent inhibition by oral contraceptives of the pituitary to release LH and FSH in response to stimulation with LH-RH. Contraception 14 (1976) 171–181
180 de Teresa, E., A. Vera, J. Ortigosa, L. Alonso-Pulpon, A. Puente-Arus, M. de Artaza: Interaction between anticoagulants and contraceptives: an unsuspected finding. Brit. med. J. 1979/II, 1260–1261
181 De Vries, J. R., J. H. Ludens, D. D. Fanestil: Estradiol renal receptor molecules and estradiol-dependent antinatriuresis. Kidney Int. 2 (1972) 95–100
182 Döring, G. K., K. J. Fresenius: Weitere Ergebnisse über Schwangerschaft und Geburt nach Anwendung von Ovulationshemmern. Geburtsh. u. Frauenheilk. 39 (1979) 369–371
183 Dörner, G., F. Döcke: The influence of intrahypothalamic and intrahypophyseal implantation of estrogen or progestogen on gonadotrophin release. Endocr. exp. 1 (1967) 65–71
184 Donnelly, P. K., K. W. Baker, J. A. Carney, W. M. O'Fallon: Benign breast lesions and subsequent breast carcinoma in Rochester, Minnesota. Mayo Clin. Proc. 50 (1975) 650–656
185 Dorfman, R., F. A. Kincl: Uterotrophic activity of various phenolic steroids. Acta endocr. (Kbh.) 52 (1966) 619–626
186 Dorrington, J. H., I. B. Fritz, D. T. Armstrong: Steroidogenesis by granulosa and sertoli cells. Int. J. Androl., Suppl. 2 (1978) 53–64
187 Dubois, E. L., L. Strain, M. Ehn, G. Bernstein, G. J. Friou: LE cells after oral contraceptives. Lancet 1968/II, 679
188 Dujovne, A. R., N. P. de Laborde, L. M. Carril, S. Cheviakoff, E. Pedroza, J. M. Rosner: Correlation between catecholamine of the human fallopian tube and the uterus and plasma levels of estradiol and progesterone. Amer. J. Obstet. Gynec. 124 (1976) 229–233
189 Eckstein, P., M. Whiteby, K. Fotherby, C. Butler, T. K. Mukherjee, J. B. C. Burnett, D. J. Richards, T. P. Whitehead: Clinical and laboratory findings in a trial of norgestrel, a low-dose progestogen-only contraceptive. Brit. med. J. 1972/III, 195–200
190 Edgren, R. A., F. M. Sturtevant: Potencies of oral contraceptives. Amer. J. Obstet. Gynec. 125 (1976) 1029–1038
191 Editorial: Premenstrual tension syndrome. Brit. med. J. 1979/I, 212
192 Edwards, R. G., P. C. Steptoe, G. E. Abraham, E. Walters, J. M. Purdy, K. Fotherby: Steroid assays and preovulatory follicular development in human ovaries primed with gonadotrophins. Lancet 1972/II, 611–615
193 Ehara, Y., T. Siler, G. Vandenberg, Y. N. Sinha, S. S. C. Yen: Circulating prolactin levels during the menstrual cycle: episodic release and diurnal variation. Amer. J. Obstet. Gynec. 117 (1973) 962–970
194 Eisenburg, J., W. Kruis, M. Weinzierl: Leber und Ovulationshemmer. Naturwissenschaften 66 (1979) 489–497
195 El Etreby, M. F., K.-J. Gräf, S. Beier, W. Elger, P. Günzel, F. Neumann: Suitability of the beagle dog as a test model for the tumorigenic potential of contraceptive steroids – a short review. Contraception 20 (1979) 237–256
196 El Heneidy, A. R., Y. Gemei, A. E. Abdel-Latif, H. K. Toppozada: The effect of an oral contraceptive on the pulmonary functions. Contraception 14 (1976) 137–149
197 El-Mahgoub, S., M. Karim: The long-term use of injectable norethisterone enanthate as a contraceptive. Contraception 5 (1972) 21–29
198 El-Mahgoub, S. E., M. Karim, R. Ammar: Long-term effects of injectable progestogens on the morphology of the human oviducts. J. reprod. Med. 8 (1972) 288–292
199 Elstein, M., S. E. Morris, G. V. Groom, D. A. Jenner, J. J. Scarisbrick, E. H. D. Cameron: Studies on low-dose oral contraceptives: cervical mucus and plasma hormone changes in relation to circulating d-norgestrel and 17α-ethynyl estradiol concentrations. Fertil. and Steril. 27 (1976) 892–899
200 Epstein, M. T., J. M. Hockaday, T. D. R. Hockaday: Migraine and reproductive hormones throughout the menstrual cycle. Lancet 1975/I, 543–547
201 Eschenbach, D. A., J.-P. Harnisch, K. K. Holmes: Pathogenesis of acute pelvic inflammatory disease: role of contraception and other risk factors. Amer. J. Obstet. Gynec. 128 (1977) 838–850
202 Evans, D., C. H. Hennekens, J. O. Taylor, B. Rosner, L. Laughlin, W. Chapman, E. H. Kass: Oral contraceptive use and bacteriuria. Clin. Res. 26 (1978) 280 A
203 Fagerhol, M. K., U. Abildgaard, P. Bergsjö, J. H. Jacobsen: Oral contraceptives and low antithrombin III contraception. Lancet 1970/I, 1175
204 Falliers, C. J.: Oral contraceptives and allergy. Lancet 1974/II, 515
205 Fanchenko, N. D., S. V. Sturchak, R. N. Shchedrina, K. K. Pivnitsky, E. A. Novikov, V. L. Ishkov: The specificity of the human uterine receptor. Acta endocr. (Kbh.) 90 (1979) 167–175
206 Fanta, D.: Oral contraceptives in dermatology. In A. A. Haspels, C. R. Kay: Int. Symp. Horm. Contraception. Excerpta med. (Amst.) Int. Congr. Series No. 441 (1978) 50–56
207 Fasal, E., R. S. Pfaffenbarger: Oral contraceptives as related to cancer and benign lesions of the breast. J. nat. Cancer Inst. 55 (1975) 767–773
208 Faundes, A., V. Brache de Mejias, P. Leon, D. Robertson, F. Alvarez: First year clinical experience with six levonorgestrel rod as subdermal implants. Contraception 20 (1979) 167–184
209 Fears, T. R., J. Scotto, M. A. Schneiderman: Skin cancer, melanoma, and sunlight. Amer. J. publ. Hlth 66 (1976) 461–464
210 Fechner, R. E.: Fibroadenomas in patients receiving oral contraceptives. Amer. J. clin. Path. 53 (1970) 857–864
211 Fechner, R. E.: Fibrocystic disease in women receiving oral contraceptive hormones. Cancer 25 (1970) 1332–1339
212 Fechner, R. E.: Breast cancer during oral contraceptive therapy. Cancer 26 (1970) 1204–1211
213 Feldmann, H. U.: Differenzierte Kontrazeption mit niedrig dosierten Äthinylöstradiol-Norethi-

steron-Kombinationen. Fortschr. Med. (Schriftenreihe für prakt. Med.) 1975/I, 1–16
214 Ferenczy, A., G. Bertrand, M. M. Gelfand: Proliferation kinetics of human endometrium during the normal menstrual cycle. Amer. J. Obstet. Gynec. 133 (1979) 859–867
215 Ferm, V. H.: Permeability of the mammalian blastocyst to teratogens. In R. J. Blandau: The biology of the blastocyst. University of Chicago Press, Chicago 1971 (p. 291–302)
216 Fisch, I. R., J. Frank: Oral contraceptives and blood pressure. J. Amer. med. Ass. 237 (1977) 2499–2503
217 Fisch, I. R., S. H. Freedman, A. V. Myatt: Oral contraceptives, pregnancy and blood pressure. J. Amer. med. Ass. 222 (1972) 1507–1510
218 Fisher, R. I., J. P. Neifeld, M. E. Lippman: Oestrogen receptor in human malignant melanoma. Lancet 1976/II, 337–338
219 Fleckenstein, L., P. Joubert, R. Lawrence, B. Patsner, J. M. Mazzullo, L. Lasagna: Oral contraceptive patent information. J. Amer. med. Ass. 235 (1976) 1331–1336
220 Flessa, H. C., H. I. Glueck: Hereditary hemorrhagic telangiectasia (Osler-Weber-Rendu disease). Management of epistaxis in nine patients using systemic hormone therapy. Arch. Otolaryng. 103 (1977) 148–151
221 Foley, M., B. Law, J. Davies, K. Fotherby: Clinical trials and laboratory investigation of a low-dose progestogen-only contraceptive – Exlutona. Int. J. Fertil. 18 (1973) 246–251
222 Foss, G. L., E. K. Svendsen, K. Fotherby, D. J. Richards: Contraceptive action of continuous low doses of norgestrel. Brit. med. J. 1968/IV, 489–491
223 Fotherby, K.: Metabolism of synthetic steroids by animals and man. Acta endocr. (Kbh.), Suppl. 185 (1974) 119–142
224 Fotherby, K., F. James: Metabolism of synthetic steroids. Advanc. Steroid Biochem. Pharmacol. 3 (1972) 67–165
225 Franchimont, P., H. Burger: Human growth hormone and gonadotropins in health and disease. North Holland Publ. Comp., Amsterdam 1975 (p. 166–173)
226 Franchimont, P., H. Burger: Human growth hormone and gonadotropins in health and disease. North Holland Publ. Comp., Amsterdam 1975 (p. 253–261)
227 Franchimont, P., J. J. Legros, J. Meurice: Effect of several estrogens on serum gonadotropin levels in postmenopausal women. Horm. metabol. Res. 4 (1972) 288–292
228 Francis, M. J. O., D. J. Hill: Prolactin-stimulated production of somatomedin by rat liver. Nature (Lond.) 255 (1975) 167–168
229 Frank, P., C. R. Kay: Incidence of thyroid disease associated with oral contraceptives. Brit. med. J. 1978/II, 1531
230 Fredricsson, B., G. Björk: Morphology of postcoital spermatozoa in the cervical secretion and its clinical significance. Fertil. and Steril. 28 (1977) 841–845
231 Fredricsson, B., N. Björkman: Morphologic alterations in the human oviduct epithelium induced by contraceptive steroids. Fertil. and Steril. 24 (1973) 19–30
232 Friedman, C. I., A. L. Huneke, M. H. Kim, J. Powell: The effect of Ampicillin on oral contraceptive effectiveness. Obstet. and Gynec. 55 (1980) 33–37
233 Friedrich, F., P. Kemeter, E. Golob: Die kontinuierliche postpartale Verabreichung von Quingestanolazetat 0,3 mg als Kontrazeptivum. Wien. klin. Wschr. 87 (1975) 303–306
234 Friedrich, E., E. Keller, E. R. Jaeger-Whitegiver, E. W. Joel, A. E. Schindler: Effects of 0,5 mg of lynestrenol daily on hypothalamic-pituitary-ovarian function. Amer. J. Obstet. Gynec. 122 (1975) 642–649
235 Friedrichsen, G.: Frankfurter Allgem. Zeitung Nr. 257 (vom 3. 11. 1979), S. 7
236 Fuertes-de la Haba, A., G. Santiago, I. Bangdiwala: Measured intelligence in offspring of oral and non-oral contraceptive users. Amer. J. Obstet. Gynec. 125 (1976) 980–983
237 Fuxe, K., T. Goldstein, H. Hökfelt, G. Jonsson, P. Lidbrink: Dopaminergic involvement in hypothalamic function: extrahypothalamic and hypothalamic control. A neuroanatomical analysis. Advanc. Neurol. 5 (1974) 405–419
238 Fuxe, K., A. Löfström, L. Agnati, P. Eneroth, J.-A. Gustafsson, T. Hökfelt, P. Skett: Central monoaminergic pathways. Their role in control of lutropin, follitropin and prolactin secretion. In: Endocrinology Vol. 1, ed. by V. H. T. James, Excerpta med. (Amst.) Int. Congr. Series No. 402 (1977) 136–143
239 Gabler-Sandberger, E.: Das Indikationsspektrum für die Minipille. Ärztl. Prax. 27 (1975) 249–251
240 Galvao-Teles, A., D. C. Anderson, C. W. Burke, J. C. Marshall, C. S. Corker, R. L. Bown, M. L. Clark: Biologically active androgens and oestradiol in men with chronic liver diease. Lancet 1973/I, 173–177
241 Gambrell, R. D.: The role of hormones in the etiology of breast and endometrial cancer. Acta Obstet. Gynaec. scand., Suppl. 88 (1979) 73–81
242 Garmenia, F., E. Kesserü, L. A. Llerena: Serum LH concentrations in women under contraceptive treatment with estrogen-free progestagens. Horm. metabol. Res. 5 (1973) 134–138
243 Genazzani, A. R., T. H. Lemarchand-Béraud, M. L. Aubert, J. P. Felber: Pattern of plasma ACTH, hGH, and cortisol during menstrual cycle. J. clin. Endocr. 41 (1975) 431–437
244 Genazzani, A. R., G. Magrini, F. Facchinetti, S. Romagnino, C. Pintor, J.-P. Felber, P. Fioretti: Androgens and Antiandrogens. ed. by L. Martini and M. Motta, Raven Press, New York 1977 (p. 247–261)
245 Gethmann, U., R. Knuppen: Effect of 2-hydroxyestrone on lutropin (LH) and follitropin (FSH) secretion in the ovarectomized primed rat. Z. physiol. Chem. 357 (1976) 1011–1013
246 Gillmer, M. D. G., E. J. Fox, H. S. Jacobs: Failure of withdrawal bleeding during combined oral contraceptive therapy: amenorrhoea on the pill. Contraception 18 (1978) 507–515
247 Gioiosa, R.: Incidence of pregnancy during lactation in 500 cases. Amer. J. Obstet. Gynec. 70 (1955) 162–174
248 Gjorgov, A. N.: Barrier Contraception and breast cancer. Contr. Gynec. Obstet. Vol. 8, Karger, Basel 1980
249 Glueck, C. J., R. I. Levy, D. S. Fredrickson: Norethindrone acetate, post-heparin lipolytic activity, and plasma triglycerides in familial types I,

III, IV, and V hyperlipoproteinemia. Ann. intern. Med. 75 (1971) 345–352
250 Goisis, M., P. Cavalli: The effect on the female foetus of prolonged treatment with 6α-methyl-17α-hydroxyprogesterone acetate (MPA) during pregnancy. Panminerva med. 5 (1963) 107–109
251 Goldacre, M. J., B. Watt, N. Loudon, L. J. R. Milne, J. D. O. Loudon, M. P. Vessey: Vaginal microbial flora in normal young women. Brit. med. J. 1979/I, 1450–1453
252 Goldenberg, V. E., L. Wiegenstein, K. Mottel: Florid breast fibroadenomas in patients taking hormonal oral contraceptives. Amer. J. clin. Path. 49 (1968) 52–59
253 Goldstein, J. L., M. S. Brown: The low-density lipoprotein pathway and its relation to atherosclerosis. Ann. Rev. Biochem. 46 (1977) 897–930
254 Goldzieher, J. W., J. M. Maas: Clinical evaluation of a sequential oral contraceptive. 6th Pan Amer. Congr. Endocr. Mexico City, 1965
255 Goldzieher, J. W., A. de la Pena, C. B. Chenault, A. Cervantes: Comparative studies of the ethynyl estrogens used in oral contraceptives. III. Effect on plasma gonadotropins. Amer. J. Obstet. Gynec. 122 (1975) 625–636
256 Goldzieher, J. W., A. de la Pena, C. B. Chenault, T. B. Woutersz: Comparative studies of the ethynyl estrogens used in oral contraceptives. II. Antiovulatory potency. Amer. J. Obstet. Gynec. 122 (1975) 619–624
257 Goldzieher, J. W., J. W. Kleber, L. E. Moses, R. P. Rathmacher: A cross-sectional study of plasma FSH and LH levels in women using sequential, combination or injectable steroid contraceptives over long periods of time. Contraception 2 (1970) 225–248
258 Goldzieher, J. W., N. B. Livingston, J. Martinez-Manautou, L. R. Moses: The use of sequential estrogen and progestin to inhibit fertility. Excerpta med. Int. Congr. Ser. 72 (1963) 325–327
259 Goldzieher, J. W., M. Maqueo, C. B. Chenault, T. B. Woutersz: Comparative studies of the ethynyl estrogens used in oral contraceptives. I. Endometrial response. Amer. J. Obstet. Gynec. 122 (1975) 615–618
260 Goldzieher, J. W., C. B. Chenault, A. de la Pena, T. S. Dozier, D. C. Kraemer: Comparative studies of the ethynyl estrogens used in oral contraceptives. VI. Effects with and without progestational agents on carbohydrate metabolism in humans, baboons, and beagles. Fertil. and Steril. 30 (1978) 146–153
261 Goldzieher, J. W., C. B. Chenault, A. de la Pena, T. S. Dozier, D. C. Kraemer: Comparative studies of the ethynyl estrogens used in oral contraceptives. VII. Effects with and without progestional agents on ultracentrifugally fractionated plasma lipo-proteins in humans, baboons and beagles. Fertil. and Steril. 30 (1978) 522–533
262 Goldzieher, J. W., M. Maqueo, L. Ricaud, J. A. Aguilar, E. Canales: Induction of degenerative changes in uterine myomas by high-dosage progestin therapy. Amer. J. Obstet. Gynec. 96 (1966) 1078–1087
263 Goldzieher, J. W., J. Martinez-Manautou, N. B. Livingston, L. E. Moses, E. Rice-Wray: The use of sequential estrogen and progestin to inhibit fertility. Western J. Surg. 71 (1963) 187–190

264 Goldzieher, J. W., L. E. Moses, E. Averkin, C. Scheel, B. Z. Taber: A placebo-controlled double-blind cross-over investigation of the side effects attributed to oral contraceptives. Fertil. and Steril. 22 (1971) 609–623
265 Goldzieher, J. W., L. E. Moses, E. Averkin, C. Scheel, B. Z. Taber: Nervousness and depression attributed to oral contraceptives: A double-blind, placebo-controlled study. Amer. J. Obstet. Gynec. 111 (1971) 1013–1020
266 Goldzieher, J. W., C. Becerra, C. Gual, N. B. Livingston, M. Maqueo, L. E. Moses, C. Tietze: New oral contraceptive. Sequential estrogen and progestogen. Amer. J. Obstet. Gynec. 90 (1964) 404–411
267 Gonzales-Barcena, D., A. J. Kastin, D. S. Schalch, C. Ponce-R., A. V. Schally: Differential effect of various doses of mestranol on the release of luteinizing hormone and follicle-stimulating hormone in response to luteinizing hormone-releasing hormone. Fertil. and Steril. 25 (1974) 439–442
268 Gordon, T., W. P. Castelli, M. C. Hjortland, W. B. Kannel, T. R. Dawber: High density lipoprotein as a protective factor against coronary heart disease: the framington study. Amer. J. Med. 62 (1977) 707–714
269 Grant, A.: Evaluation of conservative treatment of endometriosis. Austral. N. Z. J. Obstet. Gynec. 3 (1963) 162–167
270 Gray, L. A., W. M. Christopherson, R. N. Hoover: Estrogens and endometrial carcinoma. Obstet. and Gynec. 49 (1977) 385–389
271 Greenblatt, R. B.: A new clinical test for the efficacy of progesterone compounds. Amer. J. Obstet. Gynec. 76 (1958) 626–628
272 Greenblatt, R. B.: Antiovulatory drugs and indication for their use. Med. Clin. N. Amer. 45 (1961) 973–988
273 Greenblatt, R. B., M. Gutierrez: Summation of the role of danazol in the therapy of endometriosis. In R. B. Greenblatt: Recent advances in endometriosis, Excerpta med. (Amst.) Int. Congr. Series No. 368 (1976) 116–128
274 Greenblatt, R. B., R. H. Asch, V. B. Mahesh, J. R. Bryner: Implantation of pure crystalline pellets of estradiol for conception control. Amer. J. Obstet. Gynec. 127 (1977) 520–524
275 Greig, H. B. W.: Oral contraceptives, anti-thrombin III and fibrinolytic activity in africans. Acta haemat. (Basel) 58 (1977) 138–144
276 Greiss, F. C., S. G. Anderson: Effect of ovarian hormones on the uterine vascular bed. Amer. J. Obstet. Gynec. 107 (1970) 829–836
277 Gringras, M., R. Reisler, J. Caisley, W. Helliwelli, C. H. Bowker: Vaccination of rubella-susceptible women during oral contraceptive care in general practice. Brit. med. J. 1977/II, 245–246
278 Grömig, U.: Die Pillen-Ordination. Sexualmedizin 4 (1975) 422–426
279 Gruber, W., N. Neibekis, E. Golob: Über den Soorbefall der Scheide während der Schwangerschaft und unter Einnahme oraler Kontrazeptiva. Wien. med. Wschr. 120 (1970) 898–900
280 Gual, C., H. E. Seaglia, R. A. Midgley, J. Alcocer, Y. Echeverria-Rivas, R. Lichtenberg: Regulatory effects of steroids on the pituitary response to LH-RH. J. Steroid Biochem. 6 (1975) 1067–1074
281 Guitérrez-Najar, A., H. Marquez-Monter, V.

Cortés-Gallegos, J. Giner-Velasquez, J. Martinez-Manautou: Presence of corpus luteum as evidence of ovulation in women treated with low doses of chlormadinone acetate. Amer. J. Obstet. Gynec. 107 (1968) 1018–1022
282 Gump, D. W., E. L. Horton, C. A. Phillips, P. B. Mead, B. R. Forsyth: Contraception and cervical colonization with mycoplasmas and infection with cytomegalovirus. Fertil. and Steril. 26 (1975) 1135–1139
283 Hagen, C., A. Froland: Depressed lymphocyte response to P. H. A. in women taking oral contraceptives. Lancet 1972/I, 1185
284 Haller, J.: Ovulationshemmung durch Hormone, 3. Aufl., Thieme, Stuttgart 1971 (S. 56)
285 Haller, J.: Ovulationshemmung durch Hormone, 3. Aufl., Thieme, Stuttgart 1971 (S. 62)
286 Haller, J.: Ovulationshemmung durch Hormone, 3. Aufl., Thieme, Stuttgart 1971 (S. 203)
287 Hammerstein, J.: Stellungnahme zur Anwendung von Stilbenen. Endokrinologie-Informationen 2/77 (1977) 57–58
288 Hammerstein, J.: Mißbildungen nach Behandlung schwangerer Frauen mit weiblichen Sexualhormonen. Endokrinologie-Informationen 3/78 (1978) 102–103
289 Hammerstein, J., B. Cupceancu: Die Behandlung des Hirsutismus mit Cyproteronacetat. Dtsch. med. Wschr. 94 (1969) 829–834
290 Hammerstein, J., K. Fotherby, J. W. Goldzieher, E. D. B. Johansson, U. Schwartz: Clinical pharmacology of contraceptive steroids. Contraception 20 (1979) 187–200
291 Hammerstein, J., J. Meckies, I. Leo-Rossberg, L. Moltz, F. Zielske: Use of cyproterone acetate (CPA) in the treatment of acne, hirsutism and virilism. J. Steroid Biochem. 6 (1975) 827–836
292 Hancock, K. W., J. S. Scott, N. M. Panigrahi, S. R. Stitch: Significance of low body weight in ovulatory dysfunction after stopping oral contraceptives. Brit. med. J. 1976/II, 399–401
293 Hansson, V., E. Reusch, O. Trygstad, O. Torgersen, E. M. Ritzen, F. S. French: FSH stimulation of testicular androgen-binding protein. Nature New Biol. 246 (1973) 56–58
294 Harlap, S.: Are there two types of postpill anovulation? Fertil. and Steril. 31 (1979) 486–491
295 Harlap, S., A. M. Davies: The pill and births. The Jerusalem Study. Final Report 1978
296 Harlap, S., J. Eldor: Births following oral contraceptive failures. Obstet. and Gynec. 55 (1980) 447–452
297 Harlap, S., P. Shiono, F. Pellegrin, M. Golbus, R. Bachman, J. Mann, L. Schmidt, J. P. Lewis: Chromosome abnormalities in oral contraceptives breakthrough pregnancies. Lancet 1979/I, 1342–1343
298 Haspels, A. A., R. Andriesse: The effect of large doses of estrogens post coitum in 2000 women. Europ. J. Obstet. Gynec. Reprod. Biol. 3 (1973) 113–117
299 Haspels, A. A., G. A. Linthorst, P. M. Kicovic: Effect of postovulatory administration of a „morning-after" injection on corpus luteum function and endometrium. Contraception 15 (1977) 105–112
300 Haug, E.: Progesteron suppression of estrogen-stimulated prolactin secretion and estrogen receptor levels in rat pituitary cells. Endocrinology 104 (1979) 429–437

301 Hauser, G. A.: Normophasische Sequenzovulationshemmung. Ther. Umsch. 29 (1972) 301–306
302 Hauser, G. A.: Die Kombinationspräparate. In F. Beller und H.-D. Böttcher: Moderne Kontrazeption. Thieme, Stuttgart 1975 (S. 11–26)
303 Hefnawi, F., N. Younis, K. Zaki, S. A. Rassik, M. F. Mekkawy: Menstrual blood loss during oral contraceptive therapy and in IUD users. Egypt. Pop. Fam. Planning Rev. 3 (1970) 1–4
304 Heinen, G., W. Rindt, J. Yeboa, H. Umla: Hormonal contraception with 0,5 mg chlormadinone acetate by continuous administration. Contraception 3 (1971) 45–53
305 Heinen, G., W. Geibel, M. Hirsch, C. Jacobs, W. Kübler, D. Marzen, H. Umla: Vergleichende Untersuchungen mit drei verschiedenen Mestranol-Norethisteron-Kombinationen zur Ovulationshemmung. Ärztl. Prax. 24 (1972) 3037–3039
306 Heinonen, O. P., D. Slone, R. R. Monson, E. B. Hook, S. Shapiro: Cardiovascular birth defects and antenatal exposure to female sex hormones. New Engl. J. Med. 296 (1977) 67–70
307 Heller, C. G., W. O. Nelson, I. C. Hill, E. Henderson, W. O. Maddock, E. C. Junck: Effect of testosterone administration upon the human testis. J. clin. Endocr. 10 (1950) 816
308 Hellman, L., K. Yoshida, B. Zumoff, J. Levin, J. Kream, D. K. Fukushima: The effect of medroxyprogesterone acetate on the pituitary-adrenal axis. J. clin. Endocr. 42 (1976) 912–917
309 Hempel, E., W. Böhm, W. Carol, G. Klinger: Medikamentöse Enzyminduktion und hormonale Kontrazeption. Zbl. Gynäk. 95 (1973) 1451–1457
310 Herbst, A. L., D. C. Poskanzer, S. J. Robboy, L. Friedlander, R. E. Scully: Prenatal exposure to stilbestrol: a prospective comparison of exposed female offspring with unexposed controls. New Engl. J. Med. 292 (1975) 334–339
311 Hilliard, G. D., H. J. Norris: Pathologic effects of oral contraceptives. In C. H. Lingeman: Carcinogenic Hormones, Springer, Berlin 1979 (S. 49–71)
312 Hilliard, J., H. B. Croxatto, J. N. Hayward, C. H. Sawyer: Norethindrone blockade of LH release to intrapituitary infusion of hypothalamic extract. Endocrinology 79 (1966) 411–419
313 Hillier, S. G., R. A. Knazek, G. T. Ross: Androgenic stimulation of progesterone production by granulosa cells from preantral ovarian follicles: further in vitro studies using replicate cell cultures. Endocrinology 100 (1977) 1539–1549
314 Himes, N. E.: Medical History of Contraception. Gamut Press, New York 1963 (p. 55)
315 Hines, D. C., J. W. Goldzieher: Large-scale study of an oral contraceptive. Fertil. and Steril. 19 (1968) 841–866
316 Hodgson, B. J., C. J. Pauerstein: Effects of hormonal treatments which alter ovum transport on β-adrenoceptors of the rabbit oviduct. Fertil. and Steril. 26 (1975) 573–578
317 Hollenberg, N. K., G. H. Williams, B. Burger, W. Chenitz, F. Hoosmand, D. F. Adams: Renal blood-flow and its response to angiotensin II, an interaction between oral contraceptive agents, sodium intake, and the renin-angiotensin system in

healthy young women. Circulat. Res. 38 (1976) 35–40
318 Holt, J. A., J. S. Richards, A. R. Midgley, L. E. Reichert: Effect of prolactin on LH receptor in rat luteal cells. Endocrinology 98 (1976) 1005–1013
319 Horvath, E., K. Kovaks, R. C. Ross: Benign hepatoma in a young woman on contraceptive steroids. Lancet 1974/I, 357–358
320 Hsueh, A. J. W., G. F. Erickson, S. S. C. Yen: The sensitizing effect of estrogens and catechol estrogen on cultured pituitary cells to luteinizing hormone-releasing hormone: its antagonism by progestins. Endocrinology 104 (1979) 807–813
321 Huggins, G. R.: Contraceptive use and subsequent fertility. Fertil. and Steril. 28 (1977) 603–612
322 Huggins, G. R., R. L. Giuntoli: Oral contraceptives. Fertil. and Steril. 32 (1979) 1–23
323 Husain, M. K., A. G. Frantz, F. Ciarochi, A. G. Robinson: Nicotine-stimulated release of neurophysin and vasopressin in humans. J. clin. Endocr. 41 (1975) 1113–1117
324 Husmann, F.: Hormonale Kontrazeption. Goldmann, München 1970 (S. 199)
325 Husmann, F.: Hormonale Kontrazeption. Therapiewoche 26 (1976) 6492–6498
326 Husslein, A.: Kontrazeption bei Jugendlichen. 3. Fortbildungstagung für prakt. Sexualmedizin. Medical Tribune vom 4. 8. 1978, S. 9
327 Ideström, C.-M.: Reaction to norethisterone withdrawal. Lancet 1966/I, 718
328 Illingworth, D. V., G. P. Wood, G. L. Flickinger, G. Mikhail: Progesterone receptor of the human myometrium. J. clin. Endocr. 40 (1975) 1001–1008
329 Imam, S. K., K. Srivastava, P. R. Dasgupta, A. B. Kar: Biochemical changes in the fallopian tube and uterus of the rhesus monkey (Macaca mulatta) under the influence of progestational contraceptive steroids. Contraception 11 (1975) 297–307
330 Inhoffen, H. H., W. Hohlweg: Neue per os wirksame weibliche Keimdrüsenhormon-Derivate: 17-Äthinylöstradiol and Pregnenin-on-3-ol-17. Naturwissenschaften 26 (1938) 96
331 Inman, W. H. W., M. P. Vessey, B. Westerholm, A. Engelund. Thromboembolic disease and the steroidal content of oral contraceptives. A report to the committee on safety of drugs. Brit. med. J. 1970/II, 203–209
332 Innerfield, I., H. Reicher-Reiss: Antithrombin activity: a predictive index for coronary artery disease. Circulation 49 (1974) Suppl. III, 302
333 Int. Committee for Contracept. Res. Popul. Council: Contraception with long-acting subdermal implants: I. An effective and acceptable modality in international clinical trials. Contraception 18 (1978) 315–333
334 Int. Committee for Contracept. Res. Popul. Council: Contraception with long-acting subdermal implants: II. Measured and perceived effects in international clinical trials. Contraception 18 (1978) 335–353
335 Ireland, J. J., J. S. Richards: Acute effects of estradiol and follicle-stimulating hormone on specific binding of human (^{125}I)Iodo-folliclestimulating hormone to rat ovarian granulosa cells in vivo and in vitro. Endocrinology 102 (1978) 876–883

336 Irey, N. S., H. J. Norris: Internal vascular lesions associated with female reproductive steroids. Arch. Path. 9 (1973) 227–234
337 Irey, N. S., W. C. Manion, H. B. Taylor: Vascular lesions in women taking oral contraceptives. Arch. Path. 89 (1970) 1–8
338 Jackson, H.: Chemical methods of male contraception. In C. R. Austin, R. V. Short: Artificial control of reproduction. Cambridge University Press, 1972 (p. 67–86)
339 Jacobs, H. S., U. A. Knuth, M. G. R. Hull, S. Franks: Post-pill amenorrhoea – cause or incidence? Brit. med. J. 1977/II, 940–942
340 Jänne, O., K. Kontula, R. Vihko, P. D. Feil, C. W. Bardin: Progesterone receptor and regulation of progestin action in mammalian tissues. Med. Biol. 56 (1978) 225–248
341 Jaffe, R. B., W. R. Keye, J. R. Young: The role of estradiol in modulating LH and FSH response to gonadotropin releasing hormone. In F. Labrie, J. Meites, L. Pelletier: Hypothalamus and endocrine functions. Plenum Press, New York 1976
342 Jain, A. K.: Cigarette smoking, use of oral contraceptives, and myocardial infarction. Amer. J. Obstet. Gynec. 126 (1976) 301–307
343 Janerich, D. T.: Female excess in anencephaly and spina bifida: possible gestational influences. Amer. J. Epidemiol. 101 (1975) 70–76
344 Janerich, D. T., J. M. Piper, D. M. Glebatis: Oral contraceptives and congenital limb-reduction defects. New Engl. J. Med. 291 (1974) 697–700
345 Janerich, D. T., J. M. Dugan, S. J. Standfast, L. Strite: Congenital heart disease and prenatal exposure to exogenous sex hormones. Brit. Med. J. 1977/I, 1058–1060
346 Jean, Y., J. Langlais, K. Roberts, A. Chapdelaine, G. Bleau: Fertility of a woman with nonfunctional ciliated cells in the fallopian tubes. Fertil. and Steril. 31 (1979) 349–350
347 Jeppsson, S., E. D. B. Johansson: Medroxyprogesterone acetate, estradiol, FSH and LH in peripheral blood after intramuscular administration of depo-provera to women. Contraception 14 (1976) 461–469
348 Jeppsson, S., E. D. B. Johansson, N.-O. Sjöberg: Plasma levels of estrogens during long-term treatment with depo-medroxyprogesterone acetate as a contraceptive agent. Contraception 8 (1973) 165–170
349 Jequier, A. M., J. R. Pogmore: Plasma sex hormone binding globulin and oestrogen therapy. Brit. J. Pharmacol. 6 (1978) 464 P
350 Jequier, A. M., A. O'Shea, H. S. Jacobs: Functional and post-oral contraceptive amenorrhoea: response to luteinizing hormone releasing hormone (LH-RH). Brit. J. Obstet. Gynaec. 85 (1975) 333–336
351 Jick, H., J. Porter, K. J. Rothman: Oral contraceptives and nonfatal stroke in healthy young women. Ann. intern. Med. 89 (1978) 58–60
352 Jick, H., B. Dinan, J. Kenneth, J. Rothman: Oral contraceptives and nonfatal myocardial infarction. J. Amer. med. Ass. 239 (1978) 1403–1406
353 Johansson, E. D. B.: Depression of the progesterone levels in women treated with synthetic gestagens after ovulation. Acta endocr. (Kbh.) 68 (1971) 779–792
354 Johansson, E. D. B., U. Larsson-Cohn, C. Gemzell: Monophasic basal body temperature in

ovulatory menstrual cycles. Amer. J. Obstet. Gynec. 113 (1972) 933–937
355 Johnson, J. A., J. O. Davis, P. R. Brown, P. D. Wheeler, R. T. Whitty: Effects of estradiol on sodium and potassium balances in adrenalectomized dogs. Amer. J. Physiol. 223 (1972) 194–197
356 Jones, D. E. D., R. Miranda, M. Wolfe, L. M. Demers: Serum concentration of bile acids in relation to the normal menstrual cycle, the administration of oral contraceptives, and pregnancy. Amer. J. Obstet. Gynec. 130 (1978) 593
357 Jones, E. F., L. Paul, C. F. Westoff: Contraceptive efficacy: the significance of method and motivation. Studies in Family Planning 11 (1980) 39–50
358 Jones, K., P. F. Naish, G. M. Aber: Oestrogen-associated disease of the renal microcirculation. Clin. Sci. mol. Med. 52 (1977) 33–42
359 Jork, K.: Kohabitarche und Kontrazeption: Beratung für junge Mädchen differenzieren. Sexualmedizin 6 (1977) 464–466
360 Joshi, U. M., S. S. Rao, S. J. Kora, S. S. Dikshit, K. D. Virkar: Effect of steroidal contraceptives on antibody formation in the human female. Contraception 3 (1971) 327–333
361 Judd, H. L., S. S. C. Yen: Serum androstenedione and testosterone levels during the menstrual cycle. J. clin. Endocr. 36 (1973) 475–481
362 Jürgensen, O., W. Haslinger, G. Eckert, J. S. E. Dericks-Tan, H.-D. Taubert: Ovulationshemmer-Amenorrhoe. Dtsch. med. Wschr. 100 (1975) 406–409
363 Kaiser, R.: In R. Kepp, H. Koester, P. Bailer: Krebsentstehung und hormonale Kontrazeption. Thieme, Stuttgart 1974 (S. 107–111)
364 Kaiser, R.: Hormonale Behandlung von Genital- und Mammatumoren bei der Frau. Thieme, Stuttgart 1978
365 Kalkhoff, R. K.: Effects of oral contraceptive agents on carbohydrate metabolism. J. Steroid Biochem. 6 (1975) 949–956
366 Kalra, P. S., S. P. Kalra, L. Krulich, C. P. Fawcett, S. M. McCann: Involvement of norepinephrine in transmission of the stimulatory influence of progesterone on gonadotropin release. Endocrinology 90 (1972) 1168–1176
367 Kaltenbach, F. J., O. Fettig, J. Walter: Histologische und autoradiographische Untersuchungen am menschlichen Endometrium unter der 2-Phasen-Therapie mit Mestranol-Lynestrenol. Arch. Gynäk. 215 (1973) 325–342
368 Kane, F. J., M. A. Lipton, J. E. Ewing: Hormonal influences in female sexual response. Arch. gen. Psychiat. 20 (1969) 202–209
369 Kanematsu, S., C. H. Sawyer: Blockade of ovulation in rabbits by hypothalamic implants of norethindrone. Endocrinology 76 (1965) 691–699
370 Kannel, W. B., W. P. Castelli, T. Gordon: Cholesterol in the prediction of atherosclerotic disease. Ann. intern. Med. 90 (1979) 85–91
371 Kannel, W. B., T. Gordon, M. J. Schwartz: Systolic versus diastolic blood pressure and risk of coronary heart disease. Am. J. Cardiol. 27 (1971) 335–346
372 Karrer, M. C., E. R. Smith: Two thousand women-years experience with a sequential contraceptive. Amer. J. Obstet. Gynec. 102 (1968) 1029–1034
373 Karsch, F. J., R. F. Weick, W. R. Butler, D. J. Dierschke, L. C. Krey, G. Weiss, J. Hotchkiss, T. Yamaji, E. Knobil: Induced LH surges in the rhesus monkey: strength-duration characteristics of the estrogen stimulus. Endocrinology 92 (1973) 1740–1747
374 Kastin, A. J., A. V. Schally, C. Gual, A. Arimura: Release of LH and FSH after administration of synthetic LH-releasing hormone. J. clin. Endocr. 34 (1972) 753–758
375 Kastin, A. J., A. V. Schally, C. Gual, R. Midgley, C. Y. Bowers, A. Diaz-Infante: Stimulation of LH release in men and women by LH-releasing hormone purified from porcine hypothalami. J. clin. Endocr. 29 (1969) 1046–1050
376 Kato, J.: The role of hypothalamic and hypophyseal 5α-dihydrotestosterone, estradiol and progesterone receptors in the mechanism of feedback action. J. Steroid Biochem. 6 (1975) 979–987
377 Katz, F. H., A. Kappas: The effects of estradiol and estriol on plasma levels of cortisol and thyroid hormone-binding globulins and on aldosterone and cortisol secretion rates in man. J. Clin. Invest. 46 (1967) 1768–1777
378 Kaulhausen, H.: Blutdruckkontrolle bei Einnahme hormonaler Kontrazeptiva. Dtsch. Ärztebl. 74 (1977) 2695–2697
379 Kaulhausen, H., L. Klingsiek, H. Breuer: Veränderungen des Renin-Angiotensin-Aldosteron-Systems unter kontrazeptiven Steroiden. Fortschr. Med. 94 (1976) 1925–1930
380 Kay, D. R., G. G. Bole, W. J. Ledger: Antinuclear antibodies, rheumatoid factor and C-reactive protein in serum of normal women using oral contraceptives. Arthr. and Rheum. 14 (1971) 239–248
381 Keeler, M. H., F. Kane, R. Daly: An acute schizophrenic episode following abrupt withdrawal of Enovid in a patient with previous post-partum psychiatric disorder. Amer. J. Psychiat. 120 (1964) 1123–1124
382 Kekki, M., E. A. Nikkilä: Plasma triglyceride turnover during use of oral contraceptives. Metabolism 20 (1971) 878–889
383 Keller, A. J., W. J. Irvine, J. Jordan, N. B. Loudon: Phytohemagglutin-induced lymphocyte transformation in oral contraceptive users. Obstet. and Gynec. 49 (1977) 83–91
384 Kelsey, J. L., T. R. Holford, C. White, E. S. Mayer, S. E. Kilty, R. M. Acheson: Oral contraceptives and breast disease: an epidemiological study. Amer. J. Epidem. 107 (1978) 236–244
385 Kesserü, E., A. Larranaga: In vitro sperm migration in the human cervical mucus with different contraceptive methods. Contraception 3 (1971) 195–208
386 Kesserü, E., A. Larranaga, J. Parada: Postcoital contraception with d-norgestrel. Contraception 7 (1973) 367–379
387 Kesserü, E., P. Camacho-Ortega, G. Laudahn, G. Schöpflin: In vitro action of progestogens on sperm migration in human cervical mucus. Fertil. and Steril. 26 (1975) 57–61
388 Kesserü, E., F. Garmenia, N. Westphal, J. Parada: The hormonal and peripheral effects of d-norgestrel in postcoital contraception. Contraception 10 (1974) 411–424
389 Kesserü-Koos, E.: Influence of various hormonal contraceptives on sperm migration in vivo. Fertil. and Steril. 22 (1971) 584–603

390 Kesserü-Koos, E., A. Larranaga-Leguia, H. Hustado-Koos, H.-J. Scharff: Fertility control with norethindrone enanthate, a long-acting parenteral progestogen. Acta Europ. Fertil. 4 (1973) 203–221
391 Kessler, K. M., D. A. L. Warde, J. E. Ledos, R. M. Kessler: Left ventricular size and function in women receiving oral contraceptives. Obstet. and Gynec. 55 (1980) 211–214
392 Keye, W. R., R. B. Jaffe: Strength-duration characteristics of estrogen effects on gonadotropin response to gonadotropin releasing hormone in women. I. Effects of varying duration of estradiol administration. J. clin. Endocr. 41 (1975) 1003–1008
393 Khalil, S. H. H., M. Iwuagwu: In vitro uptake of oral contraceptive steroids by magnesium trisilicate. J. pharm. Sci. 67 (1978) 287–289
394 Kim, H. J., R. K. Kalkhoff: Sex steroid influence on triglyceride metabolism. J. clin. Invest. 56 (1975) 888–896
395 King, J. C.: Nutrition during oral contraceptive use. J. Amer. pharm. Ass. 17 (1977) 181–182
396 King, T. M., W. V. Whitehorn, B. Reeves, R. Kubota: Effects of estrogen on composition and function of the cardiac muscle. Amer. J. Physiol. 196 (1959) 1282–1285
397 Kislak, J. W., F. A. Beach: Inhibition of aggressiveness by ovarian hormones. Endocrinology 56 (1955) 684–685
398 Kissebah, A. H., P. Harrigan, V. Wynn: Mechanism of hypertriglyceridaemia associated with contraceptive steroids. Horm. metabol. Res. 5 (1973) 184–190
399 Kistner, R. W.: The treatment of endometriosis by inducing pseudopregnancy with ovarian hormones. Fertil. and Steril. 10 (1959) 539–556
400 Kjeld, J. M., C. M. Puah, C. F. Joplin: Changed levels of endogenous sex steroids in women on oral contraceptives. Brit. med. J. 1976/II, 1354–1356
401 Klaiber, E. L., Y. Kobayashi, D. M. Broverman, F. Hall: Plasma monoamine oxidase activity in regularly menstruating women and in amenorrheic women receiving cyclic treatment with estrogens and a progestin. J. clin. Endocr. 33 (1971) 630–638
402 Klaiber, E. L., D. M. Broverman, W. Vogel, Y. Kobayashi, D. Moriarty: Effects of estrogen therapy on plasma MAO activity and EEG driving responses of depressed women. Amer. J. Psychiat. 128 (1972) 1492–1498
403 Klein, T. A., D. R. Mishell: Gonadotropin, prolactin and steroid hormone levels after discontinuation of oral contraceptives. Amer. J. Obstet. Gynec. 127 (1977) 585–589
404 Klinger, G., B. Wuitz, A. Bonow, G. Krause, A. Stelzner: Zum Verhalten des C-reaktiven Proteins bei Kurz- und Langzeitapplikation verschiedener hormonaler Kontrazeptiva. Zbl. Gynäk. 100 (1978) 167–172
405 Knaus, H.: Die periodische Fruchtbarkeit und Unfruchtbarkeit des Weibes. Mandrich, Wien 1934
406 Kobayashi, R. M., K. H. Lu, R. Y. Moore, S. S. C. Yen: Regional distribution of hypothalamic luteinizing hormone-releasing hormone in proestrous rats: effects of ovariectomy and estrogen replacement. Endocrinology 102 (1978) 98–105

407 Koch, U. J., F. Lorenz, K. Danehl, R. Ericsson, S. H. Hasan, D. von Keyserlingk, K. Lübke, M. Mehring, A. Römmler, U. Schwartz, J. Hammerstein: Continuous oral low-dosage cyproterone acetate for fertility regulation in the male? – a trend analysis in 15 volunteers. Contraception 14 (1976) 117–135
408 König, F. K.: Akrale Mangeldurchblutung. Sexualmedizin 9 (1980) 18–20
409 Kohlhaas, M.: Die rechtliche Situation des Arztes bei der Behandlung Jugendlicher. In R. Kepp, H. Koester: Empfängnisverhütung aus Verantwortung. Thieme, Stuttgart 1968 (S. 60–67)
410 Kohorn, E. I., S. I. Rice, S. Hemperly, M. Gordon: The relation of the structure of progestational steroids to nucleola differentiation in human endometrium. J. clin. Endocr. 34 (1972) 257–264
411 Korenman, S. G., B. C. Sherman, J. C. Korenman: Reproductive hormone function: The perimenopausal period and beyond. In G. T. Ross and M. B. Lipsett: Clinics in Endocr. and Metabolism. Saunders, London 1978 (625–644)
412 Korsan-Bengtsen, K., B. Larsson: Effect of blood coagulation and fibrinolysis in women using norethisterone or a combination of ethinyloestradiol and quingestanol. Gynec. Obstet. Invest. 9 (1979) 312–318
413 Kozower, M., L. Veatch, M. M. Kaplan: Decreased clearance of prednisolone, a factor in the development of corticosteroid side effects. J. clin. Endocr. 38 (1974) 407–412
414 Kreutner, A., D. Johnson, H. O. Williamson: Histology of the endometrium in long-term use of a sequential oral contraceptive. Fertil. and Steril. 27 (1976) 905–910
415 Kristen, K.: Veränderungen der Mundschleimhaut während Schwangerschaft und kontrazeptiver Hormonbehandlung. Fortschr. Med. 94 (1976) 52–54
416 Krus, D. M., S. Wapner, J. Bergen, H. Freeman: The influence of progesterone on behavioral changes induced by lysergic acid diethylamide in normal males. Psychopharmacologia (Berl.) 2 (1961) 177–184
417 Kudzma, D. J., E. M. Bradley, J. W. Goldzieher: A metabolic balance study of the effects of an oral steroid contraceptive on weight and body composition. Contraception 6 (1972) 31–37
418 Kuenssberg, E. V., C. R. Kay, J. Dewhurst, R. J. Booth: Recommendations from the findings by the RCGP oral contraceptive study on the mortality risk of oral contraceptive users. Brit. med. J. (1977) II 947
419 Kuhl, H., H.-D. Taubert: Inactivation of luteinizing hormone releasing hormone by rat hypothalamic L-cystine arylamidase. Acta endocr. (Kbh.) 78 (1975) 634–648
420 Kuhl, H., H.-D. Taubert: Short-loop feedback mechanism of luteinzing hormone: LH stimulates hypothalamic L-cystine arylamidase to inactivate LH-RH in the rat hypothalamus. Acta endocr. (Kbh.) 78 (1975) 649–663
421 Kuhl, H., H.-G. Kaplan, H.-D. Taubert: Die Wirkung eines neuen Analogs des LH-RH, D-Ser-(TBU)^6-EA^{10}-LH-RH, auf die Gonadotropin-Freisetzung bei Männern. Dtsch. med. Wschr. 101 (1976) 361–364
422 Kuhl, H., C. Rosniatowski, H.-D. Taubert: The regulatory function of a pituitary LH-RH de-

grading enzyme system in the feedback control of gonadotropins. Acta endocr. (Kbh.) 86 (1977) 60–70
423 Kuhl, H., C. Rosniatowski, H.-D. Taubert: The activity of an LH-RH degrading enzyme in the anterior pituitary during the rat oestrus cycle and its alteration by injections of sex hormones. Acta endocr. (Kbh.) 87 (1978) 476–484
424 Kuhl, H., C. Rosniatowski, H.-D. Taubert: The effect of sex hormones upon the activity of an LH-RH degrading enzyme system in the rat hypothalamus during the estrus cycle. Endocr. exp. 13 (1979) 29–38
425 Kuhl, H., R. Baumann, J. Sandow, H.-D. Taubert: Competition of various LH-RH analogs and fragments with ^{125}I-LH-RH for specific binding sites on isolated pituitary plasma membranes. Molec. cell. Endocr. 17 (1980) 61–70
426 Kuhl, H., C. Rosniatowski, H. Bickel, H.-D. Taubert: Stimulation by steroids and age-dependent changes of L-cystine arylamidase activity in the hypothalamus of the rat. Acta endocr. (Kbh.) 76 (1974) 15–28
427 Kuhl, H., J. Sandow, B. Krauss, H.-D. Taubert: Enzyme kinetic studies and inhibition by oligopeptides of LH-RH degradation in rat hypothalamus and pituitary. Neuroendocrinology 28 (1979) 339–348
428 Kuhl, H., A. Sachs, C. Rosniatowski, H.-D. Taubert: Time-dependent decrease of pituitary response to LH-RH after chronic treatment of intact female rats with ethinyloestradiol and norethindrone. Acta endocr. (Kbh.) 89 (1978) 240–250
429 Kuhl, H., W. Frey, C. Rosniatowski, J. S. E. Dericks-Tan, H.-D. Taubert: The effect of prostaglandins upon hypothalamic L-cystine arylamidase activity and on LH secretion in the rat. Acta endocr. (Kbh.) 82 (1976) 15–28
430 Kuhn, N., W. Blunck, N. Stahnke, J. Wiebel, R. P. Willig: Estrogen treatment in tall girls. Acta paediat. scand. 66 (1977) 161–167
431 Kunz, W., U. Schäfer: Oogenese und Spermatogenese. Fischer, Stuttgart 1978
432 Kutner, S. J., W. L. Brown: Types of oral contraceptives, depression, and premenstrual symptome. J. nerv. ment. Dis. 155 (1972) 153–162
433 Kutner, S. J., N. R. Phillips, E. J. Hoag: Oral contraceptives, personality and changes in depression. Contraception 4 (1971) 327–336
434 Kyger, K., W. W. Webb: Progesterone levels and psychological state in normal women. Amer. J. Obstet. Gynec. 113 (1972) 759–762
435 Labrie, F., J. Drouin, L. Ferland, L. Lagacé, M. Beaulieu, A. DeLéan, P. A. Kelly, M. G. Caron, V. Raymond: Mechanism of action of hypothalamic hormones in the anterior pituitary gland and specific modulation of their activity by sex steroids and thyroid hormones. Recent Progr. Hormone Res. 34 (1978) 25–93
436 Labrie, F., L. Lagacé, L. Ferland, P. A. Kelly, J. Drouin, J. Massicotte, C. Bonne, J. P. Raynaud, J. H. Dorrington: Interactions between LH-RH, sex steroids and inhibin in the control of LH and FSH secretion. Int. J. Androl., Suppl. 2 (1978) 81–99
437 Lachnit-Fixson, U.: The development and evaluation of an ovulation inhibitor (Diane®) containing an antiandrogen. Acta obstet. gynec. scand., Suppl. 88 (1979) 33–42

438 Lachnit-Fixson, U.: Erstes Dreistufenpräparat zur hormonalen Konzeptionsverhütung. Münch. med. Wschr. 121 (1979) 1419–1424
439 Laidlaw, J.: Catamenial epilepsy. Lancet 1956/II, 1235–1237
440 Lamon, J. M., B. C. Frykholm, W. Herrera, D. P. Tschudy: Danazol administration to females with menses-associated exacerbations of acute intermittent porphyria. J. clin. Endocr. 48 (1979) 123–126
441 Landau, R. L., J. T. Poulos: The metabolic influence of progestins. Advanc. metabol. Disord. 5 (1971) 119–147
442 Landau, R. L., D. M. Bergenstal, K. Luigibihl, M. E. Kascht: The metabolic effects of progesterone in man. J. clin. Endocr. 15 (1955) 1194–1215
443 Landau, R. L., K. Luigibihl, D. M. Bergenstal, D. F. Dimick: The metabolic effects of progesterone in man: dose response relationships. J. Lab. clin. Med. 50 (1957) 613–620
444 Lara, R., D. Zarco, L. Gonzalez: The effects of various contraceptive hormonal therapies in women with normal and diabetic oral glucose tolerance test. Contraception 13 (1976) 299–311
445 Laragh, J. H.: The pill, hypertension, and the toxemias of pregnancy. Amer. J. Obstet. Gynec. 109 (1971) 210–213
446 Larranaga, A., J. N. Sartoretto, M. Winterhalter, F. Navas Filho: Clinical evaluation of two biphasic and one triphasic norgestrel/ethinylestradiol regimen. Int. J. Fertil. 23 (1978) 193–199
447 Larsson-Cohn, U.: Oral contraceptives and vitamins: A review. Amer. J. Obstet. Gynec. 121 (1975) 84–90
448 Larsson-Cohn, U., R. Berlin, O. Vikrot: Effects of combined and low-dose gestagen oral contraceptives on plasma lipids: including individual phospholipids. Acta endocr. (Kbh.) 63 (1970) 717–735
449 Larsson-Cohn, U., E. D. B. Johansson, L. Wide, C. Gemzell: Effects of continuous daily administration of 0,1 mg of norethindrone on the plasma levels of progesterone and on the urinary excretion of luteinizing hormone and total oestrogens. Acta endocr. (Kbh.) 71 (1972) 551–556
450 Lasley, B. L., C. F. Wang, S. S. C. Yen: The effects of estrogen and progesterone on the functional capacity of the gonadotrophs. J. clin. Endocr. 41 (1975) 820–826
451 Lau, H.: Die Abruptio. Sexualmedizin 7 (1978) 718–733
452 Lauritzen, C.: Kontrazeption bei jungen Mädchen. Sozialpädiatrie in Praxis und Klinik 2 (1979)
453 Lauritzen, C., W.-D. Lehmann: Untersuchungen zur Ausscheidung von Hormonen mit der Muttermilch. Arch. Gynäk. 204 (1967) 212–213
454 Lawson, J. P., F. R. Bradshaw: Experience with norethisterone 0,35 mg as an oral contraceptive: a preliminary report. Curr. med. Res. Opin. 1 (1972) 53–61
455 Lawson, D. H., J. F. Davidson, H. Jick: Oral contraceptive use and venous thromboembolism: absence of an effect of smoking. Brit. med. J. 1970/II, 301–307
456 Layne, D. S., T. Golab, K. Arai, G. Pincus: The metabolic fate of orally administered ^{3}H-norethynodrel and ^{3}H-norethindrone in humans. Biochem. Pharmacol. 12 (1963) 905–911

457 Leading article: Iron and oral contraceptives. Brit. med. J. 1970/I, 320
458 Lebech, P. E., P. A. Svendsen, E. Östergaard, F. Koch: The effects of small doses of megestrolacetate on the cervical mucus. Acta obstet. gynec. scand. 48, Suppl. 3 (1969) 22–25
459 Lecoq, F. R., E. M. Bradley, J. W. Goldzieher: Metabolic balance studies with norethynodrel and chlormadinone acetate. Amer. J. Obstet. Gynec. 99 (1967) 374–381
460 Lehfeldt, H.: Verhalten und Methode. Gegenseitiger Einfluß von Sexualität und Kontrazeption. Sexualmedizin 8 (1979) 468–472
461 Lehtovirta, P.: Haemodynamic effects of combined oestrogen/progestogen oral contraceptives. J. Obstet. Gynaec. Brit. Cwlth. 81 (1974) 517–525
462 Lehtovirta, P.: Peripheral haemodynamic effects of combined estrogen/progestogen oral contraceptives. J. Obstet. Gynaec. Brit. Cwlth. 81 (1974) 526–534
463 Lemay, A., F. Labrie, L. Ferland, J. P. Raynaud: Possible luteolytic effects of LH-RH in normal women. Fertil. and Steril. 31 (1979) 29–34
464 Leonhardt, H., A. Uthoff, I. Stelter: Veränderungen der Blut- und Plasmaviskosität bei Patienten mit Risikofaktoren. Med. Klin. 70 (1975) 1997–2000
465 Lewis, M. J., A. H. Henderson: Hyperprolactinaemia and antihypertensive effect of bromocriptine in essential hypertension. Lancet 1977/II, 562
466 Leyendecker, G., S. Wardlaw, W. Nocke: Experimental studies on the endocrine regulations during the periovulatory phase of the human menstrual cycle. Acta endocr. (Kbh.) 71 (1972) 160–178
467 Leyendecker, G., T. Struve, W. Nocke, M. Hansmann: The permissive role of GnRH in the regulation of the human menstrual cycle. Pathophysiologic aspects and therapeutic consequences. Acta endocr. (Kbh.), Suppl. 234 (1980) 157–158
468 Lingeman, C. H.: Hormones and hormonomimetic compounds in the etiology of cancer. In C. H. Lingeman: Carcinogenic Hormones. Springer, Berlin 1979 (S. 1–48)
469 Linnoila, M., M. J. Mattila, B. S. Kitchell: Drug interactions with alcohol. Drugs 18 (1979) 299–311
470 Lipschütz, A.: Experimental fibroid and the antifibromatogenic action of steroid hormones. J. Amer. med. Ass. 120 (1942) 171–175
471 Lira, P., L. Rivera, S. Diaz, H. B. Croxatto: Study of blood coagulation in women treated with megestrol acetate implants. Contraception 12 (1975) 639–644
472 Littleton, P., K. Fotherby: Metabolites of norgestrel (Wyeth 3707) in humans. Acta endocr. (Kbh.), Suppl. 119 (1967) 162
473 Livolsi, V. A., B. V. Stadel, J. L. Kelsey, T. R. Holford, C. White: Fibrocystic breast disease in oral contraceptive users: a histopathological evaluation of epithelial atypica. New Engl. J. Med. 299 (1978) 381–385
474 Logothetis, J., R. Harner, F. Morell, F. Torres: The role of estrogens in catamenial exacerbation of epilepsy. Neurology 9 (1959) 352–360
475 Loudon, N.: Starting on the pill. Brit. med. J. 1977/II, 521–522
476 Loudon, N. B., M. Foxwell, D. M. Potts, A. L. Guild, R. V. Short: Acceptability of an oral contraceptive that reduces the frequency of menstruation: the tricycle pill regimen. Brit. Med. J. 1977/II, 487–490
477 Louvet, J.-P., S. M. Harman, J. R. Schreiber, G. T. Ross: Evidence for a role of androgens in follicular maturation. Endocrinology 97 (1975) 366–372
478 Lucky, A. W., J. R. Schreiber, S. G. Hillier, J. D. Schulman, G. T. Ross: Progesterone production by cultured preantral rat granulosa cells: stimulation by androgens. Endocrinology 100 (1977) 128–133
479 Ludwig, H.: A position paper on the relation between oral contraceptives and blood coagulation. Contraception 20 (1979) 257–262
480 Lunell, N.-O., K. Carlström, G. Zador: Ovulation inhibition with a combined oral contraceptive containing 20 μg ethinylestradiol and 250 μg levonorgestrel. Acta obstet. gynec. scand., Suppl. 88 (1979) 17–21
481 Lyon, F. A., M. J. Frisch: Endometrial abnormalities occurring in young women on long-term sequential oral contraception. Obstet. and Gynec. 47 (1976) 639–643
482 MacDonald, R. R., I. B. Lumley, A. Coulson, S. R. Stitch: Chlormadinone acetate as an oral contraceptive: clinical results and the incidence of ovulation. J. obstet. gynaec. Brit. Cwlth 75 (1968) 1123–1127
483 MacKay, E. V., S. K. Khoo, R. R. Adam: Contraception with a six-monthly injection of progestogen. Part 1. Effects on blood pressure, body weight and uterine bleeding pattern, side-effects, efficacy and acceptability. Austral. N. Z. J. Obstet. Gynec. 11 (1971) 148–155
484 MacMahon, B., P. Cole, J. Brown: Etiology of human breast cancer: a review. J. nat. Cancer Inst. 50 (1973) 21–42
485 MacMahon, B., P. Cole, T. M. Lin, C. R. Lowe, A. P. Mirra, B. Ravnihar, E. J. Salber, V. G. Valaoras, S. Yuasa: Age at first birth and breast cancer risk. Bull. Wld. Hlth. Org. 43 (1970) 209–221
486 Magnusson, I., T. Ericson, A. Hugoson: The effect of oral contraceptives on the concentration of some salivary substances in women. Arch. oral. Biol. 20 (1975) 119–126
487 Makris, A., K. J. Ryan: Aromatase activity of isolated and recombined hamster granulosa cells and theca. Steroids 29 (1977) 65–72
488 Mall-Haefeli, M.: Die antikonzeptionelle Beratung Jugendlicher. Med. Welt 27 (1976) 149–154
489 Mall-Haefeli, M., I. Werner-Zodrow, A. Uettwiller: Minipillen-Therapie junger Mädchen. Sexualmedizin 7 (1978) 287–292
490 Mall-Haefeli, M., K. S. Ludwig, U. M. Spornitz, A. Uettwiller: Die Low-Dosis-Gestagen-Therapie. Geburtsh. und Frauenheilk. 36 (1976) 645–660
491 Mann, J. I., W. H. W. Inman: Oral contraceptives and death from myocardial infarction. Brit. med. J. 1975/II, 245–248
492 Mann, J. I., W. H. W. Inman, M. Thorogood: Oral contraceptive use in older women and fatal myocardial infarction. Brit. med. J. 1976/II, 445–447
493 Mann, J. I., M. Thorogood, W. E. Waters, C. Powell: Oral contraceptives and myocardial infarction in young women: a further report. Brit. med. J. 1975/III, 631–632

494 Mann, J. I., M. P. Vessey, M. Thorogood, R. Doll: Myocardial infarction in young women with special reference to oral contraceptive practice. Brit. med. J. 1975/II, 241–245
495 Maqueo, M., T. W. Mischler, E. Berman: The evaluation of quingestanol acetate as a low dose oral contraceptive. Contraception 6 (1972) 117–125
496 Maqueo, M., E. Rice-Wray, J. J. Calderon, J. W. Goldzieher: Ovarian morphology after prolonged use of steroid contraceptive agents. Contraception 5 (1972) 177–185
497 Marchant, D. J.: Effects of pregnancy and progestational agents on the urinary tract. Amer. J. Obstet. Gynec. 112 (1972) 487–501
498 Mardell, M., C. Symmons, J. F. Zilva: A comparison of the effect of oral contraceptives, pregnancy and sex on iron metabolism. J. clin. Endocr. 29 (1969) 1489–1495
499 Marder, M. L., C. P. Channing, N. B. Schwartz: Suppression of serum follicle stimulating hormone in intact and acutely ovariectomized rats by porcine follicular fluid. Endocrinology 101 (1977) 1639–1642
500 Marik, J., J. Hulka: Luteinized unruptured follicle syndrome: A subtle cause of infertility. Fertil. and Steril. 29 (1978) 270–274
501 Marshall, J. C., P. I. Reed, H. Gordon: LH secretion in patients presenting with post-oral contraceptive amenorrhoea: evidence for a hypothalamic feedback abnormality. Clin. Endocr. 5 (1976) 131–143
502 Marshall, J. C., D. C. Anderson, C. W. Burke, A. Galvao-Teles, T. R. Fraser: Clomiphene citrate in men. Increase of cortisol, luteinizing hormone, testosterone and steroid binding globulins. J. Endocr. 53 (1972) 261–276
503 Martinez-Manautou, J.: Continuous low dose progestogen for contraception. IPPF Med. Bull. 2 (1968) 2–3
504 Martinez-Manautou, J., A. Aznar-Ramos, J. Bautista-O'Farrill, A. Gonzalez-Angulo: The ultrastructure of liver cells in women under steroid therapy. Acta endocr. (Kbh.) 65 (1970) 207–221
505 Martinez-Manautou, J., J. Giner-Velasquez, V. Gallegos-Cortés, J. Casasola, R. Aznar, H. Rudel: Fertility control with microdose of progestogen. In C. Gual: Proc. VIth Pan-Amer. Conf. Endocr. Mexico City, 1965, Excerpta med. (Amst.) Int. Congr. Ser. No. 112, p. 157–165
506 Martini, L., F. Franschini, M. Motta: Neural control of anterior pituitary functions. Recent Progr. Hormone Res. 24 (1968) 439–496
507 Maruffo, C. A., F. Casavilla, B. van Nynatten, V. Perez: Modification of the human endometrial fine structure induced by low-dosed progestogen therapy. Fertil. and Steril. 25 (1974) 778–787
508 Mason, B., N. Oakley, V. Wynn: Studies of carbohydrate and lipid metabolism in women developing hypertension on oral contraceptives. Brit. med. J. III (1973) 317–320
509 Masters, R., U. Johnson: Human Sexual Response. Little, Brown and Co., Boston 1967
510 Mastroianni, L., W. Goodell: Potentials for fertility regulation at the tubal level. Contraception 13 (1976) 447–459
511 Mauss, J., G. Börsch, K. Bormacher, E. Richter, G. Leyendecker, W. Nocke: Effect of long-term testosterone oenanthate administration on male reproductive function: clinical evaluation, serum FSH, LH, testosterone, and seminal fluid analyses in normal men. Acta endocr. (Kbh.) 78 (1975) 373–384
512 McGuire, J. L., C. DeDella: In vitro evidence for a progestogen receptor in the rat and rabbit uterus. Endocrinology 88 (1971) 1099–1103
513 McGuire, J. L., C. D. Bariso, E. Yuliano, R. J. Hume, S. A. Pasquale: Effects of low-dose oral contraceptives containing norethindrone and ethinyl estradiol on serum levels of progesterone and pituitary gonadotropins. Contraception 11 (1975) 329–338
514 McLean, B. K., A. Rubel, M. B. Nikitovitch-Winer: The differential effects of exposure to tobacco smoke on the secretion of luteinizing hormone and prolactin in the prooestrus rat. Endocrinology 100 (1977) 1566–1570
515 McLeroy, V. J., H. E. Schendel: Influence of oral contraceptives on ascorbic acid concentrations in healthy, sexually mature women. Amer. J. clin. Nutr. 26 (1973) 191–196
516 McNatty, K. P., D. T. Baird: Relationship between follicle-stimulating hormone, androstenedione and oestradiol in human follicular fluid. J. Endocr. 76 (1978) 527–531
517 McNatty, K. P., R. S. Sawers: Relationship between the endocrine environment within the Graafian follicle and the subsequent rate of progesterone secretion by human granulosa cells in vitro. J. Endocr. 66 (1975) 391–400
518 McNatty, K. P., P. Neal, T. G. Baker: Effect of prolactin on the production of progesterone by mouse ovaries in vitro. J. Reprod. Fertil. 47 (1976) 155–156
519 McNatty, K. P., R. S. Sawers, A. S. McNeilly: A possible role for prolactin in control of steroid secretion by the human Graafian follicle. Nature (Lond.) 250 (1974) 653–655
520 McNeilly, A. S., T. Chard: Circulating levels of prolactin during the menstrual cycle. Clin. Endocr. 3 (1974) 105–112
521 McQueen, E. G.: Hormonal steroid contraceptives: A further review of adverse reactions. Drugs 16 (1978) 322–357
522 Meade, T. W., A. P. Haines, W. R. S. North, R. Chakrabarti, D. J. Howarth, Y. Stirling: Haemostatic, lipid, and blood pressure profiles of women on oral contraceptives containing 50 µg or 30 µg oestrogen. Lancet 1977/II, 948–949
523 Mears, E.: Comparison of combined and sequential oral contraceptives. Excerpta med. (Amst.) Int. Congr. Ser. No. 111 (1966) 196
524 Mendenhall, H. M.: Effect of oral contraceptives on serum protein concentrations. Amer. J. Obstet. Gynec. 106 (1970) 750–753
525 Meng, M.: Erfahrungen mit der Minipille. Schweiz. Rundsch. Med. (Praxis) 61 (1972) 519–531
526 Merryman, W., R. Boiman, L. Barnes, I. Rothchild: Progesterone „anesthesia" in human subjects. J. clin. Endocr. 14 (1954) 1567–1569
527 Meyer, U. A., L. J. Strand, M. Doss, A. C. Rees, H. S. Marver: Intermittent acute porphyria – demonstration of a genetic defect in porphobilinogen metabolism. New Engl. J. Med. 286 (1972) 1277–1282
528 Miale, J. B., J. W. Kent: The effects of oral contraceptives on the results of laboratory tests. Amer. J. Obstet. Gynec. 120 (1974) 264–272
529 Michelakis, A. M., H. Mizukoshi, C. Huang, K.

530 Murakami, T. Inagami: Further studies on the existence of a sensitizing factor to pressor agents in hypertension. J. clin. Endocr. 41 (1975) 90–96
Miller, N. W., O. H. Förde, D. S. Thelle, O. D. Mjös: The Trömso Heart Study: high density lipoprotein and coronary heart-disease: a prospective case – control study. Lancet 1977/I, 965–968
531 Milligan, D., J. O. Drife, R. V. Short: Changes in breast volume during normal menstrual cycle and after oral contraceptives. Brit. med. J. 1975/IV, 494–496
532 Mischler, T. W., E. Berman, B. Rubio, A. Larranaga, E. Guilof, A. V. Moggia: Further experience with quingestanol acetate as a postcoital contraceptive. Contraception 9 (1974) 221–225
533 Mishell, D. R., K. M. Kharma, I. H. Thorneycroft, R. M. Nakamura: Estrogenic activity in women receiving an injectable progestogen for contraception. Amer. J. Obstet. Gynec. 113 (1972) 372–376
534 Mishell, D. R., O. A. Kletzky, P. F. Brenner, S. Roy, J. Nicoloff: The effect of contraceptive steroids on hypothalamic-pituitary function. Amer. J. Obstet. Gynec. 128 (1977) 60–74
535 Mitznegg, P., C. J. Estler, E. Schubert: Effect of estradiol on lipolysis and adenosine 3'5'-monophosphate accumulation in isolated rat adipocytes. Biochem. Pharmacol. 23 (1974) 2337–2339
536 Mixson, W. T., D. O. Hammond: Response of fibromyomas to a progestin. Amer. J. Obstet. Gynec. 82 (1961) 754–759
537 Miyake, A., Y. Kawamura, T. Aono, K. Kurachi: Changes in plasma LRH during the normal menstrual cycle in women. Acta endocr. (Kbh.) 93 (1980) 257–263
538 Moawad, A. H., L. P. Bengtsson: In vivo studies of the motility patterns of the nonpregnant human uterus. I. The normal menstrual cycle. Amer. J. Obstet. Gynec. 98 (1967) 1057–1064
539 Moggia, A. V., A. Beauquis, F. Ferrari, M. L. Torrado, J. L. Alonso, E. Korembilt, T. W. Mischler: J. reprod. Med. 13 (1974) 58–61
540 Moghissi, K. S.: The function of the cervix in fertility. Fertil. and Steril. 23 (1972) 295–306
541 Moghissi, K. S.: Morphologic changes in the ovaries of women treated with continuous microdose progestogens. Fertil. and Steril. 23 (1972) 739–744
542 Moghissi, K. S., C. Marks: Effects of microdose norgestrel on endogenous gonadotropic and steroid hormones, cervical mucus properties, vaginal cytology, and endometrium. Fertil. and Steril. 22 (1971) 424–434
543 Moghissi, K. S., F. N. Syner: Studies on the mechanism of action of continuous microdoses of quingestanol acetate. Fertil. and Steril 26 (1975) 818–827
544 Moghissi, K. S., F. N. Syner, B. Borin: Cyclic changes of cervical mucus enzymes related to the time of ovulation. Amer. J. Obstet. Gynec. 125 (1976) 1044–1048
545 Moltz, L.: Localization of androgen-secreting tumors by ovarian-adrenal vein catheterization. Acta endocr. (Kbh.) Suppl. 234 (1980) 166–168
546 Moltz, L., U. Schwartz, J. Hammerstein: Die klinische Anwendung von Antiandrogenen bei der Frau. Gynäkologe 13 (1980) 1–17
547 Moltz, L., A. Römmler, K. Post, U. Schwartz,

J. Hammerstein: Medium dose cyproterone acetate (CPA): effects on hormone secretion and on spermatogenesis in men. Contraception 21 (1980) 393–413
548 Moo-Young, A. J., G. N. Gupta, E. Weiner, E. D. B. Johansson: Subdermal norethindrone pellets – a method for contraception? Contraception 19 (1979) 639–648
549 Moon, Y. S., B. K. Tsang, C. Simpson, D. T. Armstrong: 17β-estradiol biosynthesis in cultured granulosa and thecal cells of human ovarian follicles: stimulation by follicle-stimulating hormone. J. clin. Endocr. 47 (1978) 263–267
550 Moor, R. M.: Sites of steroid production in ovine Graafian follicles in culture. J. Endocr. 73 (1977) 143–150
551 Morgan, L.: Oral contraceptives. Med. J. Aust. 52 (1965) 667
552 Morigi, E. M., S. A. Pasquale: Clinical experience with a low dose oral contraceptive containing norethisterone and ethinyl oestradiol. Curr. med. Res. Opin. 5 (1978) 655–662
553 Morris, J. M.: Mechanisms involved in progesterone contraception and estrogen interception. Amer. J. Obstet. Gynec. 117 (1973) 167–176
554 Morris, J. M., G. van Waganen: Compounds interfering with ovum implantation and development. Amer. J. Obstet. Gynec. 96 (1966) 804–815
555 Morris, J. M., G. van Waganen: Postcoital oral contraception. In R. K. B. Hankinson, R. L. Kleinman, P. Eckstein, H. Romero: Proc. VIIIth Int. Conf. Int. Planned Parenthood Fed., Santiago, Chile 1967, p. 256–259
556 Morris, N. M., J. R. Udry: Depression of physical activity by contraceptive pills. Amer. J. Obstet. Gynec. 104 (1969) 1012–1014
557 Morris, S. E., G. V. Groom, E. D. Cameron, M. S. Buckingham, J. M. Everitt, M. Elstein: Studies on low dose oral contraceptives: plasma hormone changes in relation to deliberate pill (microgynon 30) omission. Contraception 20 (1979) 61–69
558 Morris, S. E., J. J. Scarisbrick, E. D. Cameron, G. V. Groom, M. S. Buckingham, J. Everitt, M. Elstein: Comparison of plasma hormone changes using a „conventional" and a „paper" pill formulation of a low-dose oral contraceptive. Fertil. and Steril 29 (1978) 296–303
559 Mueller, H., B. V. Stadel: Thromboembolism, oral contraceptives, and oestrogen concentration gradient. Lancet 1975/I, 683–684
560 Mueller, P. L., J. R. Schreiber, A. W. Lucky, J. D. Schulman, D. Rodbard, G. T. Ross: Follicle-stimulating hormone stimulates ovarian synthesis of proteoglycans in the estrogen-stimulated hypophysectomized immature female rat. Endocrinology 102 (1978) 824–831
561 Muss, B. U., R. P. Doe, U. S. Seal: Serum protein alterations in women by synthetic estrogens. J. clin. Endocr. 27 (1967) 1463–1469
562 Mustard, J. F., E. A. Murphy: The effect of smoking on blood coagulation and platelet survival in man. Brit. med. J. 1963/I, 846–849
563 Nadelson, C. C., M. T. Nothman, J. W. Gillon: Sexual knowledge and attitudes of adolescents: relationship to contraceptive use. Obstet. and Gynec. 55 (1980) 340–345
564 Nadler, R. D.: A biphasic influence of progesterone on sexual receptivity of spayed female rats. Physiol. Behav. 5 (1970) 95–97

565 Naftolin, F., K. J. Ryan, I. J. Davies, V. V. Reddy, F. Flores, Z. Petro, M. Kuhn: The formation of estrogens by central neuroendocrine tissues. Recent Progr. Hormone Res. 31 (1975) 295–319
566 Nakai, Y., T. M. Plant, D. L. Hess, E. J. Keogh, E. Knobil: On the sites of the negative and positive feedback actions of estradiol in the control of gonadotropin scretion in the rhesus monkey. Endocrinology 102 (1978) 1008–1014
567 Nakano, R., A. Mori, F. Kayashima, M. Washio, S. Tojo: Ovarian response to exogenously administered human gonadotropins during the postpartum period. Amer. J. Obstet. Gynec. 121 (1975) 187–192
568 Negoro, H., S. Visessuwan, R. C. Holland: Unit activity in the paraventricular nucleus of female rats at different stages of the reproductive cycle and after ovariectomy, with or without oestrogen or progesterone treatment. J. Endocr. 59 (1973) 545–558
569 Netter, A., A. Gorins, K. Thomas, M. Cohen, J. Joubinaux: Blocage du pic d'ovulation de LH et de FSH par la progesterone à faibles doses chez la femme. Ann. Endocr. (Paris) 34 (1973) 430–435
570 Neumann, F., B. Schenck: Fertilitätskontrolle beim Mann – gegenwärtiger Stand und künftige Möglichkeiten. Gynäk. Praxis 4 (1980) 59–61
571 Neumann, F., R. C. Nickolson, B. Schenck, H. Steinbeck: Some comments on the use of steroid hormones for male contraception. Int. J. Androl., Suppl. 2 (1978) 147–153
572 Neumann, F., R. von Berswordt-Wallrabe, W. Elger, H. Steinbeck, J. D. Hahn, M. Kramer: Aspects of androgen-dependent events as studied by anti-androgens. Recent Progr. Hormone Res. 26 (1970) 337–405
573 Newhouse, M. L., R. M. Pearson, J. M. Fullerton, E. A. M. Boesen, H. S. Shannon: A case control study of carcinoma of the ovary. Brit. J. prev. soc. Med. 31 (1977) 148–153
574 Newton, M. A., J. E. Sealey, J. G. G. Ledingham, J. H. Laragh: High blood pressure and oral contraceptives. Changes in plasma renin and renin substrate and in aldosterone excretion. Amer. J. Obstet. Gynec. 101 (1968) 1037–1045
575 Nillius, S. J., E. D. B. Johansson: Plasma level of progesterone after vaginal, rectal or intramuscular administration of progesterone. Amer. J. Obstet. Gynec. 110 (1971) 470–477
576 Nillius, S. J., L. Wide: Effects of oestrogen on serum levels of LH and FSH. Acta endocr. (Kbh.) 65 (1970) 583–594
577 Nillius, S. J., L. Wide: Induction of a midcycle-like peak of luteinizing hormone in young women by exogenous oestradiol-17β. J. Obstet. Gynaec. Brit. Cwlth. 78 (1971) 822–827
578 Nillius, S. J., L. Wide: Variation in LH and FSH response to LH-releasing hormone during the menstrual cycle. J. Obstet. Gynaec. Brit. Cwlth. 79 (1972) 865–873
579 Nillius, S. J., C. Bergquist, L. Wide: Inhibition of ovulation in women by chronic treatment with a stimulatory LRH analogue – a new approach to birth control? Contraception 17 (1978) 537–545
580 Nilsson, L., G. Rybo: Treatment of menorrhagia. Amer. J. Obstet. Gynec. 110 (1971) 713–720
581 Nilsson, L., L. Solvell: Clinical studies on oral contraceptives – a randomized, doubleblind, crossover study of 4 different preparation. Acta obstet. gynec. scand. 46, Suppl. 8 (1967) 1–31
582 Nilsson, S., K.-G. Nygren: Ethinyl estradiol in peripheral plasma after oral administration of 30 μg and 50 μg to women. Contraception 18 (1978) 469–475
583 Nilsson, S., K. G. Nygren, E. D. B. Johansson: D-Norgestrel concentrations in maternal plasma, milk, and child plasma during administration of oral contraceptives to nursing women. Amer. J. Obstet. Gynec. 129 (1977) 178–184
584 Nilsson, S., K. G. Nygren, E. D. B. Johansson: Megestrol acetate concentrations in plasma and milk during administration of an oral contraceptive containing 4 mg megestrol acetate to nursing women. Contraception 16 (1977) 615–624
585 Nilsson, S., K. G. Nygren, E. D. B. Johansson: Ethinyl estradiol in human milk and plasma after oral administration. Contraception 17 (1978) 131–139
586 Nilsson, S., A. Victor, K.-G. Nygren: Plasma levels of d-norgestrel and sex hormone binding globulin during oral d-norgestrel medication immediately after delivery and legal abortion. Contraception 15 (1977) 87–92
587 Nocke, W.: Verursacht die Gabe von Östrogenen und/oder Gestagenen in der Frühschwangerschaft congenitale Mißbildungen? Endokrinologie-Informationen 1 (1979) 11–21
588 Nora, A. H., J. J. Nora: A syndrome of multiple congenital anomalies with teratogenic exposure. Arch. Environm. Hlth 30 (1975) 17–21
589 Nora, J. J.: Exogenous progestogen and estrogen implicated in birth defects. J. Amer. med. Ass. 240 (1978) 837–843
590 Nora, J. J., A. H. Nora: Genetic and environmental factors in the etiology of congenital heart diseases. Sth. med. J. (Bgham, Ala.) 69 (1976) 919–926
591 Nowaczynski, W., T. Murakami, K. Richardson, J. Genest: Increased aldosterone plasma protein binding in women on combined oral contraceptives throughout the menstrual cycle. J. clin. Endocr. 47 (1978) 193–199
592 Noyes, R. W., C. Thibault: Endocrine factors in the survival of spermatozoa in the female reproductive tract. Fertil. and Steril. 13 (1962) 346–365
593 Oelkers, W., M. Schöneshöfer, A. Blümel: Effects of progesterone and four synthetic progestagens on sodium balance and the renin-aldosterone system in man. J. clin. Endocr. 39 (1974) 882–890
594 Oelkers, W., A. Blümel, M. Schöneshöfer, U. Schwartz, J. Hammerstein: Effects of ethinyloestradiol on the renin-angiotensin-aldosterone-system and on plasma transcortin in women and men. J. clin. Endocr. 43 (1976) 1036–1040
595 Oliver, M. F.: Ischaemic heart disease in young women. Brit. med. J. 1974/IV, 253–259
596 Olivo, J., A. L. Southren, G. G. Gordon, S. Tochimoto: Studies of the protein binding of testosterone in plasma in disorders of thyroid function: effect of therapy. J. clin. Endocr. 31 (1970) 539–545
597 O'Malley, K., I. H. Stevenson, J. Crooks: Impairment of human drug metabolism by oral contraceptive steroids. Clin. Pharmacol. Ther. 13 (1972) 552–557
598 Ory, H.: Functional ovarian cysts and oral contraceptives: negative association confirmed surgically; a cooperative study. J. Amer. med. Ass. 228 (1974) 68–69

599 Ory, H., P. Cole, B. MacMahon, R. Hoover: Oral contraceptives and reduced risk of benign breast diseases. New Engl. J. Med. 294 (1976) 419–422
600 Oski, F. A., B. Lubin, E. B. Buchert: Reduced red cell filterability with oral contraceptive agents. Ann. intern. Med. 77 (1972) 417–419
601 Osterholzer, H. O., D. Grillo, P. S. Kruger, D. R. Dunnihoo: The effect of oral contraceptive steroids on branches of the uterine artery. Obstet. and Gynec. 49 (1977) 227–232
602 Ovesen, L.: Drugs and vitamin deficiency. Drugs 18 (1979) 278–298
603 Owman, C., N.-O. Sjöberg: The importance of short adrenergic neurons in the seminal emission mechanism of rat, guinea-pig and man. J. Reprod. Fertil. 28 (1972) 379–387
604 Owman, C., N.-O. Sjöberg: Influence of pregnancy and sex hormones on the system of short adrenergic neurons in the female reproductive tract. In V. H. T. James: Endocrinology, Vol. 1. Excerpta med. (Amst.) Int. Congr. Series No. 402 (1977) 205–209
605 Paffenbarger, R. S., E. Fasal, M. E. Simmons, J. B. Kampert: Cancer risk as related to use of oral contraceptives during fertile years. Cancer 39 (1977) 1887–1891
606 Palkovits, M., R. M. Kobayashi, J. S. Kizer, D. M. Jacobowitz, I. J. Kopin: Effects of stress on catecholamines and tyrosine hydroxylase activity of individual hypothalamic nuclei. Neuroendocrinology 18 (1975) 144–153
607 Parkes, A. S., E. D. Dodds, R. L. Noble: Interruption of early pregnancy by means of orally active estrogens. Brit. med. J. 1938/II, 557–559
608 Pasquale, S. A., S. E. Yuliano, J. Lawson, M. McLeod, D. McNellis: Cure rates of oral contraceptive users and non-users when treated for vulvovaginal candidiasis (moniliasis) with miconazole nitrate 2% vaginal cream. Contraception 15 (1977) 355–361
609 Patek, E., L. Nilsson, E. Johannisson, M. Hellema, J. Bout: Scanning electron microscopic study of the human fallopian tube. Report III. The effect of midpregnancy and of various steroids. Fertil. and Steril. 24 (1973) 31–43
610 Pauerstein, C. J., B. D. Fremming, B. J. Hodgson, J. E. Martin: The promise of pharmacologic modification of ovum transport in contraceptive development. Amer. J. Obstet. Gynec. 116 (1973) 161–166
611 Pearl, R.: Contraception and fertility in 2000 women. Hum. Biol. 4 (1932) 363–407
612 Peeters, F., M. van Roy, H. Oeyen: Klinische Erfahrungen über die Ovulationshemmung durch Gestagene. Med. Klin. 56 (1961) 1679–1681
613 Perez-Lopez, F. R., M. L'Hermite, C. Robyn: Gonadotrophin hormone releasing tests in women receiving hormonal contraception. Clin. Endocr. 4 (1975) 477–485
614 Peritz, E., S. Ramcharan, J. Frank, W. L. Brown, S. Huang, R. Ray: The incidence of cervical cancer and duration of oral contraceptive use. Amer. J. Epidem. 106 (1977) 462–469
615 Perlroth, M. G., H. S., Marver, D. P. Tschudy: Oral contraceptive agents and the management of acute intermittent porphyria. J. Amer. med. Ass. 194 (1965) 1037–1042
616 Peters, H., A. G. Byskov, R. Himelstein-Braw, M. Faber: Follicular growth: the basic event in the mouse and human ovary. J. Reprod. Fertil. 45 (1975) 559–566

617 Petitti, D. B., J. Wingerd, F. Pellegrin, S. Ramcharan: Oral contraceptives, smoking, and other factors in relation to risk of venous thromboembolic disease. Amer. J. Epidem. 108 (1978) 480–485
618 Petitti, D. B., J. Wingerd: Use of oral contraceptives, cigarette smoking, and risk of subarachnoid hemorrhage. Lancet 1978 II, 234–235
619 Petitti, D. B., J. Wingerd, F. Pellegrin, S. Ramcharan: Risk of vascular disease in women. J. Amer. med. Ass. 242 (1979) 1150–1154
620 Phariss, B. B., R. Erickson, J. Bashaw, S. Hoff, V. A. Place, A. Zaffaroni: Progestasert: a uterine therapeutic system for long-term contraception: Philosophy and clinical efficacy. Fertil. and Steril. 25 (1974) 915–921
621 Philipson, A.: Plasma and urine levels produced by an oral dose of ampicillin 0,5 g administered to women taking oral contraceptives. Acta obstet. gynec. scand. 58 (1979) 69–71
622 Phillips, C., M. Vessey: Starting on the pill. Brit. med. J. 1978 II, 1021–1022
623 Phillips, N., T. Duffy: One-hour glucose tolerance in relation to the use of contraceptive drugs. Amer. J. Obstet. Gynec. 116 (1973) 91–100
624 Piiroinen, O., L. Rauramo: The effect of oral contraceptives on uterine size examined by ultrasound. Acta obstet. gynec. scand., Suppl. 47 (1975) 60
625 Piironen, D., L. Rauramo: Oral contraception and uterine size-ultrasonic study. Amer. J. Obstet. Gynec. 122 (1975) 349–351
626 Pilgeram, L. O., J. Ellison, G. von dem Bussche: Oral contraceptives and increased formation of soluble fibrin. Brit. med. J. 1974 III, 556–558
627 Pincus, G.: Some effects of progesterone and related compounds upon reproduction and early development in mammals. In G. Pincus: Proc. Vth Int. Conf. Planned Parenthood. Tokyo, Japan, 1955 (S. 175–184)
628 Pincus, G.: The control of fertility. Academic Press, New York 1965
629 Pincus, G., M. C. Chang: Effects of progesterone and related compounds on ovulation and early development in the rabbit. Acta physiol. lat.-amer. 3 (1953) 177–183
630 Pincus, G., G. Bialy, D. S. Layne, M. Paniagua, K. I. H. Williams: Radioactivity in the milk of subjects receiving radioactive 19-norsteroids. Nature 212 (1966) 924–925
631 Pincus, G., J. Rock, C.-R. Garcia, E. Rice-Wray, M. Paniagua, I. Rodriguez: Fertility control with oral medication. Amer. J. Obstet. Gynec. 75 (1958) 1333–1346
632 Pincus, G., C. R. Garcia, J. Rock, M. Paniagua, A. Pendleton. F. Laraque, R. Nicolas, R. Borno, V. Pean: Effectiveness of an oral contraceptive. Science 130 (1959) 81–83
633 Podoshin, L., R. Gertner, M. Fradis, H. Feiglin, I. Eibschitz, M. Sharf, A. Reiter: Oral contraceptive pills and clinical otosclerosis. Int. J. Gynaec. Obstet. 15 (1978) 554–555
634 Poller, L., J. M. Thomson, W. Thomas: Oestrogen/Progestogen oral contraception and blood clotting: a long-term follow up. Brit. med. J. 1971 IV, 648–650
635 Poller, L., J. M. Thomson, P. W. Thomson: Effects of progestogen oral contraception with norethisterone on blood clotting and platelets. Brit. med. J. 1972/IV 391–393

636 Population Reports Series A 2 (1975): Oral contraceptives: advantages of orals outweigh disadvantages.
637 Population Reports Series A 3 (1975): Oral contraceptives: Minipill – a limited alternative for certain women.
638 Population Reports Series A 4 (1977): Oral contraceptives: U. S. morbidity and mortality trends relative to oral contraceptive use. 1955–1975, and danish morbidity trends, 1953–1972
639 Population Reports Series A 5 (1979): Oral contraceptives – Update on usage, safety, and side effects.
640 Population Reports Series G 8 (1980): Prostaglandins: The use of PGs in human reproduction.
641 Population Reports Series H 5 (1979): Barrier Methods – Spermicides: Simplicity and safety are major assets.
642 Population Reports Series J 9 (1976): Family Planning Programs – Postcoital contraception – an appraisal.
643 Population Reports Series J 10 (1976): Family Planning Programs – Adolescent fertility – risks and consequences.
644 Population Reports Series J 14 (1977): Family Planning Programs – Health: The family planning factor.
645 Population Reports Series J 20 (1978): Family Planning Programs – Filling Family Planning Gaps.
646 Population Reports Series K 1 (1975): Injectables and Implants – Injectable progestogens – officials debate but use increases.
647 Population Reports Series L 1 (1979): Issues in World Health – Tobacco – hazards to health and human reproduction.
648 Potter, J. F., W. P. Slimbaugh, S. C. Woodward: Can breast carcinoma be anticipated? A follow-up of benign breast biopsies. Surgery 167 (1968) 829–838
649 Powell, L. C., R. J. Seymour: Effects of depomedroxy-progesterone acetate as a contraceptive agent. Amer. J. Obstet. Gynec. 110 (1971) 36–41
650 Prahalada, S., M. Venkatramaiah, A. J. Rao, N. R. Moudgal: Termination of pregnancy in macaques using monkey antiserum to ovine luteinizing hormone. Contraception 12 (1975) 137–147
651 Prechtel, K., H. Seidel: Der Einfluß oraler Steroidkontrazeptiva auf das Fibroadenom der Mamma. Dtsch. med. Wschr. 98 (1973) 698–702
652 Prenen, M., M. Ledoux-Corbusier: Hormonal contraception and dermatology. Contraception 4 (1971) 79–89
653 Pritchard, J. A., S. A. Pritchard: Blood pressure response to estrogen-progestin oral contraceptive after pregnancy-induced hypertension. Amer. J. Obstet. Gynec. 129 (1977) 733–739
654 Psychoyos, A.: Hormonal requirements for egg-implantation. Advanc. Biosci. 4 (1970) 275–290
655 Public Health Service Centre for Disease Control, Veneral Disease Control Division: Basic statistics on the sexually transmitted disease problem in the US. STD fact sheet, Edition 34. HSDHEW (1979) CDC 79–8195, p.37, Atlanta, Ga. USA
656 Pujol-Amat, P., J. M. Urgell-Roca, M. Marquez-Ramirez: The ovarian response to gonadotrophins after administration of an oral contraceptive. J. Obstet. Gynec. Brit. Cwlth. 78 (1971) 261–265

657 Quadri, S. K., R. L. Norman, H. G. Spies: Prolactin release following electrical stimulation of the brain in ovariectomized and ovariectomized estrogen-treated rhesus monkeys. Endocrinology 100 (1977) 325–330
658 Radnot, M., M. Folimann: Ocular side-effects of oral contraceptives. Ann. clin. Res. 5 (1973) 197–204
659 Rajaniemi, H. J., A. R. Midgley, J. A. Duncan, L. E. Reichert: Gonadotropin receptors in rat ovarian tissue: III. Binding sites for luteinizing hormone and differentiation of granulosa cells to luteal cells. Endocrinology 101 (1977) 898–910
660 Rane, A., F. Sjöquist: Drug metabolism in the human fetus and newborn infant. Pediat. Clin. N. Amer. 19 (1972) 37–49
661 Rangnekar, K. N., S. S. Rao, U. M. Joshi: Influence of oral contraceptives on circulating immune response. 1. Effect of combination type contraceptives. Contraception 10 (1974) 517–526
662 Rannay, R. E.: Comparative metabolism of 17α-ethynyl steroids used in oral contraceptives. J. Toxicol. environm. Health 3 (1977) 139–166
663 Rao, B. R., W. G. Wiest, W. M. Allen: Progesterone „receptor" in human endometrium. Endocrinology 95 (1974) 1275–1281
664 Reddy, V. V. R., F. Naftolin, K. J. Ryan: Aromatization in the central nervous system of rabbits: effects of castration and hormone treatment. Endocrinology 92 (1973) 589–594
665 Reid, I. A., B. J. Morris, W. F. Ganong: The renin angiotensin-system. Ann. Rev. Physiol. 40 (1978) 337–410
666 Reyniak, J. V., M. Wenof, J. M. Aubert, J. J. Stangel: Incidence of hyperprolactinemia during oral contra-ceptive therapy. Obstet. and Gynec. 55 (1980) 8–11
667 Rice-Wray, E., I. I. Beristain, A. Cervantes: Clinical study of a continuous daily micro-dose progestogen contraceptive – d-norgestrel. Contraception 5 (1972) 279–294
668 Rice-Wray, E., A. Cervantes, J. Gutiérrez, A. A. Rosell, J. W. Goldzieher: The acceptability of oral progestins in fertility control. Metabolism 14 (1965) 451–456
669 Riddoch, D., M. Jefferson, E. R. Bickerstaff: Chorea and the oral contraceptives. Brit. med. J. 1971/IV 217–218
670 Ritz, E., U. Binkele, G. Brandner, M. Burgel, D. Lorenz, G. Glöckler, A. Haas: Bakteriurie-häufigkeit bei hormonaler Kontrazeption. Med. Welt 27 (1976) 1757–1759
671 Riva, H. L., D. M. Kawasaki, A. J. Messinger: Further experience with nethynodrel in treatment of endometriosis. Obstet. and Gynec. 19 (1962) 111–117
672 Robinson, A. G.: Elevation of plasma neurophysin in women on oral contraceptives. J. clin. Invest. 54 (1974) 209–212
673 Robyn, C., H. Schöndorf, O. Jürgensen, J. S. E. Dericks-Tan, H.-D. Taubert: Oral contraception can decrease the pituitary capacity to release gonadotrophins in response to synthetic LH-releasing-hormone. Arch. Gynäk. 216 (1974) 73–80
674 Rock, C. L., W. D., Hall: Effects of oral contraceptives on salt taste thresholds. Clin. Res. 26 (1978) 368 A
675 Rockson, S. G., R. A. Stone, J. C. Gunnells, S. M. Schanberg, N. Kirshner, R. Robinson: Plas-

ma dopamine-β-hydroxylase activity in oral contraceptive hypertension. Circulation 51 (1975) 916–923
676 Römmler, A.: Short-term regulation of LH and FSH secretion in cyclic women. I. Altered pituitary response to a second of two LH-RH injections at short intervals. Acta endocr. (Kbh.) 87 (1978) 248–258
677 Römmler, A., J. Hammerstein: Time-dependent alteration in pituitary responsiveness caused by LH-RH stimulation in man. Acta endocr. (Kbh.) suppl. 184 (1974) 21.
678 Roland, M.: Prevention of sperm migration into the uterine cavity by a microdose progestogen. Fertil. and Steril. 21 (1970) 211–216
679 Roland, M., M. J. Clyman, A. Decker, W. B. Ober: Classification of endometrial response to synthetic progestogen-estrogen compounds. Fertil. and Steril. 15 (1964) 143–153
680 Roland, M., S. R. Paulson, K. A. Knudsen, R. E. Laurie, R. A. Edgren: Cyclic patterns of gonadotropin, pregnanediol, and corticoid excretion in women on long-term oral contraceptive therapy. Fertil. and Steril. 22 (1971) 416–423
681 Rosenfield, A. G.: Injectable long-acting progestogen contraception: a neglected modality. Amer. J. Obstet. Gynec. 120 (1974) 537–548
682 Rothman, K. J.: Fetal loss, twinning and birth weight after oral-contraceptive use. New Engl. J. Med. 297 (1977) 468–471
683 Rothman, K. J., J. Liess: Gender of offspring after oral-contraceptive use. New Engl. J. Med. 295 (1976) 859–861
684 Rothmann, K. J., C. Louik: Oral contraceptives and birth defects. New Engl. J. Med. 299 (1978) 522–524
685 Roy, S., S. Chatterjee, M. R. N. Prasad, A. K. Poddar, D. C. Pandey: Effects of cyproterone acetate on reproductive functions in normal human males. Contraception 14 (1976) 403–420
686 Royal College of General Practitioners: Oral contraceptives and health; an interim report from the oral contraceptive study of the Royal College of General Practitioners. Pitman, New York 1974
687 Royal College of General Practitioners' Oral Contraceptive Study: The outcome of pregnancy in former contraceptive users. Brit. J. Obstet. Gynec. 83 (1976) 608–616
688 Royal College of General Practitioners' Oral Contraceptive Study: Pregnancy after oral contraception. Lancet 1976/II, 555.
689 Royal College of General Practitioners' Oral Contraceptive Study: Effect of hypertension and benign breast disease of progestagen component in combined oral contraceptives. Lancet 1977/I, 624
690 Royal College of General Practitioners' Oral Contraceptive Study: Mortality among oral-contraceptive users. Lancet 1977/II, 727–731
691 Royal College of General Practitioners' Oral Contraceptive Study: Oral contraceptives, venous thrombosis, and varicose veins. J. roy. Coll. gen. Practit. 28 (1978) 393–399
692 Royal College of General Practitioners' Oral Contraceptive Study: Reduction in incidence of rheumatoid arthritis associated with oral contraceptives. Lancet 1978/I, 569–571
693 Rubinfeld, Y., Y. Maor, D. Simon, D. Modai: A progressive rise in serum copper levels in women taking oral contraceptives: a potential hazard? Fertil. and Steril. 32 (1979) 599–601

694 Rubinstein, L., J. Moguilevsky, S. Leiderman: The effect of oral contraceptives on the gonadotropin response to LH-RH. Obstet. and Gynec. 52 (1978) 571–574
695 Rubio, B., T. W. Mischler, E. Berman: Contraception with a daily low-dose progestogen: Quingestanol acetate. Fertil. and Steril. 23 (1972) 668–671
696 Rubio, B., T. W. Mischler, E. Berman: Further experience with a once-a-month oral contraceptive: Quinestrenol-Quingestanol. Fertil. and Steril. 23 (1972) 734–738
697 Rudel, H. W.,: Continuous low-dose progestogen contraceptives. In: Adv. Planned Parenthood Vol. III (1967), ed. by A. J. Sobrero and J. Lewit. Excerpta med. (Amst.) Int. Congr. Ser. No. 155, p. 75–76
698 Rudel, H. W., J. Martinez-Manautou, M. Maqueo-Topete: The role of progestogens in the hormonal control of fertility. Fertil. and Steril. 16 (1965) 158–169
699 Ruiz-Valesco, V., J. D. Ortiz Mariscal, H. J. Salgado, G. R. Salinas, A. P. Zelaya, J. Brand Partida: Ethynodiol diacetate as a contraceptive. Fertil. and Steril. 25 (1974) 927–934
700 Ryden, G., L. Fahraeus, L. Molin, K. Ahman: Do contraceptives influence the incidence of acute pelvic inflammatory disease in women with gonorrhoea? Contraception 20 (1979) 149–157
701 Sadoff, L., J. Winkley, S. Tyson: Is malignant melanoma an endocrine-dependent tumor? Oncology 27 (1973) 244–257
702 Sagar, S., J. D. Stamatakis, D. P. Thomas, V. V. Kakkar: Oral contraceptives, antithrombin-III activity, and postoperative deepvein thrombosis. Lancet 1976/I, 509–511
703 Sakai, C. N., B. Engel, C. P. Channing: Ability of an extract of pig corpus luteum to inhibit binding of ^{125}I-labelled human chorionic gonadotropin to porcine granulosa cells. Proc. Soc. exp. Biol. (N.Y.) 155 (1977) 373–376
704 Sanchez-Franco, F., M. D. Garcia, L. Cacicedo, A. Martin-Zurro, F. Escobar del Rey: Influence of sex phase of the menstrual cycle on thyrotropin (TSH) response to thyrotropin-releasing hormone (TRH). J. clin. Endocr. 37 (1973) 736–740
705 Sanchez-Longo, L. P., L. E. G. Saldana: Hormones and their influence in epilepsy. Acta neurol. lat.-amer. 12 (1966) 29–47
706 Sandow, J., H. Kuhl, B. Krauss: Studies on enzyme stability of LH-RH analogues. J. Endocr. 157 P.
707 Sandow, J., H. Kuhl, G. Jerzabek, R. Baumann, H.-D. Taubert: Metabolism of LH-RH and of a highly active analogue by pituitary plasma membranes. Endocrinology 104 (1979) A–185
708 Santen, R. J.: Independent effects of testosterone and estradiol on the secretion of gonadotropins in man. In P. Troen, H. R. Nankin: The testis in normal and infertile men, by Raven Press, New York 1977 (p.197–211)
709 Sartwell, P. E., F. G. Arthes, J. A. Tonascia: Epidemiology of benign breast lesions: lack of association with oral contraceptive use. New Engl. J. Med. 288 (1973) 551–554
710 Saruta, T., G. A. Saade, N. M. Kaplan: A possible mechanism for hypertension induced by oral contraceptives. Arch. intern. Med. 126 (1970) 621–626

711 Saval, H., J. F. Madison, C. I. Meeker: Cutaneous eruptions and in vitro lymphocyte hypersensitivity. Arch. Derm. 101 (1970) 187–190
712 Schally, A. V., T. W. Redding, A. Arimura: Effect of sex steroids on pituitary responses to LH- and FSH-releasing hormone in vitro. Endocrinology 93 (1973) 893–902
713 Schally, A. V., W. H. Carter, M. Saito, A. Arimura, C. Y. Bowers: Studies on the site of action of oral contraceptive steroids. I. Effect of antifertility steroids on plasma LH levels and on the response to luteinizing hormone-releasing factor in rats. J. clin. Endocr. 28 (1968) 1747–1755
714 Schally, A. V., A. F. Parlow, W. H. Carter, M. Saito, C. Y. Bowers, A. Arimura: Studies on the site of action of oral contraceptive steroids. II. Plasma LH and FSH levels after administration of antifertility steroids and LH-releasing hormone (LH-RH). Endocrinology 86 (1970) 530–541
715 Scharff, H.-J.: Klinische Erfahrungen mit Microlut. Med. Mitteil. Schering 1 (1972) 2–9
716 Schearer, S. B., F. Alvarez-Sanchez, J. Anselmo, P. Brenner, E. Coutinho, A. Latham-Faundes, J. Frick, B. Heinild, E. D. B. Johansson: Hormonal contraception for men. Int. J. Androl., Suppl. 2 (1978) 680–710
717 Schenck, B., F. Neumann: Kommt die Pille für den Mann? Sexualmedizin 4 (1975) 248–256
718 Schenker, J. G., M. Ivry, M. Oliver: The effect of oral contraceptives on micro-circulation. Obstet. and Gynec. 39 (1972) 909–916
719 Schill, W.-B., W.-D. Schleuning, H. Fritz, V. Wendt, N. Heimburger: Immunofluorescent localization of acrosin in spermatozoa by boar acrosin antibodies. Naturwissenschaften 62 (1975) 540–541
720 Schillinger, E., C. Gerloff, E. Gerhards, P. Günzel: Glucose tolerance and serum insulin in rats and adipose cells following treatment with the progestogen clomegestone acetate. Acta endocr. (Kbh.) 75 (1974) 305–313
721 Schleicher, E. M.: LE cells after oral contraceptives. Lancet 1968/I, 821–822
722 Schley, G., M. Anlauf, K. D. Bock: Orale Kontrazeptiva zur Prophylaxe akuter Schübe der intermittierenden Porphyrie. Dtsch. med. Wschr. 101 (1976) 1901–1907
723 Schmidt, R. M.: The effect of norethynodrel with mestranol an menstrual fluid volume. Fertil. and Steril. 17 (1966) 684–688
724 Schmidt-Gollwitzer, M.: Korrelation zwischen den Sexualsteroiden im Serum und im Endometrium, den östradiol- und progesteronbindenden Rezeptorproteinen und der Aktivität der 17 β-HSD während des mensuellen Zyklus. Habilitationsschrift Berlin 1978
725 Schmidt-Gollwitzer, M., J. Nevinny-Stickel: Serum profile of gonadotropins and ovarian steroids in women during six months of treatment with org 485–50. Contraception 15 (1977) 197–213
726 Schneider, W. H., U. Lachnit-Fixson, R. Schmid, J. Spona: Zur kontrazeptiven Wirksamkeit von Dreistufenpräparaten. Med. Klin. 72 (1977) 2081–2085
727 Schrogie, J. J., H. M. Solomon, P. D. Zieve: Effect of oral contraceptives on vitamin K-dependent clotting activity. Clin. Pharmacol. Ther. 8 (1967) 670–675
728 Schuhmann, R., H.-D. Taubert: Long-term application of steroids enclosed in dimethyl-polysiloxane (Silastic) Acta biol. med. germ. 24 (1970) 897–910
729 Schulze, G., C. Herold: Komplikationen der Interruptio und ihre Auswirkungen auf nachfolgende Schwangerschaften. Zbl. Gynäk. 100 (1978) 1261–1265
730 Schuhmacher, G. F. B.: Biochemistry of cervical mucus. Fertil. and Steril. 21 (1970) 697–705
731 Schwallie, P. C., J. R. Assenzo: The effect of depo medroxyprogesterone acetate on pituitary and ovarian function, and the return of fertility following its discontinuation: a review. Contraception 10 (1974) 181–202
732 Schwartz, U.: Hirsutism: classification and diagnostic evaluation. Acta endocr. (Kbh.) Suppl. 234 (1980) 164–165
733 Schwartz, U., J. Hammerstein: The oestrogenic potency of various contraceptive steroids as determined by their effects on transcortin-binding capacity. Acta endocr. (Kbh.) 76 (1974) 159–171
734 Scott, J. A., P. F. Brenner, O. A. Kletzky, D. R. Mishell: Factor affecting pituitary gonadotropin function in users of oral contraceptive steroids. Amer. J. Obstet. Gynec. 130 (1978) 817–821
735 Scott, J. A., O. A. Kletzky, P. F. Brenner, D. R. Mishell: Comparison of the effects of contraceptive steroid formulations containing two doses of estrogen on pituitary function. Fertil. and Steril. 30 (1978) 141–145
736 Scutchfield, E. D., W. N. Long, B. Corey, W. Tyler: Medroxyprogesterone acetate as an injectable female contraceptive. Contraception 3 (1971) 21–35
737 Seigel, D., P. Corfman: Epidemiological problems associated with studies of the safety of oral contraceptives. J. Amer. med. Ass. 203 (1968) 950–954
738 Semm, K., F. W. Dittmar: Post partum ovulation: inhibition and milk yield. Curr. ther. Res. 8 (1966) 48–51
739 Shabanah, E. H., A. Toth, G. B. Maughan: The role of the autonomic nervous system in uterine contractility and blood flow. Amer. J. Obstet. Gynec. 89 (1964) 841–859
740 Shapiro, S., P. Strax, L. Venet, R. Fink: The search of risk factors in breast cancer. Amer. J. publ. Hlth. 58 (1968) 820–835
741 Shapiro, S., L. Rosenberg, D. Slone, D. W. Kaufman, P. D. Stolley, O. S. Miettinen: Oral-contraceptive use in relation to myocardial infarction. Lancet 1979/I, 743–746
742 Shapiro, S. S., R. D. Dyer, A. E. Colás: Synthetic progestins: in vitro potency on human endometrium and specific binding to cytosol receptor. Amer. J. Obstet. Gynec. 132 (1978) 549–554
743 Shastri, N., S. K. Dubey, S. V. Raghavan, M. Salahuddin, G. P. Talwar: Differential affinity of anti-Pr-β-LCG-TT antibodies for hCG and hLH. Contraception 18 (1978) 23–34
744 Shelton, J. D., D. Petitti: Formulation-dependent effect of oral contraceptives on HDL-cholesterol. Lancet 1978/II, 677.
745 Sherman, B. M., J. Schlechte, N. S. Halmi, F. K. Chapler, C. E. Harris, T. M. Duells, J. Van Gilder, D. K. Granner: Pathogenesis of prolactin-secreting pituitary adenomas. Lancet 1978/II, 1019–1021
746 Shiono, P. H., S. Harlap, S. Ramcharan, H. Berendes, S. Gupta, F. Pellegrin: Use of contraceptives prior to and after conception and exposure

to other fetal hazards. Contraception 20 (1979) 105–120
747 Sievers, S.: Maßnahmen zur Empfängnisverhütung. Dtsch. Ärztebl. 18 (1974) 1312–1317
748 Silberschmidt, U.: Ingestionsunfälle mit Ovulationshemmern bei Kindern. Praxis 64 (1975) 1603–1606
749 Silverberg, S. G., E. L. Makowski: Endometrial carcinoma in young women taking oral contraceptive agents. Obstet. and Gynec. 46 (1975) 503–506
750 Silverberg, S. G.: E. L. Makowski, W. D. Roche: Endometrial carcinoma in women under 40 years of age. Comparison of cases in oral contraceptive users and non-users. Cancer 39 (1977) 592–598
751 Simmer, H.: On the history of hormonal contraception. I. Ludwig Haberlandt (1885–1932) and his concept of „Hormonal Sterilization". Contraception 1 (1970) 3–27
752 Simmer, H.: On the history of hormonal contraception. II. Otfried Fellner (1873–19??) and estrogens as antifertility hormones. Contraception 3 (1971) 1–20
753 Skinner, S. L., E. R. Lumbers, E. M. Symonds: Alteration by oral contraceptives of normal menstrual changes in plasma renin activity, concentration and substrate. Clin. Sci. 36 (1969) 67–76
754 Smals, A. G. H., P. W. C. Kloppenborg, H. J. M. Goverde, T. J. Benraad: The effect of cyproterone acetate on the pituitary-adrenal axis in hirsute women. Acta endocr. (Kbh.) 87 (1978) 352–358
755 Smith, E. R., J. M. Davidson: Role of estrogen in the cerebral control of puberty in female rats. Endocrinology 82 (1968) 100–108
756 Smith, H. E., R. G. Smith, D. O. Toft, J. R. Neergaard, E. P. Burrows, B. W. O'Malley: Binding of steroids to progesterone receptor proteins in chick oviduct and human uterus. J. biol. Chem. 249 (1974) 5924–5932
757 Smith, M., M. P. Vessey, W. Bounds, D. Warren: Progestogen-only oral contraception and ectopic gestation. Brit. med. J. 1974/IV, 104–105
758 Sobrero, A. J., J. McLeod: The immediate postcoital test. Fertil. and Steril. 13 (1962) 184–189
759 Speck, U., H. Wendt, P. E. Schulze, D. Jentsch: Bio-availability and pharmacokinetics of cyproterone acetate-^{14}C and ethinyloestradiol-^{3}H after oral administration as a coated tablet (SH B 209 AB). Contraception 14 (1976) 151–163
760 Spellacy, W. N., S. A. Birk: The effect of intrauterine devices, oral contraceptives, estrogens and progestogens on blood pressure. Amer. J. Obstet. Gynec. 112 (1972) 912–919
761 Spellacy, W. N., W. C. Buhi, S. A. Birk: The effect of estrogens on carbohydrate metabolism: glucose, insulin and growth hormone studies on one hundred and seventy-one women ingesting Premarin, mestranol, and ethynyl estradiol for six months. Amer. J. Obstet. Gynec. 114 (1972) 378–390
762 Spellacy, W. N., W. C. Buhi, S. A. Birk: Carbohydrate and lipid studies in women using the progesterone intrauterine device for one year. Fertil. and Steril. 31 (1979) 381–384
763 Spellacy, W. N., A. G. W. McLeod, W. C. Buhi, S. A. Birk: The effects of medroxyprogesterone acetate on carbohydrate metabolism: measurements of glucose, insulin and growth hormone after twelve months use. Fertil. and Steril. 23 (1972) 239–244

764 Spellacy, W. N., R. E. Newton, W. C. Buhi, S. A. Birk: The effects of a „low-estrogen" oral contraceptive on carbohydrate metabolism during six months of treatment: a preliminary report of blood glucose and plasma insulin values. Fertil. and Steril. 28 (1977) 885–887
765 Spencer, J. D., R. R. Mills, J. L. Hayward: Contraceptive steroids and breast cancer. Brit. med. J. 1978/I, 1024–1026
766 Sponzilli, E. E., S. Ramcharan, J. Wingerd: Rheumatoid factor (antigammaglobulin) in women. Arthr. and Rheum. 19 (1976) 602–606
767 Srinivasan, S., J. Solash, A. Redner, C. Moser, D. Farhangian, T. R. Lucas, E. Ateyeh, C. T. McCool, D. Weber, S. I. Puvan, J. R. Jones, P. N. Sawyer: The alteration of surface charge characteristics of the vascular system by oral contraceptive steroids. Contraception 9 (1974) 291–303
768 Stanczyk, F. Z., P. F. Brenner, D. R. Mishell, A. Ortiz, E. K. e. Gentzschein, U. Goebelsmann: A radioimmunoassay of serum NET concentrations following ingestion of NET-containing oral contraceptive steroids. Contraception 18 (1978) 615–633
769 Stearns, E. L., J. S. D. Winter, C. Faiman: Effects of coitus on gonadotropin, prolactin and sex steroid levels in man. J. clin. Endocr. 37 (1973) 687–691
770 Stéphan, F., P. Réville: Diabetes und Östrogene-Gestagene. Münch. Med. Wschr. 119 (1977) 663–670
771 Steps, H., H. K. Zinser: Zytologische Befunde bei jungen Frauen unter Berücksichtigung des Sexualverhaltens. Fortschr. Med. 95 (1977) 739–745
772 Stern, E., A. B. Forsynthe, L. Youkeles, C. F. Coffelt: Steroid contraceptive use and cervical dysplasia: Increased risk of progression. Science 196 (1977) 1460–1462
773 Stevens, V. C., N. Vorys: The regulation of pituitary function by sex steroids. Obstet. gynec. Surv. 22 (1967) 781–811
774 Stokes, T., V. Wynn: Serum-lipids in women on oral contraceptives. Lancet 1971/II, 677–680
775 Stolley, P. D., J. A. Tonascia, M. S. Tockman, P. E. Sartwell, A. H. Rutledge, M. P. Jacobs: Thrombosis with low estrogen oral contraceptives. Amer. J. Epidem. 102 (1975) 197–208
776 Stone, M., J. Dent, A. Kardana, K. D. Bagshawe: Relationship of oral contraception to development of trophoblastic tumour after evacuation of a hydatidiform mole. Brit. J. Obstet. Gynaec. 83 (1976) 913–916
777 Stumpf, W. E.: Estrogen neurons and estrogen-neuron systems in the periventricular brain. Amer. J. Anat. 129 (1970) 207–218
778 Stumpf, W. E., M. Sar: Localization of steroid hormone receptors in the central nervous system in relation to function. In V. H. T.: Endocrinology Vol. 1, James, Excerpta med. (Amst.) Int. Congr. Series No. 402 (1977) 18–22
779 Sturtevant, F. M., R. B. Wait: High-dose estrogen sequential oral contraception. I. Effectiveness assessed by the life table technique. Contraception 2 (1970) 187–191
780 Sturtevant, F. M., R. B. Wait: Escape ovulation and unplanned pregnancy. Contraception 3 (1971) 133–136
781 Suchowsky, G. K., G. Baldratti, G. Arcari, E. Scrascia: Die Beeinflussung von zentralen Regulationsmechanismen durch Steroide. Arzneimittelforsch. 15 (1965) 437–439

782 Sweet, J. B., D. B. Butler: Increased incidence of postoperative localized osteitis in mandibular third molar surgery associated with patients using oral contraceptives. Amer. J. Obstet. Gynec. 127 (1977) 518–519

783 Swerdloff, R. S., W. D. Odell: Serum luteinizing and follicle stimulating hormone levels during sequential and nonsequential contraceptive therapy of eugonadal women. J. clin. Endocr. 29 (1969) 157–163

784 Swerdloff, R. S., A. Palacios, R. D. McClure, L. A. Campfield, S. A. Brosman: Male contraception: Clinical assessment of chronic administration of testosterone enanthate. Int. J. Androl., Suppl. 2 (1978) 731–745

785 Swyer, G. I. M., V. Little: Action and uses of orally active progestational steroids. Proc. roy. Soc. Med. 55 (1962) 861–863

786 Symposium „Aktuelle Fragen der hormonalen Kontrazeption", Biarritz, 21. –27. Sept. 1975

787 Takahashi, M., D. B. Loveland: Bacteriuria and oral contraceptives. J. Amer. med. Ass. 227 (1974) 762–765

788 Takahashi, M., K. Shiota, Y. Suzuki: Preprogramming mechanism of luteinizing hormone in the determination of the lifespan of the rat corpus luteum. Endocrinology 102 (1978) 494–498

789 Talbert, L. M., C. Sloan: The effcet of a low-dose oral contraceptive on serum testosterone levels in polycystic ovary disease. Obstet. and Gynec. 53 (1979) 694–697

790 Talwar, P. P., G. S. Berger: The relation of body weight to side effects associated with oral contraceptives. Brit. med. J. 1977/I, 1637–1638

791 Talwar, P. P., J. R. Dingfelder, R. T. Ravenholt: Increased risk of breakthrough bleeding when one oral-contraceptive tablet is missed. New Engl. J. Med. 296 (1977) 1236–1237

792 Talwar P. P., S. K. Dubey, M. Salahuddin, C. Das: Antibody response to Pr-β-HCG-TT vaccine in human subjects. Contraception 13 (1976) 237–243

793 Tamada, T., S. Matsumoto: Suppression of ovulation with human chorionic gonadotropin. Fertil. and Steril. 20 (1969) 840–848

794 Tamaya, T., S. Nioka, N. Furuta, T. Shimura, N. Takano, H. Okada: Contribution of functional groups of 19-nor-progestogens to binding in rabbit uterus. Endocrinology 100 (1977) 1579–1584

795 Tangney, C. C., J. A. Driskell: Vitamin E status of young women on combined-type oral contraceptives. Contraception 17 (1978) 499–512

796 Tapia, H. R., C. E. Johnson, C. G. Strong: Effect of oral contraceptive therapy on the renin-angiotensin system in normotensive and hypertensive women. Obstet. and Gynec. 41 (1973) 643–649

797 Tatum, H. J., F. H. Schmidt: Contraceptive and sterilization practices and extrauterine pregnancy: a realistic perspective. Fertil. and Steril. 28 (1977) 407–421

798 Taubert, H. D.: Die medikamentöse Verlegung der Menstruation. Med. Mschr. 25 (1972) 381–384

799 Taubert, H. D.: Die Anwendung von Ovulationshemmern bei Erkrankungen des Haarapparates und bei Pigmentstörungen der Haut. Ärztl. Kosmetol. 6 (1976) 1–7

800 Taubert, H. D., O. Jürgensen: Die Behandlung des Hirsutismus und anderer Störungen des Haarfollikelapparates mit Antiandrogenen. Therapiewoche 28 (1978) 2951–2970

801 Taymor, M. L., L. A. Levesque: Levels of serum FSH, LH, and plasma progestin during microdose chlormadinone treatment. Fertil. and Steril. 22 (1971) 1–8

802 Tenhaeff, D., U. Feldmann, R. Rupek: Kontrazeption mit zwei niedrig dosierten Norethisteron-Kombinationen. Fortschr. Med. 90 (1972) 479–482

803 Teter, J., R. Stupnicki: A comparative study of the estrogenic potential of two synthetic estrogens (mestranol and ethinylestradiol). Acta cytol. (Baltim.) 15 (1971) 167–170

804 Thiery, M., D. Vandekerckhove, M. Dhont, A. Vermeulen, J. M. Decoster: The medroxyprogesterone acetate intravaginal silastic ring as a contraceptive device. Contraception 13 (1976) 605–617

805 Thomas, K., J. Donnez, J. Ferin: LH and FSH releasing potency of the synthetic decapeptide (p-Glu-His-Trp-Ser-Tyr-Gly-Leu-Arg-Pro-Gly-NH$_2$) in human beings. Contraception 6 (1972) 55–64

806 Thomas, K., M. Cardon, J. Donnez, J. Ferin: Changes in hypophyseal responsiveness to synthetic LH-RH during the normal menstrual cycle in women. Contraception 7 (1973) 289–297

807 Thompson, I. E., J. Arfania, M. L. Taymor: Effects of estrogen and progesterone on pituitary response to stimulation by luteinizing hormone-releasing factor. J.clin. Endocr. 37 (1973) 152–155

808 Thorneycroft, I. H., S. C. Stone: Radioimmunoassay of serum progesterone in women receiving oral contraceptive steroids. Contraception 5 (1972) 129–146

809 Thorneycroft, I. H., B. Sribyatta, W. K. Tom R. M. Nakamura, D. R. Mishell: Measurement of serum LH, FSH, progesterone, 17-hydroxyprogesterone and estradiol-17β levels at 4-hour intervals during the periovulatory phase of the menstrual cycle. J. clin. Endocr. 39 (1974) 754–758

810 Tietze, C.: Intra-uterine contraception: recommended procedures for data analysis. Stud. Fam. Planning, Suppl. 18 (1967) 1–6

811 Tietze, C.: Ranking of contraceptive methods by levels of effectiveness. Advanc. Planned Parenthood 6 (1971) 117–126 (Excerpta med. [New York.])

812 Tietze, C., S. Lewit: Statistical evaluation of contraceptive methods: use-effectiveness and extended use-effectiveness. Demography 5 (1968) 931–946

813 Tietze, C., S. Lewit: Life risks associated with reversible methods of fertility regulation. Int. Symp. on a Reappraisal of Fertil. Control: Benefits vs. Risks. Montreal 1978

814 Tietze, C., J. Bongaarts, B. Schearer: Mortality associated with the control of fertility. Fam. Plann. Perspect. 8 (1976) 6–14

815 Toddywalla, U. S., L. Joshi, K. Virkar: Effect of contraceptive steroids on human lactation. Amer. J. Obstet. Gynec. 127 (1977) 245–249

816 Tolis, G., D. Ruggere, D. R. Popkin, J. Chow, M. E. Boyd, A. de Leon, A. B. Lalonde, A. Asswad, M. Hendelman, V. Scali, R. Koby, G. Arronet, B. Yufe, F. J. Tweedie, P. R. Fournier, F. Naftolin: Prolonged amenorrhea and oral contraceptives. Fertil. and Steril. 32 (1979) 265–268

817 Toppozada, M., C. Parmar, K. Fotherby: Effect of injectable contraceptives depo-provera and norethisterone oenanthate on pituitary gonadotropin response to luteinizing hormone-releasing hormone. Fertil. and Steril. 30 (1978) 545–548
818 Toppozada, M., F. A. Onsy, E. Fares, S. Amir, S. Shaala: The protective influence of progestogen only contraception against vaginal moniliasis. Contraception 20 (1979) 99–103
819 Träger, L.: Steroidhormone. Springer, Berlin 1977
820 Tremblay, R. R., J. Y. Dube: Plasma concentrations of free and non-TeBG bound testosterone in women on oral contraceptives. Contraception 10 (1974) 599–605
821 Troen, P.: Physiology and pharmacology of testosterone. In D. J. Patanelli: Hormonal Control of Male Fertility, HHEW Publ. No. (NIH) 78–1097, 1977 (p.1–12)
822 Tschudy, D. P., M. Valsamis, C. R. Magussen: Acute intermittent prophyria. Clinical and selected research aspects. Ann. intern. Med. 83 (1975) 851–864
823 Tseng, L., E. Gurpide: Induction of human endometrial estradiol dehydrogenase by progestins. Endocrinology 97 (1975) 825–833
824 Tseng, L., E. Gurpide: Effects of progestins on estradiol receptor levels in human endometrium. J. clin. Endocr. 41 (1975) 402–404
825 Udry, J. R., N. M. Morris: Distribution of coitus in the menstrual cycle. Nature (Lond.) 220 (1968) 593–596
826 Ueland, K., J. T. Parer: Effects of estrogens on the cardiovascular system of ewes. Amer. J. Obstet. Gynec. 96 (1966) 400–406
827 Upton, R. D.: The conservative management of endometriosis. Med. J. Aust. 49 (1962) 15–18
828 van Campenhout, J., P. Blanchet, H. Beauregard, S. Papas: Amenorrhea following the use of oral contraceptives. Fertil. and Steril. 28 (1977) 728–732
829 Vandenberg, G., G. DeVane, S. S. C. Yen: Effects of exogenous estrogen and progestin on pituitary responsiveness to synthetic luteinizing hormone-releasing factor. J. clin. Invest. 53 (1974) 1750–1754
830 van Kammen, E., J. H. H. Thijssen, B. Rademaker, F. Schwarz: The influence of hormonal contraceptives on sex hormone binding globulin (SHBG) capacity, Contraception 11 (1975) 53–59
831 Vecchio, T. J.: Long-acting injectable contraceptives. In: Adv. Steroid Biochem Pharm. Vol. 5, ed. by M. H. Briggs and G. A. Christie, Academic Press, London 1976 (p. 1–64)
832 Vermeulen, A., M. Thiery: Hormonal contraceptives and carbohydrate tolerance. II. Influence of medroxyprogesterone acetate and chronic oral contraceptives. Diabetologia 10 (1974) 253–259
833 Vermeulen, A., L. Verdonck, M. van der Straeten, N. Orie: Capacity of the testosterone-binding globulin in human plasma and influence of specific binding of testosterone on its metabolic clearance rate. J. clin. Endocr. 29 (1969) 1470–1480
834 Vessey, M. P., R. Doll, K. Jones: Oral contraceptives and breast cancer: progress report of an epidemiological study. Lancet 1975/I 941–944
835 Vessey, M. P., R. Doll, P. M. Sutton: Oral contraceptives and breast neoplasia: a retrospective study. Brit. med. J. 1972/III, 719–724
836 Vessey, M. P., K. McPherson, B. Johnson: Mortality among women participating in the Oxford/ Familiy Planning Association Contraceptice Study. Lancet 1977/II, 731–733
837 Vessey, M. P., N. H. Wright, K. McPherson, P. Wiggins: Fertility after stopping different methods of contraception. Brit. med. J. 1978/I, 265–267
838 Vessey, M. P., R. Doll, K. Jones, K. McPherson, P. Yeates: An epidemiological study of oral contraceptives and breast cancer. Brit. med. J. 1979/ I, 1757–1760
839 Vessey, M. P., R. Doll, R. Peto, B. Johnson, P. Wiggins: A long-term folow-up study of women using different methods of contraception – an interim report. J. biosoc. Sci. 8 (1976) 375–427
840 Victor, A., E. D. B. Johansson: Plasma levels of d-norgestrel and ovarian function in women using intravaginal rings impregnated with d,1-norgestrel for several cycles. Contraception 14 (1976) 215–226
841 Victor, A., T. M. Jackanicz, E. D. B. Johansson: Vaginal progesterone for contraception. Fertil. and Steril. 30 (1978) 631–635
842 Victor, A., E. Weiner, E. D. B. Johansson: Sex hormone binding globulin: the carrier protein for d-norgestrel. J. clin. Endocr. 43 (1976) 244–247
843 Victor, A., E. Weiner, E. D. B. Johansson: Relation between sexhormone binding globulin and d-norgestrel levels in plasma. Acta endocr. (Kbh.) 86 (1977) 430–436
844 Virutamasen, P., K. H. Wright. E. E. Wallach: Monkey ovarian contractility – its relationship to ovulation. Fertil. and Steril. 24 (1973) 763–771
845 von Kaulla, E., W. Droegemueller, N. Aoki, K. N. von Kaulla: Antithrombin III depression and thrombin generation acceleration in women taking oral contraceptives. Amer. J. Obstet. Gynec. 109 (1971) 868–873
846 von Puttkamer, K., J. R. Bierich, F. Brugger, W. Hirche, D. Schönberg: Östrogentherapie bei Mädchen mit konstituellem Hochwuchs. Dtsch. med. Wschr. 102 (1977) 983–988
847 Vorherr, H.: Contraception after abortion and postpartum. Amer. J. Obstet. Gynec. 117 (1973) 1002–1025
848 Vose, C. W., J. K. Butler, B. M. Williams, J. E. H. Stafford, J. R. Shelton, D. A. Rose, R. F. Palmer: Bioavailability and pharmacokinetics of norethisterone in women after oral doses of ethynodiol diacetate. Contraception 19 (1979) 119–127
849 Wallace, R. B., J. Hoover, D. Sandler, B. M. Rifkind, H. A. Tyroler. Altered plasma lipids associated with oral contraceptive or estrogen consumption. Lancet/1977/II, 11–14
850 Wallace, R. B., J. Hoover, E. Barrett-Connor, B. M. Rifkind, D. B. Hunninghake, A. Mackenthun, G. Heiss: Altered plasma lipid and lipoprotein levels associated with oral contraceptive and estrogen use. Lancet 1979/II, 111–114
851 Wallach, E. F., C. -R. Garcia: Psychodynamic apects of oral contraception. J. Amer. med. Ass. 203 (1968) 125–129
852 Walters, W. A. W., Y. L. Lim: Haemodynamic changes in women taking oral contraceptives. J. Obstet. Gynaec. Brit. Cwlth. 77 (1970) 1007–1012

853 Wambach, G., J. R. Higgins: Antimineralocorticoid action of progesterone in the rat: correlation of the effect on electrolyte excretion and interaction with renal mineralocorticoid receptors. Endocrinology 102 (1978) 1686–1693
854 Wambach, G., J. R. Higgins, D. C. Kem, W. Kaufmann: Interaction of synthetic progestagens with renal mineralocorticoid receptors. Acta endocr. (Kbh.) 92 (1979) 560–567
855 Wan, L. S., G. Weiss, M. Ganguly: Pituitary response to LHRH stimulation in women on oral contraceptives. Contraception 17 (1978) 1–7
856 Wan, L. S., H. Ying-Chi, M. Ganguly, B. Bigelow: Effects of Progestasert on the menstrual pattern, ovarian steroids and endometrium. Contraception 16 (1977) 417–434
857 Wang, C. F., B. L. Lasley, A. Lein. S. S. C. Yen: The functional changes of the pituitary gonadotrophs during the menstrual cycle. J. clin. Endocr. 42 (1976) 718–728
858 Wardlaw, S., N. H. Lauersen, B. B. Saxena: The LH-hCG receptor of human ovary at various stages of the menstrual cycle. Acta endocr. (Kbh.) 79 (1975) 568–576
859 Warren, R. J., K. Fotherby: Plasma levels of ethynyl-oestradiol after administration of ethynyloestradiol or mestranol to human subjects. J. Endocr. 59 (1973) 369–370
860 Warren, R. J., K. Fotherby: Radioimmunoassay of ethynyloestradiol. J. Endocr. 63 (1974) 30 p–31 p
861 Weindling, H., J. B. Henry: Laboratory test results altered by „The Pill". J. Amer. med. Ass. 229 (1974) 1762–1768
862 Weiner, E., A. Victor, E. D. B. Johansson: Plasma levels of d-norgestrel after oral administration. Contraception 14 (1976) 563–570
863 Weiner, E., A. A. Berg, G. Helmius, I. Johansson: Contraception for teenage girls. Combination pill or IUD? Acta obstet. gynec. scand., Suppl. 88 (1979) 65–69
864 Weiner, E., S. J. Nillius, L. Wide, E. D. B. Johansson: Pituitary responsiveness to luteinizing hormone releasing hormone during treatment with subdermal d-norgestrel implants in women. Acta obstet. gynec. scand., Suppl. 88 (1979) 23–26
865 Weir, R. J.: When the pill causes a rise in blood pressure. Drugs 16 (1978) 522–527
866 Weir, R. J., E. Briggs, A. Mack, L. Naismith, L. Taylor, E. Wilson: Blood pressure in women taking oral contraceptives. Brit. med. J. 1974/I, 533–535
867 Weir, R. J., D. L. Davies, R. Fraser, J. J. Morton, M. Tree, A. Wilson: Contraceptive steroids and hypertension. J. Steroid Biochem. 6 (1975) 961–964
868 Weisz, J., C. W., Lloyd, J. Lobotsky, M. Pupkin, J. Zanartu, J. Puga: Concentrations of unconjugated estrone, estradiol, androstenedione and testosterone in ovarian and peripheral venous plasma in women: The effects of steroid contraceptives. J. clin. Endocr. 37 (1973) 254–260
869 Welland, F. H., E. S. Hellman, A. Collins, G. W. Hunter, D. P. Tschudy: Factors affecting the excretion of porphyrin precursors by patients with acute intermittent porphyria. II. The effect of ethinyl estradiol. Metabolism 13 (1964) 251–258
870 Wentz, A. C., G. S. Jones, K. C. Sapp: Investigation of Danazol as a contraceptive agent. Contraception 13 (1976) 619–630
871 Westhoff, C. F., N. B. Ryder: Duration of use of oral contraceptives in the U.S. 1960–1965. Publ. Hlth Rep. 83 (1968) 277–287
872 Wetterberg, L.: Oral contraceptives and acute intermittent porhyria. Lancet 1964/II, 1178–1179
873 Wheaton, J. E., L. Krulich, S. M. McCann: Localization of luteinizing hormone-releasing hormone in the preoptic area and hypothalamus of the rat using radioimmunoassay. Endocrinology 97 (1975) 30–38
874 Whelan, E. M.: Attitudes towards menstruation. Stud. Fam. Planning 6 (1975) 106–108
875 Whitlock, F. A., L. E. J. Evans: Drugs and depression. Drugs 15 (1978) 53–71
876 WHO: WHO-Modell einer Liste „essentieller" Medikamente. Der Arzneimittelbrief 12 (1978) 45–48
877 WHO: Fifth report on the world health situation (official records of the WHO 225). WHO, Geneva 1975 (p. 86)
878 WHO expanded Programme of Research, Development, and Research Training in Human Reproduction; Task Force on Long-Acting Systemic Agents for the Regulation of Fertility: Multinational comparative clinical evaluation of two long-acting injectable contraceptive steroids: norethisterone oenanthate and medroxyprogesterone acetate. 2. Bleeding patterns and side effects. Contraception 17 (1978) 395–405
879 WHO Task Force on Oral Contraceptives: A randomized, double-blind study of two combined oral contraceptives containing the same progestogen, but different extrogens. Contraception 21 (1980) 445–459
880 WHO Technical Report Series No. 583: Pregnancy and abortion in adolescence. WHO, Genf, 1975
881 Whyte, J. C., C. S. Pooransingh: Low dosage progestagen as an oral contraceptive: a clinical study. Canad. med. Ass. J. 109 (1973) 295–298
882 Widholm, O., U. Alapiessa: The bilogical effects of a new modified sequential oral contraceptive. Contraception 15 (1977) 1–13
883 Wied, G. L., E. Davis, R. Frank, P. B. Segal, P. Meier, E. Rosenthal: Statistical evaluation of the effect of hormonal contraceptives on the cytologic smear pattern. Obstet. and Gynec. 27 (1966) 327–334
884 Wilbert, L., T. Hillmer, W. Hunstein, P. Reisert, U. Kaboth, W. Creutzfeldt: Einfluß oraler Ovulationshemmer auf klinisch-chemische Normalwerte. Dtsch. med. Wschr. 94 (1969) 844–849
885 Williams, B. F. P.: Conservative management of endometriosis: follow-up observations of progestin therapy. Obstet. and Gynec. 30 (1967) 76–82
886 Wingrave, S. J., C. R. Kay, M. P. Vessey: Oral contraceptives and diabetes mellitus. Brit. med. J. 1979/I, 23
887 Wingrave, S. J., C. R. Kay, M. P. Vessey: Oral contraceptives and pituitary adenomas. Brit. med. J. 280 (1980) 685–686
888 Winston, F.: Oral contraceptives, pyridoxine, and depression. Amer. J. Psychiat. 130 (1973) 1217–1221
889 Wolf, D. P., L. Blasco, M. A. Khan, M. Litt: Human cervical mucus. V. Oral contraceptives and mucus rheologic properties. Fertil. and Steril. 32 (1979) 166–169

890 Wunder, G.: Funktionszytologische Untersuchungen nach langjähriger Einnahme von oralen Kontrazeptiva. Fortschr. Med. 90 (1972) 1223–1224
891 Wuttke, W., P. Arnold, D. Becker, O. Creutzfeldt, S. Langenstein, W. Tirsch: Hormonal profiles and variations of the EEG and of performances in psychological tests in women with spontaneous menstrual cycles and under oral contraceptives. In: M. Turan, G. Laudahn, W. M. Herrmann: Psychotropic action of hormones: Spectrum Publ., New York, 1976 (p. 169–182)
892 Wynn, V., P. W. Adams, J. Folkard, M. Seed: Tryptophan, depression and steroidal contraception. J. Steroid Biochem. 6 (1975) 965–970
893 Wynn, V., I. Godsland, R. Niththyananthan, P. W. Adams, J. Melrose, N. W. Oakley, M. Seed: Comparison of effects of different combined oral-contraceptive formulations on carbohydrate and lipid metabolism. Lancet 1979 I, 1045–1049
894 Yang, K.-P., N. A. Samaan, D. N. Ward: Characterization of an inhibitor for luteinizing hormone receptor site binding. Endocrinology 98 (1976) 233–241
895 Yen, S. S. C., G. Vandenberg, R. Rebar, Y. Ehara: Variation of pituitary responsiveness to synthetic LRF during different phases of the menstrual cycle. J. clin. Endocr. 35 (1972) 931–937
896 Yen, S. S. C., C. C. Tsai, F. Naftolin, G. Vandenberg, L. Ajabor: Pulsatile patterns of gonadotropin release in subjects with and without ovarian function. J. clin. Endocr. 34 (1972) 671–675
897 Yotis, W., R. Stanke: Bacteriostatic action of progesterone on staphylococci and other microorganisms. J. Bact. 92 (1966) 1285–1289
898 Young, J. R., R. B. Jaffe: Strength-duration characteristics of estrogen effects on gonadotropin response to gonadotropin releasing hormone in women. II. Effects of varying concentrations of estradiol. J. clin. Endocr. 42 (1976) 432–442
899 Yupze, A. A., H. J. Thurlow, I. Ramyz, J. I. Leyshon: Post coital contraception – a pilot study, J. Reprod. Med. 13 (1974) 53–58
900 Zachmann, M., A. Ferrandez, G. Mürset, A. Prader: Estrogen treatment of excessively tall girls. Helv. peadiat. Acta 30 (1975) 11–30
901 Zador, G.: Fertility regulation using an „triphasic" administration of ethinylestradiol and levonorgestrel in comparison with the 30 plus 150 μg fixed dose regimen. Acta obstet. gynec. scand., Suppl. 88 (1979) 43–48
902 Zanartu, J.: Long-term contraceptive effect of injectable progestogens: inhibition and reestablishment of fertility. Int. J. Fertil. 13 (1968) 415–426
903 Zanartu, J., G. Rodriguez-Moore, M. Pupkin, O. Salas, R. Guerrero: Antifertility effect of continuous low dosage oral progestogen therapy. Brit. med. J. 1968/II, 263–266
904 Zanartu, J., M. Pupkin, D. Rosenberg, A. Davansens, R. Guerrero, R. Rodriguez-Bravo, M. Garcia-Huidobro: Long-term effect of medroxyprogesterone acetate in human ovarian morphophysiology and sperm transport. Fertil. and Steril. 21 (1970) 525–533
905 Zimmerman, H. J.: Drug-induced liver disease. Drugs 16 (1978) 25–45

Sachverzeichnis

A

Abortrate, Rauchen 291
Abrasio 124
Absaugmethode 4
Absetzen hormonaler Kontrazeptiva 129, 134, 154, 164, 166 f.
– – – folgende Schwangerschaft 201
Abstillen mit Bromocriptin 179
– mit Sexualsteroiden 229
Abszesse, peritonsilläre 282
Abtreibung s. Schwangerschaftsabbruch
Acanthosis nigricans 287
Acetylsalicylsäure 300
ACTH-Spiegel 65, 220
Adenohypophyse s. Hypophysenvorderlappen
Adenylzyklase 50, 62
Adipositas 153, 176, 216, 234, 244, 298
– Gefäßerkrankungen 235, 237, 244
Adrenalin 101
Adrenogenitales Syndrom, Hirsutismus 183
Afibrinogenämie 188
Akne 182, 289
– postkontrazeptive 289
Akromegalie, Hirsutismus 184
Aldosteron 240, 242, 265, 267
– prämenstruelles Syndrom 189
Aldosteronrezeptoren, Gestagene 242, 265
Alkohol, Kreislauferkrankungen 244
Alkoholabusus 291 f.
Allergien 280
Alopezie, androgenetische 182, 186, 290
Alter, Ovulationshemmer 168
Alveoläre CO_2-Spannung 281
Amenorrhea-on-the-pill s. Menstruationshemmung

Amenorrhö, funktionelle, LH-RH-Therapie 56
– iatrogene 165, 310
– Jugendliche 173
– Monoaminoxidase-Aktivität 102
Amenorrhö-Galaktorrhö-Syndrom 28, 218, 228
Aminosäuren, Serumkonzentrationen 263
Analgetika 198
Anamnese 128, 148
Androgenbindendes Protein (ABP) 314
Androgene 47 f.
– anaboler Effekt 317
– Haarwachstum 183
– Kontrazeption beim Mann 316
Androgenetische Erscheinungen, Therapie 108, 287
Androgenisierungserscheinungen an der Haut 182
– – Diagnostik 182
– – Therapie 185
– – Ursachen 183
Androstendion 27, 47, 64
– hormonale Kontrazeptiva 87, 89
Aneurysma, zerebrales 250 f.
Angiographie 167
Angiotensin 239
Angiotensinogen 239 f.
Anhang, Liste der Präparate 336
Anorexia nervosa 60, 228, 298
Anovulatorische Zyklen 131
Antazida 199
Antiandrogenhaltige Ovulationshemmer 105
Antiandrogentherapie 186 f.
Antibiotika 198
Antiemetikum, Postkoitalpille 146
Antiepileptika s. Antikonvulsiva
Antigestation, Begriffsbestimmung 4
Antihistaminika 198
Antihypertensiva 244, 301

Antihypertonika s. Antihypertensiva
Antikoagulantien 300
Antikonvulsiva 197 f.
Antikonzeption, Begriffsbestimmung 3
Antikörper, nukleäre 282
– gegen Sexualsteroide 281
Antinidation, Begriffsbestimmung 4
Antipsychotika 198
Antithrombin-III 253 ff., 257, 300
Antriebslosigkeit 128
Antrum 22, 26
Anwendungsdauer, Alter 168
– Jugendliche 175
Aphthen 285
Apoplexien 249 f.
Appendizitis 275
Appetitsteigerung 128, 298
Appetitzentrum 60
Äquationsteilung 23
Arrhenoblastom, Hirsutismus 184
Arteria uterina, Intimaveränderungen 97, 167, 223, 245, 256
Arteriosklerose 245
– Rauchen 235
Arthritis, rheumatische 192, 280, 282
– unspezifische 283
Asthma 281
Astigmatismus 283
Atherome s. Arteriosklerose
17α-Äthinylgruppe, Leberbelastung 271 f. 316
17α-Äthinylöstradiol 67 f.
– Endometrium 98
– Gonadotropinspiegel 112
– Lebertumoren 309
– Metabolismus 69 f.
– postkoitale Anwendung 143
– Proteinbindung 69, 261
– Serumkonzentration nach Einnahme 69
– – – von Mestranol 69
– Wirkungsstärke 67 f., 107

Sachverzeichnis

17α-Äthinylöstradiolsulfonat 111
Atresie 19, 27
– Antiandrogene 27
Aufwachtemperatur s. Basaltemperatur
Augenerkrankungen 259, 283
Auswahl der Gestagenkomponente 155
– des Kontrazeptivums 152, 154
Autoimmunerkrankungen 262
Azoospermie 316

B

Bakteriurie, Östrogendosis 280
Barrieremethoden 7, 179, 332
Basalmembran, Granulosazellschicht 20, 25
Basaltemperatur 21, 47
– Messung 22, 174, 194
Beagle-Hündinnen, Mammatumoren und Gestagene 303
Befruchtung 30, 32
– Immunglobuline 31
– Sexualsteroide 95
Begleiterscheinungen, Abgrenzung von Nebenwirkungen 128
Bevölkerungskontrolle 5
Bevölkerungswachstum, Phasen 5
Bewegungsmangel 234
Bilirubin 271
Biograviplan 130, 141 f.
Bioverfügbarkeit, Sexualsteroide 66
Blasenmole 224, 307
Blastozyste 34
– Sexualsteroide 37
Blepharitis 283
Blut, laboranalytische Parameter 260, 269
Blutbild 260
Blutdruck, altersbedingte Zunahme 235, 238
– Ovulationshemmer 235 f.
– Renin-Angiotensin-Aldosteron-System 239
– Sexualsteroide 241 f.
Blut-Follikel-Barriere 25, 30
Blutgefäße, intimale Proliferationen 97, 167, 223, 245, 256

Blutgerinnung nach Absetzen hormonaler Kontrazeptiva 255
– hormonale Kontrazeptiva 252, 255
– Regulation 252
– Sexualsteroide 254, 255
Blut-Testis-Schranke 314
Blutungen, Cyproteronazetat 186
– Depotgestagene 138
– dysfunktionelle, Therapie 222
– intraperitoneale, Lebertumoren 275
– Postkoitalpille 143
Blutungsdauer 119, 125
Blutungsstärke 119, 125, 133, 141
Blutverlust, menstrueller 119, 222, 260
Blutviskosität 259
Brachialneuritis 294
Brachymenorrhö 119
Bromocriptin-Therapie, Ovulationshemmer-Amenorrhö 229
– prämenstruelles Syndrom 189
Bromsulfothalein, Retention 271
Bronchiektasie 282
Bronchitiden 281 f.
Brustdrüse 229
Brusterkrankungen, fibrozystische, Ovulationshemmer 176, 231
– Gestagene 231
Brustfellentzündungen 282
Brustvolumen, Größenzunahme 230
Budd-Chiari-Syndrom 273
Bursitis 283

C

Candida albicans 126 f., 224 f.
Carcinoma in situ 126
CBG s. Transkortin
Chenodeoxygallensäure 272
Chloasma 287
6-Chlor-6-deoxyglukose, Kontrazeption beim Mann 322
Chlorhydrin, Kontrazeption beim Mann 322
Chlormadinonazetat, Endometrium 98
– Hypophysenvorderlappen 91

– Mammakarzinom 303
– Metabolismus 81, 86
– Partialwirkungen 78
– Therapie 185 f., 289
– Wirkungsstärke 76 f.
Chloroquin-Behandlung 286
Cholestase 272
Cholesterin 25, 27
Chorea 293
Choriokarzinom 307
Chromosomen 23
Chromosomenanomalien, Konzeption nach Absetzen 202
– Konzeption während der Einnahme 203
Clomiphen, SHBG 262
– Therapie 229
Coeruloplasmin s. Zäruloplasmin
Coitus interruptus 4, 7, 174, 194, 312
– reservatus 4, 7
Comstock Law 8
Corpus luteum 21, 24, 28
– – Gestagene 94, 219
– – Gonadotropine 25, 28, 37, 64
– – graviditatis, Blastozyste 37
– – Insuffizienz, Minipille 94, 219
– – Lebensdauer 25, 28
– – Postkoitalpille 145
Cortisol 65, 88, 267
C-reaktives Protein 262, 282
Cumulus oophorus 22
Curettage 4
Cushing-Syndrom, Hirsutismus 184
Cyproteronazetat, Feminisierung männlicher Feten 186, 203
– Kontrazeption beim Mann 320, 322
– Metabolismus 82, 86
– Nebennierenrinde 220
– Partialwirkungen 78
– Serumkonzentration nach Einnahme 82
– Sexualverhalten 60, 297
– Speicherung im Fettgewebe 82, 186
– Therapie 185 ff., 289

D

Danazol, Endometriose 190
– Kontrazeption beim Mann 319

Sachverzeichnis

– Myome 311
– Porphyrie 273
Darmflora, Antibiotika 198
Dauertherapie mit Ovulationshemmern 166
Defeminisierung 184
Dekapazitationsfaktor 43
dentale Komplikationen 285
Depo-Clinovir 134
Deposiston 111
Depotgestagene, Akzeptanz 139
– Amenorrhöen 137, 227
– Anwendung 135
– Begleiterscheinungen 137
– Blutdruck 242
– Fertilität nach Absetzen 138
– Glukosetoleranz 140, 277
– Hormonspiegel 89
– Indikationen 130, 139f.
– Jugendliche 173
– kontrazeptive Sicherheit 136f., 194
– Kontraindikationen 139
– Marktanteil 135
– Menstruationshemmung 138, 227
– Nebennierenrinde 220
– Nebenwirkungen 139
– Schilddrüse 220
– Schmierblutungen 138, 223
– Spermienaszension 99, 136
– teratogene Wirkung 139
– Wirkungsweise 136
Depot-Medroxyprogesteronazetat 82, 130, 134, 194
– Anwendung 135, 181
– Pearl-Index 194
– Prädiabetes 279
Depot-Norethisteronönanthat 82, 130, 134, 194
Depressionen 60, 101f., 128, 295
– Östrogenmangel 103
– Vitamin-B_6-Mangel 102, 266, 296
Dermatitits, seborrhoische 286
Dexamethason-Hemmtest 184
DHEA-Sulfat, Hirsutismus 184
Diabetes, Depot-Medroxyprogesteronazetat 140
– Gefäßerkrankungen 235, 244
– mellitus 276, 278f.
– Risikofaktor 158, 216, 234, 237, 244

– Wachstumshormon 278
Diaphragma, s. Scheidendiaphragma
Diarrhö, kontrazeptive Sicherheit 199
Diäthylstilböstrol, Genitalkarzinom 145, 204
– Mißbildungen 204
– Postkoitalpille 143
Dichlorazetyldiamine, Kontrazeption beim Mann 321
Dihydrotestosteron 27, 47, 87
Diuretika, prämenstruelles Syndrom 189
Döderlein-Keimflora 39
Dopamin 58, 101
– PIF 53, 57
Dreistufenpräparate 109, 115, 164
Dubin-Johnson-Syndrom 274
Durchblutungsstörungen, periphere 258
Durchbruchsblutungen, Einnahmefehler 160
– Minipille 133
– Ovulationshemmer 120, 122, 124
– Postkoitalpille 146
– Therapie 138
Durchfall 298
Dysmenorrhö, gestagenhaltige Intrauterinpessare 141
– Therapie 129, 152, 166, 188, 222
Dyspepsie 275
Dysplasia cystica fibroadenomatosa 231
Dysurie 279

E

EEG s. Elektroenzephalogramm
EEG-Index, MAO-Aktivität 102
Eiaufnahme 30, 95
Eileiter 30ff.
– Kontraktilität 31f., 95
Eileiterschwangerschaft 34, 133
– Minipille 95, 133
Eileitersekret 31f., 38, 96
Einnahmedauer 129, 167, 169
– Jugendliche 175
Einnahmefehler 120, 123, 157, 159f.
Einnahmemodus 157
– Abweichung 164

Einnahmepause, Jugendliche 175
Einphasenpräparate s. Kombinationspräparate
Eireifung s. Follikelreifung
Eisen, Serumkonzentration 264
Eisenbindende Proteine 260
Eisenmangelanämien 119, 222, 260
Eitransport 31f.
– kontrazeptive Angriffspunkte 34, 38, 95, 145
– Gestagene 34, 95, 145
– Östrogene 95f., 145
Eizellen 19, 25, 33
Ejakulation 39
Ektopische Gravidität s. Extrauteringravidität
Ekzeme, photosensitive 286
Elektrolyte 264
Elektroenzephalogramm 90, 102
Emanzipationsbestrebungen der Frau 312
Eminentia mediana 50, 58
Empfängnisverhütung, Beratung Jugendlicher 169
Endokrinologie der Reproduktion 8
Endometriose, hormonale Kontrazeption 309
– Therapie 190
Endometrium 34ff., 96, 117
– Atrophie 119, 121f., 166, 222
– Depotgestagene 97, 136, 222
– Desquamation der Funktionalis 25, 37
– gestagenhaltige Intrauterinpessare 130, 141
– Kombinationspräparate 97, 113, 116f., 145, 176
– Minipille 97, 131, 222
– morphologisches Bild 117
– normophasische Sequentialpräparate 111
– Norgestrelaufnahme 81
– nukleoläres Kanalsystem 96
– Postkoitalpille 99, 145
– Prädezidualisierung 36
– pseudodeziduale Reaktion 117f.
– Regeneration 37
– sekretorische Erschöpfung 97
– Sequentialpräparate 97, 114, 116f., 222f.
– starre Proliferation 222

Endometrium
- Transformation 34, 96, 117
Endometriumhyperplasie, Gestagentherapie 156
- glandulär-zystische 117, 222f., 305f., 311
- Östrogene 117, 222f., 305
Endometriumkarzinom 117, 223, 302, 305f.
- Hormontherapie 311
- Risiko 306
- Sequentialpräparate 117, 223, 306
Endometriumneoplasien 305f.
Enovid 9, 108, 190
Enterohepatische Zirkulation 271
- - Antibiotika 198
Entzugsblutung, Ausbleiben, s. Menstruationshemmung
- Eintreten nach Absetzen 119
- Stärke und Dauer 118
Entzündungshemmer 198
Enzyminduktion, hepatische, Pharmaka 197
Epidemiologische Studien 208
Epididymitis bei Spermatogenesehemmung 317
Epilepsie 103, 294
- Antiepileptika 197
Epiphysenfugen, Östrogene 47
Epistaxis 258f.
Ernährung 297f.
Erstverordnung 157f.
Erythema multiforme 280, 285
- nodosum 280, 285
Erythrozyten-Deformierbarkeit 259f.
- Rauchen 259
Essentielle Medikamente 10
Ethynodioldiazetat, Blutdruck 242
- Glukosetoleranz 277
- Metabolismus 85
- Norethisteronkonzentration nach Einnahme 73
- Partialwirkungen 78
- Umwandlung in Norethisteron 73f., 81f., 85
- Wirkungsstärke 76f.
Exozytose, Gonadotropin-Granula 61
Extrauteringraviditäten, gestagenhaltige Intrauterinpessare 141
- Minipille 95, 133

F

Fall-Kontroll-Studien 210
Familie, Strukturwandel 15
Familienanamnese 150, 235
Familienplanung 4
Farbsinn, Störungen 283
Farnkrautmuster 41
Fazialislähmung 294
Feedback, positiver 56
Feedback-Mechanismen 54f.
Fehlgeburten, nach Absetzen hormonaler Kontrazeptiva 202
Feminisierung männlicher Feten, Cyproteronazetat 186, 203
Fertilität 173, 200
- nach Absetzen von Depotgestagenen 138f., 201
- - von Ovulationshemmern 200, 203
- Einnahmedauer 201
- Erhöhung nach Absetzen, s. Rebound-Effekt
Fettgewebe 264
- Speicherung von Sexualsteroiden 79, 134, 186
Fettzellen, Triglyzeridgehalt 264
Fibrinmonomere, Polymerisation 253f.
Fibrinogen 252
Fibrinogenkomplexe, hochmolekulare 258
Fibrinolyse 253, 256
Fibrinolyse-Faktoren 253, 262
Fibroadenome, Mamma 232
Fibrose, ovarielle 94
Fibrositis 283
Fimbrien 31
Fluor vaginalis 126
Follikel, androgenes Milieu 26f., 30
- Atresie 26
- dominanter 26
- Luteinisierung 64
- östrogenes Milieu 26
- sprungreifer 22f.
Follikelflüssigkeit, chemotaktische Wirkung 24
- Gonadotropin-Konzentrationen 25
- hormonales Mikroklima 25, 27
- Inhibitoren 29
- Steroid-Konzentrationen 25f.
- Zusammensetzung 22
Follikelphase 21, 27, 35, 63

Follikelreifung, Gonadotropine 20, 25
- HMG-Stimulation 93
- Pharmaka 30
- Sexualsteroide 93, 98
- Streß 30
Follikelruptur 23f., 28, 64
Follikelsprung, Rolle des Progesterons 24
Follikelstimulierendes Hormon s. FSH
Follikelwachstum, Inhibin 26
Follikelzysten 156, 219
Folsäure 266f., 276
Fortpflanzung, physiologische Grundlagen 19
Frauentypen 155, 299
Frühgeborenenquote nach Absetzen 202
FSH 49, 54, 314
FSH-Bindungsinhibitor 29
FSH-Gipfel 56, 63
FSH-Releasing-Hormon 51
FSH-Rezeptoren 26ff., 93
FSH-Sekretion, Depotgestagene 89, 218
- Inhibin 55f., 63
- LH-RH-Stimulation 54, 61
- Minipille 88, 218
- Östrogene 56, 61, 86, 112
- Ovulationshemmer 87f., 218
- Progesteron 56
FSH-Spiegel 63
- Perimenopause 177
Funktonalis 35, 37

G

Galaktorrhö 230f.
Galle, Östrogene 272
- Zusammensetzung 272
Gallenblasenerkrankungen 219, 234, 244, 272
Gallensekretion 271f.
Gallensteine 272
Gastritis 275
Gastrointestinale Störungen 276, 298
- - kontrazeptive Sicherheit 199
Geburtenrate nach Absetzen 201
Geburtenrückgang 6
Geburtenzahl, Storchenpopulation 208
Geburtsgewicht, hohes, maternaler Diabetes 278

Sachverzeichnis

Gefäßverschlüsse, arterielle, s. Thromboembolien
- retinale 259
Gelbkörper s. Corpus luteum
Genitalkarzinome 125
Gerinnbarkeit, erhöhte, s. Hyperkoagulabilität
Gerinnungsfaktoren 163, 252, 262, 300
Gerinnungssystem, norgestrelhaltige Präparate 156
- physiologische Funktion 252
Gerinnungsvorgang, Induktion 252
Gesamtcholesterin, Ovulationshemmer 264
- Risikogrenzwerte 246
- Sexualsteroide 247, 249
Geschlechtsreife, Alter 169
Gesichtsausfälle 283
Gestagene 47, 70ff.
- Ausscheidung in der Milch 180
- Bindungsaffinität zum Östrogenrezeptor 75
- - zum Progesteronrezeptor 72f.
- Blutdruck 242
- Eitransport 32
- Feedback-Mechanismus 55, 59
- Ikterus 272
- Lebertumoren 275
- LH-Suppression 112
- luteolytischer Effekt 94
- Mammakarzinome beim Hund 303
- Metabolismus 79, 84, 271
- - Östrogenwirkung 84
- Mitosehemmung 117
- Nortestosteronderivate 70ff.
- Partialwirkungen 78
- Progesteronderivate 70f.
- Psyche 100
- Schutzeffekt auf Mammagewebe 231
- Serumproteine 86
- thermogenetischer Effekt 102
- Zentralnervensystem 100
Gestagenbetonte Präparate 156
Gestagenkomponente, Begleiterscheinungen 128
- Dosierung 155
Gestagenpotenz 75, 77, 107, 271
- Einfluß der Östrogene 77, 108
Gestagenpräparate 105, 129

- Endometriumkarzinom 117
- Mammatumoren 304
- Perimenopause 179
- postkoitale Interzeption 143 f.
Gestagenpreßlinge, Implantation 327
Gewichtszunahme 128, 139, 297f., 317
GH s. Wachstumshormon
Gingiva 284
Glukagonsekretion 278
Glukosetoleranz 276
- Depotgestagene 277
- Gestagenkomponente 156, 277
- Kortikosteroide 278
- Minipille 277
- norgestrelhaltige Präparate 156, 277
- Östrogene 277
- Ovulationshemmer 277
- Vitamin B_6 266
Glukosurie 278
Glykogeneinlagerung, Endometrium 76
Glykogenolyse 278
Gonadotrophen 51, 87, 113
Gonadotrophine, Östrogendosis 86
- pulsierende Sekretion 57, 64
- Struktur 49
- Verhältnis FSH/LH 29, 90, 329
- Wirkungsmechanismus 50
Gonadotropinrezeptoren 26ff., 30, 50, 93
Gonadotropinsekretion, Regulation 58, 61 f., 91
Gonadotropintherapie, Ovulationshemmer-Amenorrhö 229
Gonorrhö 126 f., 225
Gossypol, Kontrazeption beim Mann 322
Graaf-Follikel 21 f., 25 f.
Granulosazellen 20, 22, 24, 26, 28, 30
Grippe 282
Gynäkomastie, Säuglinge 230
- Spermatogenesehemmung 317

H

Haarfollikel, Hyperkeratose 183
Haarwachstum, Sexualsteroide 182

Haftschalen, Unverträglichkeit 284
Halbwertszeit der Steroide, Antibiotika 198
Halluzinationen, Zyklusabhängigkeit 103
Hamartome 274
Hämatokrit 259
Hämatome, spontane 259
Hämoglobin 260
Hämoglobinopathien 258
Hämorrhoiden 258f.
Haptoglobin 260
Harnwegserkrankungen 279
Hauterkrankungen, androgenetische 287
- östrogenabhängige 285
HCG, Bestimmung 122, 144, 162
- Immunisierung 331
- Trophoblasten 37
HCG-Stimulationstest 184
HDL 245f.
- Alkohol 247
- Alter 247
- Körpergewicht 247
- Rauchen 247, 257
- Sexualsteroide 247, 249
Heparinprophylaxe bei Operationen 167, 257
Hepatitis 273
Hepatozelluläre Adenome s. Leberzelladenome
Herpes progenitalis 127, 286, 308
- simplex 281, 286
Herpes-genitalis-Viren, Zervixkarzinom 308
Herzerkrankungen, Östrogene, Schutzwirkung 245
Herzinfarkt s. Myokardinfarkt
Herzminutenvolumen 242
Heufieber 280
HGH s. Wachstumshormon
Hirsutismus, Hormonanalysen 184
- Klassifizierung 182
- Therapie 185, 187, 289
Hochdruck, diagnostische Kontrollen 243
- Ovulationshemmer 156, 235, 241
- prädisponierende Faktoren 236f.
- Risikofaktor 153, 176, 216, 234, 244
- Ursachen 238, 241
Hochwuchs, Therapie 173, 192, 243
Hoden 313

Hordeolum 283
Hormonale Kontrazeption beim Mann 312
– Kontrazeptiva, Angriffspunkte 112
– – Anwendung 148
– – Auswahl des Präparats 152
– – – für die Praxis 154
– – benigne Tumoren 309
– – Einnahme durch Kinder 181
– – Gonadotropinrezeptoren 93
– – Indikation für Absetzen 129, 154, 164, 166f.
– – Jugendliche 169
– – Laktationsperiode 180
– – Perimenopause 176, 178
– – post abortum 179
– – post partum 179
– – Verabreichungsformen 106, 157
– – Verordnung 157
– – Zusammensetzung 104, 109
Hormonbestimmung, Auswahl des Präparats 155
Hormonstatus 155
Hormonwirkung, Definition 48
HVL s. Hypophysenvorderlappen
17α-Hydroxyprogesteron 65
Hypercholesterinämie 234f., 244
Hyperkoagulabilität, Östrogene 255
– Thromboserisiko 256
Hyperlipidämie 153, 176, 216, 237
Hypermenorrhö, gestagenhaltige Intrauterinpessare 141
Hypermukorrhö, Sequentialpräparate 126
Hyperplasie, Cervix uteri 125
Hyperprolaktinämie 228
Hypertension s. Hochdruck
Hyperthyreose 220
Hypertonus s. Hochdruck
Hypertrichose 183
Hyperventilationserscheinungen 281
Hypnotika 198
Hypoglykämika 198
Hypomenorrhö 119
Hypophyse, Nebenwirkungen 217
Hypophysenadenom 218, 308

Hypophysenvorderlappen, Gonadotrophen 51
– hormonale Kontrazeptiva 89ff.
– LH-RH-Stimulation 87, 89, 91f.
– Portalgefäßsystem 50, 58, 61
– Reaktionslage im Zyklus 59, 61f.
– – nach Absetzen 87, 91, 113
– Sexualsteroide 54, 61, 90f.
Hypothalamus 50, 58
– Reaktionslage im Zyklus 59
– Sexualsteroide 89
– tonisches Zentrum 56, 58
– zyklisches Zentrum 56, 58
Hypothyreose 220, 261

I

Ikterus 272, 317
Immunglobuline 262
Immunsuppression, Schwangerschaft 280
Immunsystem 280
Implantate, subdermale 130, 327
Implantation, Sexualsteroide 34, 38
– Zeitpunkt 37
Inhibin 29, 50, 55, 315
– Kontrazeption 321, 330
Inhibiting-Faktoren 50
Insulin 268
– Neueinstellung unter Ovulationshemmern 279
Intermenstruelles Intervall 120, 133
International Planned Parenthood Federation 8
Intersexualität 184
Intimaproliferationen, arterielle 97, 167, 223, 245, 256
Intrauterinpessar 4, 8, 194
– eitrige Salpingitiden 127
– Extrauteringraviditäten 134
– geschichtliche Entwicklung 10
– gestagenhaltige 130, 141
– – Indikationen 142
– – Kontraindikationen 142
– – kontrazeptive Sicherheit 141, 194
– Infektionen 207
– Jugendliche 173f.

– Perforationen 207
– postkoitale Interzeption 146f.
Intrazervikales Pessar 8
Iritis 283
Ischias 294
Islam, vorehelicher Geschlechtsverkehr 170

J

Jugendliche, Beratung 171
– Einnahmedauer 175
– Einnahmepausen 175
– hormonale Kontrazeptiva 169, 173f.
– Kenntnis kontrazeptiver Methoden 170
– Müttersterblichkeit 171
– rechtliche Probleme 175
– Schwangerschaften 18, 171
– Schwangerschaftsabbruch 171
– unregelmäßige Zyklen 173

K

Kalium 265
Kallikrein 253
Kalzium 264
Kapazitation 33, 43
– gestagenhaltige Intrauterinpessare 141
– Sexualsteroide 43, 95, 99, 132
Karman-Methode 4
Kartagener-Syndrom 95
Karyopyknischer Index 126
Kasuistiken 210
Katecholamin-o-methyltransferase 102, 268
Katecholöstrogene 57, 268
Keratitis 283
17-Ketosteroide 220, 289
Kinder, Einnahme hormonaler Kontrazeptiva 181
Kindesaussetzung 7
Kindestötung 7
Kirchen, Kontrazeption 1
– vorehelicher Geschlechtsverkehr 170
Klimakterische Ausfallserscheinungen 176, 191
Kohortenstudien s. prospektive Studien
Kolitis 275
Kollagenschwamm, intravaginaler 332

Sachverzeichnis

Kollumkarzinom, Hormontherapie 311
Kombinationspräparate, abgestufte 109, 114
– – Schmierblutungen 123
– Blutungsstärke 118
– Diabetes 279
– Dosierung 106
– Einnahmefehler 160 f.
– endogene Hormone 86 f.
– Endometriumkarzinom 117
– erste Einnahme 157
– geschichtliche Entwicklung 10
– gestagenbetonte 156
– hoch dosierte 105
– karyopyknischer Index 126
– Lebertumoren 275
– niedrig dosierte, Auswahlkriterien 155
– – – Gonadotropinspiegel 88
– – – Jugendliche 173
– – – kontrazeptive Sicherheit 115, 194
– – – LH-RH-Stimulationstest 92
– – – post partum 179
– – – Schmierblutungen 123
– – – Wirkungsweise 113
– Organwirkungen 113
– östrogenbetonte 122
– Pearl-Index 115, 194
– Prädiabetes 279
– Progesteronderivat-haltige, Glukosetoleranz 156
– pseudodeziduale Reaktion 118
– Spermientransport 99
– Triglyzeride 156
– Verschiebung der Menstruation 164
– Vorverlegung der Menstruation 165
– Wirkungsweise 112
– Zervix 125
– Zusammensetzung 109
Komplikationen 206
Kondom 4, 7, 126, 172, 174, 312, 332
– Gonorrhö 126
– Pearl-Index 194
Konstitutionstypen der Frau, hormonale 155, 299
Kontraindikationen, absolute 153
– relative 153
Kontrazeption, Einstellung der Kirchen 1
– gemeinsame Verantwortung 172
Kontrazeption, geschichtliche Entwicklung 6
– Jugendliche 17, 169
– Medien 12
– Moral 2
– Motivation 14
– Naturvölker 3
Kontrazeptiva, Auswahl 11 f.
– geographische Verbreitung 12 f.
– Zuverlässigkeit 11
Kontrazeptive Sicherheit, Diarrhö 158
– – Einnahmefehler 160
– – Einnahmepause 163, 228
– – Erbrechen 160
– – Menstruationshemmung 166
– – Pharmaka 158, 196, 198
– Wirkung, Beginn nach Einnahme 157
Kontrolluntersuchung 158
Konzeption, nach Absetzen, Nachwirkungen 202
– während der Einnahme, Auswirkungen 203
Konzeptionsbereitschaft, Perimenopause 177
Kopfschmerzen, Depotgestagene 139
– Ovulationshemmer 128, 292
Koronarerkrankungen, Pathogenese 244, 247
– Sexualsteroide 244, 247
Körpergewicht 297 f.
– Nebenwirkungen 298
Kreatinin 265
Kreislauferkrankungen, Diagnostik 234
– Mortalität 215, 234
– Risikofaktoren 215, 234
Kupfer 264 f.
Kupferbindende Proteine s. Zäruloplasmin
Kupfer-Intrauterinpessar, Ausstoßungsrate 174
– postkoitale Interzeption 147, 162

L

Laboranalytische Parameter, Blut 260, 269
Labyrinthitis 284
Laktatfilme, norgestrelhaltige 328
Laktation, Depot-Medroxyprogesteronazetat 156, 181, 229
– hormonale Kontrazeptiva 180 f., 229 f.
– Schutz vor Schwangerschaft 180
Langstreckenflüge, Einnahmemodus 158
Laryngitis 282
Latenter Diabetes 140, 278
LDL 245 f., 249
Leberbelastung 68, 206, 271
Leberenzyme, Geschlechtsunterschied 260
– Sexualsteroide 268
Lebererkrankungen 268
Leberfunktion, exkretorische, Defekte 274
– hormonale Kontrazeptiva 268
Leberkarzinom 274
Lebermetabolismus 206, 271
Leberschäden, 17 α-alkylierte Steroide 316
Lebertumoren, benigne 273 ff., 308
– Mortalitätsrate 275
Leberzelladenome 274, 309
Leberzellen, ultrastrukturelle Veränderungen 275
Leberzirrhose 274
Leistungsfähigkeit, körperliche 298
Leistungsschwäche 299
Leukorrhö 224
Leukozyten 260
Leydig-Zellen 313
LH 49, 54, 63
– Cholesterinester 27
– LH-RH-Stimulation 54, 61, 91
– Spermatogenese 314
LH-Bindungsinhibitor 29
LH-Gipfel, präovulatorischer 23, 56, 63
– atypische, Minipille 131
– Ovulationshemmer 86 ff.
LH-Releasing-Hormon s. LH-RH
LH-Rezeptoren 26, 28, 30, 93
LH-RH 51 f., 58
– Freisetzung 54, 56, 58, 61
– Synergismus mit Östradiol 56, 61
LH-RH-Analoge 51 f., 62
– Kontrazeption 320, 329 f.
LH-RH-Rezeptoren 62
LH-RH-Stimulationstest, hormonale Kontrazeptiva 91 f., 113

Sachverzeichnis

LH-RH-Stimulationstest, hormonale Kontrazeptiva
- Zyklusabhängigkeit 91

LH-Sekretion, hormonale Kontrazeptiva 87 ff., 218
- Sexualsteroide 56, 61, 86, 112

Libido, Antiandrogene 60, 297
- hormonale Kontrazeptiva 60, 100, 139, 295 ff.
- Kontrazeption beim Mann 317
- Testosteronspiegel 100, 297

Life-Table-Methode 194
Limbisches System 60
Lipidsenkende Substanzen 198
Lipolyse, Sexualsteroide 248, 264
Lipoproteinfraktionen, Zusammensetzung 246
Lipoproteinlipase, Sexualsteroide 264
Lipoprotein-X, Cholestase 272
Lithocholsäure 272
Long-loop-Feedback 55
LSD, Progesteron 103
Lumbago 283
Lumbalgie 283
Lungenembolien s. Thromboembolische Erkrankungen
Lupus-erythematodes-Zellen 282
Luteal supplementation s. Minipille
Lutealphase 21
- epileptische Anfälle 103
- Östradiolsynthese 25, 64
- Progesteronsekretion 64
- Steroidsynthese 28
- Temperaturerhöhung 102

Lutealzellen 24, 28
Luteinisierendes Hormon s. LH
Luteinisierungsinhibitor 29
Luteolyse, LH-RH-Analoge 329
Luteome, Hirsutismus 184
Lutropin s. LH
Lymphozytentransformation 281
Lynestrenol, Endometrium 98
- Glukosetoleranz 277
- Hypophysenvorderlappen 91
- Mammakarzinom 303
- Metabolismus 85
- Minipille 131
- Partialwirkungen 78
- Umwandlung in Norethisteron 73 f., 81, 85
- Wirkungsstärke 76 f.

M

Magnesium 264
Magnesiumtrisilikat 199
Mamma, benigne Erkrankungen 191, 231
Mammakarzinom 232, 302
- ätiologische Faktoren 304 f.
- Exposition gegen Sperma 233
- Östriol 304
- Ovulationshemmer 304 f.
- Prognose 233
- Therapie 310

Mammatumoren, Gestagene 304, 310
- Hund 302
- Ovulationshemmer 303

Mandibularostitis 285
Mann, hormonale Kontrazeption 312
- Kontrazeption mit LH-RH-Analogen 320
- - mit nicht-hormonalen Substanzen 320
- - mit Sexualsteroiden 316, 318 ff.
- Physiologie der Fortpflanzung 313

Mastalgie 156, 230
Mastodynie 230
Mastopathia fibrosa cystica 232 f.
- hormonale Kontrazeptiva 156, 309

Mastopathie, Hormontherapie 310
Medikamente s. Pharmaka
Medroxyprogesteronazetat 82, 130, 134
- Androgenisierungserscheinungen 185
- Blutdruck 242
- Hypophysenvorderlappen 91
- Mammakarzinom 303
- Metabolismus 86
- Milchsekretion 140, 181
- Nebennierenrinde 220
- Ovulationshemmung 136
- Partialwirkungen 78
- Serumspiegel nach Injektion 83, 136
- SHBG 261
- Wirkungsstärke 76 f.

Mehrlingsrate nach Absetzen 192, 202
Meiose 19, 23, 33
Melanodermie 287
Melanome 287
Melatonin, LH-RH-Freisetzung 58
Menarchenalter 169
Menorrhagien 188, 222
Mensch, Individualentwicklung 2
Menstrual regulation s. Absaugmethode
Menstruation 25, 37
- nach Absetzen 201
- Porphyrieschübe 273
- Verschiebung 164, 190
- Vorverlegung 165
„Menstruation regulation" 331
Menstruationsbezogene Beschwerden, Minipille 133
- - Therapie 188, 222
Menstruationsblutung, Dauer 37
- Stärke 119
Menstruationshemmung 120 f., 138, 165
- Behandlung 121
- Dauertherapie mit Ovulationshemmern 166
- Depotgestagene 138, 223
- Endometriumatrophie 121
- Gonadotropinspiegel 121
- Östradiolspiegel 121
Menstruationskalender 158
Menstruationsstörungen, Depotgestagene 137
- Minipille 133
- Ovulationshemmer 119 f., 122
- Therapie 166
Menstruationsunterdrückung 165
- Dysmenorrhö 165, 188
- Migräne 165, 190
- sexuelle Tabus 166
Menstruationsverschiebungstest 76 f., 108
Menstruationszyklus 21, 35, 54, 62, 118
- Depotgestagene 137 f.
- Eigenrhythmus 166
- Minipille 133
- Ovulationshemmer 118
Mestranol 67
- Äthinylöstradiolkonzentration nach Einnahme 69
- Metabolismus 69 f.
- - Einfluß synthetischer Gestagene 68

Sachverzeichnis

- Muttermilch 70
- Umwandlung in Äthinylöstradiol 67 ff.
- Wirkungsstärke 67 f., 107
Miconazolnitrat 225
Midcycle-pill 326
Migräne, Depotgestagene 156, 293
- Ovulationshemmer 292 f.
- zyklusabhängige 103, 190
- - Dauertherapie mit Ovulationshemmern 165 f., 190, 293
Migränemittel 198
Mikroangiopathia diabetica 235, 279
Mikrothromben, klinisch silente 256
Mikrothrombosen, subklinische 254
Mikrotubuli, Gonadotropinsekretion 61
Mikrozirkulation 259
Milchsäure 39
Milchsekretion, Ausscheidung von Sexualsteroiden 70, 180
- Depot-Medroxyprogesteronazetat 140, 181, 229
- hormonale Kontrazeptiva 181, 229
Mineralhaushalt 264
Minipille 4, 130
- Absetzen 134
- Diabetes 277
- Dysmenorrhö 188
- Einnahmedauer 169
- Einnahmefehler 161
- Einnahmemodus 131, 157
- endogene Sexualhormone 87 f., 131
- Endometrium 131
- Extrauteringraviditäten 34, 133
- geschichtliche Entwicklung 10
- Glukosetoleranz 277
- Jugendliche 174
- kontrazeptive Sicherheit 132, 194
- Laktation 181
- Lebertumoren 275
- Marktanteil 131, 134
- Menstruationszyklus 131, 133
- Ovulationshemmung 88
- post partum 179
- prämenstruelles Syndrom 133, 188
- Schilddrüse 220

- Schmierblutungen 133
- Spermienpenetration 99, 132
- Wirkungsweise 131
Mißbildungen, Cyproteronazetat 186, 203
- Diäthylstilböstrol 204
- geschlechtsspezifische Häufung 203
- Konzeption nach Absetzen 139, 202
- - während der Einnahme 203
- Pharmaka 204
- Postkoitalpille 145
- Rauchen 204, 291
Mitoserate 35
Mittelschmerz 129
- Therapie 189
Monatspille 325
Mongolismus 202 f.
Moniliasis 224
Monoaminoxidase 102
Morning-after-pill s. Postkoitalpille
Mortalität, Kontrazeption 212, 214 f.
- Schwangerschaft 212
Mortalitätsrate, kumulative 168
Mortalitätsrisiko, kontrazeptive Methoden 178
- Ovulationshemmer in der Perimenopause 176
Mortalitätsstatistiken 210
Multiple Sklerose 294
Mundhöhlenerkrankungen 284
Mundschleimhaut 284
Muskelrelaxantien 198
Muttermund 40
Müttersterblichkeit 171, 212
Myasthenia gravis 192, 294
Myofibrose 283
Myokardinfarkt 244
Myome 125, 307, 311
Myometrium 37, 124
Myxödem 221

N

Nasenbluten s. Epistaxis
Nasenkatarrh 282
Nasenpolypen 282
Nasopharyngitis 282
National Birth Control League 8
Natrium 265
Natriumretention 242
Nebennierenrinde 220

Nebennierenrindenadenom, Hirsutismus 183
Nebenwirkungen, Definition 128, 206
- günstige 213
- unerwünschte 139, 206, 212 f.
Nephrosklerose 237
Nervosität, Depotgestagene 139
Nervus opticus 283
Netzhaut, Blutungen 283
Neurodermatitis, Gestagendosis 286
Neurohormone 50
Neurologische Erkrankungen 293
Neurophysin 218, 291
Neurosen 297
Neurotransmitter 57 f., 101
Nicht-steroidale Hormone, Kontrazeption 329
Nidation 34
- Sexualsteroide 34, 38, 96, 143, 145
Niedrig dosierte Kontrazeptiva, Rifampicin 197
Nierenerkrankungen 234, 237
Nierenschmerzen-Hämaturie-Syndrom 280
Nierenschwelle, Glukose 278
Nikotin, Synergismus mit Östrogenen 244, 290
- Vasopressin 291
Nikotinabusus 290
Noradrenalin 58, 101
Noradrenalingehalt uteriner Nerven 43
Norethisteron, Blutdruck 242
- Glukosetoleranz 277
- Mammakarzinom 303
- Metabolismus 74, 79, 85
- Minipille 131
- Partialwirkungen 78
- Serumkonzentration nach Einnahme 79 ff.
- SHBG 261
- Wachstumshormon 264
- Wirkungsstärke 76 f.
Norethisteronazetat 242
- Partialwirkungen 78
- Wirkungsstärke 76 f.
Norethisteronhaltige Ovulationshemmer, Klassifizierung 108
Norethisteronönanthat 82 f., 130, 134 f.
- Blutdruck 242
- Ovulationshemmung 136

Sachverzeichnis

Norethisteronönanthat
- Pearl-Index 194
- Serumkonzentration nach Einnahme 83f.

Norethynodrel, Metabolismus 85
- Umwandlung in Norethisteron 73f., 81, 85

Norgestrel, Blutdruck 242
- Blutgerinnung 255
- Endometrium 98
- freies Testosteron 79, 156
- Mammakarzinom 303
- Metabolismus 81, 85
- Minipille 131
- Partialwirkungen 78
- Postkoitalpille 144
- Serumkonzentration nach Einnahme 79, 81
- SHBG 79, 81, 85f., 156, 261
- Wachstumshormon 264
- Wirkungsstärke 76f.

Norgestrelhaltige Ovulationshemmer, Gerinnungssystem 156
- - Glukosetoleranz 156
- - Klassifizierung 108
- - Triglyzeride 156

Noristerat 134

Normophasische Sequentialpräparate 110
- - Endometrium 111, 117
- - Pearl-Index 194
- - Verschiebung der Menstruation 164
- - Vorverlegung der Menstruation 165

Nortestosteron-Derivate 72
- androgene Eigenschaften 78
- Metabolismus 84
- Partialwirkungen 78

Nutzen-Risiko-Verhältnis 211

O

Obstipation 275
Ödeme 128, 242, 265, 298
- prämenstruelle, Therapie 242, 265

Ohrenerkrankungen s. otologische Erkrankungen
Ohrenschmalz 284
Okklusivpessar s. Intrazervikales Pessar
Onycholysis 286
Oogenese 19
Oogonien 19
Oozyten s. Eizellen

Oozytenreifungsinhibitor 22, 29, 330
Operationen, Thromboserisiko 167, 234, 257
Ophthalmologische Erkrankungen 259, 283
Orosomukoid 262
Ostheoarthritis 282
Östradiol 46, 63, 66
- Metabolismus 67
- Östrogenrezeptor 34
- prämenstruelles Syndrom 189
- Progesteronrezeptor 34
- SHBG 261
- Synergismus mit LH-RH 56
Östradiol-17β-dehydrogenase 98
Östradiolgipfel, präovulatorischer 56, 63
Östradiolspiegel, hormonale Kontrazeptiva 87ff., 121
Östriol 46
- Mammakarzinom 304
Östrogene, Ausscheidung in der Milch 180
- Blutgerinnung 254
- Eitransport 32
- Endometrium 98
- Endometriumkarzinom 305
- Epiphysenfugen 47
- Feedback-Mechanismus 55, 59
- Hauterkrankungen 285
- Ikterus 272
- Lebertumoren 275
- Metabolismus 70, 271
- natürliche 46, 325
- Präkursoren 27
- Prolaktinsekretion 57
- Serumlipide 247
- Speicherung im Fettgewebe 69
- - in der Leber 70
- Synergismus mit UV-Strahlen 287
- synthetische 66
- teratogene Wirkungen 145
- Tumoren 302
- Vagina, pH-Wert 100
- Wirkungen 47
- Wirkungsstärke 67f.
- Zentralnervensystem 100
Östrogenbetonte Präparate 122
Östrogendosis, Gonadotropinspiegel 112
Östrogen-Gestagen-Präparate 105f.

- postkoitale Interzeption 143f.
Östrogenkomponente, Begleiterscheinungen 128
Östrogenmangel, Psyche 103
Östrogenpotenz 67f., 271
Östrogenpräparate 105, 143
- postkoitale Interzeption 143
Östrogenrezeptoren 26, 67
- Bindungsaffinität der Östrogene 67f.
- Mammakarzinom 305
- Wirkung von Östradiol 34
- - von Progesteron 35
- Zentralnervensystem 100
Östrogentherapie, Schmierblutungen 124
Östron 46
Otitis 284
Otologische Erkrankungen 284
Otosklerose 284
Ovar 19f.
- Endokrinologie 25
- funktionelle Zysten, Therapie 191
- hormonale Kontrazeptiva 219
- morphologisches Bild, hormonale Kontrazeptiva 94
- Nebenwirkungen 21
- Sexualsteroide 93, 219
Ovarialfunktion, Angriffspunkte zur Kontrazeption 29, 57, 93
- hormonelle Steuerung 25, 44, 54, 56
- Prolaktin 30
Ovarialkarzinom, Ovulationshemmer 308
- Risikofaktoren 219
Ovarialtumoren, hormonale Kontrazeptiva 219, 308
- Hormontherapie 311
- testosteronproduzierende 184
Ovarialzysten 191, 308
Oversuppression-Syndrom s. Ovulationshemmer-Amenorrhö
Ovidukt s. Eileiter
Ovulation 21
- biochemische Vorgänge 24
- LH-Gipfel 23
- Minipille 131
- parazyklische 24
- post partum 179
- reflexgesteuerte Auslösung 24

Sachverzeichnis 379

- Sexualsteroide 93
- Verschiebung durch Postkoitalpille 145
Ovulationshemmer, Absetzen 129, 166
- antiandrogenhaltige 105, 108
- Begleiterscheinungen 116, 128
- Dauertherapie 166
- Einnahme ohne Pause 122
- Klassifizierung nach Gestagengehalt 108
- - nach Östrogengehalt 107
- kontrazeptive Sicherheit 115
- Östrogen-Standarddosis 107
- Präparate mit Eisen 106, 157
- - mit 28 Tabletten 106, 157, 165
- therapeutische Indikation 105, 152, 168, 182
- Wirkungsstärke des Gestagenanteils 107
- Wirkungsweise 112
Ovulationshemmer-Amenorrhö 89, 120f., 163, 167, 173, 201, 226
- Jugendliche 173
- Pillenpause 163
- prädisponierende Faktoren 227
- Therapie 228
Ovulationshemmung, Depotgestagene 136
- LH-RH-Analoge 329
- Minipille 88
- Östrogene 68, 110
- Progesteron 86
Ovulationsphase 56
- Steroidbiosynthese 28
Ovulationsrate, Perimenopause 177
Ovulatorischer Zyklus, Nachweis 47

P

Papierpille 324
Partialwirkungen 44, 78
Pearl-Index, gestagenhaltige Intrauterinpessare 141
- hormonale Kontrazeptiva 115f., 132, 136, 193f.
- nicht-hormonale Kontrazeptiva 174, 194
- Postkoital-Gestagene 144

Peptidasen, LH-RH-inaktivierende 55, 59, 62
Perimenopause 176
- diagnostische Probleme 177
- hormonale Kontrazeptiva 176
- - Veränderungen 29
- Ovulationsrate 177
- Risikofaktoren 176
- Wahl des Kontrazeptivums 178
Perinatale Mortalität, Kinder Jugendlicher 171
- - nach Absetzen 202
Periodische Abstinenz 1
Periovulatorische Pille 326
Pflanzenextrakte 332
Phagozytose, Spermatozoen 43
Pharmaka, Interferenz durch Ovulationshemmer 300
- kontrazeptive Sicherheit 196
Pharyngitis 282
Phenytoin, Enzyminduktion 198
Phlebotomie 286
Phobien 297
Phosphatgehalt 264
Phospholipide, Sexualsteroide 247f., 263
Photosensibilisierung, Östrogene 286
PIF 53, 57
Pigmentstörungen 287
Pille-danach s. Postkoitalpille
Pillenamenorrhö s. Ovulationshemmer-Amenorrhö
Pillenmüdigkeit 13, 168
Pillenpause 163, 175, 228
- Blutdruck 235
Pityriasis rosea 286
Plasma-Fibrinogen-Chromatographie 258
Plasmavolumen 242
Plasmin 253
Plasminogen 253
Pleuritis s. Brustfellentzündung
Pneumonie 282
Polymilchsäure, Steroidträger 327
Polysiloxan-Kapseln s. Silastic-Kapseln
Polyzystische Ovarien 219, 228
- - Endometriumkarzinom 306
- - freies Testosteron 261
- - Hirsutismus 184

Porphyria cutanea tarda 273, 286
- variegata 273, 286
Porphyrie 272, 286
- akut-intermittierende 273, 286
- Therapie 273
- zyklusabhängige 191, 273
Portiokappe 4, 8, 194
Portiokarzinom 225
Portio vaginalis cervicis uteri, Meta- und Dysplasien 226
Postabortive Kontrazeption 179
Postkoitale Interzeption, Präparate 143
- - Volksmethoden 142
Postkoitalpille 4, 34, 142, 172
- Anwendung 143
- Blutgerinnung 255
- Indikationen 146
- Kontraindikationen 146
- kontrazeptive Sicherheit 143f., 194
- Nebenwirkungen 145
- Tubenmotilität 38
- Wirkungsweise 145
Postmenopause s. Perimenopause
Postpartale Kontrazeption 179
Post-pill-Amenorrhö s. Ovulationshemmer-Amenorrhö
Prädiabetes 156, 278f.
Prämenopause s. Perimenopause
Prämenstruelles Syndrom 129, 133, 176
- - ätiologische Rolle des Progesterons 103, 189
- - Therapie 189, 296
Präparateliste 336
Präparatewechsel 122, 157, 162f.
PRF 53, 57
Primärdepot 83
Primärfollikel 20
Primidon, Enzyminduktion 198
PRL s. Prolaktin
Pro Familia 8
Progesteron 28, 34f., 43, 47
- Akrosomenreaktion 33
- Aldosteron-Antagonist 265
- antibakterielle Wirkung 40, 100, 225
- Endometrium 34
- Follikelruptur 28

380 Sachverzeichnis

Progesteron
- Gonadotropinsekretion 59, 62, 90
- Halbwertszeit 81
- hyperthermer Effekt 47
- Mammakarzinom beim Hund 303
- natriuretischer Effekt 242
- Partialwirkungen 78
- Prolaktin 90
- sedierende Wirkung 102 f.
- Serumspiegel im Zyklus 63
- Synergismus mit Östrogenen 47
- Transkortin 86 f., 262

Progesteronabfall, prämenstruelles Syndrom 103, 189

Progesteron-Derivate 71
- Hypophysenvorderlappen 91
- Klassifizierung 108
- Metabolismus 84 f.
- Partialwirkungen 78

Progesteronrezeptoren, Endometrium 35
- Östradiolwirkung 34
- Gestagenwirkung 98
- Zentralnervensystem 100

Prolaktin 28, 49
- Mammakarzinom beim Hund 303
- Ovulationshemmer 87 f., 218
- Pharmaka 30
- prämenstruelles Syndrom 189
- Serumspiegel 64
- Testisfunktion 315
- TRH-stimulierte Sekretion 93

Prolaktin-Inhibiting-Faktor s. PIF

Prolaktin-Releasing-Faktor s. PRF

Prolaktinsekretion, Regulation 57

Prolaktinzellen, Gestagene 90

Prospektive Studien 208

Prostaglandine, Endometrium 37
- luteolytische Wirkung 330

Prostatakarzinom 317
Prothrombin 253
Prurigo simplex 286
Pruritus 126, 224, 273
Pseudogravidität 166
Pseudomenstruation 118
Psoriasis 286
Psyche 60, 294
Psychosen 297

- menstruationsgebundene 103

Pubertät 19
Pünktlichkeit, Einnahme hormonaler Kontrazeptiva 157
Purpura, allergische 259, 285
Pyelitis 279
Pyridoxin s. Vitamin B_6

R

Rauchen, Gefäßsystem 235, 257
- Herzinfarkt 244
- Kontraindikation 234
- Risikofaktor 168, 203, 215, 234, 237, 244
- Thromboserisiko 257, 259

Raynaud-Syndrom 259
Rebound-Effekt 121, 162, 192, 201 f.
Δ4-5α-Reduktase, Porphyrie 273
Reduktionsteilung 23
Regelkreis, ovarieller 54, 56
Reifungsteilung 23
Reisen s. Langstreckenflüge
Releasing-Hormone 50
Renin 239
Renin-Aktivität 240
Renin-Angiotensin-Aldosteron-System 238, 265, 298
- Gestagene 242

Renin-Konzentration 240
Resorbierbare Depotträger 327
Respirationstrakt 281
Retina 259, 283
Retrospektive Studien 208 f., 211
Rezeptoren 45, 48
Rheumafaktor 262, 282
Rheumatische Beschwerden 283
Rhinitis, allergische 280
Rhythmusmethode s. Zeitwahlmethode
Rifampicin 197, 268, 281
Risikofaktoren 168, 176, 179, 214, 244
- Kreislauferkrankungen 234
- Perimenopause 179

Risikostatistiken 210 f.
Rosazea 286
Röteln 281
Rötelnimpfung 151
Rotor-Syndrom 274

Rückkopplungsmechanismen s. Feedback-Mechanismen
Ruptur, Follikel 23 f., 28

S

Salpingitiden 127
Samenepithel 314
Samenspeicher 42
Scheidendiaphragma 4, 7, 332
- Pearl-Index 194

Scheidenpessar 8
Scheidenspülung, Pearl-Index 194
Schilddrüsendiagnostik 221
Schilddrüsenerkrankungen 156, 192, 220 f., 280
- Therapie 221

Schizophrenie 103, 297
Schlafstörungen 297
Schlaganfall s. Apoplexie
Schlagvolumen 242
Schmierblutungen 120, 122 ff., 133, 138, 223
- Einnahmefehler 160
- Extrauteringravidität 134
- organische Ursachen 124
- Östrogentherapie 124
- Pharmaka 197

Schwangerschaft, Arzneimittelverbrauch 204
- Jugendliche 171
- Konzeption nach Absetzen 202, 291
- - während der Einnahme 203'
- nach dem 50. Lebensjahr 177
- Mißbildungen durch Pharmaka 197
- - durch Rauchen 204, 291
- Wahrscheinlichkeit 142

Schwangerschaftsabbruch, Indikation 203
- Jugendliche 171, 173
- Liberalisierung 17
- Pillenpause 163
- Spätfolgen 17

Schwangerschaftsdiabetes 278
Schwangerschaftsgestose, Hochdruck 237
Schwangerschaftsikterus 156, 272
Schwangerschaftspruritus 272
Schwangerschaftstest mit Hormonen 203
- immunochemischer 122

Sachverzeichnis

Schwangerschaftsverhütung 3f., 11
Schweißsekretion 289
Schwindel, Depotgestagene 139
Seborrhö 182f., 289
Sebumproduktion 183
Second messenger 50
Sedativa 198
Sehnerv 283
Sekundärdepot 134
Sekundärfollikel 20
Selbstverstärkungseffekt, LH-RH 61
Self-priming-Effekt s. Selbstverstärkungseffekt
Sequentialpräparate 110
– Einnahmefehler 160f.
– endogene Sexualhormone 87f.
– geschichtliche Entwicklung 10
– Jugendliche 174
– kontrazeptive Sicherheit 110, 114ff., 194
– Lebertumoren 275
– normophasische 110, 194
– Pearl-Index 115f., 194
– Schmierblutungen 123
– Spermienpenetration 99
– Verschiebung der Menstruation 164
– Vorverlegung der Menstruation 165
– Wirkungsweise 114
– Zervix 125
Serotonin 58, 101
Sertoli-Zellen 313f.
Serum, laboranalytische Parameter 260, 269
Serumlipide, Sexualsteroide 248
Sexualberatung 170
Sexualbeziehungen, erste 169
Sexualdifferenzierung, hormonale Kontrazeptiva 186, 203
Sexualhormonbindendes Globulin s. SHBG
Sexualhormone, endogene, synthetische Steroide 86
– zyklische Änderungen 62, 64
Sexualität 16, 18
Sexualkundeunterricht 170
Sexualsteroide 9, 46
– Antikörper 81
– Befruchtung 25
– Bioverfügbarkeit 66
– Chemie 66

– Eireifung 93
– Eitransport 95
– Endometrium 96
– Gonadotropinsekretion 54, 59
– Nidation 96
– orale Wirksamkeit 66
– Ovar 93
– Ovulation 93
– Pharmakokinetik 66
– Pharmakologie 66
– Psyche 60, 100
– Speicherung im Fettgewebe 79, 134, 186
– Vaginalmilieu 99
– Verhalten 60
– Wirkungsmechanismus 48
– zentrale Wirkung 90
– Zentralnervensystem 100
– Zervix 99
Sexualverhalten 60, 100, 225
SHBG 79, 81, 85f., 88, 156, 230, 261
– Clomiphen 262
– Norgestrel 79, 81, 85f., 230, 261
– Sexualsteroide 261
– Trijodthyronin 261
SHBG-Produktion, Gestagene 261
– Östrogene 86, 261
– Testosteron 86
Short-loop-Feedback 55
Sichelzellanämie 258
Sicherheit s. kontrazeptive Sicherheit
Sichttrübungen 283
Silastic-Kapseln, gestagenhaltige 130, 140, 327
Silent menstruation s. Menstruationshemmung
Sinusitis, chronische 282
Sklerodermie 192, 259
Sodbrennen 298
Somatomedin, hepatische Produktion 192
Somatotropin s. Wachstumshormon
Speichel 284
Sperma, Mammakarzinom 233
Spermatiden 313
Spermatogenese 313f.
Spermatogenesehemmung 312, 315
– kontrazeptive Sicherheit 317
– Nebenwirkungen 317
Spermatogonien 313
Spermatozoen 44
– Kapazitation 31, 33

– Transport durch Eileiter 31
– Wanderungsgeschwindigkeit 42
Spermatozoenreifung, Hemmung 322
Spermatozyten 313
Spermienantigene 321, 331
Spermienaszension 31f., 39, 42, 99, 136
Spermienpenetration 99
Spermientransport, Chemotaxe der Follikelflüssigkeit 42
– Gestagene 95
– Mechanismen 42
Spermizide, Anwendungsweise 172, 174
– Pearl-Index 194
Spinnbarkeit, Zervikalsekret 41
Spiralarterien, Endometrium 36
Spondylarthritis 282
Sportliche Leistungsfähigkeit 299
Spotting s. Schmierblutungen
Stein-Leventhal-Syndrom s. polyzystische Ovarien
Stereotaktische Implantation 90
Sterilisation 4, 13, 194
Sterilität, funktionelle, Ovulationshemmer-Therapie 192
Steroidbiosynthese 25, 27f., 30, 94
Steroiddiabetes 278
Steroidikterus 272
Stigma 24
Stigmatisierung, androgene 156
Stilböstrol s. Diäthylstilböstrol
Stillperiode s. Laktationsperiode
Storchenpopulation, Geburtenzahl 208
Struma 221
Subarachnoidale Blutungen s. Apoplexien
Sulfonamide 198
Synergismus Östrogene/Progesteron 47
Synovitis 283

T

Tachykardie, paroxysmale 259
Taubheit 284

Teratogene Wirkung, Pharmaka 204
– – Rauchen 204
– – Sexualsteroide 139, 145, 202 f.
Tertiärfollikel s. Graaf-Follikel
Testosteron 27, 47
– Aromatisierung 318
– Depotgestagene 89
– freies 262
– – Kombinationspräparate 88
– – Norgestrel 79, 88, 156
– Kombinationspräparate 87
– Sertoli-Zellen 315
– Serumspiegel 64
– SHBG 261
Testosteronbestimmung, Hirsutismus 184
Testosteroncypionat, Kontrazeption beim Mann 317
Testosteronester, Kontrazeption beim Mann 316
Testosteronönanthat, Kontrazeption beim Mann 317
Tetanustoxoid 281
Theca externa 22
– interna 22
Thekazellen 21, 26
– Cholesterinspeicherung 25
Thekome, Hirsutismus 184
Therapie mit Ovulationshemmern 105, 152, 168, 182
5-Thio-D-Glukose, Kontrazeption beim Mann 321
Thrombelastogramm 258
Thrombin 252 f.
Thromboembolische Erkrankungen 251
Thrombogenese, vaskuläre Veränderungen 256
Thrombose, Entstehung 254, 256 f.
– Risikofaktoren 257
Thromboseprophylaxe 167, 257
Thromboserisiko, Diagnose 258
– Östrogendosis 255, 257
– post partum 179
– Rauchen 257
Thrombozyten 260
Thrombozytenaggregation, Östrogene 254
– Rauchen 257
Thrombozytopenie 188
Thyreotropin-Releasing-Hormon s. TRH
Thyroxin 268, 278

Todesfälle 217
Tonsillitis 282
Tortikollis 283
Toxämie s. Schwangerschaftsgestose
Tracheitis 282
Tränensekretion 284
Tranquillizer 198
Transformationsdosis 75 f.
Transkortin 262
– Steroidbindung 86 f., 262
Transkortinsynthese, Östrogene 86, 262
Trendanalysen 210
TRH 53
– Prolaktin 53
– Wachstumshormon 53
TRH-Stimulationstest 93, 221
Trichogramm 290
Trichomonaden 126
– Spermizide 127
Trichomoniasis urogenitalis 224
Trigeminusneuralgie 294
Triglyzeride 246, 263
– Gestagene 248, 264
– Insulinresistenz 278
– norgestrelhaltige Präparate 156
– Östrogene 247 f., 264
– Progesteronderivate 156
Tryptamin 101
Tryptophan, Stoffwechsel 101
Tryptophanoxigenase, Östrogene 101
TSH, hormonale Kontrazeptiva 87 f., 268
– Serumspiegel 65
– TRH-stimulierte Sekretion 93, 221
Tube s. Eileiter
Tuberkulose 281
Tuberkulostatika 197 f.
Tumoren, hormonale Kontrazeptiva 302, 309

U

Übelkeit, Depotgestagene 139
– Ovulationshemmer 128, 298
– Postkoitalpille 146
Übergewicht 216, 219, 237
Überwachung der Patientin 216
Unterdrückung der Menstruation 165 f.

Untersuchung, gynäkologische 151
– internistische 151
Untersuchungskonzepte 207
Uroporphyrinogensynthese, Porphyrie 273
Urtikaria 280, 285
Uteroglobin 37
Uterus myomatosus 125, 223, 309, 311
– – Nebenwirkungen 221
– – Rezeptivität 34, 38
– – Vergrößerung 124, 223
Uterusarterien, Intimaproliferationen 256
Uterussekret, Sexualsteroide 38
Uterustumoren, Hormontherapie 311
UV-Strahlen, Synergismus mit Östrogenen 287

V

Vagina, Adenokarzinom 204
– bakterielle Infektionen 126
– Diäthylstilböstrol 204
– Entzündungserscheinungen 126
– Nebenwirkungen 224
– Ovulationshemmer 126, 224
– zyklusabhängige Änderungen 39
Vaginalcreme, spermizide 7, 127
Vaginalepithel 40
Vaginalmilieu 99 f., 224
Vaginalmykosen 126, 224
Vaginalovula 7
Vaginalringe, gestagenhaltige 141, 328
Vaginalschwamm 7
Vaginalsekret, pH-Wert 39, 100, 126, 224
Vaginalspülung, postkoitale 142
Vaginitis 224 f.
Varikosen 258 f.
Varizella s. Windpocken
Vasopressin 265, 291
Vellushaar 183
Venenthrombosen 251 f.
Venerische Infektionen 127
Vergessen der Einnahme s. Einnahmefehler
Verhalten 60
Verordnung hormonaler Kontrazeptiva 157, 216

Verschiebung der Menstruation 164
Vertigo 284
Virilisierung 183
Virushepatitis 273
Viskosität des Blutes 259
Vitamine 265 ff.
Vitamin B_6, Glukosetoleranz 266
Vitamin-B_6-Mangel 101 f., 266, 296
Vitaminbedarf 265
VLDL 246
– Sexualsteroide 247, 249
Volksmedizin, Kontrazeption 332
Vorverlegung der Menstruation 165
Vulvitis 224

W

Wachstumshemmung, Sexualsteroide 47, 173
Wachstumshormon, Gestagene 264
– Ovulationshemmer 268
– Serumspiegel 65
– TRH-stimulierte Sekretion 93
Wärmezentrum, Hypothalamus 47
Wasserretention, Östrogene 242, 265
Wechsel auf Minipille 163
– auf östrogenbetonte Präparate 122
– der Präparate s. Präparatewechsel
Windpocken 281
Wochenpille 111, 325

X

Xanthurensäure 101

Z

Zahnextraktion 257, 285
– Heparinprophylaxe 257
Zahnfleischbluten 285
Zäruloplasmin 260
Zeitwahlmethode 1, 7, 174, 194
Zentralnervensystem, Ovulationshemmer 292
– Steroidrezeptoren 100
Zerebrale Durchblutungsstörungen 249
Zervikalgie 283
Zervix, Adenokarzinom 204
– adenomatöse polypoide Hyperplasie 125
– chronische Erosionen 225
– Diäthylstilböstrol 204
– hormonale Kontrazeptiva 125, 132, 225
– Immunglobuline 127
– Nebenwirkungen 225
– Sexualsteroide 39, 99, 225
– Spermatozoenreservoir 42
– Ulzerationen 225
Zervixdysplasie, Progression zum Karzinom 226
Zervixkarzinom 225, 292, 307
– sexuelle Aktivität in der Pubertät 308
Zervixneoplasien 307
Zervixsekret 40
– chemotaktische Wirkung 42
– pH-Wert 40
– Sexualsteroide 39 ff., 99, 225
– Spermienpenetration 40

Zervizitis 225
Zigarettenrauchen s. Rauchen
Zilien, Eileiter 95
Zink 265
Zona pellucida 20, 23, 43
– – Penetration der Spermatozoen 23
Zona-pellucida-Antigene, Kontrazeption 331
Zuverlässigkeit s. kontrazeptive Sicherheit
Zweiphasenpräparate s. Sequentialpräparate
Zweiphasensystem, umgekehrtes 185
Zweistufenpräparate 109
– Verschiebung der Menstruation 164
Zweiter Bote s. Second messenger
Zwerchfellhernien 275
Zwillingsrate nach Absetzen 202
Zwischenblutungen 122 ff.
Zygote, Transport in den Uterus 33
Zyklisches AMP 50
Zyklus, instabiler 163
Zyklusgebundene Beschwerden 127
Zykluslänge 119 f.
Zyklusverhalten, Minipille 131, 133
Zysten, funktionelle, Ovar 191
Zystitis 279
Zytochrom-P-450-System, Porphyrie 273
Zytologischer Abstrich 126
Zytomegalievirus 225
Zytostatika 198